Otorhinolaryngology–Head and Neck Surgery Series

Series Editors
Milind V.Kirtane
Chris E.de Souza

Volume Editors
Anand K.Devaiah
Bradley F.Marple

鼻科学和内镜颅底手术

Rhinology and Endoscopic Skull Base Surgery

主　编　〔美〕阿南达·K.狄雷尔

布兰德利·F.马普

主　译　刘　钢

副主译　张金玲　杭　伟

天津出版传媒集团

天津科技翻译出版有限公司

著作权合同登记号:图字:02-2014-419

图书在版编目(CIP)数据

鼻科学和内镜颅底手术/(美)阿南达·K.狄雷尔
(Anand K. Devaiah),(美)布兰德利·F.马普
(Bradley F. Marple)主编;刘钢主译. —天津:天津
科技翻译出版有限公司,2018.4
书名原文:Rhinology and Endoscopic Skull Base
Surgery
ISBN 978-7-5433-3794-7

Ⅰ.①鼻… Ⅱ.①阿… ②布… ③刘… Ⅲ.①鼻科学
②内窥镜-应用-颅底-外科手术 Ⅳ.①R765
②R651.1

中国版本图书馆 CIP 数据核字(2018)第 002935 号
授权单位:Thieme Medical and Scientific Publishers Private Limited,India.
出　　版:天津科技翻译出版有限公司
出 版 人:刘 庆
地　　址:天津市南开区白堤路 244 号
邮政编码:300192
电　　话:(022)87894896
传　　真:(022)87895650
网　　址:www.tsttpc.com
印　　刷:山东鸿君杰文化发展有限公司
发　　行:全国新华书店
版本记录:889×1194　16 开本　16 印张　400 千字
　　　　　2018 年 4 月第 1 版　2018 年 4 月第 1 次印刷
　　　　　定价:168.00 元

(如发现印装问题,可与出版社调换)

译者名单

主　译　　刘　钢

副主译　　张金玲　杭　伟

译　者　(按姓氏汉语拼音排序)

何京川　胡云磊　李海艳　卢　醒

王　铭　徐　鹏　于焕新　翟　翔

张　强

编者名单

Nithin D. Adappa, M.D.
Division of Rhinology and Skull Base Surgery
Department of Otorhinolaryngology – Head and Neck
Surgery
Hospital of the University of Pennsylvania
Philadelphia, Pennsylvania, USA

Vijay K. Anand, M.D.
Department of Otolaryngology – Head and Neck Surgery
Weill Cornell Medical Center
New York, New York, USA

Ashwin Ananth
Department of Otolaryngology Head and Neck Surgery
University of Kansas School of Medicine
Kansas City, Kansas, USA

Michael S. Benninger, M.D.
Head and Neck Institute
The Cleveland Clinic
Cleveland, Ohio, USA

Department of Surgery
Lerner College of Medicine
Case Western Reserve University
Cleveland, Ohio, USA

Ricardo L. Carrau, M.D., F.A.C.S.
Department of Otolaryngology – Head and Neck Surgery
Skull Base Surgery Program
The Ohio State University Medical Center
Columbus, Ohio, USA

Rakesh K. Chandra, M.D.
Department of Otolaryngology – Head and Neck Surgery
Northwestern University Feinberg School of Medicine
Chicago, Illinois, USA

Philip G. Chen, M.D.
Department of Otolaryngology – Head and Neck Surgery
University of Virginia
Charlottesville, Virginia, USA

Alexander G. Chiu, M.D.
Division of Otolaryngology – Head and Neck Surgery
Department of Surgery
University of Arizona
Tucson, Arizona, USA

Daniel T. T. Chua, M.D.
Comprehensive Oncology Centre
Hong Kong Sanatorium and Hospital
Happy Valley, Hong Kong, China

Noam A. Cohen, M.D., Ph.D.
Department of Otorhinolaryngology – Head and Neck Surgery
Philadelphia Veterans Affairs Medical Center
University of Pennsylvania
Philadelphia, Pennsylvania, USA

Anand K. Devaiah, M.D., F.A.C.S
Department of Otolaryngology - Head and Neck Surgery
Department of Neurological Surgery
Department of Ophthalmology
Boston University School of Medicine
Boston Medical Center
Boston, Massachusetts, USA

Angela M. Donaldson, M.D.
Department of Otolaryngology – Head and Neck Surgery
University of Cincinnati Medical Center
Cincinnati, Ohio, USA

Wolfgang Draf, M.D., Ph.D., F.R.C.S. (Ed)
Department of Ear, Nose and Throat Diseases, Head and
Neck Surgery
International Neuroscience Institute
Hannover, Germany

Ivan H. El-Sayed, M.D., F.A.C.S.
Department of Otolaryngology – Head and Neck Surgery
Center for Minimally Invasive Skull Base Surgery
University California San Francisco
San Francisco, California, USA

Juan C. Fernandez-Miranda, M.D.
Department of Neurological Surgery
University of Pittsburgh School of Medicine
Pittsburgh, Pennsylvania, USA

Elisa N. Flower, M.D.
Division of Neuroradiology
Department of Radiology
Boston Medical Center
Boston University School of Medicine
Boston, Massachusetts, USA

Paul A. Gardner, M.D.
Department of Neurological Surgery
University of Pittsburgh School of Medicine
Pittsburgh, Pennsylvania, USA

Andrew N. Goldberg, M.D., M.S.C.E., F.A.C.S.
Division of Rhinology and Sinus Surgery
Departments of Otolaryngology – Head and Neck Surgery
and Neurological Surgery
University of California, San Francisco
San Francisco, California, USA

Mitchell Ray Gore, M.D., Ph.D.
Greensboro Ear, Nose, and Throat Associates
Greensboro, North Carolina, USA

Satish Govindaraj, M.D., F.A.C.S.
Department of Otolaryngology – Head and Neck Surgery
Icahn School of Medicine at Mount Sinai
New York, New York, USA

Timothy Haffey, M.D.
Department of Otolaryngology
Head and Neck Institute
Cleveland Clinic Foundation
Cleveland, Ohio, USA

Brendan C. Hanna, M.B.B.Ch., Ph.D., F.R.C.S.I.
Department of Otolaryngology – Head and Neck Surgery
The Queen Elizabeth Hospital
Adelaide, South Australia, Australia

Ehab Y. Hanna, M.D., F.A.C.S.
Departments of Head and Neck Surgery and Neurosurgery
MD Anderson Cancer Center
The University of Texas
Houston, Texas, USA

Eric H. Holbrook, M.D.
Department of Otology and Laryngology
Harvard Medical School
Massachusetts Eye and Ear Infirmary
Boston, Massachusetts, USA

F. Christopher Holsinger, M.D., F.A.C.S.
Department of Head and Neck Surgery
Stanford University
Stanford, California, USA

Larry A. Hoover, M.D., F.A.C.S
Department of Otolaryngology – Head and Neck Surgery
The University of Kansas School of Medicine
Kansas City, Kansas, USA

David W. Kennedy, M.D., F.A.C.S., F.R.C.S.I.
Department of Otorhinolaryngology – Head and Neck Surgery
Perelman School of Medicine
University of Pennsylvania
Philadelphia, Pennsylvania, USA

Eleanor Pitz Kiell, M.D.
Department of Otolaryngology
Wake Forest University Baptist Medical Center
Winston Salem, North Carolina, USA

Nataliya Kovalchuk, Ph.D.
Department of Radiation Oncology
Boston Medical Center
Boston, Massachusetts, USA
Harvard School of Medicine
Boston, Massachusetts, USA

Greg A. Krempl, M.D., F.A.C.S.
Department of Otorhinolaryngology
University of Oklahoma Health Sciences Center
Oklahoma City, Oklahoma, USA

John M. Lee, M.D., F.R.C.S.C., M.Sc.
Department of Otolaryngology – Head and Neck Surgery
St. Michael's Hospital
University of Toronto
Toronto, Ontario, Canada

Paul A. Levine, M.D.
Department of Otolaryngology – Head and Neck Surgery
University of Virginia School of Medicine
Charlottesville, Virginia, USA

Larry G. Linson, D.O.
Department of Otolaryngology
Ohio University College of Osteopathic Medicine
Columbus, Ohio, USA

Rodney Lusk, M.D.
ENT Institute
Boys Town National Research Hospital
Omaha, Nebraska, USA

Elizabeth Mahoney Davis, M.D., F.A.C.S., F.A.A.O.A.
Department of Otolaryngology – Head and Neck Surgery
Boston University Medical Center
Boston, Massachusetts, USA

Bradley F. Marple, M.D., F.A.A.O.A.
Department of Otolaryngology – Head and Neck Surgery
University of Texas Southwestern Medical Center
Dallas, Texas, USA
Graduate Medical Education University of Texas
Southwestern Medical Center
Dallas, Texas, USA

Edward D. McCoul, M.D., M.P.H.
Department of Otolaryngology – Head and Neck Surgery
Weill Cornell Medical Center
New York, New York, USA

Colby G. McLaurin, M.D.
Department of Otorhinolaryngology
The University of Oklahoma Health Sciences Center
Oklahoma City, Oklahoma, USA

Ralph Metson, M.D.
Department of Otology and Laryngology
Harvard Medical School
Boston, Massachusetts, USA

James Whit Mims, M.D.
Department of Otolaryngology
Wake Forest University School of Medicine
Winston Salem, North Carolina, USA

Amir Minovi, M.D.
Department of Otorhinolaryngology
St. Elisabeth Hospital
Ruhr University Bochum
Bochum, Germany

Candace A. Mitchell, M.D.
Department of Otolaryngology – Head and Neck Surgery
University of North Carolina School of Medicine
Chapel Hill, North Carolina, USA

Rohini N. Nadgir, M.D.
Department of Radiology
Boston Medical Center
Boston University School of Medicine
Boston, Massachusetts, USA

A. Omer Nawaz, M.S., D.A.B.R.
Department of Radiation Oncology
Boston Medical Center
Boston University School of Medicine
Boston, Massachusetts, USA
Paoli Hospital Cancer Center
Main Line Health Systems
Paoli, Pennsylvania, USA

Bradley A. Otto, M.D.
Department of Otolaryngology – Head and Neck Surgery
The Ohio State University
Columbus, Ohio, USA

Stephen S. Park, M.D.
Division of Facial Plastic Surgery
Department of Otolaryngology – Head and Neck Surgery
University of Virginia Health System
Charlottesville, Virginia, USA

Aaron N. Pearlman, M.D.
Department of Otolaryngology – Head and Neck Surgery
New York Presbyterian Hospital
Weill Cornell Medical College
New York, New York, USA

Michael P. Platt, M.D.
Department of Otolaryngology – Head and Neck Surgery
Boston University School of Medicine
Boston, Massachusetts, USA

Steven D. Pletcher, M.D.
Department of Otolaryngology – Head and Neck Surgery
University of California, San Francisco
San Francisco, California, USA

Rosser Kennedy Powitzky, M.D.
Division of Otolaryngology
Texas A&M Health Sciences Center
Scott & White Health Systems
Temple, Texas, USA

Daniel M. Prevedello, M.D.
Department of Neurosurgery
The Ohio State University
Columbus, Ohio, USA

Alkis J. Psaltis, M.D., Ph.D., F.R.A.C.S.
Division of Rhinology and Skull Base
Department of Otolaryngology – Head and Neck Surgery
Medical University of South Carolina
Charleston, South Carolina, USA

Paul B. Romesser, M.D.
Department of Radiation Oncology
Memorial Sloan-Kettering Cancer Center
New York, New York, USA

Austin S. Rose, M.D.
Division of Pediatric Otolaryngology – Rhinology, Allergy and Sinus Surgery
Department of Otolaryngology – Head and Neck Surgery
University of North Carolina School of Medicine
Chapel Hill, North Carolina, USA

Osamu Sakai, M.D., Ph.D.
Department of Radiology
Boston Medical Center
Boston University School of Medicine
Boston, Massachusetts, USA

Rodney J. Schlosser, M.D.
Ralph H. Johnson VA Medical Center
Charleston, South Carolina, USA
Division of Rhinology
Department of Otolaryngology – Head and Neck Surgery
Medical University of South Carolina
Charleston, South Carolina, USA

Brent A. Senior, M.D., F.A.C.S, F.A.R.S.
Division of Rhinology, Allergy, and Endoscopic Skull Base Surgery
Department of Otolaryngology – Head and Neck Surgery
University of North Carolina
Chapel Hill, North Carolina, USA

David C. Shonka, Jr., M.D.
Department of Otolaryngology – Head and Neck Surgery
University of Virginia School of Medicine
Charlottesville, Virginia, USA

Anthony G. Del Signore, Pharm.D., M.D.
Department of Otolaryngology – Head and Neck Surgery
Mount Sinai School of Medicine
New York, New York, USA

Raj Sindwani, M.D., F.A.C.S., F.R.C.S.(C)
Department of Rhinology, Sinus and Skull Base Surgery
Head and Neck Institute
Cleveland Clinic Foundation
Cleveland, Ohio, USA

Stephanie Shintani Smith, M.D.
Department of Otolaryngology – Head and Neck Surgery
Northwestern University Feinberg School of Medicine
Chicago, Illinois, USA

Carl H. Snyderman, M.D., M.B.A.
Departments of Otolaryngology and Neurological Surgery
University of Pittsburgh School of Medicine
Pittsburgh, Pennsylvania, USA

Zachary M. Soler, M.D., M.Sc.
Department of Otolaryngology – Head and Neck Surgery
Medical University of South Carolina
Charleston, South Carolina, USA

Nicholas C. Sorrel, M.D.
Department of Otorhinolaryngology
University of Texas Medical Center
Houston, Texas, USA

James A. Stankiewicz, M.D.
Department of Head and Neck Surgery
Stritch School of Medicine
Loyola University
Maywood, Illinois, USA

Michael G. Stewart, M.D., M.P.H.
Department of Otolaryngology – Head and Neck Surgery
New York Presbyterian Hospital
Weill Cornell Medical College
New York, New York, USA

Jonathan Y. Ting, M.D.
Department of Otology and Laryngology
Harvard Medical School
Boston, Massachusetts, USA

Minh Tam Truong, M.D.
Department of Radiation Oncology
Boston University School of Medicine
Boston, Massachusetts, USA
Department of Radiation Oncology
Boston Medical Center
Boston, Massachusetts, USA

Craig R. Villari, M.D.
Department of Otolaryngology
Emory University
Atlanta, Georgia, USA

Patrick C. Walz, M.D.
Department of Otolaryngology – Head and Neck Surgery
The Ohio State University Medical Center
Columbus, Ohio, USA

Eric W. Wang, M.D.
Department of Otolaryngology
University of Pittsburgh School of Medicine
The Eye and Ear Institute
Pittsburgh, Pennsylvania, USA

William I. Wei, F.R.C.S., F.R.C.S.E., F.A.C.S. (Hon.)
Department of Surgery
Li Shu Pui ENT Head and Neck Surgery Centre
Hong Kong Sanatorium and Hospital
Happy Valley, Hong Kong, China

Sarah K. Wise, M.D.
Department of Otolaryngology
Emory University
Atlanta, Georgia, USA

Troy D. Woodard, M.D.
Department of Otolaryngology
Cleveland Clinic Foundation
Head and Neck Institute
Cleveland, Ohio, USA

Peter-John Wormald, M.D., F.R.A.C.S., F.C.S. (SA), F.R.C.S. (Ed.), M.B.Ch.B.
Department of Otolaryngology – Head and Neck Surgery
University of Adelaide
Adelaide, South Australia, Australia

Arthur William Wu, M.D.
Division of Endoscopic Sinus and Skull Base Surgery
Department of Otolaryngology – Head and Neck Surgery
Cedars-Sinai Medical Center
Los Angeles, California, USA

Bharat B. Yarlagadda, M.D.
Department of Otolaryngology – Head and Neck Surgery
Boston Medical Center
Boston University School of Medicine
Boston, Massachusetts, USA

Adam M. Zanation, M.D.
Department of Otolaryngology – Head and Neck Surgery
University of North Carolina School of Medicine
University of North Carolina at Chapel Hill
Chapel Hill, North Carolina, USA

Lee A. Zimmer, M.D., Ph.D.
Department of Otolaryngology – Head and Neck Surgery
University of Cincinnati College of Medicine
Cincinnati, Ohio, USA

中文版前言

　　我们非常有幸参与了《鼻科学和内镜颅底手术》这本书的翻译工作。本书着眼于鼻科学及鼻内镜颅底外科疾病的诊治过程,旨在提高耳鼻喉科医师对该领域的认知。自 20 世纪 70 年代以来, 鼻内镜与各种先进技术的出现促使传统鼻外科领域发生了巨大的改变。内镜设备不仅提高了鼻科学手术的精细度, 而且将手术方式由对正常解剖结构的破坏转变为对鼻功能的修复与重建。内镜利用鼻腔解剖学的优势而向周围领域逐步扩大,形成鼻颅底外科、鼻眼外科等相关学科,为鼻科学的发展带来了质的飞跃。技术的革新迫使临床医师不断提升自身业务水平,如何将先进设备适当地应用于鼻科学及相关领域是鼻科医师最应该解决的当务之急。本书共分为 3 个部分,第 1 部分阐述了鼻科学和颅底的基础解剖知识,第 2 部分具体叙述了鼻科学疾病的诊治及鼻外科手术过程,第 3 部分对鼻颅底领域的相关内容进行了系统描述。翻译的过程也是学习及积累经验的过程,通过对英文原版书的翻译,我们对鼻科学及内镜颅底手术过程也有了较为深入的了解。希望读者通过阅读本书,提高对鼻科学及内镜颅底相关领域的认知,将理论知识应用于临床实践中,为广大医务工作者带来更好的医疗便利。

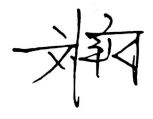

序

　　鼻科学是耳鼻咽喉头颈外科学中最富有动态的一个分科。促进鼻科学发展的驱动力是：内镜设备和图像导航系统的技术进步，对内镜解剖的进一步了解，相关手术学科的并行发展，以及合作精神。鼻科学的范围已经迅速进展至颅底、眼眶以及其他部位。

　　快速变化带来了新的挑战。鼻科医师如何才能及时掌握最新的医学技术与手术技术？要做的是把最好的经验应用于各项决策中，而不仅仅是追求新潮流。本书的各位编者都是各自相关领域的专家，依据其丰富的临床经验以及对现行临床实践的权衡理解，提供了内科和外科解决方案。鼻外科并不是孤立的学科。鼻科学手术医师必须通晓鼻科学的解剖和内科基础知识，这样才能做出正确的决策，并会考虑非手术替代方案。要明白，良好的手术效果取决于整体治疗方案，手术干预只是患者治疗的一个方面。治疗越来越多地是由学科团队提供的，因此鼻科医师必须熟悉不同的医疗方式和原理。

　　狄雷尔和马普教授成功地将世界各地鼻科学相关领域的领军人物汇集在一起完成了本书的编著。本书分为三部分：鼻科学和内镜颅底手术基础，鼻科学及鼻旁窦手术，颅底外科及相关颅底手术。各章节提供了现今的认知简况，并阐述了未来的技术发展方向。

卡尔·H. 斯奈德曼

前　言

　　本书出版时正是内镜颅底外科和鼻科患者护理出现重大飞跃之际。本书重点介绍的一些研究、合作和创新领域都是人们最关注的。当团队医疗在各医学领域正处于不同程度的演变状态时，在许多领域人们尚未看到如此兴致勃勃地迅速聚焦于多学科治疗以及团队合作。同样，在对内镜颅底外科和鼻科进行综合评价时，我们力图为学习、讨论与发展建立一个基准。我们非常希望住院医师、研究人员、执业医师以及患者能从本书获得有益的参考。

　　本书是一项名副其实的国际化合作的成果，参与者来自全球各地。这也与我们的初衷非常契合，因为内镜颅底外科和鼻科领域的创新来自于全世界，而我们致力于帮助的也正是全世界各个社区的患者。

　　参与本书写作的每一位专家都奉献出了他们的时间和精力，在此对他们一一予以感谢。真的，我们要对本系列丛书的所有编者和著者表示祝贺，因为这真是一套世界级别的综合参考书！本套丛书主编 Kirtane 博士和 de Souza 博士为本套丛书的整合做了大量工作，在此一并表示感谢。

　　因而我们很高兴将此书推荐给读者，并希望它能帮助你们进一步提高业务知识水平，并在临床治疗中有所创新。

阿南达·K. 狄雷尔

布兰德利·F. 马普

致　谢

我们不可能对每一位要感谢的人一一表示谢意,但在正文中会提到部分要感谢的人。

指导我们的很多导师,尤其是 Larry Hoover、Doug Girod 和 Terry Tsue 教授,给予了我们很多学习内镜颅底手术、开放颅底手术、鼻科手术基础和临床知识的机会。当时很多概念并不像现在这么清楚,某些概念还处于全球专家正在研究的阶段。我们的临床和研究合作伙伴,包括全球和本地的,已经成为非常优秀的合作团队。长久以来,许多特殊居民也已经成为我们团队的一部分,他们的许多问题已成为很棒的求知资源。

感谢患者及其家属给予我们的信任,正是因为他们本书才能问世。他们已经成为我们最好的老师。

最后应该感谢我的妻子 Manju 的爱和支持;我的儿子 Jayanth 和 Deven;我的父母 Kulachandra 和 Vani。

阿南达·K. 狄雷尔

耳鼻咽喉科是而且一直是一个联系非常紧密的团队。在我们专业接受训练的人员不仅有机会读到专家的作品,而且有幸可以和专家直接学习。这种形式传承了一种普遍的职业传统。

我感到非常幸运,因为内镜技术第一次在美国引进时我参加了耳鼻喉的进修。光源小、止血困难、设备欠缺、不明确的手术步骤,这些固有的挑战促进改革、发展和创造机遇。这也提供了同时期鼻科学和内镜颅底手术华丽转变的基础。

想到此,我想借此机会感谢一些人,他们不仅在我个人的成长过程中提供了很多帮助,而且在鼻科学领域做出了很重要的贡献。Steve Schaefer 和 Lanny Close 教授了我早期ESS 技术,并且推动了此类技术进一步发展。Peter Roland、Scotton Manning 和 Matthew Ryan 教我质疑想法的价值,怀疑论提供线索的重要性。Richard Mabry 博士教我重视综合考虑一个患者情况的重要性。

布兰德利·F. 马普

主编按语

　　鼻科学是一门独立的学科,随着内镜的发展而得到认可,内镜使鼻内解剖结构可视,这在以往则是不可能的。以往的鼻外侧切口由外向内进入鼻腔,现如今已被内镜手术所替代,避免了难看的手术伤疤。正是由于内镜、非凡的光学、机器人技术和导航系统以及新型的 CT 和 MRI,使一切变为可能。鼻科学最终会获得承认,进入繁盛期,但争议仍然存在。然而,随着时间的推移以及对患者的密切随访,最终将会明确,为了实现合适有效的治疗我们要遵循的途径。

　　耳科学作为一门研究的学科先于鼻科学。只有在 2004 年 Linda Buck 博士和 Richard Axel 博士对嗅觉的初始研究获得诺贝尔奖之后才被认可。而有关听觉生理学的诺贝尔奖是在 45 年之前授予的。治疗鼻/鼻窦疾患的技术和专业知识发展很迅速。现今已有很多治疗中心治疗鼻科疾病,并将其应用延伸至前颅底。这将使得鼻科医师与神经外科医师的合作更加紧密。这是一个令人兴奋的新领域。技术、光学以及专业性训练促进了鼻科学的发展和改善,使其不仅成为一项科学技术,同时也是一门艺术。

　　本书的编辑和作者均意识到我们是一个不可分割的整体。本书旨在为鼻科医师提供实时、易懂的最新信息。本书将有助于鼻科医师做好充分技术准备,以便在患者就诊时给予专业的指导与诊治。为此我们感谢本书的作者及编辑。

米琳达·V.基尔坦

柯里斯·E.德索萨

目　录

第 **1** 部分

鼻科学和内镜颅底手术基础

第 1 章
鼻腔和鼻旁窦胚胎学

Michael P. Platt

所有外科医生都力求掌握起源于胚胎学发育的外科解剖学。手术的成功取决于操作者对术野相关解剖结构及其与毗邻结构关系的清晰了解。胚胎学是理解解剖学的基础,因此胚胎学的学习对那些即将从事外科手术的医生来讲至关重要。在鼻腔鼻窦的手术中,外科医生通常利用胚胎学原则来避免手术并发症的发生。此外,胚胎发育异常引起的临床病理学改变也可见于鼻后孔闭锁、鼻皮样瘤、先天性脑膨出等疾病。本章为耳鼻喉颅底外科医生概述了鼻腔和鼻旁窦胚胎学及其临床相关应用。

胚胎学的发展史

外鼻,鼻中隔和鼻腔

外鼻和鼻腔于胎儿发育第 4 周至第 10 周期间在面部发育形成[1,2]。面部结构由 5 个隆凸形成:一个额鼻突,两个上颌隆凸,两个下颌隆凸(图 1.1)。这些隆凸是在从背胚胎迁移到面部的神经嵴胚细胞刺激下发育形成的。正是这些神经嵴间光质构成了外鼻和鼻窦的结构框架(软骨和骨),并引导鼻窦结构的发育。内部间光质由外胚层覆盖,为连接鼻腔和鼻窦提供了一个成熟的呼吸道黏膜接口。

中线额鼻突在下方形成了两个鼻基板。在神经嵴胚细胞的刺激下,在每个基板的中心可形成鼻窝。这些基板发育成马蹄形,当两个基板向鼻咽部加深时,沟状基板与内胚层咽后壁黏膜形成后鼻孔。内胚层和外胚层的结合具有临床意义,是来源于外胚层"鼻黏膜"的边界,而此处正是乳头状瘤易出现的地方。口鼻黏膜使原始鼻腔与口腔分开,形成一个临时、连续的口鼻腔。后来迁移的上腭通过一真正的漏斗形成使得口腔和鼻腔得到永久分离。腭裂即上腭未能完全上移,口腔和鼻腔未分开[2]。

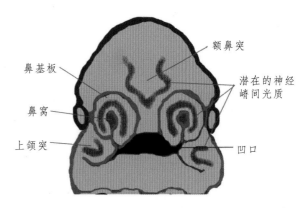

图 1.1 发育中的人类胚胎。神经嵴间充质引导面部和鼻窦结构发展。

额鼻突形成一个中胚层线样突出,这是形成鼻中隔的基础。神经嵴间质后移形成四方形软骨、犁骨和筛骨垂直板。在第 6 周时,内侧鼻和上颌突两者相结合形成鼻小柱、人中和上唇,而外鼻入鞘形成泪小管。在孕 10 周以前,面部、鼻和间隔结构的软骨和骨框架已经成形[1,2]。

鼻甲和鼻窦

随着鼻腔及中隔的发育,鼻腔侧壁的一系列边缘成分称为鼻甲(筛鼻甲骨和颌鼻甲骨),而这些都是由鼻甲及鼻窦发育而来的 3 个或 4 个主要的突出部分[3]。鼻窦解剖学的巨大差异,筛骨迷路的复杂性,胚胎学研究结果的局限性,导致鼻甲骨数量及鼻窦结构的鼻甲骨来源的多样性[3-6]。神经嵴间质移行提供了一个软骨框架,后软骨框架硬化成为鼻甲和鼻窦的分隔。这些陷窝从最初的鼻腔发育而来,外胚层来源的鼻黏膜提供鼻窦自然黏膜纤毛的内壁。鼻腔鼻窦形成黏液纤毛清除系统这一自然发展过程,取决于鼻窦分泌物如何清除至鼻甲(上、中、下鼻甲)的周围憩室,最终合并成为鼻腔的单通道。

鼻腔的最初或前突出部分(筛骨甲板)形成了鼻丘小房和钩突。这个部分位于筛漏斗、半月裂和额隐窝之间。额骨向前形成筛鼻甲骨的延伸部[3]。额窦的形成起始于 2 岁,直至青春期发育完全。

鼻腔内的筛鼻甲骨形成上鼻甲和中鼻甲。上筛鼻甲骨形成邻近上中鼻甲的筛窦。筛窦通过第二次的内陷形成复杂的鼻窦系统,此时鼻窦已经在筛房顶基质膜两侧形成前后筛。

颌鼻甲骨形成了下鼻甲、下鼻道和上颌窦。中鼻道形成于上鼻甲和下鼻甲之间,连接上颌窦、前筛骨,额窦。外侧鼻内陷的上部即鼻泪管,位于颌鼻甲骨下部的下鼻道。

蝶窦由筛窦到蝶窦的黏膜反折发育而来[5]。窦腔于软骨中形成,在儿童时期骨化继而气化,直至 12 岁发育完全。

嗅觉基板来源于神经外胚层。这些颅内细胞在鼻间叶细胞的作用下于筛板处进入鼻腔,发育成前组鼻窦的黏膜。嗅觉神经上皮发育不好常常带来先天性嗅觉丧失。

鼻窦的发育变异

发生在胚胎时的解剖变异会导致鼻窦疾病治疗过程中的并发症。鼻窦开口多种多样。识别特定的胚胎变异体有助于实施最佳的鼻窦治疗方法。

鼻窦发育不全

鼻窦发育和气腔形成存在个体多样性,甚至存在于同一患者的两侧鼻腔中。鼻窦气腔形成会受炎症或其他未知因素的影响。处于鼻窦发育的青少年时期存在活跃的炎症反应。在鼻窦的炎性疾病中常可见鼻窦发育不全,包括囊胞性纤维症,原发性纤毛运动障碍。在有限的鼻窦区域中,骨炎和骨增生常见。

鼻窦发育不良可以发生在额窦,上颌窦或蝶窦中(图1.2)。为什么在正常个体中一个或多个鼻窦不发育,原因至今仍然未知。鼻窦发育不全的成因尚无定论;然而鼻窦发育不全的正确识别,对于医生选择手术入路至关重要。发育不全的上颌窦,会导致医生在肿瘤切除或鼻窦探查中误入眼眶。发育不全的额窦,会在额窦开放术中误入鼻颅底导致脑脊液鼻漏和进一步的颅脑损伤。

筛窦

筛窦因其复杂的解剖和大量的分隔而存在很多变异。未能正确认识这些解剖变异会引起并发症,或达不

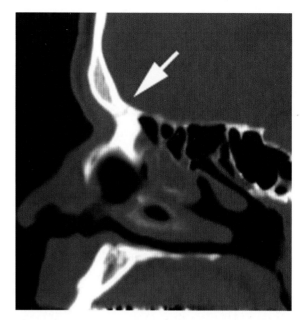

图 1.2 额窦发育不全时,胚胎变异导致额窦发育不良(箭头所示)。

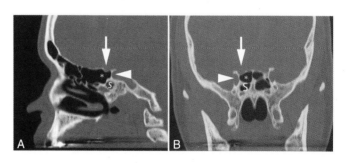

图 1.3 在矢状位(A)和冠状位(B)CT 扫描所见的 Onodi 气房,是一种后筛窦胚胎发育变异。可见视神经(箭头所示)和颈内动脉(三角箭头所示)邻近 Onodi 气房而不是蝶窦。

到最佳手术效果。

后筛房覆盖于蝶窦,并与视神经接触称作 Onodi 气房(图 1.3)。如果没有在术前影像和手术解剖的过程中及时发现这种变异,可能会损伤视神经。眼眶下的筛窦房即 Haller 气房,可能会使上颌窦的引流通路受限。同样,中鼻甲板及中鼻甲充气可以使中鼻道引流受限。低位筛板(Keros3 型)会增加患者脑脊液鼻漏的风险。筛骨眶板的部分损伤会导致眶内容物局部开裂。如果在筛窦切除的过程中没有意识到这种变异,可能会损伤眼眶。

筛窦内的最后一种解剖变异是关于筛前动脉的位置问题。筛前动脉在眼眶和前颅底之间横跨颅底。在少部分患者中,筛前动脉筛窦气房包围并且不在颅底的骨质内。在这种情况下要注意在额窦手术中不要损伤筛前动脉。

额窦

额窦的发育有多种解剖变异。额窦的大量气腔形成或气房增大是罕见的变异。眶上筛房可能延伸到额窦和额隐窝内,造成额窦引流通路狭窄。额窦内的额气房也可以表现为黏液囊肿变异,称之为额窦大泡[7]。额间气房排入任一侧的额窦内[8]。

蝶窦

如果在蝶窦手术期间不考虑蝶窦的发育变异可能会出现极其严重的后果。视神经和颈动脉通常位于蝶窦的外侧。如果视神经管或颈动脉管上方管组织有开裂,在蝶窦手术期间这些结构会有损伤危险。通过天然蝶窦口可以安全地进入蝶窦,在蝶窦内,蝶窦口位于视神经和颈动脉的相对侧。窦间隔膜有可能进入到覆盖颈动脉的骨质内。如果手术需要移除这些骨质,则应采用不使用侧向扭力(即高速钻)的方法以免损伤颈动脉。最后,外侧气腔宽的蝶窦通常是原发性脑脊液蝶窦渗漏的好发部位。

胚胎发育异常

后鼻孔闭锁

后鼻孔闭锁是一种威及生命的先天性异常[9]。如果在胚胎发育过程中后鼻孔未发育成管状结构,会导致鼻气道完全阻塞。新生儿前 3 个月依赖鼻腔呼吸。出生后鼻孔闭锁的症状,只有在婴儿不哭时才能看得出缺氧体征来(口腔呼吸)。单侧闭锁有时在抽吸软管不能顺畅通过鼻腔时被发现;然而这种堵塞有时直到出现黏液涕或鼻塞症状时才能被发现。

后鼻孔闭锁可伴发于 CHARGE 综合征 (眼组织缺陷、心脏缺陷、后鼻孔闭锁、生长或发育受限、泌尿生殖器异常以及听力疾患)或单独存在。在一半以上CHARGE 综合征患者中发现有 CHDT 基因突变[10]。单独后鼻孔闭锁的胚胎学原因现在仍然未知。关于后鼻孔闭锁的几种学说均围绕着下列观点:发育的膜未破裂,周围骨性结构(中隔和鼻腔外侧壁)的异常向内生长,形成粘连,以及神经嵴细胞的迁移方向错误[9]。后鼻孔闭锁的鼻腔改变曾见于不同部位,组织成分(膜性或骨性)各不相同,这表明闭锁的形成机制不止一种[9]。

皮样囊肿

鼻腔皮样囊肿是上皮腺样囊肿,含有毛囊和外分泌腺的真皮特性。这些囊肿表明胚胎发育异常,在没有排泄通道的情况下截留了残留的上皮组织[11]。鼻前囟位于额骨和鼻骨之间,即形成潜在隙——前鼻隙的膜。在胚胎发生期间,发育中的硬脑膜通过颅底的骨性开口(盲孔)穿行。该盲孔和鼻前囟正常情况下会在周围骨质生长的过程中消失;然而仍有可能将异常组织截留在前鼻骨空间。有文献推断上皮残余附着于下角的纤维组织上并被植入鼻前的空间内[12]。皮样囊肿会发生在皮肤和硬脑膜的位置,因为其胚胎学起源位置邻近这些潜在间隙。少数情况下,皮样囊肿可见于内侧眼角区,可能表明在外侧鼻突闭合过程中泪小管发育异常。

脑膨出和神经胶质瘤

鼻腔或鼻窦神经组织的存在可能源于胚胎发育异常。鼻神经胶质瘤包含有脑组织异位残余与大脑相连或不相连。神经胶质瘤可见于鼻窦内,或者是固块状在鼻腔外出现在鼻背或眉间。

脑膨出是神经组织的疝出物,通过颅底的缺损与蛛网膜下隙相连(图 1.4)。脑膨出通常在鼻内,但也可见于

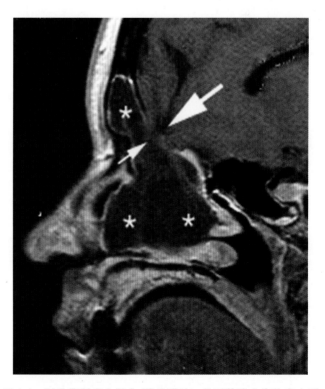

图 1.4　胚胎期颅底未闭合(箭头所示),从而使脑内容物疝入到鼻腔,可能会导致脑膨出(＊)。

外鼻部。关于脑膨出和神经胶质瘤有多种理论,例如:在胚胎发育过程中神经组织异常沉积,在神经孔闭合过程中组织分离失败,以及颅底神经嵴细胞的迁移异常。脑膨出的大小和位置决定其临床表现。鼻腔外部病变常见于早期,而鼻腔内和鼻窦脑膨出直到生命后期才在一次偶然的影像检查中被发现。其他可能提示脑膨出的症状包括鼻阻塞、鼻窦流出道阻塞引起的鼻窦炎,或鼻腔菌热传到颅内引起的脑膜炎。

罕见的先天性鼻畸形

正中鼻裂可表现为鼻腔内的一道小的中线裂缝,或者表现为鼻软骨的明显分离。鼻窦或外侧鼻裂可导致上外侧软骨缺损,其严重程度不同。额鼻综合征包括鼻裂伴二者距离过远和额骨的缺损。完全先天性鼻缺如(无鼻)或双鼻极其罕见,是因发育缺陷造成的。

鼻泪管异常

鼻泪管是由鼻基底板外侧突内板形成的。外胚层内转完成后便与面部外表面分离以圆柱形结构相连接。在这个过程中,任何隔入间质管内的外胚层细胞都可能增殖形成泪囊肿。这些囊肿可以表现为鼻泪管阻塞,从而导致泪漏或泪囊炎,或者在前鼻腔因鼻内肿物而引进阻塞。新生儿的鼻泪管大囊肿或双侧囊肿在产后期可造成气道泄露。

犁状孔狭窄

先天性鼻阻塞可能是由于前鼻腔的梨状孔狭窄所导致[13]。上颌骨鼻突的过度增长导致骨性狭窄而限制气流通过。

结论

鼻腔和副鼻窦的胚胎学发育是一种复杂的系列过程。头颈外科医生必须认识到胚胎发育异常引起的大量解剖变异以及功能障碍。了解胚胎学起源和窦道发育途径将有助于外科医生达到最佳手术效果并防止并发症。

(何京川　译)

参考文献

1. Larsen WJ. Human Embryology. New York: Churchill Livingstone; 1993
2. Moore KL. The Developing Human: Clinical Oriented Embryology. Philadelphia: WB Saunders; 1998
3. Stammberger H. Functional endoscopic sinus surgery: the Messerklinger Technique. Philadelphia, PA: BC Decker; 1991
4. Schaffer JP. The Nose, Paranasal Sinuses, Nasolacrimal Passageways and Olfactory Organ in Man: A Genetic, Developmental and Anatomico-Physiological Consideration. Philadelphia, PA: P Blakiston's Sib; 1920
5. Van Alyea OE. Nasal Sinuses: An Anatomical and Clinical Consideration. Baltimore, MD: Williams and Wilkins; 1951
6. Bingham B, Wang RG, Hawke M, Kwok P. The embryonic development of the lateral nasal wall from 8 to 24 weeks. Laryngoscope 1991;101(9):992–997
7. Reh DD, Lewis CM, Metson R. Frontal bullosa: diagnosis and management of a new variant of frontal mucocele. Arch Otolaryngol Head Neck Surg 2010;136(6):625–628
8. Goldsztein H, Pletcher SD, Reh DD, Metson R. The frontal wishbone: anatomic and clinical implications. Am J Rhinol 2007;21(6):725–728
9. Hengerer AS, Brickman TM, Jeyakumar A. Choanal atresia: embryologic analysis and evolution of treatment, a 30-year experience. Laryngoscope 2008;118(5):862–866
10. Vissers LE, van Ravenswaaij CM, Admiraal R, et al. Mutations in a new member of the chromodomain gene family cause CHARGE syndrome. Nat Genet 2004;36(9):955–957
11. Pratt LW. Midline cysts of the nasal dorsum: embryologic origin and treatment. Laryngoscope 1965;75:968–980
12. Luongo RA. Dermoid cyst of the nasal dorsum. Arch Otolaryngol 1933;17:755–765
13. Brown OE, Myer CM III, Manning SC. Congenital nasal pyriform aperture stenosis. Laryngoscope 1989;99(1):86–91

第 **2** 章
内镜下鼻、鼻旁窦和颅底的外科解剖结构

Craig R. Villari, Sarah K. Wise

　　了解第 1 章所述的胚胎学资料是了解鼻腔和鼻旁窦之间复杂关系的坚实基础。这些知识对于评估鼻腔及鼻旁窦病理学，继而完成安全有效的内镜和开放手术是十分必要的。本章重点探讨颅底解剖学基础，而其他章节则重点探讨特定的鼻区域和术式。

　　鼻腔和鼻旁窦主要受上颌骨和筛骨、蝶骨和额骨的保护。犁骨、泪腺和颧骨也有助于鼻腔和鼻窦腔的整体结构形成。鉴于所涉及的骨骼数量多而且这些骨骼保护的都是一些重要结构，所以对鼻腔和鼻旁窦的各个方面都要有全面的关注。

鼻腔

　　左右鼻腔通常被认为是互为镜像；然而两侧完全对称极为少见。鼻腔的前界是鼻前庭，其中包含从皮肤的鳞状上皮到衬在鼻腔及鼻窦内的呼吸道黏膜过渡区。在内侧，鼻腔以鼻中隔为界，其中包含下方的颌骨嵴和犁骨、前方的四边形软骨以及上方的筛骨垂直板。在前外侧，鼻骨、上下侧软骨和软组织中形成了锥体形的外鼻结构。后鼻孔是鼻腔的后界，是鼻腔和鼻咽部的通道。鼻腔的侧部包含最复杂的解剖结构，将在本章随后的章节进行深入解析。

上颌窦

　　上颌窦前方与上颌骨牙槽部交界，上方与眼眶底交界，侧面与颧骨交界，后面与翼腭窝及颞下窝交界，内侧与鼻腔外侧壁交界[1]（图 2.1）。上颌窦通常是通过位于筛漏斗后 1/3 范围内的独立自然开口进入的[2]（图 2.2 和图 2.3）。然而在高达 23%的患者中，副口形成于前囟或后囟[2]。前后囟均缺乏骨质，位于鼻腔外侧壁；在一些病例还缺乏上覆的黏膜及结缔组织，从而形成额外的鼻

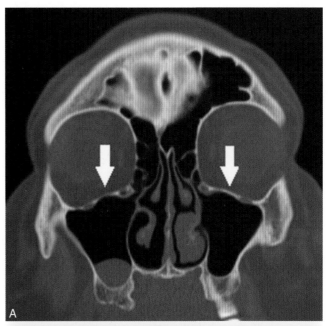

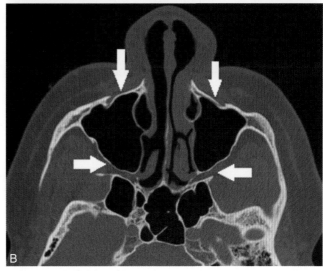

图 2.1 CT 扫描骨窗影像显示上颌窦的骨性解剖边界。(A)冠状位影像显示眶底(竖箭头示)、颧骨以及鼻腔外侧壁，可见上颌窦的上壁、外侧壁以及内侧骨壁。(B)水平位影像显示上颌窦的前后边界，可见上颌骨(竖箭头示)和翼腭窝(横箭头示)。

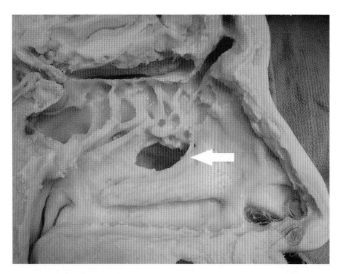

图 2.2　鼻腔侧壁尸体解剖的矢状位照片。钩突已经被部分切除，上颌窦口已被扩大(箭头示)。

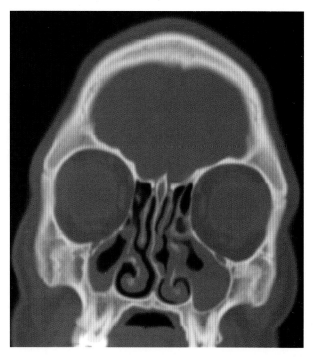

图 2.4　囊肿性纤维化患者的 CT 冠状位骨窗扫描。影像显示双侧上颌窦发育不良，与上颌窦容积相比，眼眶容积显得过大。

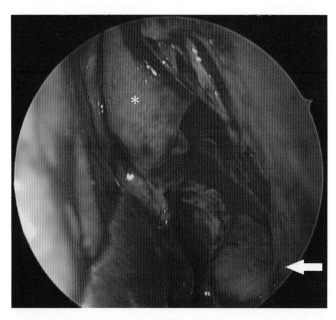

图 2.3　左侧中鼻道和左侧上颌窦口的鼻内镜影像，上颌窦口已部分扩大(箭头示)。中鼻甲被夹持在内侧，可以看见筛泡(*)。钩突已被切除。

窦排水通道。

　　对于内镜外科医生来说，认识上颌窦的两种解剖变异是非常重要的。上颌窦的容积通常为 $15cm^3$，气腔可变，可能会形成发育不良的鼻窦。随着上颌窦容积的减小，眼眶内容物往往会占据面中部更大的容积。小的上颌窦和较大的眼眶多见于发生上颌窦充满气、囊肿性纤维化和隐匿性鼻窦综合征之前的幼年儿童(图 2.4)。在内镜介入期间还必须考虑到眶下缘筛窦(哈勒)气房，因

为它们会缩小上颌窦的流出道。尽管它们大部分来源于前筛，但也有大约 12% 的患者发源于后部筛窦气房[3,4]。术前影像学检查一定要注意识别和妥善解决内镜干预的这些问题。

筛窦

　　筛窦不是一个窦，而是中部和上部鼻甲骨促成的筛窦气房复合体。筛窦是唯一一个不是单一窦口的鼻窦，它包含多个窦房。由于筛窦的复杂性，逐步讨论其关键部位将有助于突出几个重要关系。

钩突

　　钩突是从鼻腔外侧壁扩展的弯曲骨，往往是在内镜干预遇到的第一个结构。钩突上端附着在泪骨附近的颌骨，下端和后面是一个没有骨附着的游离边缘(图 2.5)。连续的曲线示出了钩突的垂直和水平部分。

　　钩突垂直部分的上方附着部位是可变的，因此会影响额窦的引流模式[3,5]。垂直钩突大多附着在筛骨眶板。在这种情况下，额窦的引流口进入到钩突内侧的中鼻道。然而如果钩突在上方附着于中鼻甲本身或其将附着于颅底，额窦引流通道将在钩突侧面并进入筛漏斗。如果不能确定该解剖特点，将会导致术后额窦的引流

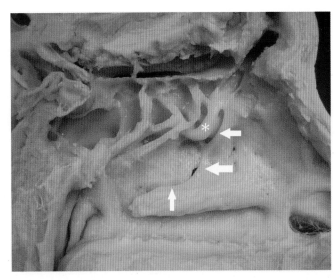

图 2.5　鼻腔侧壁矢状位图片。箭头所示为钩突。注意钩突分为水平和垂直部分(箭头示)。还要注意钩突遮盖着部分上颌窦口和筛泡(＊)。

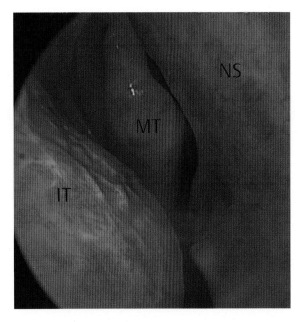

图 2.6　右侧鼻腔常见的鼻内镜图像。鼻中隔(NS)和下鼻甲(IT)见于图中突出部位。矢状位上中鼻甲(MT)的旁矢状位部分在后面。

不畅。

　　钩突的后缘还形成半月裂孔的边界,即三维筛漏斗的二维空间"入口"。筛漏斗的前内侧以钩突为界,后侧以筛泡为界,外侧以筛管眶板为界。筛漏斗是一个值得注意的结构,因为它是上颌窦的自然引流通道,通常情况下也是额窦的引流通道。

筛骨泡

　　筛骨泡位于前筛内,在钩突的垂直部分正后侧(图2.3和图2.5)。大约92%的患者有气腔形成良好的筛骨泡,而且该结构在内镜手术中是前筛窦非常重要的形态[6]。筛骨泡外侧以筛骨眶纸板为界,后方以中鼻甲基板的垂直部分和隐窝凹槽为界,前方以筛漏斗和垂直钩突为界。

鼻丘气房

　　鼻丘气房是最前边的筛窦气房。如果没有形成这些气房,就不可能存在鼻丘气房,但该区域位于额窦和额隐窝的前内侧。它位于钩突侧向连接的上方,而且位于鼻甲骨、泪骨和上颌骨之间。鼻丘区的位置在额隐窝和额窦的剥离解剖中通常很重要。鼻窦的任何残留组织或残留在鼻丘气房后面的隔膜均会导致额窦流出物的阻塞[7]。

中鼻甲

　　中鼻甲是一个容易骗人的复杂结构。中鼻甲开始时

位于旁矢状面,随着其向后移位,随后便变为半冠状方位,然后又变为半轴状面(图2.6和图2.7)。由于中鼻甲是前筛骨复合体的后侧和内侧边界,因此其方向变化是了解筛窦的关键。

　　中鼻甲的游离端在旁矢状方向;当我们沿着鼻甲向后通过筛骨泡时,就可以识别出基板的垂直部分,其将前后筛窦复合体分隔开。顺着鼻甲再向后延伸就会发现,基板的位置重新变回到更半轴值走向。鼻甲的这个后部是基板的水平部分。后部附着可作为蝶腭孔的定位标志,并且有助于手术治疗鼻出血[1,3]。

　　中鼻甲可以含有气腔。气腔形成的位置决定此结构的名称,但通过术前CT扫描来认识这些结构可能对剥离手术中维持其原有方位至关重要。

　　如果在中鼻甲前方旁矢状位部分形成气腔,则称之为泡状鼻甲(图2.8)。如果在基板的垂直部分形成气腔,则称之为板间气房[1,3,6]。

后筛骨复合体

　　如前所述,后筛骨复合体的前端是基板的垂直部分。它的后方边界是蝶窦的前表面,外侧体是筛骨眶板,内侧是上鼻甲骨,上方是颅底。

　　筛蝶骨(或 Onodi)气房的确定名称为后筛骨气房。这种气房可见于多达30%的患者中,具有重要临床意义[8]。筛蝶骨气房实际上是高度气腔形成的后筛骨气房,

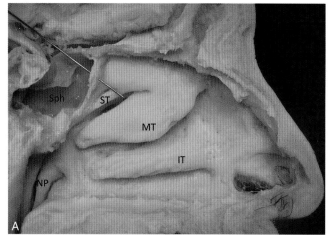

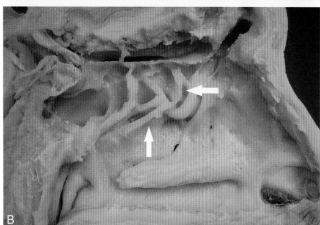

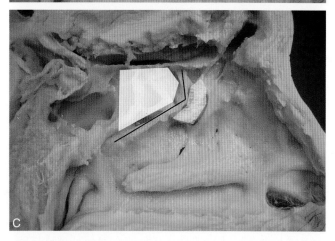

图 2.7　鼻腔外侧壁尸体解剖图。(A)上、中、下鼻甲(ST,MT,IT)都完整地位于其正常解剖位置上。金属探针位于上颌窦(Sph)的天然口。鼻咽(NP)位于后部。(B)中鼻甲和上鼻甲的旁矢状位部分已被切除;可以看见中鼻甲基板的水平和垂直部分(箭头示)。(C)中鼻甲基板的水平和垂直部分用黑线标出。这样便可以把后筛窦(实阴影区域)与前筛窦(浅阴影区域)分隔开。

该气房沿着相对于真正蝶窦的上外侧方向继续发展。如果该气房气腔形成良好,该气房很容易与蝶骨窦混淆。

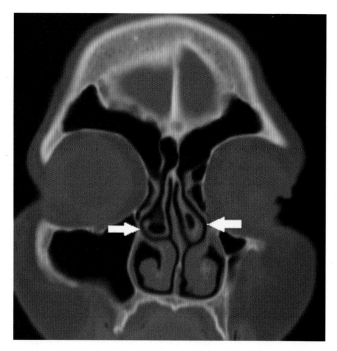

图 2.8　骨窗冠状位 CT 扫描显示双侧泡状中鼻甲(箭头示)。

在剥离鼻窦之前,通过影像学检查识别蝶骨气房非常重要,原因有两点。第一,手术前未正确识别蝶骨气房会导致剥离不完全。第二,常见于蝶窦外壁的结构(视神经和颈动脉),也可见于蝶筛气房的外部区域(图 2.9)。

颅底

颅底骨的三维图案呈倾斜状。其最上方呈前外侧方位,其下方呈内后方位倾斜。颅底的两侧及后部最厚,内侧和前部沿着筛板逐渐变薄,厚度仅为 0.2mm。这使得它可能成为脑脊液(CSF)鼻漏的一个常见部位[9]。

在涉及外侧嗅觉区的外科手术中,用 Keros 分类系统有助于确定医源性脑脊液鼻漏的潜在风险。该分类程度根据嗅沟的高度将其分为 3 种类型:Keros 1 型包括 1~3mm 深的嗅沟;Keros 2 型包括 4~7mm 深的嗅沟;Keros 3 型包括 8~16mm 深的嗅沟。随着 Keros 类型的增大,从侧面进入嗅沟(从而引进脑脊液渗漏)的风险随之增加。幸运的是,Keros 1 型最为常见,几乎占到所有病例的 83%[10]。

筛前动脉也进入筛骨颅底内。手术前应通过 X 线鉴定,并且筛前动脉通常在看到眼球之前与视神经最前边影像在同一平面。筛前动脉通常沿着颅底以前内侧方向走行,但是也可能通过颅底裂孔下降到实际筛窦顶端下方 1~3mm 的任何位置(图 2.10)[9]。

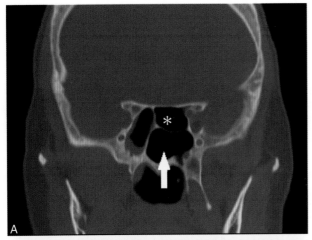

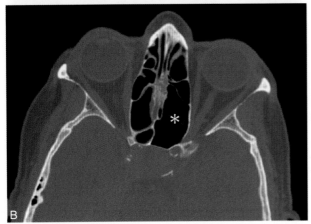

图 2.9　冠状位(**A**)和轴位(**B**)CT 扫描显示的左侧蝶筛气房(Ono-di 气房骨窦)(＊)。在冠状位影像上,左侧蝶窦(箭头示)的确切位置在左侧蝶筛大气房的下方。还要注意的是,视神经管邻近蝶筛气房。

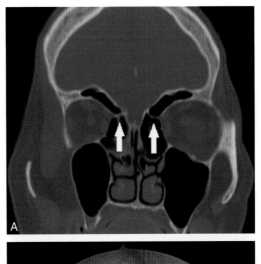

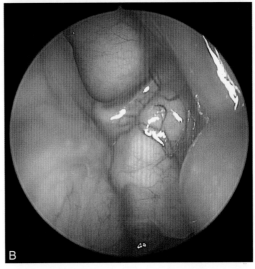

图 2.10　(**A**)骨窦冠状位 CT 扫描显示,双侧筛前动脉存在于筛骨颅底下方的骨膜内(箭头示)。(**B**)右侧额隐窝的内镜照片。可见筛前动脉位于颅底骨质在下方,从后外侧向前内侧走行。

额窦

　　额窦的前后以额骨前骨板为界,后方以额骨的后骨板为界,在上方汇在一起。在内侧,额窦有一个骨性中隔(图 2.11)。额窦的外侧底部是眶顶。

　　如上文所述,前筛窦复合体和额窦流出道所在位置相互之间有很大影响。额隐窝是内镜外科医生必须彻底了解的区域。额隐窝是一个沙漏状区域,额窦内容物通过额隐窝排入鼻腔[3]。虽然依据钩状突不同的上方植入位置额窦后有多种可能的引流通道,但筛骨组织到额隐窝本身是相对恒定的。额窦是额隐窝的上界,而鼻腔是其下界。鼻丘气房形成额隐窝的前缘,筛泡形成其后缘。筛骨眶板外侧与额隐窝相邻,中鼻甲骨的前上部分在内侧与额隐窝相邻。

　　论述额窦和额隐窝时,有几个额外的气房需要加以

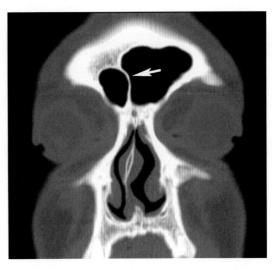

图 2.11　骨窦冠状位 CT 扫描显示左右额窦中间被额窦中隔分割与鼻腔和其他鼻旁窦相同,两侧额窦的对称通常是例外情况而不是常规性的。在这幅影像上,右侧额窦明显小于左侧。

考虑。额窦间隔可能有气腔形成；额窦间隔的这个气房将向右额窦或左额窦内排放。理论上，内镜外科医生可以进入此额间隔气房，确保自己已经充分排空对侧额窦。外科医生同样可以穿过眶上筛骨气房，正如其名称所描述，沿眼眶上方上外侧方向形成气腔(图 2.12)。如果在手术前影像上没有充分确认，外科医生会混淆额间窦气房和筛骨气房。然而在内镜下观察时，额间窦间隔气房口将向额窦口的内侧排放，而眶上筛骨气房口将向额窦口后外侧排放(图 2.13)。

　　额窦疾病的充分治疗还必须考虑额气房。在某些情况下，这些气房可形成于鼻丘气房上方，而且部分可延伸至额窦[11]。1 型额气房是在鼻丘气房上方形成的单个筛骨前气房，并不延伸至额窦。2 型额气房被描述为位于鼻丘气房上方的多个"叠式"气房，可能会累及额窦。3 型气房是单个大气房，它位于鼻丘气房上方，延伸到额窦内并与额隐窝相通。最后一个是 4 型额气房，完全位于额窦内并附着在较厚的额窦前板上[12]。这些额气房必须在手术前确认，以便制订一个周密的手术计划。

　　还必须考虑另外两个解剖实体，因为它们可能侵犯额窦流出道，而且在内镜手术剥离时会被误判为真正的额窦口。当筛窦泡未延伸到颅底时，泡上隐窝是一个存在的解剖区域。正如其名称所示，它位于筛窦泡上方但是其下方没有到颅底。外科医生在进入泡上隐窝时常会认为自己已侵入了额隐窝。当泡上空间是开放空间时，它被称为泡上隐窝；当它闭合时，它被称为泡上气房。另外，当筛窦气房形成到额隐窝并沿额窦后壁延伸时就会形成额大泡气房。额大泡气房的口朝向在额窦真正开口

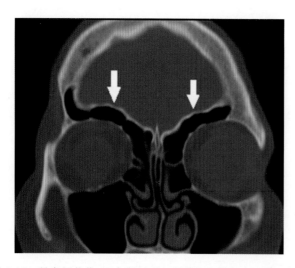

图 2.12　骨窦冠状位 CT 扫描显示双侧的眶上筛气房。眶上气房横跨鼻顶上方，因此这些开口在内镜剥离时可能会被误认为是额窦开口。但是，眶上筛骨气房开口将向额窦开口的侧后方排放。

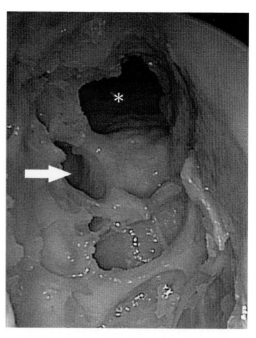

图 2.13　右侧额隐窝尸体解剖内镜图片。眶上筛骨气房(箭头示)的开口在真实额窦口(＊)的侧后方。

的后方。在术前影像上注意到这个额大泡气房对于保护颅底结构以及在内镜剥离时正确打开额窦口极为重要。

蝶窦

　　蝶窦前壁位于鼻腔的后部，在后鼻孔的正上方。蝶窦顶部称为蝶骨平面，构成后颅底的一部分。蝶窦顶向后变成位于蝶窦和蝶鞍之间的颅底，可经蝶窦入路进入脑垂体。蝶窦的下部支撑在枕骨斜坡厚骨上，蝶窦和蝶嘴的底部前方附着在犁骨上，蝶窦中隔将蝶窦分为左蝶窦和右蝶窦。蝶窦中隔很少完全位于矢状平面中截处，所以左右蝶窦的体积不一致是正常的(图 2.14)。

　　蝶窦的自然口位于后鼻孔上缘上方 1~1.5cm 处，通常大致位于鼻中隔和上鼻甲后附着部的中间[13]。该口朝向蝶窦的上方，而且可以从与鼻棘成 30°角的位置加以确认，采用这种方法时，蝶窦口大致位于鼻棘后方 7cm 处(见图 2.7A)。

　　在蝶窦内操作时，必须识别出蝶窦周围的几个重要结构。如在上文所述，脑垂体位于筛窦腔的其上后方，大约中间部位。视交叉位于脑垂体上方，视神经从交叉口向两侧延伸到眶尖。从蝶窦腔观察时，颈内动脉位于脑垂体和枕骨斜坡的外侧。视神经和颈内动脉通常在蝶窦侧壁留有痕迹，形成视神经颈动脉隐窝。海绵窦位于蝶窦的外侧，包含有脑神经Ⅲ、Ⅳ、V_1、V_2 和Ⅵ。另外一个

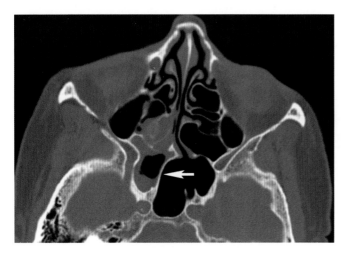

图 2.14　水平位扫描显示双侧蝶窦不对称。蝶窦间隔插入到右侧颈内动脉管。右侧蝶窦腔出现黏膜增厚改变。

参考文献

1. Bolger W. Anatomy of the paranasal sinuses. In: Kennedy D, Bolger W, Zinreich S, eds. Diseases of the Sinuses: Diagnosis and Management. Hamilton, Ontario: B.C. Decker, Inc., 2001:1–11
2. Van Alyea O. The ostium maxillare: anatomic study of its surgical accessibility. Arch Otolaryngol 1936;24:553–569
3. Stammberger HR, Kennedy DW, Bolger W, et al; Anatomic Terminology Group. Paranasal sinuses: anatomic terminology and nomenclature. Ann Otol Rhinol Laryngol Suppl 1995;167(Suppl 167):7–16
4. Kainz J, Braun H, Genser P. Haller's cells: morphologic evaluation and clinico-surgical relevance. Laryngorhinootologie 1993;72(12):599–604
5. Bolger WE, Woodruff WW Jr, Morehead J, Parsons DS. Maxillary sinus hypoplasia: classification and description of associated uncinate process hypoplasia. Otolaryngol Head Neck Surg 1990;103(5, pt 1):759–765
6. Stammberger H. Functional Endoscopic Sinus Surgery: the Messerklinger Technique. Philadelphia, PA: B.C. Decker;1991
7. Kuhn F, Bolger W, Tisdal R. The agger nasi cell in frontal recess obstruction: an anatomic, radiologic, and clinical correlation. Oper Tech Otolaryngol Head Neck Surg 1991;2:226–231
8. Batra PS, Citardi MJ, Gallivan RP, Roh HJ, Lanza DC. Software-enabled CT analysis of optic nerve position and paranasal sinus pneumatization patterns. Otolaryngol Head Neck Surg 2004;131(6):940–945
9. Kainz J, Stammberger H. The roof of the anterior ethmoid: a place of least resistance in the skull base. Am J Rhinol 1989;3:191–199
10. Solares C, Lee W, Batra P, Citardi M. Lateral lamella of the cribiform place. Arch Otolaryngol 2008;134:285–289
11. Van Alyea O. Frontal cells: an anatomic study of these cells with consideration of their clinical significance. Arch Otolaryngol 1941;34:11–23
12. Bent J, Cuilty-Siller C, Kuhn F. The frontal cell as a cause of frontal sinus obstruction. Am J Rhinol 1994;8:185–191
13. Yanagisawa E, Yanagisawa K, Christmas DA. Endoscopic localization of the sphenoid sinus ostium. Ear Nose Throat J 1998;77(2):88–89

神经结构即翼管神经，在其进入蝶窦时也可看见，但是它在窦底的下侧方。

如前所述，蝶窦中隔很少完全沿着后窦壁位于中线位置，并且已有研究表明，它可能会伸入到视神经或颈内动脉骨管内，或者明显裂隙结构的附近（图 2.14）[8]。了解损伤这些结构的潜在后果，了解这些邻接结构的解剖学和空间位置，将使手术更安全。

结论

鼻腔和鼻窦是一系列复杂的结构。医生可能会遇到多个解剖变异。尽管它们的解剖结构很复杂，内镜外科医生通过平常积累的"最佳案例"解剖和术前影像的全面掌握，来调整手术方案，术者便可以进行安全、有效的手术干预。

（何京川　译）

第 **3** 章
鼻旁窦的应用生理学

Nithin D. Adappa，Noam A. Cohen

虽然我们还不完全了解鼻旁窦在呼吸系统中的确切作用，但可以认为鼻旁窦是鼻腔的延伸，并且在净化和调理吸入空气方面起一定的作用。因此，从细胞观点来看，鼻旁窦的生理作用包括黏液纤毛清除以及呼吸系统的先天性和适应性免疫防御作用。累及鼻旁窦的持续性病理生理过程导致慢性鼻窦炎（CRS），每年影响着3500余万美国人[1]。本章主要讲述鼻旁窦、发生性闭合防御系统及黏液纤毛清除，同时对有关生物膜及氧化亚氮对鼻腔影响的现有文献进行了评估。

黏液纤毛清除作用

黏膜

鼻旁窦黏膜包括含有数量可变杯状细胞的上皮浅表层、非细胞基底层、含有血管及腺体层的厚固有层以及骨膜。鼻旁窦上皮层主要由单一的纤毛柱状细胞组成[2]。有纤毛和无纤毛的柱状细胞沿其表面都有数百条不动的微绒毛，微绒毛是一种微小的、毛发样肌动蛋白微丝，1~2mm长，被细胞膜覆盖。微绒毛增加了柱状细胞总的表面积，对鼻腔黏膜的黏液生成了分泌及感觉有一定辅助作用[3]。点缀在柱状细胞之间的杯状细胞，有助于含有黏蛋白的分泌颗粒产生黏液，黏蛋白是黏液具有黏性和弹性必不可少的一种糖蛋白（图3.1）。

在薄薄的基底膜层下面是固有层，这一层含有营养鼻腔黏膜的腺体、脉管系统及神经。固有层由表浅的腺体层、血管层及深部的腺体层组成。交感神经纤维穿过固有层，其在黏膜血管收缩及舒张中的作用比调节鼻腔分泌物的作用更重要[4]。

鼻腔黏液

上皮层由黏液覆盖，黏液中含有细胞碎片、病原体

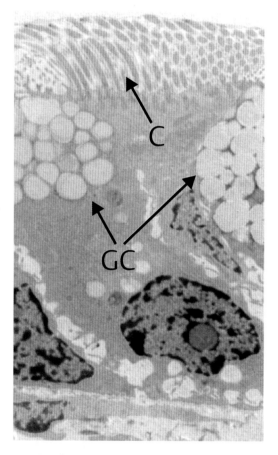

图 3.1 电镜下杯状细胞(GC)由分泌颗粒和被覆纤毛(C)构成。分泌颗粒释放在纤毛间，是黏液弹性和黏性必不可少的成分。

及沉淀在吸入空气中的微粒。黏液包含两层：一层是凝胶层，沿着延伸的纤毛尖端走行的间断形外黏液层；另一层是溶胶层，围绕纤毛轴心连续走行的内部黏液层，由水及电解质(Na^+、K^+、Ca^+及Cl^-)组成，黏性更低。鼻腔黏膜每天产生大约600~1800μL黏液[5]。

黏蛋白是由杯状细胞分泌的，是黏液组成的必要成分，黏蛋白使凝胶层具有黏性和弹性的流变特性。它们是一组包含多肽脊及寡糖侧链的大分子线状糖蛋白。黏

蛋白是以浓缩形式分泌的，经过水合作用形成凝胶，通过形成一种独特的液态结构促进黏液纤毛清除作用，这一液态结构可以留植截获的碎骨而保留其柔韧性和易运输的介质。黏液中含有许多蛋白，有助于局部免疫防御。

纤毛结构及功能

呼吸道纤毛通过协调、节律性搏动清除上下呼吸道中含有病原体及细胞碎片的黏液覆盖层。每个上皮细胞有 50~200 根纤毛，每根纤毛长为 5~7μm，直径为 0.2~0.3μm（图 3.2）[5]。每根纤毛都由一束称之为轴丝的互相联结的微管及表面覆盖的膜组成，其膜是细胞质膜的一部分。活动纤毛的轴丝包含两个由 9 个双微管围绕的中间单微管。

每根纤毛的运动是由前向有力拍击及随后恢复性轴突确定的。在恢复性拍击期间，纤毛弯曲 90°，然后再摆回其起始点。纤毛运动的机制取决于一系列三磷腺苷依赖性分子运动原，这些运动原引起轴丝外部双微管相互滑动，从而产生向量力。虽然可以确定，纤毛以一种协调的方式摆动（称之为异时性波动），但是对其协调机制还不完全了解。解释纤毛这种协调性、波浪式运动的一种理论认为，连接邻近上皮细胞的间隙结合部可能允许细胞内钙波动定向传输，从而驱使微管相互作用并最终驱动整个异时性波动[6]。另一个可能的机制依据的是纤毛和在局部液态环境下与其周围流体动力间的密切联系，此时只有少数协调性纤毛需要产生流体动力波，进而驱使其邻近纤毛适时协调摆动[7]。一旦形成异时型波

动，人类自发性摆动的频率可以大约为 9~15Hz，且纤毛顶端的速率可以达到 600~1000mm/s。

鼻腔黏液纤毛清除模式

纤毛产生协调的、微观波动运动，驱使黏液定向清除。鼻窦黏液被定向驱使到鼻腔，随后被驱使到其后段鼻咽部，最终被免疫活性的胃肠道摄取。

在上颌窦中，黏液必须对抗重力从窦腔最下段向上流动。前面的筛骨细胞将黏液引向各自的孔道，然后进入中间孔道，而后面的筛骨细胞将黏液引向上段孔道，最终进入蝶筛隐窝。蝶窦也通过其自然孔道向蝶筛隐窝排放其黏液。黏液在额窦的流动模式似乎很独特，既有顺行也有逆行。额窦中间部分的黏液优先被运输出额窦口，然后沿着窦顶部向外流动。沿着窦底及前后壁底部和下部的黏液被缓慢地运输到额窦口，在此被排放到额隐窝及筛漏斗。

纤毛功能障碍

黏膜纤毛的清除作用依赖于正常的纤毛功能和黏液成分。会使这种基本防御模式受损的疾病易于造成吸入病原体的清除受损，最终导致复发性鼻旁窦膜感染。除了遗传性病理改变，例如原发性纤毛运动障碍和囊性纤维化，暴露于环境中多种病原体也会改变正常的黏液纤毛清除系统。常见的细菌病原体，例如流感嗜血杆菌、肺炎链球菌、金黄色葡萄球菌及假单胞菌会产生一些特殊毒素，进而损伤纤毛的运动及协调性[7]。引起上呼吸道感染的常见病毒会破坏有纤毛柱状细胞的微管功能，并改变周围黏膜的黏性。局部防御系统的损伤会促进上呼吸道感染病原体的定植。尽管 CRS 是多因素的，但一种常见的病理生理学后遗症是鼻腔黏液纤毛清除失效，导致鼻腔分泌停止以及随后的慢性感染和（或）持续炎症。影响黏液纤毛清除作用的耳鼻喉科最新两大课题是生物膜和鼻旁窦 NO 水平。

生物膜

据目前估计，至少 65% 的人类细菌感染可能累及生物膜形成。在包括中耳炎、CRS、慢性扁桃体炎、腺样体炎及器具感染在内的一些耳鼻喉临床中所见的一些疾病中也涉及生物膜[8]。细菌性生物膜被描述为与表面相关的微生物群体，包裹在保护性细胞外基质中。生物

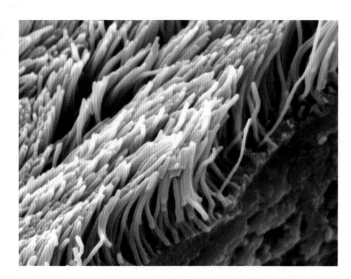

图 3.2 鼻窦黏膜上皮电镜（6400×）扫描显示有许多纤毛。纤毛协调摆动以清除该废物。

膜是在浮游漂浮细菌附着于生物或惰性表面时形成的。附着的细菌从单层状态繁殖扩增至小菌落,然后产生群聚效应及细菌串扰,激发一种群体感应现象,导致生物膜的显现。该细菌同时表达生物膜特异性因子,这些因子导致细菌表多糖的分泌。在特定的环境条件下,单个细菌从生物膜中释放,在别的表面继续进行此循环[9,10]。

生物膜中的细菌耐受宿主防御,因为构成生物膜主要组分的胞外基质可以保护细菌免受抗体、免疫系统吞噬及抗生素的作用。增强的抗生素耐受性是生物膜细菌的一个共同特性。生物膜中的细菌比培养基中生长的细菌抗生素敏感性低 10~1000 倍[9]。

细菌性生物膜与 CRS 的慢性有关[11]。最近以来,一些研究表明有生物膜的患者对术后症状、进展的黏膜炎症和感染有更强的耐受性[12,13]。据报道,功能性内镜鼻窦手术(FESS)的前后,CRS 患者鼻窦黏膜上都存在有生物膜,它们会增加 FESS 发生不利后果的可能性[12,14,15]。

为了处理和治疗生物膜已经对多种技术方法进行了评估。这些治疗包括外科手术、局部抗菌剂及其他辅助疗法。新的治疗方法旨在干扰生物膜的生存周期以及细菌的附着和群体感应机制。

鼻旁窦 NO

NO 涉及多种生理学成分,包括神经传递、支气管扩张[16]及黏膜纤毛调控[17]。有力的证据支持 NO 产生于鼻窦[18]。最近关注的是内镜鼻窦手术预防 NO 浓度的降低。已有研究表明 NO 对黏膜纤毛清除可能有影响,同时其在 CRS 患者黏膜纤毛清除中的作用也受到关注,有待进一步评估验证。在鼻科领域,有关鼻窦扩大的最佳手术的争论往往集中于 NO 水平。支持小手术切口的学者认为是为了降低对 NO 水平的干扰。此外,越来越多的文献也表明,低 NO 水平对生物膜的形成会增加[19,20]。研究表明,气道中的大部分 NO 是由鼻旁窦产生的,尤其是鼻窦黏膜。考虑到 NO 对体外金黄色葡萄球菌具有明确的抑制效应,而且鼻窦邻近细菌活跃的鼻腔和口腔,因此推测可能是宿主防御[21]。

Philips 等完成了一项 NO 和鼻腔疾病的系统性回顾,对之前所有用特定标准证明这种二者相关的出版文献进行了评估,包括那些只对气态 NO 浓度进行明确测量的研究[18]。尽管他们发现所用的测量技术很广泛,因此在各项研究结果的 NO 的可变性很大,他们都试图回答 NO 浓度的潜在降低导致的最佳鼻腔开口这一争论。他们依据现有的数据进行了报道,对最佳开口大小并没有得出

明确的结论。他们进一步报道的 NO 水平,实际上的确似乎与纤毛摆动频率有关[22],但是依据这些综述尚不清楚 NO 水平是否是潜在疾病进展的原因或影响因素[18]。

尽管有证据支持 NO 通过调节血流量、增强黏膜纤毛清除作用以及作为抗病毒和抗细菌物质对上呼吸道内稳态及免疫起辅助作用,但 NO 可能在特定的条件下会有毒性。NO 在上呼吸道中的复杂生物学路径有待进一步研究,尤其涉及像 CRS 及鼻息肉之类的慢性炎症性失调的发病机制。阐明 NO 在这些炎症性疾病中的确切作用便可以更早更精确做出诊断,进行非侵入性随访调查监测,以及采用新的治疗方法,从而防止 NO 介导的直接及间接副作用。

结论

尽管 CRS 是一种多因素病程,黏膜纤毛清除作用的破坏是其常见的终点,导致与本病相关症状的产生。鼻窦黏膜,黏液及纤毛的正常功能是最佳清除作用的关键因素。最近关于生物膜及鼻旁窦 NO 水平的研究是最终影响黏膜纤毛功能的两个重要因素,此外,进一步的研究将有助于未来的治疗。

(李海艳 译)

参考文献

1. Murphy MP, Fishman P, Short SO, Sullivan SD, Yueh B, Weymuller EA Jr. Health care utilization and cost among adults with chronic rhinosinusitis enrolled in a health maintenance organization. Otolaryngol Head Neck Surg 2002;127(5):367–376

2. Wagenmann M, Naclerio RM. Anatomic and physiologic considerations in sinusitis. J Allergy Clin Immunol 1992;90(3, pt 2):419–423

3. Busse WW. Mechanisms and advances in allergic diseases. J Allergy Clin Immunol 2000;105(6, pt 2):S593–S598

4. Naclerio R. Clinical manifestations of the release of histamine and other inflammatory mediators. J Allergy Clin Immunol 1999;103(3, pt 2):S382–S385

5. Lamblin G, Lhermitte M, Klein A, et al. The carbohydrate diversity of human respiratory mucins: a protection of the underlying mucosa? Am Rev Respir Dis 1991;144(3, pt 2):S19–S24

6. Yeh TH, Su MC, Hsu CJ, Chen YH, Lee SY. Epithelial cells of nasal mucosa express functional gap junctions of connexin 43. Acta Otolaryngol 2003;123(2):314–320

7. Gheber L, Priel Z. Synchronization between beating cilia. Biophys J 1989;55(1):183–191

8. Solomon DH, Wobb J, Buttaro BA, Truant A, Soliman AM. Characterization of bacterial biofilms on tracheostomy tubes. Laryngoscope 2009;119(8):1633–1638

9. Davies D. Understanding biofilm resistance to antibacterial agents. Nat Rev Drug Discov 2003;2(2):114–122

10. Richards JJ, Melander C. Controlling bacterial biofilms. Chem Bio

Chem 2009;10(14):2287–2294

11. Psaltis AJ, Ha KR, Beule AG, Tan LW, Wormald PJ. Confocal scanning laser microscopy evidence of biofilms in patients with chronic rhinosinusitis. Laryngoscope 2007;117(7):1302–1306

12. Psaltis AJ, Weitzel EK, Ha KR, Wormald PJ. The effect of bacterial biofilms on post-sinus surgical outcomes. Am J Rhinol 2008;22(1):1–6

13. Singhal D, Psaltis AJ, Foreman A, Wormald PJ. The impact of biofilms on outcomes after endoscopic sinus surgery. Am J Rhinol Allergy 2010;24(3):169–174

14. Bendouah Z, Barbeau J, Hamad WA, Desrosiers M. Biofilm formation by *Staphylococcus aureus* and *Pseudomonas aeruginosa* is associated with an unfavorable evolution after surgery for chronic sinusitis and nasal polyposis. Otolaryngol Head Neck Surg 2006;134(6):991–996

15. Prince AA, Steiger JD, Khalid AN, et al. Prevalence of biofilm-forming bacteria in chronic rhinosinusitis. Am J Rhinol 2008;22(3):239–245

16. Belvisi MG, Stretton CD, Yacoub M, Barnes PJ. Nitric oxide is the endogenous neurotransmitter of bronchodilator nerves in humans. Eur J Pharmacol 1992;210(2):221–222

17. Runer T, Cervin A, Lindberg S, Uddman R. Nitric oxide is a regulator of mucociliary activity in the upper respiratory tract. Otolaryngol Head Neck Surg 1998;119(3):278–287

18. Phillips PS, Sacks R, Marcells GN, Cohen NA, Harvey RJ. Nasal nitric oxide and sinonasal disease: a systematic review of published evidence. Otolaryngol Head Neck Surg 2011;144(2):159–169

19. Barraud N, Hassett DJ, Hwang SH, Rice SA, Kjelleberg S, Webb JS. Involvement of nitric oxide in biofilm dispersal of *Pseudomonas aeruginosa*. J Bacteriol 2006;188(21):7344–7353

20. Schlag S, Nerz C, Birkenstock TA, Altenberend F, Götz F. Inhibition of staphylococcal biofilm formation by nitrite. J Bacteriol 2007;189(21):7911–7919

21. Hoehn T, Huebner J, Paboura E, Krause M, Leititis JU. Effect of therapeutic concentrations of nitric oxide on bacterial growth in vitro. Crit Care Med 1998;26(11):1857–1862

22. Lundberg JO, Farkas-Szallasi T, Weitzberg E, et al. High nitric oxide production in human paranasal sinuses. Nat Med 1995;1(4):370–373

第 **4** 章
鼻旁窦和前颅底的影像学

Rohini N. Nadgir, Elisa N. Flower, Anand K. Devaiah, Osamu Sakai

鼻腔、鼻旁窦和前颅底的影像学检查对评估和治疗此部位的疾病起着重要作用。感染、传染、外伤及肿瘤的病程都可以影像方式进行描述，从而改进对患者的护理。虽然 X 线片可提供一些信息，以前曾是重要的检查手段，但是 CT 可提供更好的解剖细节使其成为鼻窦影像检查的主要手段。MRI 通常用于病理更复杂的病例，当需要更好地描述软组织或确定疾病的鼻腔外扩散时，就需要进行 MRI。对这些病例，CT 和 MRI 常互补作用。

本章重点描述在各种临床条件下影像学检查的作用，而不是此部位可见到在病理进程的全面检查。虽然依据临床问题不同患者的影像学检查方法会大不相同，但本章只对疑似鼻窦和前颅底疾病的影像学评估提供了顺序指导。

影像技术

CT

CT 能很好地界定骨和光气腔，是鼻窦影像学检查的主要方式。CT 对评估鼻窦炎症和鼻息肉特别有用[1]。CT 依据电子密度，其原理与 X 线片相同。密度越高(如金属及骨质)吸收的 X 线越多，所以显示为高密度影，而低密度区(例如空气)吸收的 X 线很少，所以显示低密度影。目前大多数 CT 检查为多探头 CT(MDCT)。MDCT 可在目标区域显示亚毫米的切层，而且比上一代 CT 产生的运动伪影少得多。在评估鼻腔时，冠状面影像与内镜检查者最相关，并且在患者取俯卧位时可以获得冠状位 CT 数据。

在我们机构和其他好多机构，鼻窦的影像检查现在都是让患者取仰卧位在轴位相获取。高质量的矢状位和冠状位影像可以在轴位取得，列入薄切面"容积数据"[2,3]。CT 影像可以用在软组织和骨算法重建，并且可在软组织和骨窗背景下检查，从而全面评估骨结构和相关的软组织。依据轴位获得的数据还可以进行图像重建。

MRI

MRI 比 CT 的软组织对比分辨率高得多。MRI 在鉴别软组织和流体方面特别有用[4]。根据临床情况，任何平面的亚毫米层厚的影像可以描述一些小型结构，如颅底孔和颅神经。MRI 依赖于被散发的氢质子发出的信号成像。射频脉冲刺激氢质子，线圈捕获氢核松弛时发出的信号，根据这些规律成像。T1 和 T2 是指氢核不同类型的松弛状态。

在 MRI T1 加权像上，脂肪显示为高信号，即"白色"或高强度。液体如脑脊液(CSF)在 T1 加权像上则显示为黑色，虽然不是全黑，但皮质骨和空气在 T1 加权像上几乎无信号显示，显示为空白或低信号。静脉注射钆基造影剂可使 T1 通电时间缩短，导致 T1 加权像上信号增强而变亮。

T2 加权像显示的液体(如 CSF)为亮影中，即主信号。皮质骨和空气显示为暗影。在自旋回波 T2 加权像上脂肪显示为亮影。然而应用多个脂肪抑制技术时，会减弱脂肪在 T2 上的高信号。

钆基造影剂一般都是静脉注射，通常用于评估软组织。在静脉内给予骨髓造影剂后血管过多性病变区信号会增强，扩散到邻近组织(即眼眶和大脑)的病变或者沿神经扩散(即神经周扩散)的病变。脂肪抑制技术可在造影后应用，更好地显示侵犯脂肪或骨髓的增强性病变；然而，不同程度的脂肪抑制和磁敏感伪影可能造成图像模糊，使神经周肿瘤的诊断变得很困难，尤其是在骨和空气的交汇处。因此，必须仔细评估强化前的 T1 加权像，最好进行对比后的 T1 加权成像(伴或不伴脂肪抑制）。

正电子发射断层成像术(PET)

近十年来,PET 在恶性肿瘤的影像诊断中的应用有了迅速增长。PET 成像时要对常发的静脉内给予放射示踪剂,设置 γ 射线探测器用以检测出电子发射示踪剂,并配置计算机处理器将测得的发射信息组成影像。在临床上,常用的发射示踪剂是 2[氟 18]-2-脱氧-D-葡糖,其会聚集在恶性肿瘤的恶变治敏部位。一旦组织有足够的时间(60~90 分钟)吸收了示踪剂,此后便会在 30~60 分钟 γ 射线探测测量出发射量。

评估恶性肿瘤时,PET 检查可为治疗计划的制订和治疗后随访提供有关信息。要成像的恶性病变必须是 PET 被感的,也就是说,肿瘤组织摄取的放射示踪剂比其周围非肿瘤组织摄取的多,这样便可将肿瘤与非肿瘤组织区分开。由于大脑的高代谢率和高葡萄糖吸收率,颅内和临近颅底的病变在 PET 上很难显示出来。大多数 PET 研究现在都要连同 CT 一起进行(PET/CT),将两者的影像汇合起来,以提高对病变解剖细节的显示效果。

影像学评估

影像学评估对放射科医生了解临床表现及诊断预测、制订影像学检查计划(包括方式选择以及成像平面和顺序)至关重要。疑似病变的解剖部位对放射科医生正确记录研究结果以及结果说明非常重要。例如,在临床关注的基础上,放射科医生必须确定成像重点是骨质和(或)软组织,以及是否需要用对比剂增强扫描。此外,影像学检查还可以用于术中导航。

在对具体的临床病例决定采用哪种扫描时,还要考虑其他的解剖和病理因素。CT 扫描适用于检测鼻窦和颅底的病变。当需要了解肿瘤性或血管病变时,在进行 CT 扫描时要给予对比剂。对比增强 MRI 在评估软组织细节、肿瘤侵犯程度或者要了解其他详细的血管信息时最有用。PET 在耳鼻咽喉疾病的应用性价比还有待研究,但有很好的前景。

因为临床表现不同,鼻窦和颅底影像学检查可描述其一般特征。鼻窦炎性疾病(如鼻息肉)通常用非增强 CT 进行检查。如果怀疑颅底病变,MRI 可用于描述软组织细节、硬脑膜完整性及颅内侵犯情况。

侵袭鼻腔和前颅底的疾病

先天性

先天性病变在儿科鼻腔患者(伴有或不伴有颅面部中线异常)虽然罕见,但必须考虑鼻神经胶质瘤、皮样囊肿和脑膨出这些先天性病变[5]。小儿或成人患者在因其他原因进行检查时偶尔会发现这类病变。在活检之前需行影像学检查,以排除脑膨出的可能。

鼻神经胶质瘤,含有异位神经胶质组织(一般生成于鼻背部,个别生成于鼻腔内)可能附着于颅底,但不会

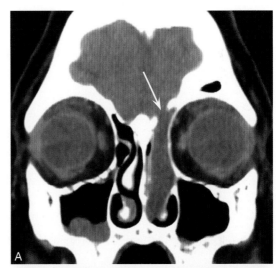

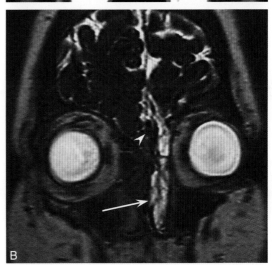

图 4.1　额筛窦脑膨出。(A)冠状位非平扫 CT 扫描显示左侧鼻腔有液性衰减物,伴左侧筛顶缺损(箭头所示)。(B)高分辨率冠状位 T2 加权 MRI 显示此物呈液体性(箭头所示)以及额窦(三角箭头所示)中有发育不全的脑组织。影像学表现与脑膜性脑膨出的诊断一致。

扩散到颅内。鼻皮样囊肿,含有一部分脂肪组织,其鼻窦可能延伸到硬脑膜附着的筛孔和筛板。可以看到脑膨出,包括有突出的脑组织(脑膨出)和(或)脑膜(脑膜膨出),会通过额骨、鼻筛和鼻眼眶的缺损处向外扩张(图4.1)。区分这几种病变时,MRI 是最佳成像方式,因为其软组织对比分辨率最好。例如,MRI 可以显示出少量的脂肪组织来诊断皮样囊肿,而 CT 则不能。MRI 还可以显示与脑膜膨出共存的颅内发育缺陷。然而,CT 在显示骨性前颅底的完整性方面起着重要作用,包括筛盲孔、筛骨突起和筛状孔,有助于制订手术计划[5,6]。

先天性后鼻孔闭锁可以在新生儿期进行临床诊断,但必须通过影像学检查来完成评估闭锁的严重程度。CT 提供的极好骨性界定有助于在手术矫正之前进行狭窄与完全闭锁以及膜性与骨性闭锁的鉴别[7]。

嗅觉丧失的患者,冠状位高分辨率 T2 加权影像可显示前颅底嗅球的缺如或发育不全[8]。若不伴有实质性神经胶质增生,则最大可能是先天性病因。

创伤

鼻窦和鼻腔容易直接受到创伤性损伤。面部肿胀时以及创伤后的鼻腔、鼻窦和(或)鼻腔内的出血是急性骨折的特异性表现。尽管这种损伤早期进行 X 线评估,但 CT 可追随提供更好的解剖细节[9]。鼻泪管、眼眶结构和颅底的不连续可能提示有预想不到的额外损伤。鼻窦、面部软组织及眼眶出现的骨性中断的局部出血可以在软组织重建的影像上进行识别。颈动脉管内或其附近有空气可能提示颈动脉内损伤,应通过血管造影来处理各种血管未闭损伤[10,11]。面部骨骼的三维重建有助于诊断和制订手术计划(图4.2)。MRI 在急性创伤中不起重要作用。

感染性/炎性疾病

当怀疑鼻窦炎引起并发症,例如炎症的眼眶、软组织及颅内扩散时,影像学检查十分必要。在影像学上若鼻窦内有气–液平,在有些临床状态下可能提示有急性炎症,但并不十分准确。

在考虑进行手术治疗复发性或慢性鼻窦炎的患者中,应进行平扫 CT 做出诊断和制订手术治疗计划[2,3]。CT 可以显示鼻窦炎的侵犯范围,并确定可能引起复发的解剖变异或病变[12]。牙源性鼻窦炎(通常由牙周疼引起)并不罕见。受损的牙以及伴发的鼻窦炎可用 CT 识别[13]。增大的 Haller 气房、后鼻孔息肉和黏液囊肿可引起黏液排出的毛缝部位阻塞,导致鼻窦炎复发,这些都可以用 CT 鉴别[14]。扩大的 Haller 气房对窦口单元的影响在冠状位 CT 上可以很好地显示。存在有源于上颌窦的息肉状病变已扩展至鼻腔,在 CT 上显示为典型的液态密度影及骨重塑[15](图4.3)。由慢性炎症或早期创伤引起的黏膜息肉会导致鼻窦扩大,虽然每个窦腔都可能受累,但额窦最常见,而且会包含有很多蛋白成分。CT 可显示黏膜息肉产生的骨开裂,伴骨质变薄和(或)骨裂痕。CT 和 MRI 都可以显示病变的复合囊性,并识别扩展到鼻窦外进入邻近的鼻腔、眼眶和大脑的病变,对这些结构会产生重要影响[16](图4.4)。

在慢性鼻窦炎的患者中,可以看到窦壁变厚和硬化。有时受累的在窦腔内可出现点状或线状钙化。这种病变不应该与慢性地中海贫血或镰状细胞贫血患者的面部骨骼造血骨髓膨胀相混淆[17]。在慢性炎症的鼻窦中,其内容物在 CT 上显示为高密度影。这可能与浓缩的残留组织、真菌重复感染或真菌感染伴发的过敏反应(临床上无其他可能因素)有关(图4.5)。这种真菌产物含有铁和锰沉积物,在 T1 和 T2 加权 MRI 上显示低信号或"黑影"。这会出现"清洁"鼻窦的影像,而实际上这些鼻窦可能是不透射线的。因此,真菌性鼻窦炎在 MRI 上难以识别。所以,在怀疑有鼻窦病变时应先行 CT 检查。CT 上显示有大量高密度影应高度怀疑为变应性鼻窦炎[1,18,19]。

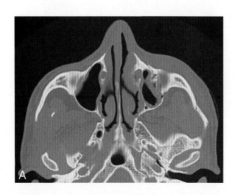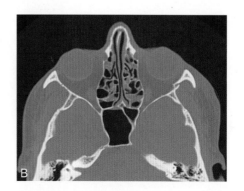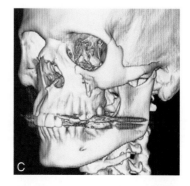

图 4.2 颧上颌复合体骨折。(A)轴位 CT 显示左侧上颌窦前壁和后侧壁急性骨折以及凹陷骨折。(B)在其上方,有一处左侧眶侧壁粉碎性骨折。(C)三维重建立体成像显示颧上颌复合体骨折。上颌窦前壁骨折延伸到眶缘。

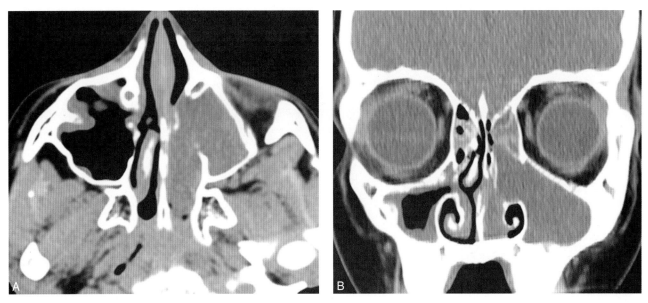

图 4.3 上颌窦息肉。(A)轴位和(B)冠状位平扫 CT 示液态衰减性病变,占据并扩展至左侧上颌窦,并通过上颌窦口进入鼻腔。

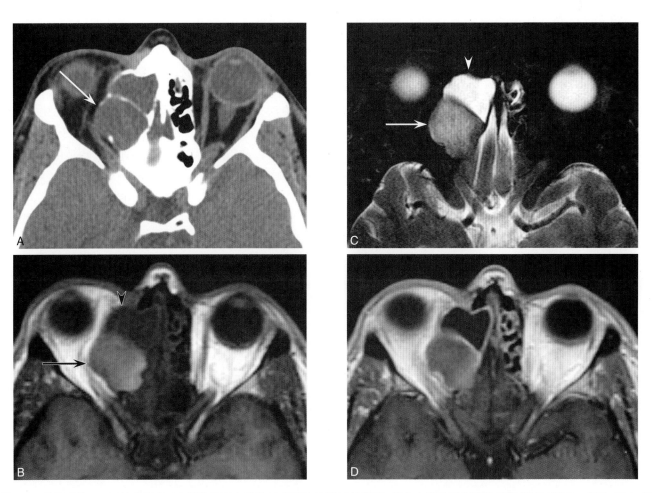

图 4.4 黏液囊肿。(A)轴位平扫 CT 影像显示右筛骨气室混浊及明显的扩张,伴上方筛骨眶板管性重塑(箭头所示)。轴位 T1 加权(B)和 T2 加权(C)MRI 显示往后扩展的筛骨气室含有蛋白成分,MRI T1 像为高密度,T2 像为低密度(箭头所示),而往前扩展的筛骨气室则含有浆液呈简单的液体信号(三角箭头所示)。(D)轴位对比增强 MRI T1 加权像显示为非实体增强成分,因此可确认此病变为液性病变。

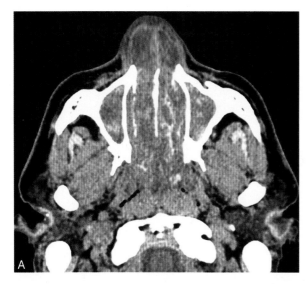
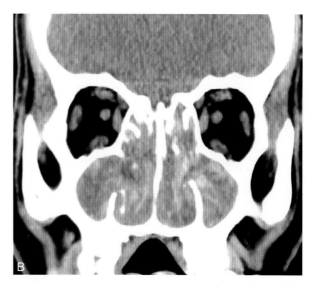

图 4.5　伴变应性真菌性鼻炎的鼻息肉病。(A)轴位 CT 显示两侧前鼻腔内的卵圆形扩张的液性衰减物包块,与鼻息肉相符。(B)冠状位平扫 CT 显示筛窦、上颌窦和鼻腔呈混浊影,两侧有继发于真菌感染的高密度影。可见此病变的扩展性,且筛骨眶轴呈侧弓形。

　　对复杂的鼻窦感染病例通常会进行影像学检查。鼻窦炎症延展到邻近的眼眶、大脑及骨质本身,可在 CT 和 MRI 上识别[19,20]。对于年轻的患者,筛骨经血管腔直接延伸到眼眶内并不罕见。CT 和对比增强 MRI 可以显示的眼眶内的炎症组织,可伴有或不伴有组织液潴留(图 4.6);因为 CT 方便可行并能更快获取影像,因此对这些病例是首选检查。对比增强 MRI 更适合评估病变的颅内扩展如脑脓肿、脑膜炎和脑炎[21]。在这些病例中可见异常的脑膜和实质增强。CT 静脉造影和颅底的对

比增强 MRI 可在增大的海绵窦内将伴发的血栓形成显示出充盈缺损。考虑到海绵窦口很小,很难行 MRI 静脉造影显微技术。海绵窦开放最好在对比增强 MRI 造影术中进行,并进行对比增强前后比较[22]。鼻窦炎引起的视神经炎曾有报道,在 MRI 上显示 T2 倍界增强,口径增大以及受累视神经和神经鞘内呈异常高信号[23]。伴或不伴脓肿形成的炎症可以穿过骨质进入颅外软组织,可以用CT 或对比增强 MRI 进行识别。波特头皮肿胀为继发于额窦炎的额骨骨髓炎,伴有颅外骨膜的脓肿,呈起

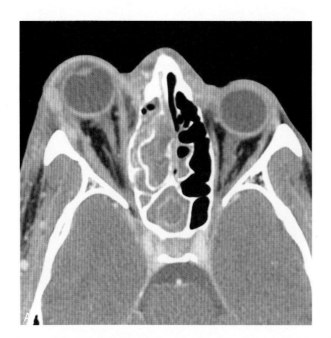
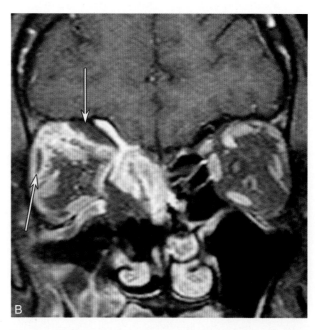

图 4.6　筛窦炎导致的眼眶脓肿。(A)轴位对比增强 CT 显示右眼突出伴右侧的筛窦和蝶窦混浊。注意右眼眶内额外的脂肪密度增高影。(B)冠状位对比增强 T1 加权 MRI 像显示,眼眶上面及侧面的炎症组织部分呈液性,提示脓肿形成(箭头所示)。

伏症。可依据 CT 和 MRI 出现的分段的液体密度或信号区来识别机化脓肿，表现为周缘增强。另外，MRI 还可以识别颅内感染扩散，包括 CT 上能发现的颅外脓肿、脑膜增厚和实质信号改变。因此，这种临床状况适宜采用 MRI[24]。

有多种炎性脓肿性疾病会累及鼻窦后和前颅底，包括（但不限于）伴有淋巴结炎的肉芽肿病、结节病、肺结核以及罕见梅毒。尽管这些疾病没有特异性表现，但发现有黏膜增厚、黏膜溃疡和骨损害就应怀疑为炎症，最好在 CT 上查看。在侵袭性病例中，可以看到炎症组织直接扩散到眼眶、颅底、颅内。CT 可以确定骨质侵蚀范围（图4.7A）。MRI 可以显示颅底、眼眶、面部及大脑的软组织受累（图4.7B 和 C）。虽然 CT 可以显示软组织的损伤扩散，而且最好在 MRI 上观察硬脑膜增强；然而，脑膜的直接受累和反应性隔膜增厚影像学很难鉴别。鼻中隔穿孔在鼻窦炎病变中并不罕见，虽然它也可能是创伤后、医源性或药物相关现象。淋巴瘤也可导致中隔穿孔[18,25]。

良性肿瘤和肿瘤样疾病

鼻腔内的息肉样病变在临床检查中很容易识别出来。可以进行鼻窦 CT 来评估这些病变的范围，并评估其侵袭性以明确是恶性肿瘤还是恶性变[26]。鼻息肉并不罕见，通常起自鼻腔外侧壁[27]。在鼻窦息肉患者中，可看到累及鼻腔和鼻旁窦的息肉样肿块，伴有几乎完全的混浊化、扩张，甚至在严重病例中可见骨侵蚀。鼻息肉在 CT 和 MRI 上常显示为液体特征，但是因为鼻腔和鼻窦内液体的存积会引起慢性炎症，在 CT 上也可显示为混合型慢性炎症密度成分（图4.5）。特别是在特应性患者中发生的真菌过敏性鼻窦炎，可伴有鼻息肉，因此有多个鼻窦会显示混浊影时就应引起高度怀疑。

内翻性乳头状瘤通常起源于鼻腔内侧壁，并沿窦口进入上颌窦。它们通常呈异物性，伴膨胀性骨质变化而且常有钙化。骨破坏性病变应引起对恶性肿瘤或恶性变的关注。内翻性乳头状瘤在 T2 和对比增强 T1 加权MRI 上显示为典型的脑组织型[28]。

青少年血管纤维瘤是良性的，但具有局部侵袭性，血管病变常见，常可扩展到鼻腔且有临床表现。在一些晚期病例中可见损伤通过翼突腭窝蔓延到颞骨、大脑及眼眶。CT 上常可见翼突腭窝扩展为上颌窦后外侧壁的向前移位（图4.8A）。在 T1 和 T2 加权 MRI 上，这些病变显示为血管内明显的"流空"或匐行性暗信号（图4.8B 和 C）。这些损伤因血管增强后会显影。这些病变应该在栓塞治疗后再手术切除，以免术中大量失血[29,30]。

鼻窦腔内的良性骨病变偶尔可在因其他问题行影像学检查时发现。骨瘤在鼻旁窦中最常见，大多长在额窦和筛窦，常常没有相应临床症状，不过多数骨瘤伴有加德纳综合征。在 CT 上，它们显示为类似于皮质骨密度的圆形同质密度肿块。骨瘤大时，会妨碍黏膜纤毛的排泄系统，可能需要切除[31]。

骨纤维结构不良可导致多个面部骨骼明显扩张。在晚期病例中，可发生眼球突出、面部不对称以及鼻旁窦和鼻腔引流的功能障碍。受累骨结构的"毛玻璃"特征可

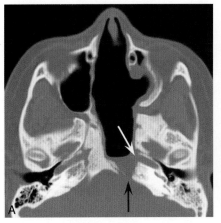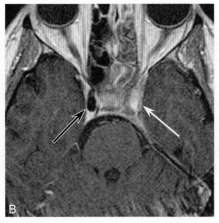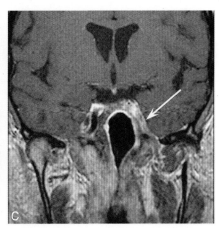

图 4.7　肉芽肿性多血管炎（以前称之为 Wegener 肉芽肿）。（A）轴位 CT 显示鼻中隔、筛窦的前后壁和斜坡左部被破坏（黑箭头所示）。颈动脉沟也受到一定破坏（白箭头所示）。左侧上颌窦和鼻甲的内侧壁已被手术切除。残留的筛窦和上颌窦左侧壁的骨肥厚提示为慢性炎症。（B）轴位对比增强 T1 加权 MRI 像显示左侧海绵窦呈非对称性软组织密度增高影（白箭头所示），从而可解释患者左侧第六脑神经的麻痹症状。注意与右侧颈内动脉流正常相比左侧不存在流空现象（黑箭头所示）。（C）冠状位对比增强 T1 加权 MRI 像显示左侧Meckel 腔非对称性增大（白箭头所示），经卵圆孔沿 V_3 扩展。

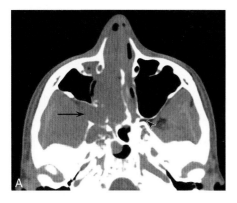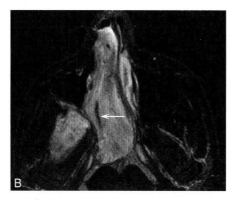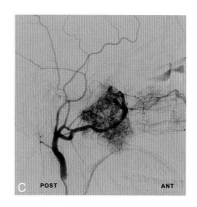

图 4.8   青少年血管纤维瘤。(A)非增强 CT 显示右侧鼻腔及翼腭窝内有软组织密度损伤(箭头所示),右侧翼腭窝增宽并使颌窦的后外侧壁向前移位。可见正常大小的左侧翼腭窝脂肪的存储衰减(三角箭头所示)。(B)轴位 T2 加权 MRI 像显示鼻咽部及鼻腔内有一呈中高密度的病变,其通过翼腭窝向外侧扩展进入右侧的鼻窦后脂肪和咀嚼区。与流空信号共存的局部曲线低密度影(箭头所示)提示该损伤富含血管。(C)颈外动脉血管成像,侧位投影,显示肿瘤充盈影以及为此处供血的颌内动脉明显扩大。

明确显示在 CT 上,偶尔可见细胞酶溶解和巩膜硬化(图 4.9)。在 MRI 上、受累的骨髓在 T1 和 T2 加权像上显示得异常暗,对比剂加入之后可有不同程度的增强[32,33]。

　　脑膜瘤是最常见的良性颅内肿瘤,常常起源于嗅沟。如果脑膜瘤特别大,在前颅底可见颅外扩散。T1 和 T2 加权 MRI 像上肿瘤本身的强度与脑组织相似,且同质增强后,常呈现为增强的"硬脑膜尾"[34]。在 CT 上,前颅底处可见骨肥厚或"呈泡状",可能表明是肿瘤引起的反应性改变或者是肿瘤直接侵犯到骨骼。

恶性肿瘤

　　CT 和 MRI 在鼻恶性肿瘤的诊断检查中起着互补的作用。在这种情况下是否应用 PET 或 PET/CT 仍在调查研究中,但一些早期研究文献证实其在识别肿瘤淋巴转移和远处转移中有一定价值[35]。尽管单靠影像学检查通常难以提供很准确的病理组织学识别,但是影像学检查可以评估肿瘤对骨骼软组织间隙、颅底孔和淋巴结的侵犯程度。这有助于诊断和治疗计划的制订。

　　鳞状细胞癌是鼻窦和鼻腔最常见的恶性肿瘤,上颌窦最常见[36]。患者可能直到鼻窦被肿瘤堵塞的晚期才被察觉。CT 上可见进展性骨侵蚀和骨损伤继发的单侧鼻窦混浊影(图 4.10A)。也可见软组织肿瘤病变已超出厚发部位进入邻近的鼻窦、鼻腔、颊脂肪、面部组织和眼眶。前颅底和眶壁的骨破坏容易在 CT 上识别,而颅底和

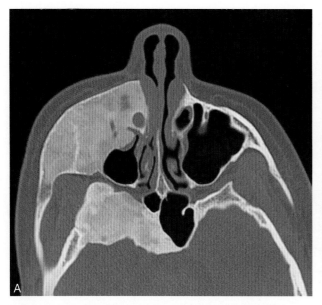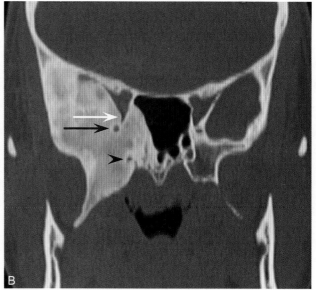

图 4.9   管纤维性结构不良。(A)轴位 CT 显示经典的磨玻璃密度影和受累骨的扩张,累及右颧骨、上颌骨和蝶骨。(B)冠状位 CT 显示圆孔周围的病变(黑箭头所示)伴翼管(三角箭头所示)和眶上裂(白箭头所示)变窄。

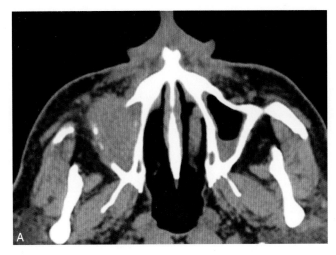
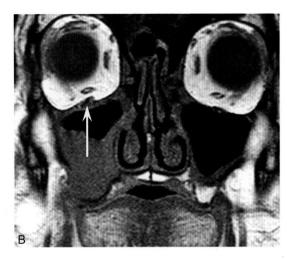

图 4.10 鳞状细胞癌。(A)轴位 CT 显示在右侧上颌窦居中部位有一软组织团块,已侵袭上颌窦的前壁及后侧壁。前颊间隙及鼻窦后脂肪均受到累及。(B)冠状位 MRI T1 加权像显示右上颌窦的肿瘤以及眶上神经的扩大,提示肿瘤已向神经周扩散(箭头所示)。

眶内的软组织累及程度最好在 MRI 评估[37](图 4.10B)。在未增强 CT 上很难将肿瘤与受累和相邻鼻窦内的继发性炎性病变相鉴别。因此,对比增强 CT 和 MRI 对这种鉴别特别重要。一般来说,鳞状细胞癌在 T2 加权像比炎症组织显示得更深,而在加对比剂后它的增强不如炎性组织[38]。

神经周肿瘤扩散应进行影像学评估,包括眶下沟和翼腭窝的侵犯,以及传播渠道,如鼻腔、翼腭窝、大脑及眼眶。CT 上,颅底孔及通路的扩大、骨凿样破坏、骨延长的幅度变化或小孔内脂肪衰减可能预示着被侵犯。在 MRI 上,颅底小孔或通路脂肪信号缺失应高度怀疑神经

周肿瘤的扩展(图 4.11)。此外,失神经支配损伤也同在 MRI 上显示出来。早期失神经支配损伤会在 T2 加权上显示异常增强信号,或在短 T1 加权反转恢复图像上肌肉组织显示出增强信号,而慢性失神经支配损害在这些肌肉组织中显示为脂肪萎缩[39,40]。

尽管影像检查区分肿瘤类型很困难,但一些影像特征有助于缩小鉴别诊断范围。在影像上,淋巴瘤的显示与鳞状细胞癌类似;但淋巴瘤常显示为密度均匀,或无坏疽的信号,并且在 T2 加权像低信号(图 4.12)。淋巴瘤常常侵犯相对隐蔽的骨质,鳞状细胞癌则易侵犯骨间质[41]。起源于小唾液腺鼻黏膜的唾液腺瘤比淋巴瘤与鳞

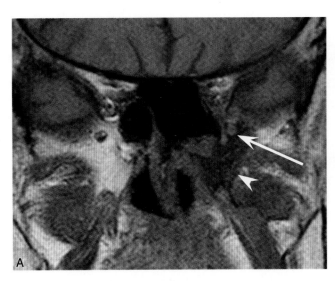
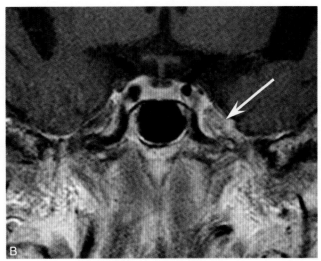

图 4.11 复发的上颌窦鳞状细胞癌中扩散的周围神经肿瘤。(A)冠状位 T1 加权 MRI 显示左侧蝶骨内的异常黑色骨髓影(三角箭头),这是由于肿瘤从上颌窦直接扩展而来(未显示在图中),左侧圆孔内 V₂ 已扩大(白色箭头),提示肿瘤的神经周扩散。(B)冠状位 T1 加权 MRI 显示左侧 Meckel 腔的异常增强及扩大(箭头)。

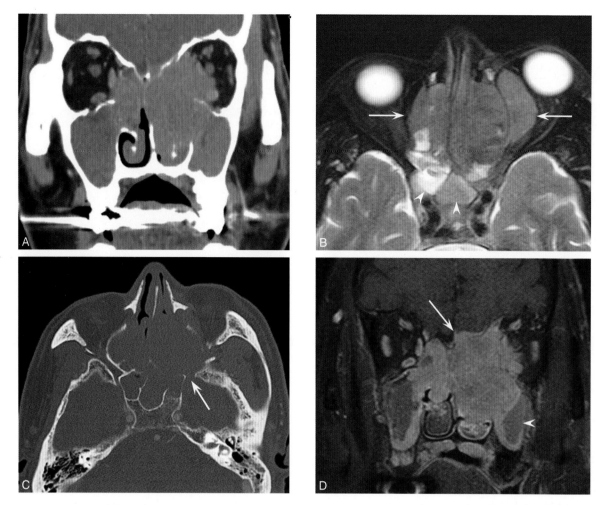

图 4.12　淋巴瘤。(A)冠状位对比增强 CT 显示在两侧筛窦、上颌窦及鼻腔中有一同质性增强病灶,已向两边眼眶及左侧前颅底扩展。(B)轴位骨窗 CT 显示左侧圆孔增宽(箭头),提示肿瘤侵犯周围神经。(C)轴位 T2 加权 MRI 显示一个典型的同质性 T2 中等密度影多孔性、累及筛窦及两侧眼眶内侧(箭头)。注意蝶窦的相对高密度液态影,这是由于窦内分泌物向外引流被阻塞。(D)冠状位对比增强 MRI 脂肪抑制 T1 加权像显示一个同源的密度增高影的组织侵犯了双侧的眼眶及前颅底同时沿着硬脑膜向颅内进展 (箭头)。与 CT 对比来看增强 MRI 显示:组织的边缘从鼻窦的混浊区可以更清晰地识别,这是由于鼻窦分泌物外流受阻(三角箭头)。

状细胞癌少见,但是在诊断时常提示神经周肿瘤侵犯[42]。

　　位于前颅底中心的软组织肿瘤可能起源于鼻腔上部或颅内隔。患者通常表现为鼻塞和嗅觉缺失,因为肿瘤累及鼻腔和筛状嗅上皮。鳞状细胞癌是鼻腔上部最常见的肿瘤,在 CT 上可见骨质缺损,在 CT 和 MRI 上可见颅内病变[43]。硬脑膜增强可以在 MRI 显示良好,并显示反应性改变;伴结核状的增厚硬脑膜的增强影是肿瘤侵犯的一个强烈信号。在 CT 和 MRI 上,很难区分 SCC 和神经内分泌癌。这些肿瘤在 PET 上可以区分(图 4.13)。起源于嗅上皮的鼻腔神经胶质瘤也有可能发生在这个部位。此部位病变很难与此部位的其他病变区分;但是,在增强 CT 或 MRI 上显影的癌旁囊肿可以帮助初步诊断[44](图 4.14)。

　　CT 可以显示起源于骨髓的恶性肿瘤的肿瘤基质。

面部骨骼的骨肉瘤可自发生成, 或继发于早期放疗引起[45]。它们可以起源于上颌骨牙龈处或上颌骨体,显示有明显的骨侵蚀和骨硬化。软骨肉瘤可能出现在上颌窦壁、鼻中隔或蝶骨底面,可能伴有 Maffucci 综合征。虽然生长很慢,但是这些病变具有侵袭性和破坏性。CT 可以显示特征性软骨样骨质[46]。

　　在所有恶性肿瘤的病例中,伴发的腺体病变,淋巴结增大和坏死在 CT 和 MRI 上能很好显示肿瘤侵犯。

术后表现和并发症

　　术后影像可能难以解释。不同的手术方案以及颅底重建所用的手术的材料在术后 CT 和 MRI 上会有很宽的表现范围[47]。手术中的硬脑膜外血肿在影像学上很难与硬脑膜的移植材料相区别。比较平滑线性硬脑膜增强可

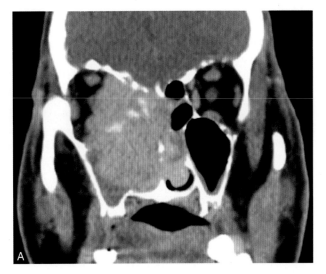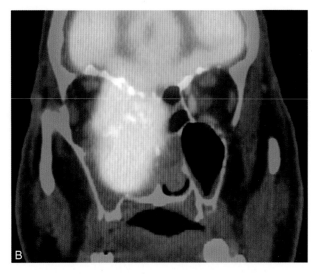

图 4.13　鼻窦未分化上皮癌。(A)冠状位 CT 显示浸润性软组织包块在右侧鼻腔中央且向筛窦气房、上颌窦以及右侧眼眶浸润。(B)冠状位融合正电子发射 CT 像显示出这一组织高代谢的特点。因为脑组织内也是正常高代谢,所以很难评估颅内侵犯程度。

以在骨质下看到,并且在手术后可以持续存在几十年。术后颅腔积气是术后的预期表现,并且气体的容积应随着时间而减小。骨瓣的外观是可变的;随着边缘再吸收和不规则性,骨髓显示透明病灶。因术后愈合和炎症反应会很强烈,术后不应立即行 PET 检查,且应该在治疗后 6 周内避免进行,至少在治疗后 3 个月后再进行。

影像学检查可用于评估手术后的后遗症[48]。脑脊液鼻漏可以通过 CT 脑池造影或颅底的高分辨率 T2 加权

MRI 确诊;这些检查可用于确认基础外伤后或自发性脑脊液漏。存在术后感染时,影像学检查可用于评估颅内感染扩散,以及渗漏液淤积。骨瓣容易受到骨髓炎感染,可出现骨溶解灶。在手术过程中可发生额叶拉伤,在额上回和额下回区域出现出血点。在 CT 上,实质出血将显示比正常大脑高的高密度影,而周围为低密度表明周围有血管性水肿。根据出血者的年龄,出血灶在 MRI T1 和 T2 加权上显示不同。其他少见的并发症包括张力性

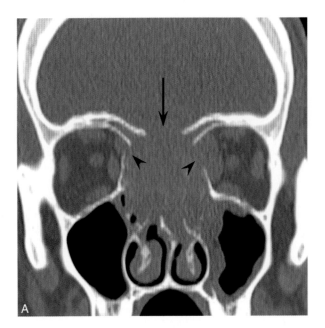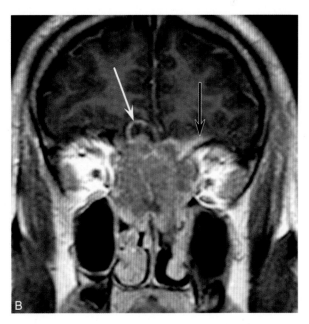

图 4.14　神经上皮瘤。(A)冠状位 CT 骨窗示由眶内肿瘤扩散致前颅底骨皮质(箭头)及两侧眶内侧(三角箭头)。(B)冠状位对比增强 MRI T1 加权像显示位于上鼻腔及前颅底中间的增强。分别有向双侧筛窦区、双侧眼眶内侧壁及沿着左侧前颅底向上进入颅内的浸润(黑色箭头)。肿瘤旁的瘤旁囊肿(白色箭头)在伴有神经上皮瘤的病例中常见。

气颅,伴颅内积气会影响下方大脑。大脑和(或)脑膜疝形成在冠状位 MRI 上显示最明显，如果颅底重建不完全就可能发生这种疝。肿瘤的复发率因病理不同而不同。然而,手术部位任何新的软组织结节,最好进行对比增强 MRI 检查,应高度怀疑肿瘤复发的可能。

结论

鼻腔、鼻旁窦、前颅底的成像已经成为评估颅底情况不可或缺的组成部分。CT 的提供解剖细节使其成为鼻窦影像学检查的主要手段。磁共振成像通常用于更复杂的病理检查,例如当与外部相通进入面部、脑部及眼眶的情况。在这些病例中,CT 和 MRI 可相互补充。PET 和 PET/CT 的作用尚在进一步研究。

(李海艳 译)

参考文献

1. Mafee MF, Tran BH, Chapa AR. Imaging of rhinosinusitis and its complications: plain film, CT, and MRI. Clin Rev Allergy Immunol 2006;30(3):165–186

2. Hoang JK, Eastwood JD, Tebbit CL, Glastonbury CM. Multiplanar sinus CT: a systematic approach to imaging before functional endoscopic sinus surgery. AJR Am J Roentgenol 2010;194(6):W527-W536

3. Zinreich SJ, Kennedy DW, Rosenbaum AE, Gayler BW, Kumar AJ, Stammberger H. Paranasal sinuses: CT imaging requirements for endoscopic surgery. Radiology 1987;163(3):769–775

4. Lloyd GA. Diagnostic imaging of the nose and paranasal sinuses. J Laryngol Otol 1989;103(5):453–460

5. Hedlund G. Congenital frontonasal masses: developmental anatomy, malformations, and MR imaging. Pediatr Radiol 2006;36(7):647–662, quiz 726–727

6. Barkovich AJ, Vandermarck P, Edwards MS, Cogen PH. Congenital nasal masses: CT and MR imaging features in 16 cases. AJNR Am J Neuroradiol 1991;12(1):105–116

7. Thomas BP, Strother MK, Donnelly EF, Worrell JA. CT virtual endoscopy in the evaluation of large airway disease: Review. AJR Am J Roentgenol 2009; 192(3, Suppl)S20–S30, quiz S31–S33

8. Qu Q, Liu J, Ni D, et al. Diagnosis and clinical characteristics of congenital anosmia: case series report. J Otolaryngol Head Neck Surg 2010;39(6):723–731

9. Avery LL, Susarla SM, Novelline RA. Multidetector and three-dimensional CT evaluation of the patient with maxillofacial injury. Radiol Clin North Am 2011;49(1):183–203

10. Feiz-Erfan I, Horn EM, Theodore N, et al. Incidence and pattern of direct blunt neurovascular injury associated with trauma to the skull base. J Neurosurg 2007;107(2):364–369

11. Uyeda JW, Anderson SW, Sakai O, Soto JA. CT angiography in trauma. Radiol Clin North Am 2010;48(2):423–438, ix–x

12. Laine FJ, Smoker WR. The ostiomeatal unit and endoscopic surgery: anatomy, variations, and imaging findings in inflammatory diseases. AJR Am J Roentgenol 1992;159(4):849–857

13. Longhini AB, Branstetter BF, Ferguson BJ. Unrecognized odontogenic maxillary sinusitis: a cause of endoscopic sinus surgery failure. Am J Rhinol Allergy 2010;24(4):296–300

14. Kantarci M, Karasen RM, Alper F, Onbas O, Okur A, Karaman A. Remarkable anatomic variations in paranasal sinus regon and their clinical importance. Eur J Radiol 2004;50(3):296–302

15. Sakai O, Flower E. Antrochoanal polyp. In: Sakai O, ed. Head and Neck Imaging Cases. New York, NY: McGraw Hill; 2011:232–234

16. Rao VM, Sharma D, Madan A. Imaging of frontal sinus disease: concepts, interpretation, and technology. Otolaryngol Clin North Am 2001;34(1):23–39

17. Saito N, Nadgir RN, Flower EN, Sakai O. Clinical and radiologic manifestations of sickle cell disease in the head and neck. Radiographics 2010;30(4):1021–1034

18. Branstetter BF IV, Weissman JL. Role of MR and CT in the paranasal sinuses. Otolaryngol Clin North Am 2005;38(6):1279–1299, x

19. Lund VJ, Lloyd G, Savy L, Howard D. Fungal rhinosinusitis. J Laryngol Otol 2000;114(1):76–80

20. Curtin HD, Rabinov JD. Extension to the orbit from paraorbital disease. The sinuses. Radiol Clin North Am 1998;36(6):1201–1213, xi

21. Hoxworth JM, Glastonbury CM. Orbital and intracranial complications of acute sinusitis. Neuroimaging Clin N Am 2010;20(4):511–526

22. Leach JL, Fortuna RB, Jones BV, Gaskill-Shipley MF. Imaging of cerebral venous thrombosis: current techniques, spectrum of findings, and diagnostic pitfalls. Radiographics. 2006;26 (Suppl 1):S19-S41

23. Ergene E, Rupp FW Jr, Qualls CR, Ford CC. Acute optic neuritis: association with paranasal sinus inflammatory changes on magnetic resonance imaging. J Neuroimaging 2000;10(4):209–215

24. Blumfield E, Misra M. Pott's puffy tumor, intracranial, and orbital complications as the initial presentation of sinusitis in healthy adolescents, a case series. Emerg Radiol 2011;18(3):203–210

25. Lanier B, Kai G, Marple B, Wall GM. Pathophysiology and progression of nasal septal perforation. Ann Allergy Asthma Immunol 2007;99(6):473–479, quiz 480–481, 521

26. Eggesbø HB. Radiological imaging of inflammatory lesions in the nasal cavity and paranasal sinuses. Eur Radiol 2006;16(4):872–888

27. Larsen PL, Tos M. Origin of nasal polyps: an endoscopic autopsy study. Laryngoscope 2004;114(4):710–719

28. Ojiri H, Ujita M, Tada S, Fukuda K. Potentially distinctive features of sinonasal inverted papilloma on MR imaging. AJR Am J Roentgenol 2000;175(2):465–468

29. Paris J, Guelfucci B, Moulin G, Zanaret M, Triglia JM. Diagnosis and treatment of juvenile nasopharyngeal angiofibroma. Eur Arch Otorhinolaryngol 2001;258(3):120–124

30. Romani R, Tuominen H, Hernesniemi J. Reducing intraoperative bleeding of juvenile nasopharyngeal angiofibroma. World Neurosurg 2010;74(4-5):497–500

31. Ledderose GJ, Betz CS, Stelter K, Leunig A. Surgical management of osteomas of the frontal recess and sinus: extending the limits of the endoscopic approach. Eur Arch Otorhinolaryngol 2011;268(4): 525–532

32. Lisle DA, Monsour PA, Maskiell CD. Imaging of craniofacial fibrous dysplasia. J Med Imaging Radiat Oncol 2008;52(4):325–332

33. Abdelkarim A, Green R, Startzell J, Preece J. Craniofacial polyostotic fibrous dysplasia: a case report and review of the literature. Oral Surg Oral Med Oral Pathol Oral Radiol Endod 2008;106(1):e49–e55

34. Sheporaitis LA, Osborn AG, Smirniotopoulos JG, Clunie DA, Howieson J, D'Agostino AN. Intracranial meningioma. AJNR Am J Neuroradiol 1992;13(1):29–37

35. Lamarre ED, Batra PS, Lorenz RR, et al. Role of positron emission tomography in management of sinonasal neoplasms – a single institution's experience. Am J Otolaryngol 2012;33(3):289–295

36. Daele JJ, Vander Poorten V, Rombaux P, Hamoir M. Cancer of

tomography in management of sinonasal neoplasms – a single institution's experience. Am J Otolaryngol 2012;33(3):289–295

36. Daele JJ, Vander Poorten V, Rombaux P, Hamoir M. Cancer of the nasal vestibule, nasal cavity and paranasal sinuses. B-ENT 2005;(Suppl 1):87–94, quiz 95–96

37. Hermans R, De Vuysere S, Marchal G. Squamous cell carcinoma of the sinonasal cavities. Semin Ultrasound CT MR 1999;20(3):150–161

38. Loevner LA, Sonners AI. Imaging of neoplasms of the paranasal sinuses. Magn Reson Imaging Clin N Am 2002;10(3):467–493

39. Caldemeyer KS, Mathews VP, Righi PD, Smith RR. Imaging features and clinical significance of perineural spread or extension of head and neck tumors. Radiographics 1998;18(1):97–110, quiz 147

40. Ginsberg LE. MR imaging of perineural tumor spread. Magn Reson Imaging Clin N Am 2002;10(3):511–525, vi

41. Yasumoto M, Taura S, Shibuya H, Honda M. Primary malignant lymphoma of the maxillary sinus: CT and MRI. Neuroradiology 2000;42(4):285–289

42. Alleyne CH, Bakay RA, Costigan D, Thomas B, Joseph GJ. Intracranial adenoid cystic carcinoma: case report and review of the literature. Surg Neurol 1996;45(3):265–271

43. Boo H, Hogg JP. Nasal cavity neoplasms: a pictorial review. Curr Probl Diagn Radiol 2010;39(2):54–61

44. Som PM, Lidov M, Brandwein M, Catalano P, Biller HF. Sinonasal esthesioneuroblastoma with intracranial extension: marginal tumor cysts as a diagnostic MR finding. AJNR Am J Neuroradiol 1994;15(7):1259–1262

45. Lee YY, Van Tassel P, Nauert C, Raymond AK, Edeiken J. Craniofacial osteosarcomas: plain film, CT, and MR findings in 46 cases. AJR Am J Roentgenol 1988;150(6):1397–1402

46. Lee YY, Van Tassel P. Craniofacial chondrosarcomas: imaging findings in 15 untreated cases. AJNR Am J Neuroradiol 1989;10(1): 165–170

47. Sinclair AG, Scoffings DJ. Imaging of the post-operative cranium. Radiographics 2010;30(2):461–482

48. Deschler DG, Gutin PH, Mamelak AN, McDermott MW, Kaplan MJ. Complications of anterior skull base surgery. Skull Base Surg 1996;6(2):113–118

第 **2** 部分

鼻科学及鼻旁窦手术

第 **5** 章

鼻窦炎

Stephanie Shintani Smith, Rakesh K. Chandra

鼻窦炎(RS)是以鼻及鼻旁窦症状性炎症为特征的一组疾病。这些疾病影响了近15%的西方人口,严重影响了患者的生活质量并对社会造成了很大的财政负担。因此,恰当且成本效益高的鼻窦炎治疗至关重要。

鼻窦炎有多种类型。为了促进有效的治疗和研究,已组建了几个专家小组为鼻窦炎制订了标准化定义和治疗指南,比如鼻窦炎调研[1],鼻窦炎和鼻息肉欧洲意见组(EP³OS)[2],参数制订联合调研组小组[3]和成人鼻窦炎临床实践准则(CPG:AS)[4]。为了简洁,本章将采用CPG:AS和(或)EP³OS所定义的准则。注意:真菌性鼻窦炎,包括曲霉肿,变应性真菌鼻窦炎(APRS)、急性侵袭性真菌鼻窦炎和慢性真菌鼻窦炎,将在下面的章节讨论。

鼻窦炎:定义,诊断和分类

按照定义,鼻窦炎必须包含以下两点:①鼻旁窦和鼻腔炎症;②相关的症状和体征。如果不能满足这两个条件,将不能诊断为鼻窦炎。尽管鼻窦炎和鼻-鼻窦炎这两个术语常互换应用,但应首选前者。鼻窦炎描述的是邻近鼻骨和鼻窦黏膜的伴发炎症,因为不伴鼻腔炎症的鼻窦炎在临床上很少见。

鼻窦炎的症状和体征一般包括流脓涕、鼻塞以及面部疼痛、压迫感或发胀感。在没有内镜和(或)影像学证据的情况下,通过体格检查和病史是否能确诊鼻窦炎,对此一直有争论。特别是慢性鼻窦炎,当治疗方案包含需要巨额花费的长期药物和手术治疗时,需提供客观证据。主要诊断标准将在下章讨论。

症状持续时间分级

鼻窦炎一般根据症状的持续时间进行分类。鼻窦炎分为急性(ARS)(少于4周)、亚急性(4~12周)和慢性(CRS)(超过12周)[1]。其另一种类型称之为复发性鼻窦炎,指的是在1年内发作3~4次急性鼻窦炎,并伴症状完全缓解期[3,4]。不同的专家小组对鼻窦炎的持续时间和定义会稍有不同。通常,急性鼻窦炎指症状持续时间少于4周,而有些定义用12周作为截止点;例如,最近的EP³OS准则将急性鼻窦炎定义为症状持续时间少于12周[2]。亚急性鼻窦炎是某些急性所采用的另一种亚类,如上所述,是指鼻窦炎症状持续时间的中位数。而CRS是指鼻窦炎症状持续时间长于12周,有些定义用8周作为临界值。

依据鼻息肉有无的表现亚型慢性鼻窦炎的分类

慢性鼻窦炎也可根据表现亚型即鼻息肉的有无进行分类。伴有息肉的慢性鼻窦炎的特征是有鼻息肉(图5.1),是由白介素-5和嗜酸细胞趋化因子介导的嗜酸性细胞浸润炎症。不伴有鼻息肉形成的慢性鼻窦炎的特征

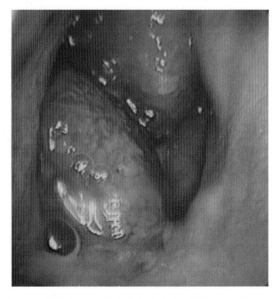

图5.1 慢性鼻窦炎伴鼻息肉的内镜下视图。右侧鼻腔。

是没有息肉和嗜中性粒细胞炎症。变应性真菌性鼻窦炎的特征是存在嗜酸性黏蛋白和非侵袭性真菌元素。

根据症状的严重程度分类

依据症状严重程度的另一种分类标准是针对于鼻窦炎治疗计划量身定做的。EP³OS 准则是依据一种有统计学根据的类比标尺来分类鼻窦炎的严重程度的。根据这个标尺,根据患者的症状分为 0 级(不棘手)到 10 级(最棘手)。0 级到 3 级为轻度,4~7 级为中度,8~10 级为重度[2]。

分期

依据患者的症状、鼻内镜所见、鼻窦 CT 表现或者综合结果将慢性鼻窦炎的严重程度进行了多层次分期。多层次分期在精确划分患者类型方面更能反映出单一层次分期的局限性。大多数多层次分期的分期标准对于日常临床应用来说过于复杂。

Lund-McKay 分期定像仅依据 CT 结果,是应用最广泛的分期方法。每个窦腔(额窦、上颌窦、前筛、后筛和蝶窦)均按如下记分:0=清洁;1=部分混浊;2=完全混浊。窦口鼻道复合体单独评分,即使用二元法:0=清洁;2=闭塞[5]。

急性鼻窦炎

病理生理学和微生物学

大多数病例,急性鼻窦炎的特征表现是对病毒性上呼吸道感染的炎症效应。牙源性感染也占上颌窦炎的一小部分(图 5.2)。急性鼻窦炎的病理生理学涉及素因性疾病(如变应性鼻炎、中隔畸形、免疫缺陷和环境因素)、感染和鼻窦黏膜的炎症反应之间的相互作用。炎症反应包括水肿、溢液和黏液产生。炎症级联反应涉及 1 型 T 辅助细胞趋化因子以及肿瘤坏死因子-β 和干扰素-γ。前炎性细胞因子,如 IL-1B、IL-6、IL-8,均为强有力的嗜中性趋化因子[6]。

黏膜炎症会导致正常鼻窦流出道阻塞。这种阻塞会妨碍窦腔正常通气和排泄,因而导致氧分压降低、纤毛清除功能降低和分泌物瘀滞。可发生继发性细菌感染。然而,大于 90% 的急性鼻窦炎是病毒感染。鼻病毒、冠状病毒、流感病毒、呼吸道合胞病毒和副流感病毒是常见的致病病毒[6,7]。

成人急性鼻窦炎的常见致病菌是肺炎链球菌(20%~

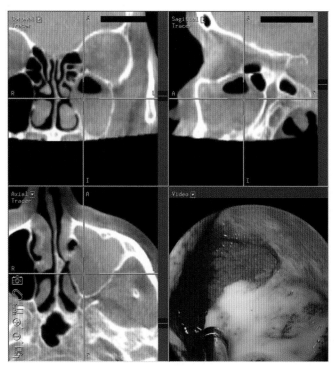

图 5.2   牙源性累及左侧上颌窦的鼻窦炎。患者在种植牙之后出现鼻窦炎症状,且具有药物难治性。

45%)、流感嗜血杆菌(20%~35%)、卡他莫拉菌(2%~10%)、其他链球菌(0~10%)和金黄色葡萄球菌(0~10%)[7]。过去曾认为金黄色葡萄球菌是污染物,而现在系统评价者分析金黄色葡萄球菌在成人急性鼻窦炎病原菌中约占 10%[8]。也可能与厌氧菌有关。

疫苗接种的普遍使用导致急性鼻窦炎病原菌的变异。然而,在肺炎链球菌疫苗广泛接种后,没有强有力证据证明急性细菌性鼻窦炎的发病率有什么变化。l.f. B型疫苗降低了侵袭性疾病的发病率,在急性细菌性鼻窦炎中发挥一定作用。然而,虽然疫苗菌株的流行性有所降低,但其他血清型却成为侵袭疾病潜在感染病因[9]。

诊断

急性鼻窦炎以往是根据临床病史诊断的。然而一些专家推荐,确诊需进行特定评估。其他准则提出了两种建议:一个用于初级保健师,一个用于耳鼻喉科医师。CPG:AS 和 EP³OS 任务小组的急性鼻窦炎的诊断标准列在表 5.1。

大多数耳鼻喉科医师认为,鼻内镜有助于评估中鼻道和蝶筛隐窝处有无脓液(图 5.3),严重疾病此处应进行组织培养。CT 是严重疾病、免疫功能不全或疑似并发

表 5.1　急性鼻窦炎的诊断准则

CPG:AS 准则概述	EP³OS 准则概述
长达 4 周的化脓性鼻漏同时伴有鼻塞和（或）面部疼痛受压、发胀 ● 体格检查报告或观察发现化脓性鼻漏 ● 因鼻塞、充血、堵塞或不通气报告鼻塞，或者在体格检查时发现	长达 12 周的两个或更多症状，其中一个症状是鼻塞或鼻漏（前后鼻漏）： ● ±面部疼痛受压； ● ±嗅觉减退或缺失 a ● 内镜发现鼻息肉和(或)流黏脓涕和(或)水肿/黏膜阻塞 ● CT 发现黏膜改变

*Sources:*Fokkens W, Lund V, Mullol J, European position on rhinosinusitis and nasal polyps 2007. *Rhinol Suppl* 2007;20;99.

Rosenfeld RM, Andes D, Bhattacharyya N, et al. Clinical practice guideline: adult sinusitis. *Otolaryngol Head Neck Surg* 2007;137(Suppl 3):S7.

a 对于临床实践和(或)流行病学研究，其定义取决于症状学而不是 ENT 检查或放射学。

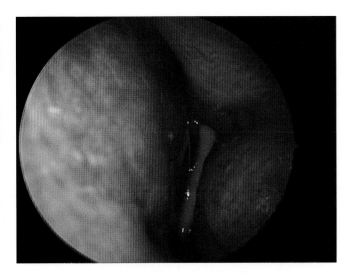

图 5.3　急行细菌性鼻窦炎的中鼻道脓性分泌物。

症患者的首选影像学检查。X 线片花费较大且作用不大。

临床医师诊断中的关键步骤是急性鼻窦炎与急性细菌性鼻窦炎和病毒性鼻窦炎的鉴别。可以根据症状持续时间鉴别，但具有临床挑战性。病毒性鼻窦炎的症状持续时间少于 10 天。如果症状持续时间多于 10 天，或者在初期改善后又恶化，则疑似急性细菌性鼻窦炎[4]。

治疗

急性鼻窦炎的治疗目标是：缓解或减轻症状，减少炎症，根除病原体和改善鼻窦引流。治疗急性鼻窦炎的主要难点是确定哪些病例适合应用抗生素。尽管在急性鼻窦炎病原体中细菌仅占 1%~2%，但仍有调查数据显示急性鼻窦炎中抗生素过度应用达到 80%~90%[10]。

因此，应根据症状的严重程度和持续时间来决定初期治疗。大部分急性鼻窦炎患者在 2 周内会自愈，因此

轻度急性鼻窦炎应先观察并进行对症治疗，包括应用解热镇痛药、减充血剂、鼻腔冲洗和蒸汽吸入[11]。中度急性鼻窦炎，需加用鼻喷类固醇激素[2]。重度患者应加用抗生素和局部类固醇激素。对于此治疗不起作用的病例需要进一步干预。治疗建议总结在表 5.2。

鼻喷激素可抑制炎症反应期间正确的炎症介质的转录。这会减轻黏膜炎症、水肿和鼻塞。鼻喷激素对伴有变应性鼻炎的病例也有效。用鼻喷激素治疗已被证明是安全的，且耐受良好，全身吸收率低。

症状严重的患者症状恶化或持续时，应联合应用抗生素和鼻喷激素。抗生素的选择取决于局部细菌的耐药形式、有效性和安全性。在美国，首选阿莫西林。对阿莫西林过敏的患者可选用甲氧苄啶–磺胺甲噁唑合剂或大环内酯类。如果细菌耐药性强，推荐使用阿莫西林/克林霉素或者氟喹诺酮类。治疗 5 天和治疗 10 天的对比研究结果显示两者无明显差异，所以对治疗的持续时间仍有争议[12]。

表 5.2　急性鼻窦炎推荐治疗方案

严重性	推荐治疗（证据分级）
轻度急性鼻窦炎	对症治疗
中度急性鼻窦炎	对症治疗，5 天后加用鼻喷激素(Ib)，5~14 天后加用抗生素(Ia)
	如果14 天后没有反应，重新考虑诊断并行内镜检查
重度急性鼻窦炎	鼻喷激素，抗生素，口服皮质类固醇(以减轻严重疾病的疼痛)
	如果 48 小时没有改善，考虑行鼻内镜检查、组织培养和 CT
	考虑静脉点滴抗生素、影像学检查和手术
联合变应性鼻炎	加用口服抗组胺药

慢性鼻窦炎

病理生理学和微生物学

慢性鼻窦炎的特征是鼻腔鼻窦黏膜慢性炎症、细胞活素释放和组织重构。它是一种异性疾病，是宿主因素、环境因素、过敏因素、病毒、细菌或真菌、生物膜和超抗原变异共同作用所致。此时，越来越多的证据还表明伴鼻息肉慢性鼻窦炎和不伴息肉慢性鼻窦炎是具有特殊炎症途径和细胞活素谱的两种独立疾病。

结构和解剖因素会促成慢性鼻窦炎，这些因素须借助其他因素进行检验。阻塞可由多种变异所导致，包括中隔偏斜、泡状鼻甲、反向中甲和先前创伤形成瘢痕。鼻窦引流通道的开放对于黏液纤毛清除功能、鼻窦通气和排泄是至关重要的。开口处阻塞会导致液体滞留，造成一个利于病原体生长的潮湿、低氧环境。

一些慢性鼻窦炎患者生理学上倾向于鼻旁窦的慢性炎症。已有证据证明，变应性鼻炎与鼻窦炎之间有关联。现已发现，有慢性鼻窦炎患者的过敏症发生率要比一般人群高。气道活动强，伴或不伴阿司匹林过敏，以及有或没有鼻息肉，是慢性鼻窦炎众所周知的风险因素。然而，其他一些因素，比如免疫缺陷、纤毛功能紊乱（如卡他综合征）、囊性纤维化、自身免疫性疾病和肉芽肿性病变（比如韦格纳肉芽肿、结节病），也是促成因素。吸烟也是鼻窦炎的危险因素，而且手术后效果不良[13]。

微生物在慢性鼻窦炎中的作用尚有争议，因为细菌和真菌可能是共同或单独种植在鼻窦。因此，最近大多慢性鼻窦炎视为炎症而不是传染性疾病。不论是正常菌群还是感染菌群，慢性鼻窦炎培养性的生物体均包括有肺炎链球菌、流感嗜血杆菌、卡他莫抗菌、金黄色葡萄球菌、铜绿假单胞菌和其他厌氧菌。这些生物体对常用抗生素均有耐药性。

最新研究表明，细菌超抗原会直接激活炎症级联反应。例如，葡萄球菌肠毒素会激活 T 细胞，而绕过激活 T 细胞的正常抗原呈递机制。已发现，产肠毒素葡萄球菌在伴鼻息肉患者中有增长趋势。相反，不伴鼻息肉的慢性鼻窦炎患者中没有发现抗肠毒素 IgE 的增长趋势[14]。

曾有人提出，细菌生物膜也是慢性鼻窦炎的促成因子。生物膜是由细菌产生的多聚糖基质，可以保护菌群微环境。因此可以解释慢性鼻窦炎应用抗生素生物膜仍持续结痂和症状持续的现象[15]。

下层骨骼的局部骨炎在慢性鼻窦炎中也起一定作用，可在 36%~53% 的慢性鼻窦炎患者中查出，可用影像学和病理学判别。有人认为通过引发鼻黏膜的持续炎症病变即可导致慢性鼻窦炎[16]。

自 1999 年 Ponikau 等首次提出[17]，几乎所有的慢性鼻窦炎患者中，是无处不在的真菌引起了嗜酸性细胞浸润，此后真菌在慢性鼻窦炎中的作用一直受到争论。对这一理论进行了广泛讨论，但真菌在慢性鼻窦炎中的普遍作用一直不被接受。而真菌在变应性真菌性鼻窦炎中的作用却被广泛接受。

诊断的特殊条件

慢性鼻窦炎必须与症状类似的其他疾病相鉴别，包括鼻腔鼻窦肿物、非典型性面部疼痛、偏头痛、变应性/非变应性鼻炎和真菌性鼻窦炎。识别出慢性鼻窦炎的共存疾病也非常重要，如囊肿性纤维化、变应性鼻炎和鼻中隔偏斜。慢性鼻窦炎的诊断指南列在表 5.3。

为了确诊慢性鼻窦炎，也为了区别其他重要的诊断，应进行 CT 和（或）鼻内镜等诊断性评估[2,12]。可在诊所进行鼻内镜检查，可显示中鼻道和筛窦的脓性分泌物和水肿，以及有无鼻息肉，有助于慢性鼻窦炎的诊断。建议行不输注对比参考性鼻窦平扫 CT 来评估黏膜炎症、解剖结构和肿物。此外，如要进行手术 CT 对制订术前计划也很重要。尽管首诊医师和专科医师可依据症状主观诊断慢性鼻窦炎，但很多医师认为 CT 作为客观标准有一定诊断作用。最新研究显示，有慢性鼻窦炎症状的患者中有 40%~65% 在对照金标准 CT 测量时却有此病[18-20]。

症状没有改善或者有过敏症状的慢性鼻窦炎患者，应行过敏原和（或）免疫检查。首选皮肤点刺试验来确定免疫球蛋白 E 介导的敏感性。放射免疫原吸附试验可以代替皮肤试验。对于不能进行侵袭性和手术治疗的患者，也应该行免疫学和 HIV 检查[12]。

治疗

慢性鼻窦炎的治疗非常复杂，因为病原体多样而且临床上很难辨认。不同的地域和不同的专家治疗方法各不相同，因此需要一种普遍被接受且有根据的治疗方案[21]。因此，慢性鼻窦炎的主要治疗均包括抗生素、激素治疗和鼻腔盐水冲洗。联合抗过敏治疗也是有用的，包括抗组胺、白三烯抑制剂、减充血剂和抗真菌制剂。

治疗慢性鼻窦炎应根据其 3 种主要亚型进行：不伴鼻息肉的慢性鼻窦炎，伴息肉的慢性鼻窦炎和急性真菌性鼻窦炎。推荐规范见表 5.4。慢性鼻窦炎应用抗生素的作用均有争议，不过在急性加重期应用已被普遍接受。选择抗生素应以穿刺针在鼻窦穿刺、中鼻道处取的分泌物药敏结果做指导。抗菌谱应针对培养菌选择。如果需

表 5.3 慢性鼻窦炎的诊断指南

CPG：AS 准则概述	EP³OS 准则概述
有下列两种或更多体征和症状已经12周以上： ● 黏脓涕[前鼻孔和(或)后鼻孔] ● 鼻塞(充血) ● 面部疼痛–无痛–肿胀 ● 嗅觉减退和通过下列一种或多种发现证实嗅觉减退和炎症： 　● 中鼻道或筛窦区有脓黏液或水肿 　● 鼻腔或中鼻道息肉 　● 影像学显示鼻旁窦炎症	有下列两种或多种症状已经12周以上： ● 其中一种应该是鼻堵塞/鼻塞/充血，或者鼻腔流涕(前鼻孔/后鼻滴漏)，±面部疼痛/压痛，±嗅觉减退或缺失 ● 前鼻内镜发现息肉体征和(或)鼻内镜发现来自中鼻道的脓性分泌物，中鼻道有黏膜水肿/阻塞 任选项： ● 耳鼻喉 CT(不作为主要检查)

Sources: Fokkens W, Lund V, Mullol J. European position paper on rhinosinusitis and nasal polyps 2007. *Rhinol Suppl* 2007(20):1 01.
Rosenfeld RM, Andes D, Bhattacharyya N, et al. Clinical practice guideline: adult sinusitis. *Otolaryngol Head Nedc Surg* 2007;137(Suppl3):518.

表 5.4 慢性鼻窦炎的治疗建议

不伴鼻息肉的慢性鼻窦炎	伴有鼻息肉的慢性鼻窦炎
轻度 ● 鼻喷激素 ● 鼻腔冲洗 ● 如果3个月无效，按照中度或重度治疗，考虑行 CT 和手术 **中度或重度** ● 鼻喷激素 ● 鼻腔冲洗 ● 长期用大环内酯类抗生素治疗 ● 细菌培养 **症状改善** ● 鼻喷激素 ● 鼻腔冲洗 ● ±长期用大环内酯类抗生素治疗 **如果无效** ● 考虑行 CT 和手术	**轻度** ● 鼻喷激素3个月 ● 如果有效，继续使用，每6个月复查1次 ● 如果没有改善，加用口服类固醇 ● 如果仍然无效，考虑行 CT 和手术 ● 如果1个月后改善，改用静滴类固醇，3个月后复查 **中度** ● 鼻喷激素3个月 ● 如果有效，持续使用，每6个月复查1次 ● 如果3个月后没有改善，加短疗程口服类固醇，考虑行 CT 和手术 **严重** ● 短期口服类固醇加用鼻喷激素1个月 ● 如果有效，仅鼻喷激素，3个月后复查 ● 如果没有改善，进行 CT 并考虑手术

Source: Fokkens W, Lund V, Mullolj. European position paper on minosinusitis and nasal polyps 2007. Rhino/Supp/2007;20:1–136.

要经验用药，应该选择针对金黄色葡萄球菌、革兰阴性杆菌和厌氧菌的广谱抗生素。尽管缺乏抗生素最佳使用时间的随机对照试验，普遍推荐使用4~12周。

据报道，外用抗生素是有效的，如莫匹罗星生理盐水混液。严重或复杂感染应注射抗生素治疗。慢性鼻窦炎常规使用外用鼻喷激素具有局部抗炎作用。外用方式是鼻内喷雾。静脉点滴也是可行的。口服类固醇也常用于不伴有息肉的慢性鼻窦炎和伴有息肉慢性鼻窦炎急性发作期。口服类固醇也常用于围术期。从减轻症状、鼻内镜分泌物和改善慢性鼻窦炎生活质量角度看，等渗、高渗盐水冲洗鼻腔有益。

药物治疗无效或者有并发症的病例，可以考虑手术治疗。手术范围取决于鼻窦侵袭范围和转移部位。手术的具体细节将在下章讨论。

并发症

当炎症或感染扩散到鼻旁窦和鼻腔以外时会发生鼻窦炎并发症(如神经、眼科或者软组织受累)。当怀疑发生并发症时应行鼻窦 CT、眼眶 CT 和(或)头颅 CT 加对比剂。

因为眼眶和筛窦间的屏障仅有纸板薄，而且常有裂隙，所以感染直接扩散到眼眶是急性鼻窦炎最常见的并发症。此外，无静脉瓣的眼静脉与筛窦静脉相通会引发血栓性静脉炎。未经处理的眼眶感染进展过程按照

Chandler 分类：眶周（隔膜前）蜂窝织炎、眼眶蜂窝织炎、骨膜下脓肿、眼眶脓肿和海绵窦血栓静脉炎。通过体格检查和影像学检查可以鉴别这些并发症。

眶周蜂窝织炎和眼眶蜂窝织炎需要静脉输液抗生素。成年人的骨膜下脓肿需要手术减压和感染窦道的引流。在儿童，一些小的未引起视力改变和眼球活动异常的骨膜下脓肿可以静脉输液抗生素。眼眶脓肿需要手术减压和进入鼻窦引流。

细菌栓子会向后进入眼静脉系统引起感染、炎症和海绵窦血栓形成。症状/体征包括弛张热、毒血症、球结膜水肿、瞳孔光反射减弱、眼肌麻痹和失明。CT/MRI 可显示腔内高信号影。托比艾尔或压颈试验可显示未观察侧颈静脉外部受压使脑脊液压力增高。应立即行静脉输注抗生素治疗，如果有指征，应该手术引流受累的窦腔。对抗凝治疗阻止血栓进一步形成和全身应用类固醇药物治疗的作用尚有争议。

脑膜炎通常由鼻窦感染扩散引起。出现头痛、昏睡、颈强直、发热、克氏征、巴氏征、抽搐和畏光时要怀疑脑膜炎，确诊需做腰穿。治疗脑膜炎需要静脉输液抗生素和手术引流受累的鼻窦。

感染直接蔓延会导致硬膜外脓肿，通常是从额窦蔓延而来。症状/体征包括头痛、持续低热和精神状态改变。直接蔓延进展或者血源性传播会导致硬膜下脓肿和脑脓肿，引发更多神经系统后遗症。治疗需要手术引流脓肿和暴露窦腔受累硬脑膜。

鼻窦炎的其他并发症包括波特头皮肿胀（由板障静脉蔓延导致额骨骨髓炎和骨膜下脓肿）、变形性骨炎、眶上裂综合征、眶尖综合征和额窦皮肤瘘。需要对这些病症行开放引流、静滴抗生素和其他干涉措施来逆转鼻窦炎的这些不良后遗症。

结论

鼻窦炎代表的是一组对人类身体健康有重大影响的不同疾病谱。对这种疾病的病理生理学和处理方法还需要进一步研究。有效的治疗需要药物和手术联合干预。疾病并发症的风险需要仔细评估和处理。

（胡云磊 译）

参考文献

1. Lanza DC, Kennedy DW. Adult rhinosinusitis defined. Otolaryngol Head Neck Surg 1997;117(3, pt 2):S1–S7
2. Fokkens W, Lund V, Mullol J; European Position Paper on Rhinosinusitis and Nasal Polyps group. European position paper on rhinosinusitis and nasal polyps 2007. Rhinol Suppl 2007;20: 1–136
3. Slavin RG, Spector SL, Bernstein IL, et al; American Academy of Allergy, Asthma and Immunology; American College of Allergy, Asthma and Immunology; Joint Council of Allergy, Asthma and Immunology. The diagnosis and management of sinusitis: a practice parameter update. J Allergy Clin Immunol 2005;116(6, Suppl):S13–S47
4. Rosenfeld RM, Andes D, Bhattacharyya N, et al. Clinical practice guideline: adult sinusitis. Otolaryngol Head Neck Surg 2007;137(3, Suppl):S1–S31
5. Lund VJ, Kennedy DW; The Staging and Therapy Group. Quantification for staging sinusitis. Ann Otol Rhinol Laryngol Suppl 1995;167:17–21
6. Eloy P, Poirrier AL, De Dorlodot C, Van Zele T, Watelet JB, Bertrand B. Actual concepts in rhinosinusitis: a review of clinical presentations, inflammatory pathways, cytokine profiles, remodeling, and management. Curr Allergy Asthma Rep 2011;11(2):146–162
7. Anon JB, Jacobs MR, Poole MD, et al; Sinus And Allergy Health Partnership. Antimicrobial treatment guidelines for acute bacterial rhinosinusitis. Otolaryngol Head Neck Surg 2004;130(1, Suppl):1–45
8. Payne SC, Benninger MS. Staphylococcus aureus is a major pathogen in acute bacterial rhinosinusitis: a meta-analysis. Clin Infect Dis 2007;45(10):e121–e127
9. Benninger MS, Manz R. The impact of vaccination on rhinosinusitis and otitis media. Curr Allergy Asthma Rep 2010;10(6):411–418
10. Meltzer EO, Hamilos DL. Rhinosinusitis diagnosis and management for the clinician: a synopsis of recent consensus guidelines. Mayo Clin Proc 2011;86(5):427–443
11. Marple BF, Brunton S, Ferguson BJ. Acute bacterial rhinosinusitis: a review of U.S. treatment guidelines. Otolaryngol Head Neck Surg 2006;135(3):341–348
12. Pearlman AN, Conley DB. Review of current guidelines related to the diagnosis and treatment of rhinosinusitis. Curr Opin Otolaryngol Head Neck Surg 2008;16(3):226–230
13. Briggs RD, Wright ST, Cordes S, Calhoun KH. Smoking in chronic rhinosinusitis: a predictor of poor long-term outcome after endoscopic sinus surgery. Laryngoscope 2004;114(1):126–128
14. Van Zele T, Gevaert P, Watelet JB, et al. Staphylococcus aureus colonization and IgE antibody formation to enterotoxins is increased in nasal polyposis. J Allergy Clin Immunol 2004;114(4):981–983
15. Harvey RJ, Lund VJ. Biofilms and chronic rhinosinusitis: systematic review of evidence, current concepts and directions for research. Rhinology 2007;45(1):3–13
16. Lee JT, Kennedy DW, Palmer JN, Feldman M, Chiu AG. The incidence of concurrent osteitis in patients with chronic rhinosinusitis: a clinicopathological study. Am J Rhinol 2006;20(3):278–282
17. Ponikau JU, Sherris DA, Kern EB, et al. The diagnosis and incidence of allergic fungal sinusitis. Mayo Clin Proc 1999;74(9):877–884
18. Bhattacharyya N, Lee LN. Evaluating the diagnosis of chronic rhinosinusitis based on clinical guidelines and endoscopy. Otolaryngol Head Neck Surg 2010;143(1):147–151
19. Stankiewicz JA, Chow JM. A diagnostic dilemma for chronic rhinosinusitis: definition accuracy and validity. Am J Rhinol 2002;16(4):199–202
20. Hwang PH, Irwin SB, Griest SE, Caro JE, Nesbit GM. Radiologic correlates of symptom-based diagnostic criteria for chronic rhinosinusitis. Otolaryngol Head Neck Surg 2003;128(4):489–496
21. Lee LN, Bhattacharyya N. Regional and specialty variations in the treatment of chronic rhinosinusitis. Laryngoscope 2011;121(5): 1092–1097

第 6 章

慢性鼻窦炎诊断与治疗中的循证医学

Michael S. Benninger, Troy D. Woodard

慢性鼻窦炎(CRS)是一种复杂的疾病,有许多潜在的病因及相关疾病。基本上没有可预知的病因。疾病谱在个体间差异很大,对治疗的反应通常是不可预知的。因此,有多种可独立或联合用于诊断和治疗的方式方法。关于慢性鼻窦炎的文献近年来迅速增加,力求使这个问题更加清晰并改善治疗方法。不幸的是,许多慢性鼻窦炎文献验证欠佳,A级或B级证据很少。本章将试图找出最高质量的文献报告证据,以便确定慢性鼻窦炎最可预测的循证处理原则。证据分为4级,从A级(最强证据)到D(最差证据),再细分为8个水平(1a,1b,2a,2b,3a,3c,4和5)[1]。尽可能讨论一下,不同地域的最高级别证据。本章将重点探讨慢性鼻窦炎的治疗方法,因为这一章不只是评价证据而是与诊断有关。

定义

明确的陈述对于评估证据的质量非常重要。2003年之前,慢性鼻窦炎的定义一直不明确,以往通常用鼻窦炎(sinusitis)这一术语。1997年,鼻窦炎(rhinosinusitis)这一分类才用于这种疾病,明确表明这是一种鼻腔和鼻窦都受到侵袭的疾病[2]。一个工作组在鼻窦和变态反应卫生合作组的协助下美国鼻科学会和美国咽喉变态反应和耳鼻喉咽喉头颈外科学会的指导下根据文献为鼻窦炎和慢性鼻窦炎确定普遍会接受的定义[3]。

该工作组认为,既然已明确炎症是所有鼻窦炎患者都有的主要临床表现,就要确定一些新的定义来概述鼻窦炎。新的定义描述如下:鼻窦炎是一组以鼻腔和鼻旁窦黏膜炎症为特征的病症。慢性鼻窦炎是指至少持续12周的鼻窦炎。因此,慢性鼻窦炎是一组以鼻腔和鼻旁窦黏膜炎症至少持续12周为特征的病症[3]。代表6个国家的耳鼻喉专科医师和过敏症专家医师的多学科合作均支持这一定义,并用其在文献中查找论文,包括这篇综述。

抗生素和抗真菌药

有几篇文献认为,抗生素和抗真菌药对治疗慢性鼻窦炎有效。2005年由欧洲变态反应临床免疫学会和欧洲鼻科院联合进行的全面回顾性分析,审阅了与治疗慢性鼻窦炎和鼻息肉相关的文献[5]。他们将证据分为A级(最强证据)到D级(无效)。他们还尽力确定证据的相关性。尽管抗生素治疗急性细菌性鼻窦炎的有效性有确凿的证据,但应用抗菌药治疗慢性鼻窦炎所有证据很匮乏[5]。口服抗生素不超过2周被归为第三水平(对照试验),但与C级建议无关。关于长期使用抗生素治疗的数据也被定为C级建议,但有些关系。支持短期或长期抗生素治疗鼻息肉的证据不足[5]。

2001年Cochrane协作回顾也分析了不伴鼻息肉的慢性鼻窦炎应用抗生素治疗与安慰剂对照的证据[6]。对文献的全面评价发现,只有一项研究对不伴鼻息肉的慢性鼻窦炎应用抗生素与安慰剂进行了对照。他们发现,小样本研究中只有有限证据支持全身应用抗生素根治成人慢性鼻窦炎[6]。该建议还认为,支持这一项研究结果的偏倚风险高。他们的最终建议是,评价慢性鼻窦炎应用抗生素的效果需要进行高质量的大样本进一步试验研究[6]。最终,2007年由美国耳鼻咽喉头颈外科学会出版的临床实践指南,推荐用抗生素治疗急性细菌性鼻窦炎,并认为鼻冲洗对慢性鼻窦炎是有益的,然而,关于抗生素治疗慢性鼻窦炎没有被提及[7]。

低剂量、长期应用大环内酯类抗生素可以减轻与慢性鼻窦炎相关的炎症反应。2009年,一则研究表明低剂量、长期应用大环内酯类抗生素对于标准药物或手术治疗无效的患者是一种可行的选择,不过作者承认这一结果只基于有限证据,而且即使在最好的情况下,症状控制只能达到中等而不能完全控制[8]。每日应用克拉霉素

(250mg)、阿奇霉素(250mg)或罗红霉素(150mg)至少应持续 12 周才能达到明显效果[8]。

鼻部抗生素冲洗或者抗生素喷雾治疗慢性鼻窦炎的效果已受到大量关注[9]。此外,最近还认识到,细菌产生的生物膜和超抗原的潜在作用,而且在病因学、疾病进展和潜在对抗治疗中可能有一定作用[3,4]。在这些情况下,抗生素冲洗或喷雾可能有益。不过这种重要的对照研究已进行得很少或者不是随机取样。此外,假如有证据支持单独使用鼻腔冲洗,那么与鼻腔喷雾对照也难以排除抗生素的作用效果。虽然在临床上具有效果良好的无对照病例,但只有很少的证据支持对伴有或不伴有息肉的慢性鼻窦炎应用抗生素喷雾治疗。

伴有或不伴有鼻息肉的慢性鼻窦炎口服抗生素治疗效果不佳。有人认为,口服抗生素可用于慢性鼻窦炎急性化脓性恶变。尽管用莫匹罗星冲洗鼻腔控制感染或者抑制耐甲氧西林金黄色葡萄球菌似乎是合理的,但这些情况下用抗生素冲洗是不是有效尚不清楚。

真菌在慢性鼻窦炎发生炎症中作用一直受到广泛关注[10,11]。评价真菌作用的疑难问题之一是,真菌有多种方式与慢性鼻窦炎相关:急性真菌感染,变应性真菌性鼻窦炎和慢性非免疫球蛋白 E 介导的炎症。总的来说归结为下述观点:现有证据支持急性真菌性鼻窦炎是伴有鼻息肉的严重慢性鼻窦炎病证中的一部分[12],但对真菌的免疫反应并不一定与鼻窦炎相关[11]。此外,尽管有些证据表明,抗感染治疗对患有真菌介导的慢性鼻窦炎患者是有效的,但能证明全身或局部应用抗真菌素治疗伴有或不伴有鼻息肉慢性鼻窦炎有一定作用的证据很少。欧洲变态反应学和临床免疫学会认为,没有证据支持全身应用抗真菌素治疗有效,而且局部抗真菌素的推荐等级为 D 级[5]。2011 年出版的一篇系统评价并不支持局部应用两性霉素 B 来治疗慢性鼻窦炎[13]。

生理盐水冲洗

生理盐水反复冲洗常用于伴有鼻部症状的患者。起初仅有少量证据支持,而且认为鼻腔冲洗是辅助其他药物治疗慢性鼻窦炎的。而且,在过去十年,有新增证据表明生理盐水冲洗不但便宜、耐受性好,而且对于改善慢性鼻窦炎患者的鼻腔健康和生活质量也有重要作用。

可以用多种装置,包括瓶子、喷雾器或喷雾机,进行鼻腔生理盐水冲洗。进行鼻腔冲洗没有标准方法。冲洗液可以是等渗液也可以是高渗缓冲液。按照个人喜好确定缓冲液的浓度,但很多临床医师首先高渗缓冲液,因为它可以提高黏膜的清洁度。Talbot 等的研究表明,用高渗缓冲盐水冲洗健康志愿者鼻腔后黏膜糖精的清除率有所增加[14]。有趣的是,Ural 等的研究发现,使用高渗盐水冲洗慢性鼻窦炎患者鼻腔可以缩短黏膜纤毛输送时间。而使用等渗盐水冲洗可以改善变应性鼻炎和急性鼻窦炎患者鼻腔黏膜纤毛清除力[15]。

几项研究均表明使用高渗和等渗盐水冲洗鼻腔对患者有益。Rabago 等[16]进行了一项为期 6 个月的随机对照研究测试了高渗盐水冲洗鼻窦炎患者的效果。用医疗结果调查简表-12、鼻窦炎疾病指数和单项鼻窦炎症状严重程度评估表测量了主观效果。试验结果显示,冲洗不仅可以在总体上改善患者鼻窦相关的生活质量,而且鼻窦相关症状持续时间不到 2 周($P<0.05$),减少抗生素的使用($P<0.05$)并减少了鼻喷雾剂的使用($P=0.06$)[16]。在随后的 12 个月随访无对照研究中,使用高渗盐水冲洗鼻腔的患者可得到鼻腔鼻窦症状的持续改善[17]。Bachmann 等对使用等渗盐水冲洗鼻腔也做了一项研究[18]。这项双盲随机对照研究,比较了 EMS 等张盐水(浴疗水)鼻内冲洗与等渗氯化钠治疗成年人慢性鼻窦炎的效果。从主观主诉、鼻内镜和影像学结果均显示两组均有明显改善($P=0.000\,1$)。两组相比,效果没有明显差异[18]。

研究表明,高渗盐水应用于儿童群体是有效的。Shoseyov 等进行了一项随机双盲研究,比较了比高渗盐水与等渗盐水冲洗鼻腔在儿童均用初始和 4 周后的患者慢性鼻窦炎人群中的效果[19]。所有患者均由两项临床得分(咳嗽、鼻分泌物和鼻后滴漏)和影像学得分进行评价。高渗盐水组在多项症状得分中均有显著提高;而等渗盐水组仅在鼻后滴注得分中有优势。

一项 2007 年 Cochrane 回顾分析对外用盐水治疗慢性鼻窦炎的有效性和安全性进行了评价[20]。8 项试验满足搜索条件。3 项研究比较了等渗盐水冲洗与无治疗的结果照,一项是等渗盐水与安慰剂对照,一项是辅助治疗与鼻曲同激素对比,另一项是辅助治疗与鼻喷激素对比。后两项研究是对照高渗盐水与等渗盐水。基于综述,有证据显示盐水冲洗无论单独使用还是作为辅助治疗对慢性鼻窦炎相关症状的改善是有益的。高渗盐水与等渗盐水冲洗没有差异。虽然鼻喷激素较盐水更有效,但盐水与安慰剂对照时没有优势。

鼻内和全身类固醇药物使用

鼻用激素普遍用于伴或不伴息肉形成的慢性鼻窦炎的治疗。鼻用激素可以降低免疫反应和减轻炎症的证据明确。研究显示，与安慰剂对照鼻用激素可以改善鼻部症状，鼻腔通气率和黏液纤毛清除率，也能减少鼻组织中的嗜酸性粒细胞和细胞因子，其中，这两种介质在慢性鼻窦炎炎症中起重要作用[21]。然而，没有明确证据证明，不伴息肉形成的慢性鼻窦炎患者使用鼻用激素可以减轻症状和改善炎症反应。然而，已完成的前瞻性研究显示，鼻用激素可以缩小息肉体积，改善通气和减轻伴息肉形成的慢性鼻窦炎的症状[22,23]。一项 Cochrane 报告评估了有关鼻用激素对伴息肉形成的囊胞性纤维化症患者治疗作用的文献，得出的结论是尽管鼻息肉体积有所减小，但没有确切证据显示鼻部症状评分得到改善[24]。

同鼻用激素治疗类似，全身应用激素也广泛用于控制症状、减轻炎症和缩小慢性鼻窦炎息肉的体积。它们似乎对伴过敏症或哮喘的慢性鼻窦炎患者有特殊疗效，同时，长期使用可以缩小鼻息肉体积。有关全身应用激素治疗不伴鼻息肉慢性鼻窦炎的数据尚不充分。系统循证评价发现，尚没有口服激素治疗不伴息肉慢性鼻窦炎的随机对照实验，支持口服激素的文献按照循证医学评定为 4 级、5 级水平[25]。

内镜鼻窦手术

综上所述，慢性鼻窦炎有多种病因，包括宿主、获得性和环境因素，都会增加炎症反应[5]。因为此病有多种形成因素，所以没有一种治疗方法可以治疗所有患者。药物治疗慢性鼻窦炎是第一步。有些患者对药物治疗反应良好，而对药物治疗无效的患者则需要手术。手术在治疗慢性鼻窦炎方面起着重要作用，一年要进行 200 000 多次[26]。传统开放路径已让位于现代的内镜技术。

尽管内镜鼻窦手术(ESS)是治疗药物治疗无效的鼻窦炎的金标准，然而对其治疗有效性的评估都为低水平 1a 级。在 2009 年一篇关于功能性鼻内镜手术的 Cochrane 评价中，作者进行了功能性鼻内镜手术与药物治疗，功能性鼻内镜手术与传统鼻窦手术、功能性鼻内镜手术联合药物治疗与药物治疗，以及功能性鼻内镜手术联合药物治疗与传统鼻窦手术的对比评估。他们筛选后只有 3 项研究符合这篇综述的要求[27]。一项未发表的随机对照研究比较了 33 例患者的内镜下开放中鼻道与传统式开放下鼻道造口术。中位随访时间是 12 个月。两组间的症状得分没有显著差异[27]。Hartog 等的另一项研究比较了慢性上颌窦炎患者的病证[27,28]。对功能性鼻内镜手术联合鼻腔冲洗及药物治疗与鼻腔冲洗联合药物治疗进行了对比。虽然手术组在脓液排除和嗅觉减退

方面有意义，但为期 12 个月的总体治愈率对比没有显著差异。Ragab 等的研究对 90 例慢性鼻窦炎患者进行了功能性鼻内镜手术联合药物治疗与单独药物治疗的对比[29]。结果显示，药物治疗组与手术治疗组在主观和客观效果方面均有显著改善。两组不伴息肉形成的慢性鼻窦炎患者，经手术治疗组，除了鼻声反射测得的总体鼻腔容积得到改善外，其他改变没有显著差异。因为两组间没有太大差异，所以作者的结论是，药物治疗应该作为首选，药物治疗无效时再考虑手术治疗[29]。

尽管缺乏大量的随机对照试验支持，但仍有大量观测证据表明，内镜鼻窦手术后患者的生活质量和症状得到改善[30-37]。在 Smith 等进行的一项有关支持内镜鼻窦手术治疗成人慢性鼻窦炎的证据的评价中，作者发现绝大部分 4 级和小部分 2 级证据表明内镜鼻窦手术可以有效改善成人慢性鼻窦炎的症状和生活质量 [38]。依照 Smith 等的评价，大约有 32 项回顾性研究和 11 个前瞻性研究均表明功能性鼻内镜手术可以改善症状。缺乏更高水平的研究可能有如下原因。首先，很难将手术标准化，特别是多中心试验。再者，随机化可能会带来伦理问题，很难保证患者对手术治疗计划的保密性[38,39]。

同初始的内镜鼻窦手术相比，改进的内镜鼻窦手术成功率达到 50%~90%[40]。McMains 等的研究表明，药物治疗无效，早期行功能性鼻内镜手术者在客观和主观效果方面均得到改善[41]。他们没有提到伴息肉比伴其他共存疾病患者手术更容易失败。此外，Smith 等研究还表明首次手术与再次手术相比，改善程度可达到两倍[42]。

自 20 世纪 80 年代以来，内镜鼻窦手术发展成为药物治疗无效鼻窦炎的手术治疗标准。尽管有数以百计的文献讨论了这种外科方式的使用和有效性，但仍然缺乏 1 级和 2 级证据支持内镜鼻窦手术。因此，需要更高水平的前瞻性对照研究使治疗方式成为一种更循证依据的方式。

鼻窦球囊扩张

鼻窦球囊导管扩张术是一种新型术式，在过去几年里已广泛流行。2005 年进入临床以来，球囊导管技术一直采用微创技术，而此前曾用于其他领域，如心脏血管成形术和泌尿科。球囊鼻窦成形术是应用导丝进行的首次开发且领先多项研究，借助内镜由荧光或透射光引导通过阻塞的窦口进入窦腔。随后，由导丝引导使未膨胀球囊导管进入鼻窦。一旦确定进入窦口位置，便可膨胀球囊。随后排空球囊，撤出器械，而保留膨胀的窦口。

同传统内镜鼻窦手术相比，这种技术损伤性小，出

血也少[43]。它与传统内镜手术相比减少了黏膜的损伤和剥离，而且可以在局麻下进行[43]。这些特点使球囊鼻窦成形术对于那些身体状况较差、传统内镜鼻窦手术有风险的患者来说是一不错的选择。

尽管有有利证据支持，但是现在尚缺少内镜球囊扩张术与内镜手术、传统术式和(或)药物治疗慢性鼻窦炎的随机对照试验。几项研究表明，鼻窦球囊成形术对于开放式慢性鼻窦炎阻塞窦口来说安全可行[43-45]。在一项对 115 例患者的多中心随机对照实验中，检测手术后 24 周的有效性、安全性和起初恢复情况[44]。在术后 24 周时，80.5%此前肿胀的窦口是开放的，1.6%不开放，17.9%开放不明确。这项实验还报道，患者的鼻腔鼻窦效果测试 20 评分(SHOT-20)明显提高，并且显示没有与鼻窦球囊导管相关的不良事件。这项实验的结论是，鼻窦球囊导管开放阻塞窦口在一定时间内是安全有效的[44]。在对此级患者进行的 1 年和 2 年的随访研究表明，球囊扩张具有长期有效性和维持低 SNOT-20 评分的可持续性[46,47]。尽管这项系列研究提供鼻窦球囊成形术的长期观测值，但这项研究是单因素、无对照的观察性研究。因此，它对慢性鼻窦炎患者的解读和适用性是有限的。

迄今为止，只有一项对照研究比较了鼻窦球囊开放术与内镜鼻窦手术。Friedman 等对一组复发性急性鼻窦炎或慢性鼻窦炎患者进行了一项回顾性分析[48]。随访 3 个月后，用 SNTO-20 调查表评估了患者的症状和满意度、术后镇静剂的使用情况和花费。两组患者的 SNOT-20 测试结果均明显提高。但应用鼻窦球囊导管的患者满意度较高，术后使用镇静剂较少。虽然初期治疗花费相似，但使用鼻窦球囊导管的反修手术费用非常少[48]。

与上述技术相似，其他一些新技术均采用可充气式气囊来扩大鼻窦窦口。但这些技术使用工具的方式不同。有的系统采用经鼻窦球囊导管扩张法，而其他系统则采用适用于各种情况的一组扩张器具，用一个窦性球囊即可扩大上颌窦、蝶窦和额窦。当 Stankiewicz 等报道了经筛漏斗扩大鼻窦球囊术后 1 年的 SNOT-20 评分明显减少之后，便证实了经筛漏斗鼻窦球囊导管术可行[49]。一篇 2011Cochrane 论述总结了与鼻窦球囊扩张术有关的文献，认为："目前尚没有令人信服的证据支持内镜球囊鼻窦导管扩张术较传统手术方式更适用于治疗药物治疗无效的慢性鼻窦炎。随着鼻窦球囊成形术应用的增多，迫切需要进行更多的随机对照实验来决定它比传统手术治疗方式更有效。"[50]

尽管鼻窦球囊导管有明确的优势，但它不是万能的，必须合理使用。它的通用特性使它在治疗慢性鼻窦炎中的应用更宽泛和受欢迎。然而，有几点需要注意：只有通过对鼻窦球囊导管术与治疗慢性鼻窦炎标准治疗方法进行了前瞻性对照研究之后，才能确定它的有效性。

结论

慢性鼻窦炎是由多种相关潜在病因形成的一种复杂疾病，因此有多种评估和治疗方案。或许由于这些多种相关因素，难以设计和进行一些研究为支持某种推荐方案提供高水平的证据。有关文献大部分是 3~5 级水平，很少有 1 级或者 2 级水平。此时多数病例的治疗方案是凭经验、针对具体患者、经过反复尝试而设计的。

(胡云磊 译)

参考文献

1. Stewart MG, Neely JG, Paniello RC, Fraley PL, Karni RJ, Nussenbaum B. A practical guide to understanding outcomes research. Otolaryngol Head Neck Surg 2007;137(5):700–706
2. Lanza DC, Kennedy DW. Adult rhinosinusitis defined. Otolaryngol Head Neck Surg 1997;117(3, pt 2):S1–S7
3. Benninger MS, Ferguson BJ, Hadley JA, et al. Adult chronic rhinosinusitis: definitions, diagnosis, epidemiology, and pathophysiology. Otolaryngol Head Neck Surg 2003;129(Suppl 3):S1–S32
4. Meltzer EO, Hamilos DL, Hadley JA, et al; American Academy of Allergy, Asthma and Immunology (AAAAI); American Academy of Otolaryngic Allergy (AAOA); American Academy of Otolaryngology--Head and Neck Surgery (AAO-HNS); American College of Allergy, Asthma and Immunology (ACAAI); American Rhinologic Society (ARS). Rhinosinusitis: establishing definitions for clinical research and patient care. J Allergy Clin Immunol 2004;114(Suppl 6):155–212
5. Fokkens W, Lund V, Bachert C, et al; EAACI. EAACI position paper on rhinosinusitis and nasal polyps executive summary. Allergy 2005;60(5):583–601
6. Piromchai P, Thanaviratananich S, Laopaiboon M. Systemic antibiotics for chronic rhinosinusitis without nasal polyps in adults. Cochrane Database Syst Rev 2011;(5):CD008233
7. Rosenfeld RM. Clinical practice guideline on adult sinusitis. Otolaryngol Head Neck Surg 2007;137(3):365–377
8. Soler ZM, Smith TL. What is the role of long-term macrolide therapy in the treatment of recalcitrant chronic rhinosinusitis? Laryngoscope 2009;119(11):2083–2084
9. Vaughan WC, Carvalho G. Use of nebulized antibiotics for acute infections in chronic sinusitis. Otolaryngol Head Neck Surg 2002;127(6):558–568
10. Ponikau JU, Sherris DA, Kern EB, et al. The diagnosis and incidence of allergic fungal sinusitis. Mayo Clin Proc 1999;74(9):877–884
11. Orlandi RR, Marple BF, Georgelas A, Durtschi D, Barr L. Immunologic response to fungus is not universally associated with rhinosinusitis. Otolaryngol Head Neck Surg 2009;141(6):750–756, e1–e2
12. Pant H, Schembri MA, Wormald PJ, Macardle PJ. IgE-mediated fungal allergy in allergic fungal sinusitis. Laryngoscope 2009;119(6):1046–1052
13. Isaacs S, Fakhri S, Luong A, Citardi MJ. A meta-analysis of topical amphotericin B for the treatment of chronic rhinosinusitis. Int

Forum Allergy Rhinol 2011;1(4):250–254

14. Talbot AR, Herr TM, Parsons DS. Mucociliary clearance and buffered hypertonic saline solution. Laryngoscope 1997;107(4):500–503

15. Ural A, Oktemer TK, Kizil Y, Ileri F, Uslu S. Impact of isotonic and hypertonic saline solutions on mucociliary activity in various nasal pathologies: clinical study. J Laryngol Otol 2009;123(5):517–521

16. Rabago D, Zgierska A, Mundt M, Barrett B, Bobula J, Maberry R. Efficacy of daily hypertonic saline nasal irrigation among patients with sinusitis: a randomized controlled trial. J Fam Pract 2002;51(12):1049–1055

17. Rabago D, Pasic T, Zgierska A, Mundt M, Barrett B, Maberry R. The efficacy of hypertonic saline nasal irrigation for chronic sinonasal symptoms. Otolaryngol Head Neck Surg 2005;133(1):3–8

18. Bachmann G, Hommel G, Michel O. Effect of irrigation of the nose with isotonic salt solution on adult patients with chronic paranasal sinus disease. Eur Arch Otorhinolaryngol 2000;257(10):537–541

19. Shoseyov D, Bibi H, Shai P, Shoseyov N, Shazberg G, Hurvitz H. Treatment with hypertonic saline versus normal saline nasal wash of pediatric chronic sinusitis. J Allergy Clin Immunol 1998;101(5):602–605

20. Harvey R, Hannan SA, Badia L, Scadding G. Nasal saline irrigations for the symptoms of chronic rhinosinusitis. Cochrane Database Syst Rev 2007;(3):CD006394

21. Marple BF, Stankiewicz JA, Baroody FM, et al; American Academy of Otolaryngic Allergy Working Group on Chronic Rhinosinusitis. Diagnosis and management of chronic rhinosinusitis in adults. Postgrad Med 2009;121(6):121–139

22. Ruhno J, Andersson B, Denburg J, et al. A double-blind comparison of intranasal budesonide with placebo for nasal polyposis. J Allergy Clin Immunol 1990;86(6, pt 1):946–953

23. Jankowski R, Schrewelius C, Bonfils P, et al. Efficacy and tolerability of budesonide aqueous nasal spray treatment in patients with nasal polyps. Arch Otolaryngol Head Neck Surg 2001;127(4):447–452

24. Beer H, Southern KW, Swift AC. Topical nasal steroids for treating nasal polyposis in people with cystic fibrosis. Cochrane Database Syst Rev 2011;(5):CD008253

25. Lal D, Hwang PH. Oral corticosteroid therapy in chronic rhinosinusitis without polyposis: a systematic review. Int Forum Allergy Rhinol 2011;1(2):136–143

26. Osguthorpe JD. Surgical outcomes in rhinosinusitis: what we know. Otolaryngol Head Neck Surg 1999;120(4):451–453

27. Khalil HS, Nunez DA. Functional endoscopic sinus surgery for chronic rhinosinusitis. Cochrane Database Syst Rev 2006;(3):CD004458

28. Hartog B, van Benthem PP, Prins LC, Hordijk GJ. Efficacy of sinus irrigation versus sinus irrigation followed by functional endoscopic sinus surgery. Ann Otol Rhinol Laryngol 1997;106(9):759–766

29. Ragab SM, Lund VJ, Scadding G. Evaluation of the medical and surgical treatment of chronic rhinosinusitis: a prospective, randomised, controlled trial. Laryngoscope 2004;114(5):923–930

30. Soler ZM, Smith TL. Quality of life outcomes after functional endoscopic sinus surgery. Otolaryngol Clin North Am 2010;43(3):605–612

31. Chester AC, Antisdel JL, Sindwani RS. Symptom-specific outcomes of endoscopic sinus surgery: a systematic review. Otolaryngol Head Neck Surg 2009;140(5):633–639

32. Ling FT, Kountakis SE. Rhinosinusitis Task Force symptoms versus the Sinonasal Outcomes Test in patients evaluated for chronic rhinosinusitis. Am J Rhinol 2007;21(4):495–498

33. Chester AC, Sindwani R, Smith TL, Bhattacharyya N. Fatigue improvement following endoscopic sinus surgery: a systematic review and meta-analysis. Laryngoscope 2008;118(4):730–739

34. Lund VJ, MacKay IS. Outcome assessment of endoscopic sinus surgery. J R Soc Med 1994;87(2):70–72

35. Senior BA, Kennedy DW, Tanabodee J, Kroger H, Hassab M, Lanza D. Long-term results of functional endoscopic sinus surgery. Laryngoscope 1998;108(2):151–157

36. Soler ZM, Mace J, Smith TL. Symptom-based presentation of chronic rhinosinusitis and symptom-specific outcomes after endoscopic sinus surgery. Am J Rhinol 2008;22(3):297–301

37. Benninger MS, Khalid AN, Benninger RM, Smith TL. Surgery for chronic rhinosinusitis may improve sleep and sexual function. Laryngoscope 2010;120(8):1696–1700

38. Smith TL, Batra PS, Seiden AM, Hannley M. Evidence supporting endoscopic sinus surgery in the management of adult chronic rhinosinusitis: a systematic review. Am J Rhinol 2005;19(6):537–543

39. Lund VJ. Evidence-based surgery in chronic rhinosinusitis. Acta Otolaryngol 2001;121(1):5–9

40. Moses RL, Cornetta A, Atkins JP Jr, Roth M, Rosen MR, Keane WM. Revision endoscopic sinus surgery: the Thomas Jefferson University experience. Ear Nose Throat J 1998;77(3):190–202, 193–195, 199–202

41. McMains KC, Kountakis SE. Revision functional endoscopic sinus surgery: objective and subjective surgical outcomes. Am J Rhinol 2005;19(4):344–347

42. Smith TL, Litvack JR, Hwang PH, et al. Determinants of outcomes of sinus surgery: a multi-institutional prospective cohort study. Otolaryngol Head Neck Surg 2010;142(1):55–63

43. Brown CL, Bolger WE. Safety and feasibility of balloon catheter dilation of paranasal sinus ostia: a preliminary investigation. Ann Otol Rhinol Laryngol 2006;115(4):293–299, discussion 300–301

44. Bolger WE, Brown CL, Church CA, et al. Safety and outcomes of balloon catheter sinusotomy: a multicenter 24-week analysis in 115 patients. Otolaryngol Head Neck Surg 2007;137(1):10–20

45. Vaughan WC. Review of balloon sinuplasty. Curr Opin Otolaryngol Head Neck Surg 2008;16(1):2–9

46. Kuhn FA, Church CA, Goldberg AN, et al. Balloon catheter sinusotomy: one-year follow-up–outcomes and role in functional endoscopic sinus surgery. Otolaryngol Head Neck Surg 2008;139(3)(Suppl 3):S27–S37

47. Weiss RL, Church CA, Kuhn FA, Levine HL, Sillers MJ, Vaughan WC. Long-term outcome analysis of balloon catheter sinusotomy: two-year follow-up. Otolaryngol Head Neck Surg 2008;139(3)(Suppl 3):S38–S46

48. Friedman M, Schalch P, Lin HC, Mazloom N, Neidich M, Joseph NJ. Functional endoscopic dilatation of the sinuses: patient satisfaction, postoperative pain, and cost. Am J Rhinol 2008;22(2):204–209

49. Stankiewicz J, Truitt T, Atkins JJ Jr. One-year results: transantral balloon dilation of the ethmoid infundibulum. Ear Nose Throat J 2010;89(2):72–77

50. Ahmed J, Pal S, Hopkins C, Jayaraj S. Functional endoscopic balloon dilation of sinus ostia for chronic rhinosinusitis (Review). Cochrane Collab 2011;7:1–16

第 7 章

真菌性鼻旁窦炎

Anand K. Devaiah，Bradley F. Marple

真菌性鼻旁窦炎有多种临床表现。其所涉及的鼻窦疾病从急性感染到慢性疾病和侵袭性疾病。关于真菌对宿主的致病作用和宿主对真菌的反应一直有争论。不论哪种真菌（可能只是普生菌或寄生菌）在鼻窦疾病中起某种作用，在几种疾病谱中都有争议。本章将探讨真菌累及鼻窦疾病的不同部位。虽然依据病理学和流行病学有多种分类方法[1-3]，但这种疾病可分为以下几种类型：非侵袭性真菌性鼻窦炎（变应性真菌性鼻窦炎，AFRS 和真菌肿病）和侵袭性真菌性鼻窦炎（急性侵袭性、慢性侵袭性和肉芽肿性）。

非侵袭性真菌性鼻窦炎

变应性真菌性鼻窦炎

变应性真菌性鼻窦炎是真菌性鼻窦炎中最常见的类型，其特征表现会有暗黑色、厚的浓缩黏液产生于鼻旁窦内。这种过敏性或嗜酸性黏蛋白非常黏稠，很难从鼻窦中提取。显微镜检测时可见嗜酸性粒细胞坏死性脱颗粒呈洋葱皮样分布，几乎不能见到菌丝和溶血性磷脂酶晶体（也被称为 Charcot-Leyden 晶体）[4-6]。最常见的生物体是暗色孢种真菌，如两种细胞真菌和弯孢真菌[7-8]。

该疾病常以单侧发病为主。患者表现为缓慢进展性鼻腔充血、鼻后滴漏、鼻塞和嗅觉减退。鼻涕中常可见浓的黏蛋白碎片。如果未识别出这个疾病的真菌因素，患者可能对传统治疗无效，甚至需要行多种手术来明确病程。患者可能会出现眼球突出或眦距过远症[9-12]。诊断性 CT 扫描可诊断此病，显示为多个鼻窦内黏蛋白混浊、黏液囊肿和包括纸样板在内的鼻旁窦结构的重塑。磁共振成像 T1 和 T2 加权像也可显示类似的鼻窦影像，特别是黏膜炎症造成的外围高信号和黏蛋白造成的中央信号衰减。

患者常是年轻人，有遗传过敏症和免疫过敏[8,10]。本病的发病机制被认为是对真菌过敏原的 1 型和 3 型超敏反应，类似于曲霉菌性支气管炎[13]。假如伴有过敏反应以及抗真菌过敏原 IgG 和 IgE 增高，这似乎表明该概述是发病机制的一部分是有根据的[9,13-15]。尽管其他研究者有不同的诊断标准，但 Bent 和 Kuhn[16]提出的诊断标准最值得信赖。该诊断标准包括以下几点：皮肤试验或体外检测该 1 型过敏反应；如上所述的特征性 CT 表现；有鼻息肉；确定有嗜酸性黏液；鼻窦术中取样化验真菌染色阳性；鼻窦组织中没有真菌侵入。考虑到与其他类型慢性鼻窦炎的重叠表现，认为这种疾病长期成功治疗的关键在于制订更有效的分类方法和疾病特征。

变应性真菌性鼻窦炎要联合进行药物和手术治疗。手术用于打开和排空鼻旁窦，特别是有证据表明该处有广泛重塑并有眼眶和颅内并发症风险时。不必广泛切除黏膜，但必须重建引流通道。临床上曾用过不同的药物治疗，每种方法成功率不同，每种方法都有一定作用。免疫疗法、白三烯抑制剂、全身类固醇激素、鼻喷激素、大环内酯类抗生素和抗真菌药均曾用于治疗[10,17-20]。针对真菌病因鼻窦炎的治疗曾推荐使用两性霉素 B 灌洗，但显示可接受的风险-效益比数据是不确定的[21]。然而，因为药物不能有效地渗透到鼻窦黏蛋白碎片中，这种方法和其他抗真菌冲洗治疗均未成功。如果选择了这种无效的干预方式，急性真菌性鼻窦炎仍有复发的高风险[22]。有效的治疗方式可逆转任何窦腔和眼眶的重塑（即突出和增大），也能分解产生的黏蛋白。

存在真菌时产生黏蛋白是一个诊断标志，有助于指导治疗。然而，这种疾病变异型在其黏蛋白中并不能发现真菌元素，但对变应性真菌性鼻窦炎的治疗有反应。Ferguson[23]提出嗜酸性黏蛋白鼻窦炎来描述这种变异型。随后，Ponikau 等[24]报道真菌在鼻窦疾病中是普遍存在的，在慢性鼻窦炎患者中可以用较敏感的试验检测出。

他们认为，慢性鼻窦炎疾病是一种对真菌的细胞介导超敏反应。文献中的这些报道和其他报道提供的证据是相互矛盾的，其中的一些证据被其他观察者重复利用，而其他证据却未被重复应用。另有一些研究支持这个假想，即急性真菌性鼻窦炎和嗜酸性黏蛋白性鼻窦炎患者中是由依赖 IgE 和 IgG 机制导致了真菌抗原超敏反应[25,26]。这些不完全理解的机制被假设为急性真菌性鼻窦炎和嗜酸性黏蛋白性鼻窦炎中所见的嗜酸性黏蛋白的生成机制。尽管如此，真菌与鼻窦炎的确切相关性仍是争议的热点（将在下一章讨论），但是在急性真菌性鼻窦炎中对其诊断和针对真菌的治疗似乎有使用价值，而且可提示潜在的发病机制。患者诊断和临床表现方面的差异很可能代表发病机制的变异，需要找出其他关键因素以便优化诊断和治疗程序。

真菌肿病

真菌肿病是一种由曲霉菌属真菌引起的非侵袭性鼻窦炎[27]。由于这种疾病的非侵袭性使其成为一个独立病种的特征。传统上见于具有免疫能力的患者中。其他报道指出，它们可发生于免疫功能不全的患者，也可包括毛霉菌目生物[28]。应该特别注意的是，在免疫功能不全的患者中，诊断真菌肿病而非侵袭性真菌性鼻窦炎应经过深思熟虑，因为治疗方式和整体预后明显不同。

在一些特定情况下应该怀疑存在有真菌肿病。通常只有少数鼻窦受累，而且只累及单个鼻窦。通常累及的是上颌窦（最常见）和蝶窦。真菌肿病会在鼻窦内广泛侵袭。CT 在诊断方面特别有用，而 MRI 在需要定位软组织侵袭程度的患者中可能有用。CT 上的典型表现是窦内浓缩物高密度影，提示有钙化（图 7.1）。也可见鼻窦重塑和骨质增生。在 MRI T1 和 T2 加权像上显示低信号强度，如果将其作为唯一的形式，有时会使诊断更加困难。一般说来，CT 在此诊断中更有用。

真菌肿病的诊断要进行体格检查以及手术探查，以清除窦内物质。在窦内或周围组织中应该没有侵袭征象。打开侵袭区域时可见真菌肿病典型的花生酱样形态。打开窦口和清除所有碎物是治疗的根本。一般不需要药物治疗，因为手术清除足以根治这种疾病。

侵袭性真菌性鼻窦炎

此疾病谱的另一端是侵袭性真菌性鼻窦炎。这种病可危及生命。真菌侵袭鼻窦黏膜、脉管骨骼和邻近结构，

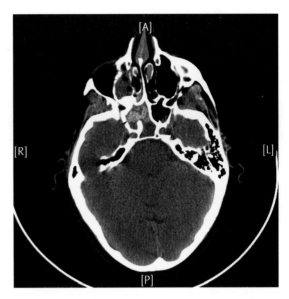

图 7.1　右侧蝶窦真菌肿病的 CT 平扫。真菌感染病灶可见增强信号（箭头示）。

如眼睛和大脑。其有几种分类方法，而且对如何最好地区分疾病类型存在争议。可将其细分为 3 种类型：急性侵袭性、慢性侵袭性和肉芽肿性。不同类型是由多种病原体引起的。这类疾病最常见的感染病原体是子囊菌门、曲霉菌或在毛霉菌序（门接合菌），特别是毛霉菌、根毛霉和根真菌属。还提出过其他菌种，包括念珠菌、镰刀菌属和伪绒毛菌属[29]。在同一患者的疾病中可共存不同的菌属。

高危患者表现为某种形式的免疫功能不全，慢性肉芽肿型除外，几乎不可能发生于免疫功能正常的个体中。免疫缺陷相关疾病的常见危险因素包括糖尿病（伴有或不伴有酮症酸中毒）、获得性免疫缺陷综合征、伴有白细胞减少症（完全性或功能性）的血液系统肿瘤或者其他原因所致的白细胞减少症（如骨髓移植术所致的白细胞减少症）和实体器官移植后的免疫调节。其他因素包括铁超载（伴或不伴去铁胺治疗）和蛋白营养不良。

免疫功能不全且有鼻窦炎征象的患者应该行鼻内镜检查，查找侵袭性真菌性鼻窦炎的征象。蜕皮、结痂、坏死或血供少的区域应该高度怀疑侵袭性真菌性鼻窦炎（图 7.2）。进行内镜检查时毛囊致病菌属会早期出现于疑似坏死组织内，并有微血管受侵袭迹象。虽然曲霉菌也会出现组织坏死症变化，但也见于苍白、血供少的组织中，因为它早期嗜好微血管系统。患者还会出现流鼻血、面部软组织感染、眶周水肿、眼球突出、视力下降、精神状态改变或者癫痫。肉芽肿常呈现团块效应，类似恶

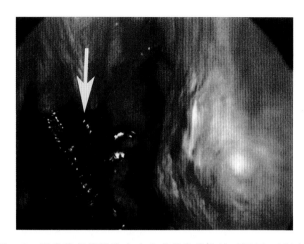

图7.2 侵袭性真菌性鼻窦炎患者的鼻腔内镜下视图，诱因为中性粒细胞减少合并白血病。应用清创术后行手术治疗观察左侧鼻腔。经中隔入路观察后鼻腔。病灶处可见结痂（箭头处），行活组织检查证实。必须按时复查以及彻底清创，已确保疾病被控制住。

性肿瘤。受累组织及邻近正常组织的活检是最可靠的诊断方法。

组织学上，可见鼻窦黏膜、血管、骨质或邻近组织被真菌侵袭。虽然它也能通过苏木精[30]和伊红染色看出，但最好使用银染色。在肉芽肿类型中，会有肉芽肿反应，和浓密纤维化[30]，很少有血管侵袭。显微镜检查中，各种生物体具有不同的特征。曲霉菌属是有众多分隔的薄壁菌丝。菌丝呈45°角分出。致病性毛霉菌是很少或者没有分隔的宽大菌丝，呈90°角分支。

CT和MRI可作为辅助检查会有所帮助，但不能取代组织的显微镜检查。在有关急性侵袭性真菌性鼻窦炎的CT和MRI的研究中，Groppo等[31]发现MRI比CT更敏感（平均86%比63%）。阳性预测值较高（MRI为94%，CT为91%），但平均阴性预测值较低（MRI为86%，CT为56%）。MRI最好用于显示窦外组织。因此，行CT和MRI检查有助于支持诊断，识别出窦外侵袭的组织，并有助于手术计划的制订，但是体格检查和被清创术所见应该是决定手术范围的基本要则。

死亡率取决于各种因素。疾病的类型、侵袭的范围、采用手术和药物联合治疗以及患者的免疫功能都是重要因素。慢性和肉芽肿类型比急性侵袭性疾病的死亡率低。急性侵袭性疾病的死亡率在不同文献中提供的范围为18%~80%。当伴有免疫功能低下时，特别是嗜中性粒细胞绝对值低时，死亡率更高。在某项研究中，如果连续10天以上嗜中性粒细胞绝对值低于500/mm³，发生侵袭性真菌性鼻窦炎的风险会增高[32]。

嗜中性粒细胞绝对值偏低也会有疾病死亡率偏高。增加死亡率的其他因素包括病变侵袭颅内，文献报道的死亡率近70%。并发症的不可控性也会增加死亡率。手术联合抗真菌治疗会降低整体死亡率，文献中报道的手术和抗真菌联合治疗急性侵袭性接合菌病的整体存活率为70%[33]。

急性侵袭性真菌性鼻窦炎

急性类型，正如其名称所示，通常病程少于4周而且病情进展迅速。感染将在很短的时间内快速发展，甚至出现在数小时后。因此，应将急性侵袭性真菌性鼻窦炎作为急症，一旦发现此病，只要他们能够接受治疗，应该迅速、短时间内予以处理。即使只过去几小时，其影响也具有毁灭性。受侵的组织会迅速从鼻窦扩展到邻近组织（图7.3）。侵袭性和播散性类型的此病通常是由曲霉菌引起的。严重播散性疾病类型，通常会累及肺部系统和中枢神经系统，可见于严重免疫功能不全伴嗜中性粒细胞减少症的患者。伴有糖尿病的患者此病常由于毛霉菌引起。

此病可进行手术治疗和药物治疗。手术清除术最好进行至切除边缘冷冻结果阴性时。这样才会清除眼眶内容物、并将面部软组织和一些受侵的颅内软组织广泛切除。如果病情允许使用内镜而且术者能使用内镜的手术，可以使用内镜治疗。建议术后复查并在手术室反复清创，要确保已终止了疾病的进一步发展，因为尽管首次清创和抗真菌治疗充分，但疾病进程还是会继续的。

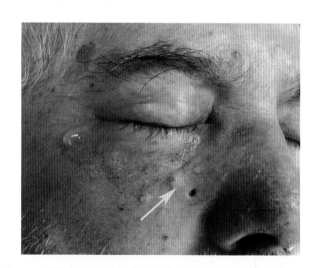

图7.3 累及软组织的侵袭性真菌性鼻窦炎。图中示出患者右侧鼻外侧沟区域（箭头）以及右眼睑受累后。在本病例中这些部位有微小的红斑及水肿，并确认是鼻旁窦扩散出的侵袭性真菌所致。

建议每日进行一次检查和定期手术清创,直到无坏死组织征象为止。

应该尽早使用药物治疗,可采用两种形式:抗真菌治疗[29,34]和提高免疫功能的治疗。有几种治疗方案可以考虑[29,34],而且必须向感染病专家咨询。抗真菌治疗通常针对病原体。如果没有认定所用药剂,应优先使用两性霉素或广谱抗真菌药。对于曲霉菌属、镰刀菌属和微绒毛菌属,可以考虑伏立康唑或其他能有效对抗这些病原体的药剂。对于非中性粒细胞减少症的患者可以使用氟康唑治疗假死酵母菌属;对于中性粒细胞减少症的患者,应该考虑使用两性霉素或伏立康唑之类药。如果可能,应采取措施纠正任何可能的免疫抑制,在治疗这种疾病中这一点也很重要。还应有效治疗其诱发疾病,如糖尿病。

慢性侵袭性真菌性鼻窦炎

这类型疾病进展缓慢,侵袭病程长达 3 个月。因此,它具有较弱的侵袭性。常见于糖尿病、长期使用激素和获得性免疫缺陷综合征的患者中。曲霉菌是此病相关的病原菌。眶尖综合征(眼肌麻痹、视力丧失和面上部感觉减退)在此病中也常见。

治疗方式大体上与急性侵袭性鼻窦炎的处理方案相同。此病的低侵袭性常会保留较关键的结构,比如眼睛和大脑。疾病仍会进展或者有复发机会,所以恰当的随访及处理对于控制疾病及并发症是重要的。

肉芽肿性真菌性鼻窦炎

此病可导致肉芽肿性反应,广泛侵袭周围组织。此病进展缓慢,持续数月以上。在此病进展中的某一时期会侵袭眼眶,导致眼球突出或者其他视力问题。此外还可侵袭鼻旁窦、面部和鼻腔。黄曲霉菌是此病的致病微生物。此病常见于印度、巴基斯坦、沙特阿拉伯和苏丹共和国。此病通过类似于慢性鼻窦炎的治疗方式(手术和药物治疗)。

结论

真菌性鼻窦炎分为非侵袭性和侵袭性两种类型。这些疾病的治疗方式仍在不断研究发展,可选择手术和药物治疗。区分这些疾病类型及其亚型对于患者来说是必须的,因为它们在临床表现和愈后方面截然不同。

(胡云磊 译)

参考文献

1. Ryan MR, Marple BF. Allergic fungal sinusitis: diagnosis and management. Curr Opin Otolaryngol Head Neck Surg 2007; 15: 18–22

2. Saravanan K, Panda NK, Chakrabarti A, Das A, Bapuraj RJ. Allergic fungal rhinosinusitis: an attempt to resolve the diagnostic dilemma. Arch Otolaryngol Head Neck Surg 2006;132(2):173–178

3. Chakrabarti A, Denning DW, Ferguson BJ, et al. Fungal rhinosinusitis: a categorization and definitional schema addressing current controversies. Laryngoscope 2009;119(9):1809–1818

4. Katzenstein AL, Sale SR, Greenberger PA. Allergic Aspergillus sinusitis: a newly recognized form of sinusitis. J Allergy Clin Immunol 1983;72(1):89–93

5. Safirstein BH. Allergic bronchopulmonary aspergillosis with obstruction of the upper respiratory tract. Chest 1976;70(6):788–790

6. Miller JW, Johnston A, Lamb D. Allergic aspergillosis of the maxillary sinuses. Thorax 1981;36:710

7. Manning SC, Schaefer SD, Close LG, Vuitch F. Culture-positive allergic fungal sinusitis. Arch Otolaryngol Head Neck Surg 1991;117(2):174–178

8. Ence BK, Gourley DS, Jorgensen NL, et al. Allergic fungal sinusitis. Am J Rhinol 1990;4:169–178

9. Marple BF. Allergic fungal rhinosinusitis: current theories and management strategies. Laryngoscope 2001;111(6):1006–1019

10. Schubert MS, Goetz DW. Evaluation and treatment of allergic fungal sinusitis. II. Treatment and follow-up. J Allergy Clin Immunol 1998; 102(3):395–402

11. McClay JE, Marple B, Kapadia L, et al. Clinical presentation of allergic fungal sinusitis in children. Laryngoscope 2002;112(3):565–569

12. Manning SC, Vuitch F, Weinberg AG, Brown OE. Allergic aspergillosis: a newly recognized form of sinusitis in the pediatric population. Laryngoscope 1989;99(7, pt 1):681–685

13. Schubert MS. Allergic fungal sinusitis: pathogenesis and management strategies. Drugs 2004;64(4):363–374

14. Manning SC, Holman M. Further evidence for allergic pathophysiology in allergic fungal sinusitis. Laryngoscope 1998; 108(10):1485–1496

15. Stewart AE, Hunsaker DH. Fungus-specific IgG and IgE in allergic fungal rhinosinusitis. Otolaryngol Head Neck Surg 2002;127(4):324–332

16. Bent JP III, Kuhn FA. Diagnosis of allergic fungal sinusitis. Otolaryngol Head Neck Surg 1994;111(5):580–588

17. Kuhn FA, Javer AR. Allergic fungal sinusitis: a four-year follow-up. Am J Rhinol 2000;14(3):149–156

18. Folker RJ, Marple BF, Mabry RL, Mabry CS. Treatment of allergic fungal sinusitis: a comparison trial of postoperative immunotherapy with specific fungal antigens. Laryngoscope 1998;108(11, pt 1): 1623–1627

19. Bent JP III, Kuhn FA. Antifungal activity against allergic fungal sinusitis organisms. Laryngoscope 1996;106(11):1331–1334

20. Rains BM III, Mineck CW. Treatment of allergic fungal sinusitis with high-dose itraconazole. Am J Rhinol 2003;17(1):1–8

21. Orlandi RR, Marple BF. The role of fungus in chronic rhinosinusitis. Otolaryngol Clin North Am 2010;43(3):531–537, viii

22. Kupferberg SB, Bent JP III, Kuhn FA. Prognosis for allergic fungal sinusitis. Otolaryngol Head Neck Surg 1997;117(1):35–41

23. Ferguson BJ. Eosinophilic mucin rhinosinusitis: a distinct clinico-pathological entity. Laryngoscope 2000;110(5, pt 1):799–813

24. Ponikau JU, Sherris DA, Kern EB, et al. The diagnosis and incidence of allergic fungal sinusitis. Mayo Clin Proc 1999;74(9):877–884

25. Pant H, Kette FE, Smith WB, Wormald PJ, Macardle PJ. Fungal-specific humoral response in eosinophilic mucus chronic rhinosinusitis. Laryngoscope 2005;115(4):601–606

26. Collins M, Nair S, Smith W, Kette F, Gillis D, Wormald PJ. Role of local immunoglobulin E production in the pathophysiology of noninvasive fungal sinusitis. Laryngoscope 2004;114(7):1242–1246

27. Ferreiro JA, Carlson BA, Cody DT III. Paranasal sinus fungus balls. Head Neck 1997;19(6):481–486

28. Robey AB, O'Brien EK, Richardson BE, Baker JJ, Poage DP, Leopold DA. The changing face of paranasal sinus fungus balls. Ann Otol Rhinol Laryngol 2009;118(7):500–505

29. Johnson MD, Gleeson TD. Invasive Fungal Sinusitis. In: Hospenthal DR, ed. http://infections.consultantlive.com/display/article/1145625/1526057#. Published February 2010. Accessed June 23, 2012

30. Das A, Bal A, Chakrabarti A, Panda N, Joshi K. Spectrum of fungal rhinosinusitis; histopathologist's perspective. Histopathology 2009;54(7):854–859

31. Groppo ER, El-Sayed IH, Aiken AH, Glastonbury CM. Computed tomography and magnetic resonance imaging characteristics of acute invasive fungal sinusitis. Arch Otolaryngol Head Neck Surg 2011;137(10):1005–1010

32. Chen CY, Sheng WH, Cheng A, et al. Invasive fungal sinusitis in patients with hematological malignancy: 15 years experience in a single university hospital in Taiwan. BMC Infect Dis 2011;11:250

33. Roden MM, Zaoutis TE, Buchanan WL, et al. Epidemiology and outcome of zygomycosis: a review of 929 reported cases. Clin Infect Dis 2005;41(5):634–653

34. Walsh TJ, Anaissie EJ, Denning DW, et al; Infectious Diseases Society of America. Treatment of aspergillosis: clinical practice guidelines of the Infectious Diseases Society of America. Clin Infect Dis 2008;46(3):327–360

第 8 章

嗅觉失调的评估及治疗

Arthur William Wu，Eric H. Holbrook

嗅觉与我们的其他感觉相比常被忽视，但对于我们体验周围的世界它是一种重要的方式。正如其他种属动物，嗅觉作为基本感知可以告知我们一种物质或者环境好坏与否，安全与否。它可以作为一种警示系统检测火的烟味或者腐败食物的恶臭味。嗅觉也告知你食物的味道，通过嗅觉可以将日常必需品变为喜好。嗅觉可影响我们的生活，也可以触发一些我们最深的记忆；它也通过节日晚宴的味道或者配偶的香水味触发情感。这种感觉的性质和强度依赖于鼻腔上皮细胞的组织结构和神经末梢的状态及中枢神经系统。嗅觉通路任一位置发生功能紊乱都可以引起患者嗅觉失调，会严重影响他（她）的生活质量。

解剖学和生理学

嗅觉的相关解剖学和生理学解释了一种气味如何进入我们的鼻腔，并最终被大脑感知识别气味。一种气味首先到达嗅裂，然后激活受体。气味经过鼻孔及鼻前庭的前通路进入鼻腔。然而，鼻后的嗅觉上皮感受器分化逐渐变清晰，在欣赏饮食风味中起到重要作用[1]。当有前鼻孔息肉时，第二通路即通过后鼻孔识别气味就显得尤为重要[2]。

由于气味因子通过狭窄通路进入鼻腔时，必须首先通过气相进入黏液相到达嗅觉受体。气味分子不仅需溶解于黏膜而且能够自由在黏膜内作用于嗅觉上皮细胞的感受器[3]。黏膜中的变化可影响气味分子作用于受体所需的弥散时间[4]。

嗅觉上皮细胞位于双侧鼻腔上部凹陷处，在中隔和中甲、上鼻甲之间，筛板下面，即嗅裂。上皮细胞在出生时连续但不规则，并逐渐被呼吸上皮细胞取代[5]。功能正常的成人，化生的呼吸上皮细胞面积逐渐变大。在成人，嗅觉上皮细胞区域一般包括上甲的表面，偶尔也扩展到中甲的前部，覆盖范围大约 $1\sim2cm^2$ [6,7]。

嗅觉黏膜由假复层柱状神经上皮组成。最深层是基底细胞，基底细胞是可分化为上皮细胞的所有类型的干细胞。灵长类和哺乳类动物的嗅觉神经元不断地被分化的基底细胞取代。在人类尸体标本解剖嗅觉上皮细胞的基底层中发现不成熟嗅觉神经元、成熟嗅觉神经元和分裂间期细胞共同存在，这一现象强烈支持成人的嗅觉神经元可以再生[7]。嗅觉黏膜独有的再生能力使上皮细胞受损后存在完全修复的可能性。事实上，集中于基底细胞多潜能性的研究正在进一步研究。这些细胞已经显示有能力变成神经元、非神经元和嗅觉系统以外的细胞[8]。微绒毛支持细胞占据上皮细胞的最顶层。基底膜下面，浆液性鲍曼腺体传送导管通过上皮细胞到达表面。嗅觉神经元占据基底细胞表面区域，有更多的成熟细胞体占据顶层。它们呈双极性，一侧称树突状终止于胞体，另一侧呈不动纤毛终止于黏膜表面。这些纤毛中有嗅觉感受器，通过增加表面区域感受通过鼻腔的气味分子。嗅觉神经元轴突穿出基底膜，与其他轴突聚集成神经束，形成嗅丝，再穿出膜的固有层，最终穿出筛板连于嗅球。轴突被特殊嗅觉鞘细胞包绕，这些细胞是独一无二的，因为它们与施万细胞和中央胶质细胞有共同特点。由于这种神经上皮是唯一具有再生可能的，所以学者对鞘细胞在再生进程中的作用及修复损伤末梢神经的治疗潜力的研究很感兴趣。这些相同的轴突构成一级突触，位于嗅小球。下一步信号传导通过嗅束至嗅觉高级中枢嗅皮质，位于额叶和颞叶中间部分。信号从嗅皮质传送至岛叶皮层，在丘脑嗅觉信号和味觉信号被整合[9]。

虽然表达嗅觉感受器的基因家族中大多为无功能基因，但是最大的人类基因组，编码近 700 个不同的跨膜 G 蛋白受体[10]。每种嗅觉神经元表达一种受体类型。在啮齿类动物，同型受体的嗅觉神经元聚集成平均两个嗅小球，形成特化气味图的开端。非常清楚的是，一种气味不是激活一种受体而是不同程度的激活多种类型的受体。因此,通过激活不同类型受体的复合物,形成了一个嗅小球激活模式。通过这种方式,此系统可以编码多个气味。

评价

病史

评估一个嗅觉失调患者最重要的因素就是询问病史。详尽的病史将会为绝大部分患者提供诊断依据。医师首先应该评估嗅觉失调的类型。定量检测嗅觉的缺失。嗅觉减退是检测气味的能力下降,嗅觉丧失是没有检测气味的能力。幻嗅为患者通过定量检测很难分辨一种气味(嗅觉倒错)或者他们会感知一种不存在的气味。

尽管嗅觉失调有很多病因,最常见的是上呼吸道感染,头外伤和鼻窦炎,因此,治疗有效时间取决于医生是否可在在病史中辨别出病因[11-15]。考虑到闻及气味的促成因素很多,要让患者在现病史中描述出哪种气味缺失并不容易。为了确定哪种气味缺失,患者可以察觉咸味、甜、酸或者苦味,他们需要十分集中于嗅觉。这也给了临床医生一个机会去指导患者区分气味、味道和风味。应该询问患者气味缺失的严重程度和它是如何影响他们的日常生活。患者常常描述不能察觉火灾、天然气泄露或者腐败食物等重大事件,这也让临床医生有机会告知患者嗅觉缺失的风险。

确定嗅觉失调开始时间非常有帮助。突发嗅觉缺失常由于上呼吸道感染或者创伤,而嗅觉缓慢缺失常由年龄、神经退化疾病和长期慢性鼻窦炎引起。嗅觉功能的起伏波动常与慢性鼻窦炎和鼻息肉有关。没有嗅觉记忆功能提示先天性嗅觉缺失。这种情况下,应该进一步询问与性成熟延期和家族史相关的问题,排除卡门综合征。如果是青春期前患者,应考虑到内分泌失调[16]。

内科医师应该询问上呼吸道感染症状、头部外伤(不论严重程度)、急性或者慢性化学侵蚀,药物使用变化和非处方药物的使用情况。也应该询问鼻腔锌制剂的使用情况。为了阻断或者缩短上呼吸道感染症候群的药物也可以引起嗅觉突发丧失[17,18]。据报道,有使用药物后立即或者几小时内出现嗅觉缺失,并伴有鼻腔烧灼感的情况[17,18]。虽然锌制剂本身可以引起嗅觉失调,但很难证明它与嗅觉缺失存在因果关系,因为大多数患者都使用这种药物治疗上呼吸道感染。

当问及其他症状、药物问题、鼻腔阻塞、流涕、面胀痛、耳部不适和疲劳时要考虑到慢性鼻窦炎和(或)变应性鼻窦炎。单侧鼻塞、鼻出血可以引起鼻部疾病。应该询问患者有无记忆缺失、混乱和认知紊乱,出现这些情况时提示神经退化疾病比如阿尔茨海默病或者帕金森病。嗅觉缺失是阿尔茨海默病的早期症状,测试中嗅觉能力减退是阿尔茨海默病进一步恶化的早期信号[19]。视力改变、头痛和感觉或行动改变可以提示颅内或者中枢神经系统异常病情。既往药物和手术史可能也是病因,比如鼻部创伤、鼻部手术史、中风和甲状腺功能异常。

嗅觉倒错或者幻嗅的患者除了询问慢性鼻窦炎相关问题还要询问偏头痛或者癫痫病史。与嗅觉信号处理异常相关的幻嗅患者常伴有单侧嗅觉异常。此症状经常在睡眠后,或者哭、弯腰后减轻。异常气味通常被描述为一种腐烂、发霉、潮湿或者燃烧性质的,且常与偏曲侧嗅觉减退有关[20]。这个信息可以助于辨别嗅神经功能紊乱与更多功能障碍间的因果关系。

体格检查

除了常规耳鼻喉科检查外,也应该行颅内神经功能的检查,以排除颅内局部病变,鼻部的检查应特别关注。我们推荐行前鼻镜、鼻内窥镜检查,予局麻药物或者减充血剂喷鼻,排除潜在的混杂效应后行嗅觉检查。研究表明单纯前鼻镜检查在传导性或阻塞性嗅觉丧失的漏诊率达51%,而鼻内窥镜为9%[12]。由于这个原因,对所有存在嗅觉失调的患者进行鼻内镜检查查看有无慢性鼻窦炎、鼻息肉、变应性鼻炎或者鼻腔肿物,密切关注嗅裂,注意黏膜水肿、黏膜肥厚或者其他慢性鼻窦炎的微妙变化(图 8.1 和图 8.2)。在鼻腔、鼻窦术后嗅觉丧失的患者,鼻内镜检查出嗅裂瘢痕形成或者疾病复发对下一步的治疗是有帮助的。在怀疑幻嗅的患者中,如果幻嗅与气流通过阻塞侧鼻腔有关,那么单侧鼻腔闭塞将会在短期内症状减轻。此外,如果幻嗅与嗅觉信号传导异常有关,取身体仰卧头垂位,用4%可卡因灌洗单侧鼻腔,以麻醉嗅神经减轻幻嗅,此过程并不能助于更多的中心性相关病因研究[20]。

嗅觉测试

对嗅觉失调患者整体评估的方法就是嗅觉测试。最常见的两种临床嗅觉测试方法是阈值实验和鉴识实验。在阈值实验测试时,通过逐渐增加气味(比如丁醇)的浓度来评估察觉气味的能力,设有空白对照[11]。检测连续浓度的气味并能准确的与空白区分就是阈值测试,并与

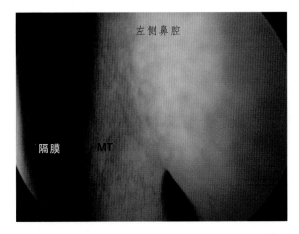

图8.1 鼻内镜下观察左侧鼻腔,中鼻甲与鼻中隔高位(MT)可见正常的嗅裂。

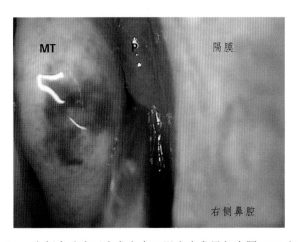

图8.2 右侧鼻腔内巨大鼻息肉(P)阻塞中鼻甲与中隔(MT)之间的嗅裂。

正常平均值对比。这项实验的缺点为测试时间长,并且需要一个相关知识的测试员。鉴识实验是对患者进行一系列刺激物的测试,并让患者从可能列表中选出正确的气味。Sniffin'Stick测试需要用浸润气味,标签笔检测察觉阈值、识别和辨别能力[21-23]。再推出组合总分,并与正常模性数据对比。这个实验被反复使用,也很容易进行,但是它需要测试员时间的保证。在美国最广泛使用的嗅觉检测方法是美国宾夕尼亚大学的气味鉴识测试,商业性称气味鉴识测试(胜索尼公司,哈顿高地,新泽西)。这是一个应用气囊珠代表气味,以刮刮卡自填式选择气味的鉴识测试。提供40种物体,让患者必须从4个选项中选择识别的气味。结果与正常数据对比,并在年龄和性别中进行统计学分析。测试患者分类为正常,嗅觉过敏,嗅觉缺失或者伪病。这个实验有好的再现性,与阈值实验关系密切[24]。

影像

除了病史及体格检查外,需要进一步行影像学检查。有明确上呼吸道感染相关嗅觉缺失症及其相关正常体格检查的患者不需要行进一步影像学检查[25]。如果通过病史可明确病因,且全身体格检查未发现异常,就不需要行核磁检查[26]。而在非典型病史,也没有明确病因或者有神经系统异常,应该行核磁检查排除颅内肿物。在儿科青春期前先天性嗅觉缺失症的患者,尽管基因检查是这种嗅觉失调的确诊方法,但核磁在检测卡门症候群相关的嗅球缺失方面是有用的。慢性鼻窦炎相关嗅觉失调的患者应该进行鼻窦CT检查评估疾病的程度。CT检查也用于检查嗅裂阻塞程度[27]。

处理

感觉神经性原因

让内科医生失望的一个主要原因就是患者主诉的嗅觉失调是感觉神经性的。尽管关于感觉神经性嗅觉缺失的病因研究有所提高,但改善嗅觉功能紊乱(比如上呼吸道感染、创伤性头外伤)的能力仍然很低。已经尝试了营养补充和药物治疗,包括局部和全身应用激素,但缺乏对照研究。Blomqvist等观察了由于上呼吸道感染和伴息肉慢性鼻窦炎(没有手术指证)的嗅觉减退患者口服激素和鼻喷激素氟替卡松10天的情况。一项惊人的发现为应用鼻喷激素后嗅觉改善率达83%,包括那些上呼吸道感染引起的嗅觉失调。口服激素得到改善的患者予氟替卡松或者安慰剂。发现所有患者嗅觉均保持改善后的嗅觉,提示鼻喷激素缺乏有利性[28]。另一个观察口服泼尼松或者鼻喷莫米松治疗先天性、鼻-鼻窦相关或者上呼吸道感染相关嗅觉失调患者有类似的结果[29]。尽管莫米松不能显著改善症状,但口服泼尼松龙的所有患者嗅觉功能得到了改善。因为短期使用激素相对安全,费用也不昂贵,因此激素治疗感觉神经性嗅觉缺失值得一试[30]。然而,要注意严重嗅觉缺失患者嗅觉仅能得到一定程度的提高。

传导性原因

最常见的嗅觉缺失的传导性原因是伴或不伴息肉的慢性鼻窦炎。这些患者经常叙述波动性嗅觉缺失的病史,即鼻塞、流涕加重时突发嗅觉缺失。受累的患者经内镜鼻窦手术后常表示嗅觉得到显著改善[31,32]。然而,并没有明确证据表明慢性鼻窦炎和息肉病导致嗅觉缺失。鼻喷和口服激素联合手术治疗可以通过减轻息肉及水肿改善嗅觉功能,但是多年口服激素,会出现功能下降常会导致完全嗅觉缺失。活检研究证明慢性鼻窦炎的嗅觉上皮细胞炎症作用导致了传导性嗅觉缺失[33,34]。口服激素剂量递减提供了关于慢性鼻窦炎嗅觉缺失的患者是否有向永久嗅觉缺失进展。因为对慢性鼻窦炎机制及炎症介质较好的理解,所以我们可能会更有效地预防或治疗这种形式的嗅觉功能紊乱。

幻嗅/嗅觉倒错

幻嗅或嗅觉倒错典型的进程就是症状可以减轻至可忍受的水平。然而,对于那些症状十分复杂的患者有必要进行干预。鼻腔气流相关的幻嗅患者,可以采用头低位向闭塞的咬合嗅裂侧鼻腔滴注生理盐水,使用鼻腔减充血剂减少药物性鼻炎。症状严重的患者可引起体重减轻或者重度脱水,内镜剥脱手术治疗,嗅上皮化学损伤可减轻症状[20]。对这些患者考虑手术干预之前,详细病情检查排除中枢疾病(比如偏头痛,癫痫或者功能失调)非常关键[35]。

结论

我们对嗅觉及嗅觉失调机制的认知正在增长,但仍有很多我们不了解。阻塞性原因导致嗅觉失调较先天性、创伤性或者病毒引起的患者结局更乐观。激素治疗会减轻水肿或者息肉体积,但机械性阻塞导致嗅觉失调的患者,经药物治疗无效最后行手术治疗是有必要的。幸运的是,大部分患者经有效的药物治疗后不存在嗅觉丧失。为帮助挽救那些嗅觉缺失的患者,基础科学和临床研究提供新的治疗方法需要进一步研究。

(胡云磊 译)

参考文献

1. Small DM, Gerber JC, Mak YE, Hummel T. Differential neural responses evoked by orthonasal versus retronasal odorant perception in humans. Neuron 2005;47(4):593–605
2. Landis BN, Giger R, Ricchetti A, et al. Retronasal olfactory function in nasal polyposis. Laryngoscope 2003;113(11):1993–1997
3. Laffort P, Patte F, Etcheto M. Olfactory coding on the basis of physicochemical properties. Ann N Y Acad Sci 1974;237(0):193–208
4. Getchell TV, Margolis FL, Getchell ML. Perireceptor and receptor events in vertebrate olfaction. Prog Neurobiol 1984;23(4):317–345
5. Nakashima T, Kimmelman CP, Snow JB Jr. Structure of human fetal and adult olfactory neuroepithelium. Arch Otolaryngol 1984; 110(10):641–646
6. Leopold DA, Hummel T, Schwob JE, Hong SC, Knecht M, Kobal G. Anterior distribution of human olfactory epithelium. Laryngoscope 2000;110(3, pt 1):417–421
7. Holbrook EH, Wu E, Curry WT, Lin DT, Schwob JE. Immunohistochemical characterization of human olfactory tissue. Laryngoscope 2011;121(8):1687–1701
8. Murrell W, Féron F, Wetzig A, et al. Multipotent stem cells from adult olfactory mucosa. Dev Dyn 2005;233(2):496–515
9. Shipley MT, Ennis M. Functional organization of olfactory system. J Neurobiol 1996;30(1):123–176
10. Reed RR. After the holy grail: establishing a molecular basis for mammalian olfaction. Cell 2004;116(2):329–336
11. Cain WS, Gent JF, Goodspeed RB, Leonard G. Evaluation of olfactory dysfunction in the Connecticut Chemosensory Clinical Research Center. Laryngoscope 1988;98(1):83–88
12. Seiden AM, Duncan HJ. The diagnosis of a conductive olfactory loss. Laryngoscope 2001;111(1):9–14
13. Miwa T, Furukawa M, Tsukatani T, Costanzo RM, DiNardo LJ, Reiter ER. Impact of olfactory impairment on quality of life and disability. Arch Otolaryngol Head Neck Surg 2001;127(5):497–503
14. Temmel AF, Quint C, Schickinger-Fischer B, Klimek L, Stoller E, Hummel T. Characteristics of olfactory disorders in relation to major causes of olfactory loss. Arch Otolaryngol Head Neck Surg 2002;128(6):635–641
15. Reden J, Maroldt H, Fritz A, Zahnert T, Hummel T. A study on the prognostic significance of qualitative olfactory dysfunction. Eur Arch Otorhinolaryngol 2007;264(2):139–144
16. Murphy C, Doty RL, Duncan HJ. Clinical disorders of olfaction. In: Doty RL, ed. Handbook of Olfaction and Gustation. 2nd ed. New York, NY: Marcel Dekker, Inc.; 2003:461–478
17. Jafek BW, Linschoten MR, Murrow BW. Anosmia after intranasal zinc gluconate use. Am J Rhinol 2004;18(3):137–141
18. Alexander TH, Davidson TM. Intranasal zinc and anosmia: the zinc-induced anosmia syndrome. Laryngoscope 2006;116(2):217–220
19. Nordin S, Monsch AU, Murphy C. Unawareness of smell loss in normal aging and Alzheimer's disease: discrepancy between self-reported and diagnosed smell sensitivity. J Gerontol B Psychol Sci Soc Sci 1995;50(4):187–192
20. Leopold DA, Loehrl TA, Schwob JE. Long-term follow-up of surgically treated phantosmia. Arch Otolaryngol Head Neck Surg 2002;128(6):642–647
21. Kobal G, Hummel T, Sekinger B, Barz S, Roscher S, Wolf S. "Sniffin' sticks": screening of olfactory performance. Rhinology 1996; 34(4):222–226
22. Hummel T, Sekinger B, Wolf SR, Pauli E, Kobal G. 'Sniffin' sticks': olfactory performance assessed by the combined testing of odor identification, odor discrimination and olfactory threshold. Chem Senses 1997;22(1):39–52
23. Hummel T, Konnerth CG, Rosenheim K, Kobal G. Screening of olfactory function with a four-minute odor identification test: reliability, normative data, and investigations in patients with olfactory loss. Ann Otol Rhinol Laryngol 2001;110(10):976–981
24. Doty RL, Shaman P, Kimmelman CP, Dann MS. University of Pennsylvania Smell Identification Test: a rapid quantitative olfactory function test for the clinic. Laryngoscope 1984;94(2, pt 1): 176–178
25. Sugiura M, Aiba T, Mori J, Nakai Y. An epidemiological study of postviral olfactory disorder. Acta Otolaryngol Suppl 1998;538: 191–196

26. Konstantinidis I, Haehner A, Frasnelli J, et al. Post-infectious olfactory dysfunction exhibits a seasonal pattern. Rhinology 2006;44(2):135–139

27. Biacabe B, Faulcon P, Amanou L, Bonfils P. Olfactory cleft disease: an analysis of 13 cases. Otolaryngol Head Neck Surg 2004;130(2): 202–208

28. Blomqvist EH, Lundblad L, Bergstedt H, Stjärne P. Placebo-controlled, randomized, double-blind study evaluating the efficacy of fluticasone propionate nasal spray for the treatment of patients with hyposmia/anosmia. Acta Otolaryngol 2003;123(7):862–868

29. Heilmann S, Huettenbrink KB, Hummel T. Local and systemic administration of corticosteroids in the treatment of olfactory loss. Am J Rhinol 2004;18(1):29–33

30. Henkin RI, Velicu I, Schmidt L. An open-label controlled trial of theophylline for treatment of patients with hyposmia. Am J Med Sci 2009;337(6):396–406

31. Ling FT, Kountakis SE. Important clinical symptoms in patients undergoing functional endoscopic sinus surgery for chronic rhinosinusitis. Laryngoscope 2007;117(6):1090–1093

32. Litvack JR, Mace J, Smith TL. Does olfactory function improve after endoscopic sinus surgery? Otolaryngol Head Neck Surg 2009;140(3):312–319

33. Kern RC. Chronic sinusitis and anosmia: pathologic changes in the olfactory mucosa. Laryngoscope 2000;110(7):1071–1077

34. Kern RC, Conley DB, Haines GK III, Robinson AM. Pathology of the olfactory mucosa: implications for the treatment of olfactory dysfunction. Laryngoscope 2004;114(2):279–285

35. Stein DJ, Le Roux L, Bouwer C, Van Heerden B. Is olfactory reference syndrome an obsessive-compulsive spectrum disorder?: two cases and a discussion. J Neuropsychiatry Clin Neurosci 1998;10(1): 96–99

第 9 章

变应性鼻炎和慢性鼻窦炎

Elizabeth Mahoney Davis

关于慢性鼻窦炎病理生理学,传统的观点认为是解剖口阻塞、口鼻阻塞、黏膜分泌物潴留和细菌感染循环的结果。认识到这种模式可能过于简化,只适用于部分慢性鼻窦炎患者,我们对慢性鼻窦炎病理生理学的认识近年来发展到关注其他慢性炎症过程。尽管变态反应与慢性鼻窦炎之间没有确定的因果关联,但流行病学数据的确支持变应性鼻炎与慢性鼻窦炎之间有关系[1,2]。再者,已有更多的证据支持"同一气道"概念,一种上气道和下气道相连视为整个呼吸道炎症疾病的呼吸疾病,即局部和全身炎症介质影响着整个系统[3]。Krouse 等提出上呼吸道炎症疾病(比如变应性鼻炎和鼻窦炎)和下呼吸道疾病(比如哮喘)常常共存,内科医生应该将这些疾病视为一系列的炎症疾病。研究证明针对同一气道疾病过程的治疗对其他部位炎症进程也是有益的。比如,研究表明控制住哮喘可以改善变应性鼻炎。基于这个原因,通过控制变应性鼻炎改善慢性鼻窦炎的进程是整个治疗计划中的重要组成部分。

机制

变应性鼻炎是以 IgE 介导的 I 型超敏反应。当对吸入抗原发生 I 型超敏反应时,肥大细胞脱颗粒释放已形成的介质,包括组胺、类胰蛋白酶和细胞因子(白介素-5)。这些细胞因子作为趋化因子,刺激其他炎症介质(包括中性粒细胞、嗜酸性细胞、T 细胞和巨噬细胞)移动[4]。增加的介质趋化作用与迟发性变态反应有关,于原始抗原暴露几小时后发生。据报道,迟发性反应与炎症疾病的慢性特性有关,正如在慢性鼻窦炎所见。

迟发性变态反应中一个关键因素是嗜酸性细胞,释放溶组织介质,即过氧化物酶和主要嗜碱性蛋白。嗜酸性细胞增多症是以迟发性变态反应为中心的,且

是其他炎症病变的共同特征,包括哮喘和许多慢性鼻窦炎的亚型。事实上,成人慢性鼻窦炎黏膜组织活检显示有高水平白介素 5 和嗜酸性细胞[5]。在伴息肉慢性鼻窦炎患者息肉组织中也可见到高水平白介素 5 和嗜酸性细胞。尽管鼻息肉不总是与特异反应相关,但息肉组织中高水平 IL-5 和嗜酸性细胞论证了与肥大细胞病理生理学间的关系。现在有很多治疗方法用于治疗慢性鼻窦炎的慢性炎症进程,并且变态反应疾病作为一个炎症因素应该用于慢性鼻窦炎患者中的评估和治疗。

变态反应诊断学

患者病史和体格检查是变态反应诊断学的核心内容。事实上,绝大多数伴有变应性鼻炎的患者不需要做确诊试验。如果患者对药物治疗反应无效,或患者需要行环境干预,和(或)确诊试验将影响治疗(包括免疫疗法)效果,那么应该行变应确诊试验。变应原试验被分为体内法或者间接体内法。过敏原试验的金标准就是体内测试。通过局部激发试验,选择抗原刺激支气管、鼻腔或者结膜组织,观察临床表现。

一种更能让人接受同样可信赖的测试组织是皮肤。当皮肤组织中的肥大细胞对一种特定抗原敏感时,肥大细胞会脱颗粒,且皮肤会有风团和潮红反应(图 9.1)。这种皮肤试验常通过皮肤点刺试验或者注射试验进行[6]。任何皮内试验都存在着严重威胁生命的变态反应风险,需高度重视,此试验应在临床上做好急救全身过敏反应措施的情况下进行。另一种皮肤试验就是体外血清特异性变应原 IgE 模式的试验。所有体外实验模式都需要提前在患者血清中检测和定量特异性变应原 IgE。体外实验与体内试验关系密切,并且没有全身过敏反应风险的安全优势。关于变应原试验技术的选择及应用的深入讨

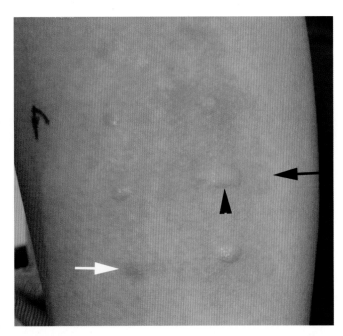

图 9.1 皮肤点刺试验。图示典型的皮肤点刺试验反应。白色箭头示阴性结果。黑色向上箭头示水疱反应即阳性结果。黑色箭头示与皮肤试验相关的红斑(充血红肿)。

论超出这一章节的范围。

过敏症的治疗

关于过敏症的治疗方法有三大类:环境控制,药物治疗和免疫疗法。

环境控制

治疗过敏症的第一步即环境控制。理论上,避免接触过敏原是治疗过敏症最有效的方法,但缺乏实践性。因为很多吸入性的过敏原无处不在,环境控制在于减少暴露,但完全避免接触几乎不可能。避免过敏原措施中患者教育非常重要。书面材料联合口头告知控制特定过敏原(动物皮屑、尘螨、真菌和花粉)方式十分有效。即使患者尽了最大努力,也很难完全避免接触过敏源,常需要其他的抗过敏症疗法。

药物治疗

治疗过敏症的第二种方式是药物疗法。治疗药物主要分为:症状控制剂和免疫调节剂。用于控制症状的药物通常阻断下游的过敏介质。包括抗组胺药,减充血剂,黏液调节剂,肥大细胞稳定剂和抗胆碱药。除了控制症状药物,那些用于免疫调节的药物更多的作用于上游元件,参与下调过敏级联反应。许多用于治疗变应

性鼻炎的免疫调节药也用于治疗慢性鼻窦炎,值得特别关注。

皮质类固醇

包括慢性鼻窦炎在内的炎症疾病治疗的关键是应用皮质类固醇,其可以下调炎症反应因子(IL-5),转调辅助性 T2 细胞的表达和阻断炎症介质的趋化。局部鼻喷激素被认为是治疗变应性鼻炎的一线用药,并且在避免全身激素长期使用相关副作用方面存在显著优势。研究表明鼻喷激素治疗伴息肉慢性鼻窦炎是有效的[7]。有趣的是,支持鼻喷激素治疗不伴息肉慢性鼻窦炎的数据是匮乏的。事实上,一项最近由 Kalish 等做的 meta 分析显示:鼻内激素治疗慢性鼻窦炎患者没有显著益处[8]。

尽管口服激素治疗慢性鼻窦炎有长期临床记录,特别是在治疗伴有息肉的患者中,但应该强调的是,口服激素存在潜在并发症的风险。全身类固醇的使用会发生肾上腺抑制、骨质疏松症和胃溃疡,应该减少长期使用类固醇药物。

抗白三烯药物

白三烯是花生四烯酸经脂氧化酶途径产生的,被贮藏在肥大细胞内。当发生肥大细胞脱颗粒作用时,白三烯被释放出并作为炎症介质。研究表明白三烯调节剂(孟鲁斯特、扎鲁斯特和齐流通)可以减少哮喘患者外周血和组织内的嗜酸性细胞。非盲研究显示白三烯抑制剂治疗慢性鼻窦炎有效,特别是伴息肉和哮喘患者[9]。事实上,一项小规模前瞻性研究中,观察孟鲁斯特治疗伴息肉慢性鼻窦炎患者,在临床症状和息肉内嗜酸性细胞计数统计学上有显著收益[10]。不幸的是,支持孟鲁斯特治疗单纯慢性鼻窦炎有效的数据是缺乏的,但这类药物对调节炎症级联反应是有帮助的,特别是在伴有哮喘或者过敏性鼻炎的慢性鼻窦炎患者中[11]。

免疫调节剂

随着越来越多的注意力集中于哮喘、变应性鼻炎和慢性鼻窦炎相关的炎症进程,集中于免疫调节剂的注意力同样也在增加。美伯利单抗,一种 IL-5 的单克隆抗体,可以显著减少伴有痰嗜酸性粒细胞增多哮喘患者的发作次数[12,13]。虽然有关慢性鼻窦炎中没有研究,但这或许可以保证在慢性鼻窦炎亚类患者中有效。已经表明奥马珠单抗,一种单克隆抗 IgE 抗体,在治疗变应性哮喘和变应性鼻炎中有效[14]。目前奥马珠单抗的适应证受

限,严格用于 12 岁以上中重度哮喘、皮肤或者体外过敏原试验阳性、吸入型激素治疗无效的人群。关于免疫调节剂的进一步研究是有必要的,但关于变应性鼻炎和慢性鼻窦炎的靶向治疗似乎是有前景的。

免疫疗法

治疗过敏症的第三种方式是免疫疗法。免疫疗法包括控制、逐渐上调抗原数量以此抑制变态反应达到耐受。免疫疗法典型适用于经环境控制和基础药物治疗无效的患者,也用于依从性好、症状较重、症状延迟、需要长时间持续治疗的患者。IgE 介导变应性疾病的客观证据必须以一种体外或者皮肤试验形式记录,并且其结果应该与患者的症状明确相关。免疫疗法吸引了许多患者,因为只有这种方法能够真正的改变过敏的自然进程。

皮下注射免疫疗法

传统皮下注射免疫疗法(SCIT)是由 Noon 在 1911 年用花粉注射成功治疗花粉症患者时引用的[15]。从那以后,关于过敏症免疫疗法的安全条例被调整。最简单的方式是,逐渐增加抗原的剂量,定期(常每周 1 次)的注射直至达到维持量,然后持续维持量注射达 3~5 年。免疫疗法调节免疫球蛋白和淋巴细胞反应,特别是特异性 IgG 增加和特异性抗体 IgE 下降,周围环境出现从 T2 细胞因子向 T1 细胞因子过渡[16]。

减弱 T2 细胞主导的炎症进程对身体其他炎症进程也有益处,包括对慢性鼻窦炎患者也是有益的。大量的研究表明免疫疗法对季节性和常年性过敏症都是有效的[17,18]。研究显示免疫疗法对变应性鼻炎和哮喘患者也是有益的[18]。理论上,虽然只有有限的证据支持免疫疗法对伴慢性鼻窦炎过敏症患者有作用,但通过变应原免疫疗法下调局部和全身炎症反应对慢性鼻窦炎患者似乎也是有益的[19]。

免疫疗法有副作用和风险。患者会在注射部位出现像瘙痒或者肿胀的局部反应。全身副作用包括荨麻疹、血管神经性水肿和过敏性休克。据报道,传统皮下注射免疫疗法全身严重反应的发生率不到 2%[16]。尽管长期使用显示传统皮下注射免疫疗法是安全的和有效的,但成功治疗也有很多障碍。患者的依从性和便利性是个问题,因为需要每周注射且需要持续治疗。此外,一些患者害怕打针。再者,一些患者具有免疫疗法的相对禁忌证,比如有脆性哮喘或者使用双重阻断药物。由于这些原因,需要努力发展其他进行免疫疗法的路径。

舌下含服免疫疗法

过去 20 年来,对舌下含服免疫疗法(SUT)的关注度增加。原则上,舌下含服疗法比皮下注射免疫疗法更简单,但是一种替代传递路径,抗原隐藏在舌头下面有阻挡感,会引起吞咽或者流口水。1998 年,世界卫生组织批准舌下含服免疫疗法是一种可以接受的治疗方式[20]。变应性鼻炎及哮喘指南也支持舌下含服免疫疗法对成人和孩子来说是一种可行方式[18]。舌下含服免疫疗法较皮下注射疗法更让人接受,并且简单、有效[21]。舌下含服疗法的一个明显优势就是它的安全性,允许患者在家治疗,这常提高了患者的便利性和依从性。由于增加剂量和维持剂量在文献中报道变异很大,所以需要更丰富关于剂量的研究。目前,在美国没有食物药物监管局批准的舌下含服可行的变应原产品,然而有大量的美国内科医生采用盲法对他们的患者进行治疗。对各类药物的盲法使用应用于各类医学行业,个体内科医生要谨慎地评论舌下含服疗法文献,并对他们的患者合理使用舌下含服疗法做出判断。

阿司匹林脱敏

伴息肉慢性鼻窦炎中的一个亚类包括阿司匹林不耐受的呼吸性疾病(AERD),常称为 Samter 三联征或者阿司匹林三联征。三联征条件包括息肉、哮喘和阿司匹林敏感。正如先前强调的,慢性鼻窦炎这一亚类的鼻窦组织以高水平嗜酸性粒细胞为主。这一三联症最常见的病理生理学中的一部分是半胱氨酰白三烯的过度表达。有趣的是,阿司匹林脱敏可以下调半胱氨酰受体的表达,因此,对于慢性鼻窦炎亚类阿司匹林三联征的患者来说,阿司匹林脱敏疗法或许是一选择。更特别的是,阿司匹林脱敏对于伴阿司匹林不耐受呼吸性疾病和鼻窦炎且传统疗法(吸入性或者口服类固醇类、白三烯调节剂)无效的患者来说是最好的疗法。初始脱敏后,阿司匹林脱敏的维持量是每天 2 次。每日用量非常重要的,因为阿司匹林停用超过 48 小时以上推荐再次脱敏[22]。尽管这种疗法只限用于慢性鼻窦炎伴阿司匹林不耐受患者,但是客观检查显示,它可以减少鼻窦术后复发率也能减少每年鼻窦感染次数[23,24]。

结论

"同一气道"呼吸疾病概念指出了包括哮喘、变应性鼻炎和慢性鼻窦炎在内的气道疾病相互关联的特性。这一模式提示我们治疗一个气道炎症进程对其他气道炎症进程也是有益的。尽管变应性鼻炎与慢性鼻窦炎之间没有确定的因果关系，但能认识到变应性疾病在慢性鼻窦炎患者中共存十分重要，选择合适的变态反应疗法减轻整体炎症反应在治疗慢性鼻窦炎中是有帮助的。

（张强 译）

参考文献

1. Gelincik A, Büyüköztürk S, Aslan I, et al. Allergic vs nonallergic rhinitis: which is more predisposing to chronic rhinosinusitis? Ann Allergy Asthma Immunol 2008;101(1):18–22
2. Gutman M, Torres A, Keen KJ, Houser SM. Prevalence of allergy in patients with chronic rhinosinusitis. Otolaryngol Head Neck Surg 2004;130(5):545–552
3. Krouse JH, Brown RW, Fineman SM, et al. Asthma and the unified airway. Otolaryngol Head Neck Surg 2007;136(5 Suppl):S75–S106
4. Ahmad N, Zacharek MA. Allergic rhinitis and rhinosinusitis. Otolaryngol Clin North Am 2008;41(2):267–281, v
5. Eliashar R, Levi-Schaffer F. The role of the eosinophil in nasal diseases. Curr Opin Otolaryngol Head Neck Surg 2005;13(3):171–175
6. Franzese C. Diagnosis of inhalant allergies: patient history and testing. Otolaryngol Clin North Am 2011;44(3):611–623, viii
7. Joe SA, Thambi R, Huang J. A systematic review of the use of intranasal steroids in the treatment of chronic rhinosinusitis. Otolaryngol Head Neck Surg 2008;139(3):340–347
8. Kalish LH, Arendts G, Sacks R, Craig JC. Topical steroids in chronic rhinosinusitis without polyps: a systematic review and meta-analysis. Otolaryngol Head Neck Surg 2009;141(6):674–683
9. Pizzichini E, Leff JA, Reiss TF, et al. Montelukast reduces airway eosinophilic inflammation in asthma: a randomized, controlled trial. Eur Respir J 1999;14(1):12–18
10. Kieff DA, Busaba NY. Efficacy of montelukast in the treatment of nasal polyposis. Ann Otol Rhinol Laryngol 2005;114(12):941–945
11. Brozek JL, Bousquet J, Baena-Cagnani CE, et al; Global Allergy and Asthma European Network; Grading of Recommendations Assessment, Development and Evaluation Working Group. Allergic Rhinitis and its Impact on Asthma (ARIA) guidelines: 2010 revision. J Allergy Clin Immunol 2010;126(3):466–476
12. Haldar P, Brightling CE, Hargadon B, et al. Mepolizumab and exacerbations of refractory eosinophilic asthma. N Engl J Med 2009;360(10):973–984
13. Nair P, Pizzichini MM, Kjarsgaard M, et al. Mepolizumab for prednisone-dependent asthma with sputum eosinophilia. N Engl J Med 2009;360(10):985–993
14. Vignola AM, Humbert M, Bousquet J, et al. Efficacy and tolerability of anti-immunoglobulin E therapy with omalizumab in patients with concomitant allergic asthma and persistent allergic rhinitis: SOLAR. Allergy 2004;59(7):709–717
15. Noon LCB. Prophylactic inoculation against hay fever. Lancet 1911;10:1572–1573
16. Koshkareva YA, Krouse JH. Immunotherapy—traditional. Otolaryngol Clin North Am 2011;44(3):741–752, x
17. Calderon MA, Alves B, Jacobson M, Hurwitz B, Sheikh A, Durham S. Allergen injection immunotherapy for seasonal allergic rhinitis. Cochrane Database Syst Rev 2007;(1):CD001936
18. Bousquet J, Khaltaev N, Cruz AA, et al; World Health Organization; GA(2)LEN; AllerGen. Allergic Rhinitis and its Impact on Asthma (ARIA) 2008 update (in collaboration with the World Health Organization, GA(2)LEN and AllerGen). Allergy 2008;63(Suppl 86):8–160
19. Rosenfeld RM, Andes D, Bhattacharyya N, et al. Clinical practice guideline: adult sinusitis. Otolaryngol Head Neck Surg 2007;137(3 Suppl):S1–S31
20. Bousquet J, Lockey R, Malling HJ, et al. Allergen immunotherapy: therapeutic vaccines for allergic diseases. World Health Organization. American Academy of Allergy, Asthma and Immunology. Ann Allergy Asthma Immunol 1998;81(5, pt 1):401–405
21. Canonica GW, Bousquet J, Casale T, et al. Sub-lingual immunotherapy: World Allergy Organization Position Paper 2009. Allergy 2009;64(Suppl 91):1–59
22. Macy E, Bernstein JA, Castells MC, et al; Aspirin Desensitization Joint Task Force. Aspirin challenge and desensitization for aspirin-exacerbated respiratory disease: a practice paper. Ann Allergy Asthma Immunol 2007;98(2):172–174
23. McMains KC, Kountakis SE. Medical and surgical considerations in patients with Samter's triad. Am J Rhinol 2006;20(6):573–576
24. Berges-Gimeno MP, Simon RA, Stevenson DD. Long-term treatment with aspirin desensitization in asthmatic patients with aspirin-exacerbated respiratory disease. J Allergy Clin Immunol 2003;111(1):180–186

第 **10** 章

功能性鼻成形术:原理和技术

Philip G. Chen, Stephen S. Park

鼻在呼吸和嗅觉作用中占重要地位,具有湿润和过滤空气作用。然而,这些重要作用通常在鼻功能受损时才会得到重视[1]。鼻塞是耳鼻喉科医生常见的临床主诉,病因复杂,鼻瓣膜区是阻塞重点累及区域,因此,了解鼻瓣膜区的解剖与生理在诊断、治疗和功能性鼻成形术的手术计划中都具有十分重要的作用。

解剖

100 多年前,Mink 首次描述了鼻瓣膜区,指鼻腔在上侧鼻软骨和下侧鼻软骨交界的狭窄区域[2]。之后,定义将瓣膜分为内外两部分。内侧瓣膜区包括侧鼻软组织,被上侧鼻软骨、鼻中隔、下鼻甲前部包绕。瓣膜角度 10°~15°[3],平均面积 55~83mm²[2,3-5]。外侧瓣膜区指鼻翼前庭,定义为鼻脊、鼻翼边缘、鼻棘间区域。外侧鼻瓣膜区没有结构功能,主要由纤维组织构成。鼻腔侧壁是级间区域,位置十分重要但少被提及。这一区域没有硬性支撑,只在下侧鼻软骨方向偶有少量籽骨软骨。相应的体表标志位于鼻翼褶皱上方,深的鼻翼褶皱表明级间区域是塌陷中心。病理学原因是由于侧壁折返,或仅仅腔壁薄弱和组织塌陷。

了解鼻瓣膜区是十分必要的,因为它是气道最狭窄,限制气流的部分,占鼻阻力的近一半。瓣膜区的阻塞可以是静态的,也可以是动态的,受鼻肌肉的影响。Cole 和 Roithmann 描述了鼻的扩张肌(鼻前肌和鼻后肌)和收缩肌(降肌、提肌、降鼻中隔肌等)[5]。

另外,鼻形状的改变可影响鼻功能。比如,老年人常见的鼻尖下垂能改变鼻内空间,产生鼻瓣膜狭窄。而且,当鼻成形术后鼻尖支持机制受损时也常见鼻尖下垂。因此,鼻成形术过程中尽量避免破坏这些结构时。鼻尖的支持机制分为主要机制和次要机制,在不同个体间,两者所占比例不同。主要支持机制包括下侧鼻软骨的固有

强度,鼻头软骨与中隔尾部的连接,以及上侧鼻软骨与下侧鼻软骨的连接。软骨隔膜也可以认为是主要的支撑机制,其支撑下侧 2/3 的大部鼻区。次要支持机制包括鼻翼软骨与皮肤的相连,韧带以及鼻棘。

阻力和气流

鼻腔直径的轻度减小也会导致鼻腔阻力的大幅增加,从而导致鼻塞。气流阻力与半径成反比(泊肃叶定律)。而且当直径或截面积减少时气流速率增加。更高的气流速率会导致湍流和气流阻力增加,加重鼻塞,进而形成恶性循环。根据伯努利原理,气流速率的增加会导致气压减小,即可解释鼻内气压减小使鼻塌陷加重。为抵消伯努利原理,尽管一定程度的塌陷是由于高速气流导致,鼻外侧壁需足够坚硬才能承受向内的压力。

病因

鼻塞的鉴别诊断内容广泛,有些诊断和治疗在本章之外。患者需排除大量疾病(息肉、脑膨出、肿瘤等)。其他的可能性包括鼻炎、肉芽肿、瘢痕、异物等。当面对鼻解剖畸形患者时,很多耳鼻喉科医师首先考虑隔膜问题。然而,随着鼻中隔形成术的广泛开展,其在鼻塞治疗中的作用也受到挑战。Constantian 和 Clardy[6]对患者在鼻中隔形成术前后进行了评估,发现单纯的隔膜手术没有对鼻腔气流起明显改善作用,与此形成对比的是,内外鼻瓣膜区的重建能显著改善气流。显然,确切的病因和术后气流改善程度都是因人而异的。

鼻瓣膜区阻塞的原因包括创伤、莫氏手术、面神经麻痹以及鼻成形术后医源性鼻塌陷等[7-10]。削减型鼻成形术,不论是鼻背或鼻尖,都是常见的医源性鼻瓣膜区塌陷和鼻塞的原因。鼻成形术后的鼻塞有明显的鼻尖下

垂,前庭失衡,梨状骨或人字坡狭窄。拱顶塌陷和鼻尖下垂也出现在影响鼻骨架结构的疾病进展过程中,导致鞍鼻的形成。韦格纳肉芽肿、鼻中隔血肿坏死和医源性原因等也可导致鞍鼻畸形。

鼻成形术的解剖因素

鼻解剖学上的组织差异可写一本教科书的复杂课题。然而,对于一些功能阻塞的患者,在鼻成形术前,需考虑到一些解剖因素。

削减短鼻骨患者背侧隆起,尤其需同时切开鼻骨时富有挑战性。典型的这类患者上侧鼻软骨长,缺少鼻骨的支持。鼻背弓下降削弱了上外侧软骨和鼻中隔背的支撑。不稳定的上侧鼻软骨,掉入鼻拱顶,连同挛缩的鼻黏膜和软组织表面,共同阻塞鼻腔通道,并造成外表缺陷。另外,由于背侧隔膜缺少软骨使得背侧增宽,导致内侧瓣膜区的狭窄。此外,鼻腔狭窄的患者可能同时伴外观缺陷,如倒 V 畸形,或相关的滴漏畸形。鼻骨截骨术也会自然地导致内侧瓣膜的狭窄。

当下侧鼻软骨畸形,鼻尖狭窄,如圆顶形等会产生鼻阻塞。下侧鼻软骨的侧面和垂直方向骨架薄弱导致鼻侧壁薄弱。结构的薄弱不能承受负压,导致鼻侧壁和(或)鼻瓣膜区的动态塌陷(图 10.1)。另外,鼻尖引起下侧鼻软骨屈曲,导致鼻外观缺陷。额外的切除,导致进一步贴近鼻软骨,需要避免此情况发生。下侧鼻软骨矛盾的凹面曲率导致静态的阻塞。鼻尖动作频发,手术时必须考虑。

即使没有解剖问题,外科医生在进行鼻成形术软骨间切开时也必须小心。软骨间切开使卷形区域动摇,当过于接近鼻孔边缘,外侧瓣膜区瘢痕形成,使上侧瓣膜

区和下侧瓣膜区连接部位动摇,不能经受挛缩力。进一步使内侧瓣膜区角度变钝,鼻阻塞加重。

张力鼻是由于中隔软骨增生导致的自然畸形。导致鼻子外形大,鼻梁高,中隔向前突出使鼻尖有下勾[11]。这使得鼻皮肤和软组织伸张,导致鼻翼扁平,鼻阈区狭窄。

鼻中隔偏曲是最常见的鼻塞原因。后部偏曲的鼻中隔更适于标准鼻中隔修补术。然而,更具挑战的情况是鼻中隔偏曲位于背侧,使内侧鼻瓣膜区狭窄。

评价

识别阻塞位置和解剖病因是功能性鼻成形术的关键。详细询问病史有助于了解手术和创伤史,并了解症状的可逆性、周期性及是否伴疼痛、鼻出血等。对日常生活影响的询问也十分重要。

仔细的体格检查和触诊对鉴别诊断十分重要。体格检查必须在安静状态下进行,以区分动态和静态塌陷。检查者位于鼻前方,注意力集中于鼻翼前方中 1/3 区域,检查安静状态下鼻骨偏曲情况。吸气能暴露鼻侧壁塌陷或鼻瓣膜区收缩。侧面观察有助于评估鞍鼻和鼻尖下垂。最后,底面观有助于测定静息状态下吸气时鼻叶的开放(图 10.2)。改良型科特尔术有助于查明塌陷部位。术者将棉签或耳勺柄置于塌陷侧(图 10.3A 和 B)。患者吸气后告知气流改善状况。检查者也需倾听患者吸气时气流的改变。

通过前鼻镜可以对鼻中隔和鼻黏膜进行清晰的评估,但是必须保证认识到镜叶片遮挡的部位,因为它们用于撑开鼻翼。比如,鼻镜常隐藏下外侧软骨薄弱或者反向引起的阻塞。尽管不是所有患者都需要内窥镜检查,但如果需要观察整体结构,内窥镜检查是有帮助的。

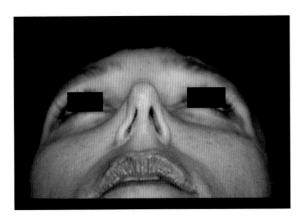

图 10.1　鼻底部观察示吸气时外侧皮瓣严重塌陷,右侧鼻孔阻塞明显,但左侧亦非常严重。

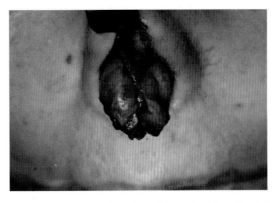

图 10.2　术中观察左侧下外侧软骨的外侧支反向弯曲。注意畸形导致静息状态通气障碍。

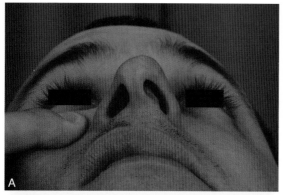
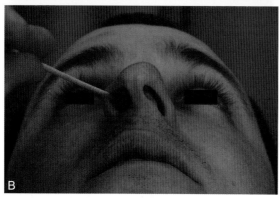

图 10.3   鼻底视野观察皮瓣间塌陷。(A)面颊外侧撑开器改善气流通气,但未能识别塌陷中心。(B)Cottle 用一棉签斜放入鼻腔可改善塌陷部位的鼻通气气流。

必须记录面神经薄弱点,因为它的存在会影响鼻扩张器的功能并且导致鼻塞。

很少需要额外的检查。鼻声反射和鼻阻力常用于判断气流[10,12,13],但结果与患者主诉关系不大;其主要是一种研究工具。相似的,CT 用于显示鼻腔结构和解剖(鼻域处的骨和软骨,鼻翼和外侧软骨,鼻小柱,鼻阈角),特别是鼻整形术后。这些检查都是静态的,可能与大多数患者的临床表现没有关联。

处理

非手术方法治疗鼻阈阻塞是有限的。外置鼻腔扩张器对于小的塌陷是有效的[14]。这些胶带放置在鼻背部,像减张缝合,用其他物体扩宽鼻腔外侧壁和域角支持防止塌陷。它们虽然有效,但这些黏合剂会刺激薄弱的鼻部皮肤,可以发生过敏反应。理论上支持在特定患者中加用前锥体(鼻锥),尽管缺乏文献支持它的有效性。这些锥状的支架滑进鼻前庭,开放鼻阈提供支撑避免塌陷。有很多类似产品的厂家,但是大多数人喜欢在夜间使用,因为他们不喜欢在公共场合使用这些可见的设备。

进行功能性鼻整形术之前,也应该处理其他解剖异常。常伴有鼻中隔偏曲,进行鼻阈整形术时需要同时矫正鼻中隔。

鼻阈阻塞的大多数患者最终只能选择功能性鼻整形术。然而,手术对患者来说并不是通用的。首先,虽然存在很多手术选择,基于阻塞位置选择合适的手术器械是关键。再者,患者有不同的生活方式和期望值。比如,一个静息时轻微阻塞,深呼吸时动态塌陷的狂热健身爱好者经手术治疗后显著受益。相反,有着相似阻塞程度,喜好久坐的患者或许对术后呼吸上看似小的改善并不会太满意。

鼻翼板移植

当鼻腔侧壁塌陷时使用鼻翼板移植,可以是外部或者鼻阈内区域[15]。这主要是一个静态进程,目的是为了加强鼻外侧壁防止呼吸时塌陷。没有要改变其他结构也没有解决中间穹窿狭窄。鼻内和外侧入路都是可能的,但是经常使用外侧入路,因为同时要进行多个移植和缝合。人造移植材料的使用有些争议。中隔或者外耳软骨是现成的且不会引起许多其他疾病。特别是外耳软骨是非常合适的,因为软骨的自然弯曲有足够力量支撑外侧壁防止鼻阈塌陷。

为了放置这些移植物,要切开鼻腔密闭的软组织达到整形外鼻型的标准。必须制造一个精确的囊袋,精确地与最大塌陷区域一致。塌陷中心常发生在鼻阈内区域,即鼻翼上折痕以下(图 10.4)。从鼻外侧脚面切开,向侧面和下方分离鼻腔软组织。囊袋必须向侧面分离至黎状孔。必须注意保证在密闭软组织内,但要分离至黏膜。必须抵制住向上解剖的趋势,这或许会使移植物放置在鼻骨以上。囊袋的大小应该适合移植物大小可以减少移位。用可吸收缝线保证对位缝合,穿透鼻腔黏膜,这种缝合将黏膜向上拉至移植物的凸面,支撑着鼻外侧脚区域。偶尔也将移植物用小针直接缝在外侧脚。

扩展移植和扩口缝合

扩展移植用于将上外侧软骨向侧方移位扩宽鼻阈,增加横截面积[9,16]。最低程度地影响鼻阈角。这些移植物在短鼻骨、长上外侧软骨的患者中有效,因为它们存在中间穹窿塌陷的风险。外侧入路允许移植物定位准确,且使鼻背部缝合较容易。也可以有效地使用鼻内窥镜方法。自体软骨移植物是金标准,通常是中隔软骨和偶尔耳部或者肋骨。曾用过同种异体移植物,但增加并发

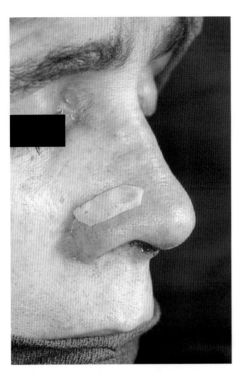

图 10.4 非解剖位置的鼻甲软骨作为移植物铺于鼻翼处。注意移植物尖端必须在梨状孔的外下侧。

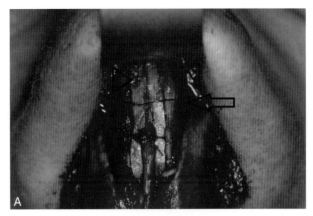

图 10.5 (A)术中图像示外侧鼻矫正术纠正内侧皮瓣塌陷,示撑开移植物与扩口缝合。(B)示意图显示扩口缝合的布局。鼻背部作为一个支点用于扩开上外侧软骨。扩开缝合的部位选择对防止软骨膨胀很重要。(Printed with permission from: Schlosser RJ, Park SS. Functional nasal surgery. *Otolaryngol Clin North Am* 1999;32:44.)

症的风险。如果可以,我们使用中隔软骨,但高密度多孔聚乙烯材料也是个选择。

将软骨剪成 2~3mm 厚,同上外侧软骨一样长的碎片。将上外侧软骨中部从中隔背部分离,注意不要离断黏膜,否则会造成污染或者鼻阈内侧的粘连。将软骨竖着放置在中隔与上外侧软骨之间,并与鼻背部平行(图10.5A)。通过上外侧软骨、移植物背面和中隔处进行缝合固定移植物。

请注意,这种方法从前方看扩大了鼻子,患者应该事先了解。

扩口缝合

扩口缝合常作为辅助方法来提拉内部鼻阈,常与扩宽移植同在[9,18]。与那些扩宽鼻腔中间 1/3 部分的移植物不同,扩口缝合增加了域角。因此,移植物和缝合协同扩宽了横断面积和减少了内部鼻阈处阻力。

在进行扩口缝合时,上外侧软骨尾侧和后侧处的缝合是重要的。水平单线缝合,固定于鼻背部,并用鼻背部作为支撑点支撑上外侧软骨向外扩展(图 10.5A 和 B)。如果缝线太靠后,上外侧软骨会向内弯曲而不是扩展。对于最大效应有个最佳位置。在我们看来,使用这项技术将得到持久效应并获得患者高度满意[18]。其他研究者

也有类似报道,扩展移植物可以有效减少内部鼻阈的塌陷[6]。

蝶形移植

据研究,应用鼻声反射测量鼻阈处的横截面积显示粘连剂外鼻扩张器是有效的。与安慰剂对照,研究有显著差异[14]。类似的,当鼻背软骨和上外侧软骨缺乏力度或者不完整时,应用蝶形移植对于重建中部鼻阈是最理想的。它相当于永久性鼻外侧扩张器。这种移植物也可用于轻度伴鼻阈塌陷的马鞍鼻畸形。

蝶形移植物被嵌于鼻尖上和鼻背,并缝合于上外侧软骨侧面,提拉上外侧软骨[19,20]。穹窿软骨放置在上外侧软骨和下外侧软骨之间,并缝合于下方的软骨。患者应该能注意到移植物会使鼻尖丰满,甚至在鼻尖部皮肤菲薄的患者中是明显的。

下外侧软骨的手术

由于鼻翼凹陷、反向或者内在薄弱导致的鼻翼塌陷的患者,侧翼支撑物移植或许是有益的。移植物放置在鼻前庭黏膜和侧翼软骨之间,构成结构和增加硬度。此外,一个长条移植物缝合在下外侧软骨使鼻翼外移。当凹陷异常,鼻前庭黏膜会剥离软骨,使其滑向软骨造成凹陷。仔细缝合软骨重建坚固结构。除了后翻技术,还需要板条移植物。移植物后翻可以增加联合区域的支撑。偶尔,如果内部畸形很大,做好是切除整个鼻翼用板条移植物替代。侧翼扩口缝合也用于扩大这个区域。类似的方法也可以用于上外侧软骨扩口缝合。

鼻尖下垂通过歪曲内部解剖也可以造成鼻阈水平的阻塞。这种情况下应用传统鼻尖上提技术是非常有效的,比如鼻小柱支撑。有时,鼻尖下垂是由皮肤和软组织过重引起的而不是鼻尖支撑薄弱所致。可以直接切除鼻尖处的皮肤,然后鼻尖提拉缝合。4-0 缝合线穿过下外侧软骨穹窿处缝合并向上提拉至中隔鼻背部或者鼻中隔前角是非常适合的。只要用小的提拉技术就可以保证,因为这个技术很快有力地改变鼻子外形。

鼻背重建

存在一种较复杂的情况,即鼻背塌陷不仅造成鼻尖下垂,还影响了鼻腔穹窿和鼻阈中间 1/3 时[21]。这种情况下,中隔"L"型移植物恢复支撑结构正常是关键。因此,主要目标是重建鼻腔专有通道。另一方面,通过化妆品达到鼻背增加物是次要。为了重建,增加皮肤和加大内衬是同等重要的。皮肤和黏膜之间要想达到软骨化需要用坚固移植物。自体移植物、同种异体移植物和异质材料都已经用于鼻背重建。肋骨移植物(骨软骨和软骨对比)特别适合用于这种目的,因为它的力度、可行性、低感染率和低挤出率。当包被的软组织形成瘢痕挛缩,额外使用鼻小柱移植物突出和支撑鼻尖是有益的。

存在不同的是,第 7 肋骨大且直,而第 11 肋浮骨因为它的骨成分是有用的[22,23]。特别是应用外侧入路,将上外侧软骨从中隔鼻背处分离再悬浮于鼻背移植物上。鼻骨上形成骨膜下囊袋。塑形软骨支撑鞍状鼻背,需要头端和尾部修尖。移植物下面需要钻孔去确保移植物固定于鼻背部。然后将上外侧软骨缝合在移植物的侧边缘,以此支撑内部鼻阈和遮盖移植物的侧缘。

为了形成鼻小柱支撑物,需要在下外侧软骨内侧脚推至鼻棘形成囊袋。在内侧脚之间缝合矩形软骨以提拉鼻尖。

结论

有很多造成鼻腔阻塞的结构性问题,中隔仅是须通过体格检查评估的很多区域之一。事实上,研究发现,中隔偏向造成临床上一侧鼻腔阻塞的患者中占51%,当今患者主观症状和客观异常仅占50%[6]。因此通过检查发现塌陷的中心是非常关键的。一般来说,我们通过扩展移植和扩口缝合来治疗鼻阈狭窄患者获得的成功。板条移植用于鼻阈解剖无异常的患者也是有效的。常常伴有多中心阻塞,将它们分层并彼此分离是关键(图 10.6)。患者生活质量的改善和影响是这个领域最有研究价值。

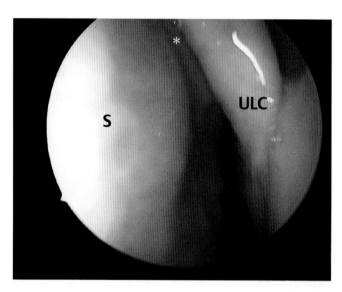

图 10.6　内镜观察左侧鼻腔,示左侧鼻中隔(S)偏曲,伴随内侧皮瓣塌陷。此患者数年前已行中隔成形术。上外侧软骨(ULC)清晰可见,进一步降低了狭窄皮瓣角度(*)。

(张强　译)

参考文献

1. Rhee JS, Poetker DM, Smith TL, Bustillo A, Burzynski M, Davis RE. Nasal valve surgery improves disease-specific quality of life. Laryngoscope 2005;115(3):437–440
2. Mink PJ. Le Le nez comme voie respiratory. Belgium: Presse Otolaryngol; 1903;481–496
3. Kasperbauer JL, Kern EB. Nasal valve physiology. Implications in nasal surgery. Otolaryngol Clin North Am 1987;20(4):699–719
4. Haight JS, Cole P. The site and function of the nasal valve. Laryngoscope 1983;93(1):49–55
5. Cole P, Roithmann R. The nasal valve and current technology. Am J Rhinol 1996;10:23–31
6. Constantian MB, Clardy RB. The relative importance of septal and nasal valvular surgery in correcting airway obstruction in primary

and secondary rhinoplasty. Plast Reconstr Surg 1996;98(1):38–54, discussion 55–58

7. Khosh MM, Jen A, Honrado C, Pearlman SJ. Nasal valve reconstruction: experience in 53 consecutive patients. Arch Facial Plast Surg 2004;6(3):167–171

8. Elwany S, Thabet H. Obstruction of the nasal valve. J Laryngol Otol 1996;110(3):221–224

9. Schlosser RJ, Park SS. Surgery for the dysfunctional nasal valve. Cadaveric analysis and clinical outcomes. Arch Facial Plast Surg 1999;1(2):105–110

10. Grymer LF. Reduction rhinoplasty and nasal patency: change in the cross-sectional area of the nose evaluated by acoustic rhinometry. Laryngoscope 1995;105(4 Pt 1):429–431

11. Kantas IV, Papadakis CE, Balatsouras DG, et al. Functional tension nose as a cause of nasal airway obstruction. Auris Nasus Larynx 2007;34(3):313–317

12. Roithmann R, Cole P, Chapnik J, Barreto SM, Szalai JP, Zamel N. Acoustic rhinometry, rhinomanometry, and the sensation of nasal patency: a correlative study. J Otolaryngol 1994;23(6):454–458

13. Paniello RC. Nasal valve suspension. An effective treatment for nasal valve collapse. Arch Otolaryngol Head Neck Surg 1996; 122(12):1342–1346

14. Griffin JW, Hunter G, Ferguson D, Sillers MJ. Physiologic effects of an external nasal dilator. Laryngoscope 1997;107(9):1235–1238

15. Toriumi DM, Josen J, Weinberger M, Tardy ME Jr. Use of alar batten grafts for correction of nasal valve collapse. Arch Otolaryngol Head Neck Surg 1997;123(8):802–808

16. Sheen JH. Spreader graft: a method of reconstructing the roof of the middle nasal vault following rhinoplasty. Plast Reconstr Surg 1984; 73(2):230–239

17. Huang C, Manarey CR, Anand VK. Endoscopic placement of spreader grafts in the nasal valve. Otolaryngol Head Neck Surg 2006;134(6):1001–1005

18. Park SS. The flaring suture to augment the repair of the dysfunctional nasal valve. Plast Reconstr Surg 1998;101(4):1120–1122

19. Clark JM, Cook TA. The 'butterfly' graft in functional secondary rhinoplasty. Laryngoscope 2002;112(11):1917–1925

20. Friedman O, Cook TA. Conchal cartilage butterfly graft in primary functional rhinoplasty. Laryngoscope 2009;119(2):255–262

21. Sykes JM, Tapias V, Kim JE. Management of the nasal dorsum. Facial Plast Surg 2011;27(2):192–202

22. Gentile P, Cervelli V. Nasal dorsum reconstruction with 11th rib cartilage and auricular cartilage grafts. Ann Plast Surg 2009; 62(1):63–66

23. Christophel JJ, Hilger PA. Osseocartilaginous rib graft rhinoplasty: a stable, predictable technique for major dorsal reconstruction. Arch Facial Plast Surg 2011;13(2):78–83

第 11 章

鼻源性头痛

Eleanor Pitz Kiell, James Whit Mims

"窦性头痛"是为全科医生、耳鼻喉科医师、神经学家及公众所熟知的专业术语。然而在过去几十年中,临床医生在接诊此类患者时,头痛伴鼻窦症状和鼻窦疾病引发头痛的患者数量有所不同;另外,也可能存在慢性头痛患者由于鼻部炎症引发的急性发作情况。因此,从头痛患者中理清是否由鼻部疾病引发的症状依然是临床工作的一大挑战。

2004 年,国际头痛学会(IHS)发布了关于头痛的诊疗指南,指南中提及"继发性鼻窦炎性头痛"这一概念,需要有明确的急性鼻窦炎诊断[1]。IHS 目前尚不接受慢性鼻窦炎引发头痛综合征。"窦性头痛"患者通常符合原发性头痛疾患的诊断标准之一。与此不一致的是,目前大多数指南认为面部疼痛和压力是慢性鼻窦炎的症状之一[2-5]。此外,一些人主张即使在没有感染或炎症存在的情况下解剖异常可能导致头痛[6]。在没有炎症的情况下可否进行手术治疗仍然存在争议。

根据目前的研究和专家意见可将大部分"窦性头痛"分为下列 5 种情况:①急性鼻窦炎;②慢性鼻窦炎;③包括偏头痛和集束性头痛在内的原发性头痛;④三叉神经痛;⑤解剖接触点头痛(尚存在争议)。

历史回顾

20 世纪 40 年代,Wolff 在一些健康志愿者中证实鼻腔内的机械性和化学性刺激可导致头痛[7]。除了这一发现外,没有进一步研究头痛和鼻部异常的关系。随着鼻内窥镜和 CT 技术的发展,鼻和鼻窦的解剖和病理诊断有了极大的提高。在此之前,临床医生推测鼻和鼻窦的病理改变是引发头痛的因素之一。然而,应用鼻内镜和鼻窦 CT 扫描进行的研究显示鼻和鼻窦的病理改变与头痛之间存在更为复杂的关系。

2004 年,IHS 推出了关于头痛分类的专家共识,包括头痛的症状和诊断标准。头痛伴鼻部症状被局限于急性鼻窦炎,偏头痛伴颅自主症状和集束性头痛。IHS 认为解剖异常和慢性鼻窦炎并非原发性头痛的公认因素。

"窦性头痛":一个误称

"窦性头痛"是一种常见疾病;然而,对于反复发作的头痛,鼻窦炎可能是一个罕见原因。内科医生已经认识到大部分窦性头痛患者更符合头痛的诊断,但缺乏鼻窦炎的内镜和影像证据。Eross 等进行的(Sinus、Allergy、Migraine)研究表明,在继发于鼻窦炎的头痛患者中只有 3%相信他们患有"窦性头痛"。他们的诊断是根据详细的头痛史、完善的全身和神经系统检查,基于 IHS 的诊断标准,对高度怀疑的病例进行脑和鼻的影像检查[8]。

一些独立研究表明,58%~80%被诊断为"窦性头痛"的患者仅符合偏头痛的诊断标准[8-10]。造成这一混乱的原因包括疼痛部位位于鼻部上方,由天气变化引发,或伴随鼻溢液。Eross 等研究表明,患者中鼻窦炎的诊断达 78%[8]。Schreiber 等研究了近 3000 例患者,发现在窦性头痛的诊断中由于重叠症状导致存在类似现象,他们认为缺乏鼻部症状是偏头痛的典型表现的同意认识[10]。美国将近 3000 万人患偏头痛[11]。耳鼻喉科医生应当熟悉在评估窦性疼痛时与头痛进行鉴别诊断。

"窦性头痛"的鉴别诊断

急性鼻窦炎

对于新发头痛伴鼻部症状的患者,临床医生应该考虑鼻窦感染。若出现双侧眶周面部钝性压力感疼痛,则强烈提示急性鼻窦炎[12]。美国头颈外科学会提出,诊断急性细菌性鼻窦炎(ABRS),首先需要区别病毒性鼻窦炎。建议当①开始出现上呼吸道感染症状 10 天或以上之后出现急性鼻窦炎症状;或②急性鼻窦炎症状初始改善后的 10 天内恶化情况时诊断 ABRS [5]。不复杂的 ABRS 没有应用鼻窦影像学检查的指征。这些更新的推荐利用基于症状的主要和次要标准进行诊断。必须出现至少 4 周的症状群才能定义急性鼻窦炎。对于头痛并同时符合急性鼻窦炎诊断标准的患者,两者必须相关,头痛可归因于潜在的炎症或感染。IHS 在他们的关于鼻窦炎引起的头痛的共识声明中指出需满足下列条件:①前额头痛伴面部、耳部或牙齿至少一个区域疼痛并满足标准③和④;②有急性鼻窦炎或慢性鼻窦炎急性发作的临床症状、鼻内镜、CT 扫描和(或)MRI,和(或)实验室检查证据;③头痛和面部疼痛在鼻窦炎的开始或急性加重阶段同时发展;④在对急性鼻窦炎或慢性鼻窦炎急性发作进行缓解或治疗后 7 天内头痛和(或)面部疼痛症状缓解(见表 11.1)。

对急性鼻窦炎头痛的患者,应治疗潜在诱因。抗生素是治疗 ABRS 的主要手段。对症治疗包括减轻充血,局部应用或口服糖皮质激素[2],非甾体类抗炎药作为备用推荐。

慢性鼻窦炎

IHS 坚持认为"除非复发进入急性阶段,慢性鼻窦炎不能确认为头痛或面部疼痛的诱因"。这一情况的例外是慢性鼻窦炎的急性恶化(CRS)。CRS 的特征为鼻黏液增加或化脓,充血加重,嗅觉减退,甚至出现心神不宁、疲劳、间歇性发热等全身症状。需进行全身的糖皮质激素和抗生素治疗[13]。

然而,随着近期耳鼻喉科、哮喘、过敏的共识指南,关于慢性鼻窦炎的诊断经常包括面部疼痛或压力伴嗅觉减退,持续时间大于 8~12 周,CT 或内镜检查存在客观指征[2-5]。面部疼痛作为慢性鼻窦炎的主要症状这一重要性引发怀疑。一项关于 75 名行鼻内镜手术治疗的持续性面部疼痛患者的检查发现,这些患者中只有一半有与症状一致的 CT 或内镜检查发现[14]。另一项研究指出,CT 扫描发现面部疼痛定位和受影响的鼻侧鼻窦相关性不大。Mudgil 等指出,不论 CT 检查情况如何,面部疼痛点的数量没有明显差异,最常见的疼痛点位于右颞区,而最受影响的鼻窦是上颌窦[15]。

尽管面部疼痛在 CRS 中不敏感或特殊,一些 CRS 患者确实报道有面部疼痛。例如,作者回顾慢性蝶窦炎报道头痛持续 4~30 个月[16]。慢性鼻窦炎指南继续将面部疼痛或压力症状作为慢性鼻窦炎诊断标准之一,但其强调需与客观检查相结合。

原发性头痛

IHS 定义两类原发性头痛的诊断标准中包括鼻部症状:偏头痛和集束性头痛。紧张性头痛的诊断标准中不包括鼻部症状(表 11.2)。

偏头痛

偏头痛在美国诊断不足。1999 年,一项基于人口的调查研究显示,只有 48% 的患者符合 IHS 对偏头痛的诊断标准[17]。另一项研究发现 66% 报道的窦性头痛应用治疗偏头痛的药物舒马曲坦可改善症状,反应率与其他偏头痛人群相似[18]。这些结果表明耳鼻喉科医生需要熟悉两种最常见偏头痛的诊断标准:典型偏头痛伴或不伴先兆。当患者出现恶心、呕吐、视力改变、畏光、声音恐惧等症状时需引起注意,患者很可能患有偏头痛。大约

表 11.1 诊断急性鼻–鼻窦炎源性头痛

急性鼻–鼻窦炎源性头痛的必要条件
面部或牙痛或胀痛
前鼻孔或后鼻孔流涕
鼻腔阻塞

病毒性	细菌性
● 少于 10 天体征或者症状	● 急性上呼吸道感染症状发作后,症状或者体征超过 10 天
● 没有恶变或者双倍恶化	或
	● 症状或者体征在 10 天内较初始症状加重或者恶化

急性鼻–鼻窦炎源性头痛的次要条件
A. 除了面部、耳部任一区域的疼痛或者伴有 C/D 条件外,前组鼻窦疼痛
B. 临床、鼻内窥镜、影像学(CT/MRI)检查和或者实验室检查发现急性或者急性慢性联合鼻窦炎
C. 疼痛或者面部疼痛同时伴有鼻–鼻窦炎发展或者急性恶化
D. 急性或者急性慢性鼻–鼻窦炎成功治疗后 7 天内复发头痛或者面部疼痛

Printed with permission from: Headache Classification Subcommittee of the International Headache Society. The International Classification of Headache Disorders: 2nd edition. *Cephalalgia.* 2004;24(Suppl 1):9–160 and Rosenfeld RM, Andes D, Bhattacharyya N, et al. Clinical practice guideline: adult sinusitis. *Otolaryngol Head Neck Surg* 2007;137:51–31.

表 11.2   国际头痛协会描述的头痛

头痛	典型症状
偏头痛	
● 不伴偏头痛先兆的偏头痛	● 超过 5 次持续 4~72 小时发作性疼痛
	● 单侧
	● 搏动性
	● 中到重度疼痛
	● 畏光或者恐声
	● 恶心或者呕吐
● 伴偏头痛先兆的偏头痛	● 除以上之外,伴有偏头痛先兆
紧张型偏头痛	
● 罕见紧张型偏头痛	● 每个月 1 天之内发作 10 次头痛,且每次持续 30 分钟到 7 天
	● 双侧
	● 压型或者紧张性质
	● 轻到中度疼痛
	● 日常活动没有加重
● 频繁发作紧张型偏头痛	● 除以上之外,3 个月内每个月发作 1~15 天,每天发作大于 15 次
● 慢性紧张型偏头痛	● 除以上之外,平均大于 3 个月,每个月大于 15 天
丛集型头痛和其他三叉神经自主性头痛	
● 丛集型头痛	● 伴有以下症状至少发作 5 次:
	● 重度或者极重度疼痛
	● 眼眶、眶上或者短期内疼痛
	● 未经处理持续 15~180 分钟
	● 以下症状中至少一个:
	–身体同侧结膜充血或者流泪,鼻腔充血或者鼻溢液,眼睑肿胀,前额和面部出汗,瞳孔缩小或者上睑下垂或者躁动感
● 阵发性偏头痛	● 除以上之外,伴发作次数稀少,可完全被吲哚美辛治疗剂量抑制
● 单侧神经痛样头痛发作	● 多于 20 次发作
	● 单侧眼眶、眶上或者短期内疼痛
	● 针刺样或者搏动性疼痛
	● 持续 5~240 秒
	● 伴有身体同侧结膜充血和流泪的疼痛
	● 发作 3~200 次/天

Printed with permission from: Headache Classification Subcommittee of the International Headache Society. The International Classification of Headache Disorders: 2nd edition. *Cephalalgia*. 2004;24(Suppll):9–160.

75%诊断为偏头痛的患者伴有明显的自主神经系统症状,这些自主神经系统症状可能对鉴别诊断造成干扰。最常见的自主神经系统症状包括鼻充血(56%),眼睑水肿(37%)。不到 1/4 的患者会出现鼻溢液、结膜充血、流泪和眼睑下垂[12]。这些症状符合目前的发现,即偏头痛引起颅内关联血管舒张,引起疼痛介导的神经肽释放,比如 P 物质[19]。

偏头痛的药物疗法是有效的。在急性期,曲普坦类药物是治疗稳定或严重偏头痛的一线药物。曲普坦类药物是一类选择性血清素 1B/1D 受体激动剂,通过引起颅内血管收缩,三叉神经抑制,阻止中枢致敏起作用[20,21]。副作用一般包括脸红、味道恶劣、恶心呕吐、头晕、鼻刺激、咽喉痛等。更严重可导致高血压危象、中风、惊厥等。各种用于预防偏头痛的药物包括 β 受体阻滞剂、钙通道阻滞剂、抗抑郁药、双丙戊酸钠等。咨询头痛专科医师有助于药物选择、压力管理、避免触发、减少咖啡因、睡眠建议以及消除非类固醇类消炎药的药物反跳。

集束性头痛

　　集束性头痛是最严重的原发头痛症状。其特征是与颅内自主症状相关的周期性单侧疼痛。根据 IHS 定义,患者至少发作 5 次非常严重的单侧眼眶、眶上或颞侧疼痛,在不治疗情况下持续 15~180 分钟。其同时必须与同侧至少一项的下列颅内自主症状相关:结膜充血、流泪、鼻塞、鼻溢液、眼睑水肿、前额或面部出汗、瞳孔缩小、眼睑下垂。这些症状必须至少隔日发生 1 次到每天 8 次[1]。典型症状患者在急性期通常来回踱步,而偏头痛患者通常静卧。

　　由于疼痛发展非常迅速这一特性,急性集束性头痛的治疗仍是一项挑战。一线疗法为高流量吸氧,7~10L/min。一些研究表明,14~15L/min 高流量吸氧,以及对常规氧疗法无效的患者进行高压氧治疗均获得满意效果[22-24]。特别的药物疗法是皮下注射舒马曲坦,对此已进行充分研究,并能在注射 15 分钟内快速减轻疼痛程度。常规应用安全有效,常规用量每次 6mg,每日至多 12mg。冠心病及脑血管病患者禁用。不能耐受者可选择利多卡因、麦角衍生物、生长抑素或奥曲肽[25]。

　　对集束性头痛的预防治疗可分为维持期的预防和过渡期的预防。维持期预防可常常应用,而过渡期预防是在治疗失败时的短期应用,以减少发作频率。维拉帕米是维持期预防的一线用药,锂剂为二线用药。强皮质激素为过渡期预防的主要用药。对于疼痛顽固或不能耐受药物治疗的患者,可选择侵入性治疗,包括外周神经和蝶腭神经节阻断、刺激下丘脑以及射频消融技术[35]。

　　其他严重的头痛或面部疼痛诱因,例如脑肿瘤、鼻肿瘤、侵袭性真菌性鼻窦炎或颅内压升高,需要考虑和排除。

三叉神经痛

　　面部区域的疼痛经常被误认为"窦性头痛"。国际疼痛研究学会定义三叉神经痛为反复发作的突然的、通常单侧的、剧烈的、短时的刺痛,疼痛部位为 1 个或多个三叉神经分支区域[26]。由于三叉神经的感觉分布包括上颌窦和额窦,因而三叉神经痛可被误认为鼻窦疾病。IHS 将三叉神经痛分为典型三叉神经痛(CTN)和症状性三叉神经痛(STN)。当除三叉神经血管收缩可能之外无其他明确病因时可诊断为 CTN,同时必须有一项没有任何临床上明显的神经功能缺陷。当除了血管收缩外有明显的解剖异常,比如肿瘤、多发性硬化斑或颅底畸形时,可诊断为 STN[1]。

　　对于三叉神经痛患者,进行详细的病史询问和体格检查是十分重要的,尤其包括中枢神经反射在内的神经系统检查。对于没有明确神经功能缺陷的患者,MRI 扫描能显示大约 15% 患者的结构异常[27]。

　　药物治疗是三叉神经痛的主要治疗手段。CTN 一线治疗药物为抗癫痫药卡马西平和奥卡西平。CTN 患者的一个特点是对卡马西平初始治疗有反应。巴氯芬、拉莫三嗪和哌咪清可能对控制疼痛有效。正在尝试应用拉莫三嗪、加巴喷丁、米索前列醇或托吡酯对多发性硬化相关的 STN 进行治疗;但还未形成最后的治疗方案[27]。

　　除药物治疗之外,还有一些其他疗法被推荐用于三叉神经痛的治疗。这些疗法可根据治疗目标进行分类。外围技术对疼痛减少获益小,1 年内复发,但风险相对低。还有更多针对半月神经节的侵入性治疗,包括射频消融、酒精消融、伽马刀等。三叉神经的微血管减压术也可被应用。以上这些治疗,可使 90% 以上的患者疼痛即刻缓解,大约 50% 缓解效果可持续 3 年[27]。潜在的副作用包括脑神经 V 分布区域的麻痹、无菌性脑膜炎、脑脊液渗漏或角膜麻痹导致的角膜炎。

接触点头痛

　　尽管 IHS 不认可解剖异常为头痛的确切致病因素,但一些面部或鼻炎疼痛的患者并没有急慢性鼻窦炎、慢性头痛或神经痛的指征。理论上鼻或鼻窦内的接触点可引发面部疼痛,但该证据混淆且一直存在争议。对于药物治疗偏头痛和神经痛无效的患者以及没有急性炎症的患者,解剖学病因理论的提出可满足患者需要。

解剖生理学

　　接触点定义为局部用药减轻充血后在黏膜表面仍保持的连接。这些接触点出现于不存在炎症或感染的情况。通常,一个强烈的鼻刺激接触鼻甲。中鼻甲含气腔,也称为泡状鼻甲,可引起鼻甲骨和鼻中隔黏膜表面的接触。这些接触使高浓度的神经肽、P 物质等作用于鼻黏膜内三叉神经感觉神经末梢,理论上可造成强刺激[28]。这一假设表明,源于鼻接触点的头痛可能是由于三叉神经分布区域的感觉过敏。一项小型研究通过直接检测受试者在压力、P 物质、肾上腺素作用于鼻黏膜引起的面部疼痛来验证这一假设,该研究发现这些刺激并未引起面部疼痛[29]。Abu-Bakra 和 Jones 也在头痛和非头痛患者身上发现同样的现象[30]。

　　最新研究表明,接触点可能触发头痛,但并非独立的头痛诱因。Abu-Samra 等对 42 例慢性头痛患者进行研究,这些患者的影像证明存在鼻接触点且对最大剂量药物治疗效果不佳,其结果发现在进行接触点分离术后,83%的患者获得满意疗效[31]。他们假设接触点刺激扮演触发点的角色,通过增强中枢神经系统而高反应性激发偏头痛、紧张性头痛和集束性头痛,因而他们推测刺激鼻黏膜受体引起中枢和外周 P 物质释放。P 物质和降钙素基因相关肽是公认的中枢神经系统内疼痛感受器途径的媒介[29]。在所有的头痛触发因素中(如鼻接触点、气压改变、特定食物等),有些人在接受同样的刺激条件下并未出现相应的头痛。图 11.1 来自一位接受鼻中隔矫正术后头痛改善的患者。

诊断鼻内接触点需进行仔细的体格检查、鼻内镜以及必要的 CT 检查。有报道称在急性头痛发作时可于清醒患者使用局麻药进行检测。少量局麻药(比如利多卡因和丁卡因)可用于检查者直接观察可视的接触区域,且患者疼痛可缓解 50%[32]。这一检测尚存争议,因为在检测阳性和鼻窦手术后临床症状改善之间不存在必然联系[33]。

1988 年,Stammberger 等[6]介绍了内镜技术用于鼻病和头痛。文章推荐应用 CT 扫描和内镜进行接触点定位和鼻-鼻窦修复。对于中鼻甲-鼻中隔接触的病例,推荐前组筛窦开放术;对于上鼻甲-鼻中隔接触的病例,需要后组筛窦开放术,并移除基底板,这一治疗可减轻中鼻甲与鼻中隔的持续接触;另一种途径是沿整个长度破坏鼻甲骨,使其与鼻中隔分离,此法只用于下鼻甲-鼻中

隔接触。许多患者接受鼻中隔矫正术。Stammberger 报道手术后头痛症状有所改善,而 Abu-Bakra 和 Jones 认为二者并没有区别[30]。由于手术后结果的不一致,对那些药物治疗无效的虚弱头痛患者应用手术治疗尚存争议。

一些复发性头痛或面部疼痛患者,尤其有明显鼻中隔偏曲患者,鼻中隔矫正术可改善症状。然而,手术结果并不一致,单一手术治疗面部疼痛的缓解也不可靠。2007 年 Rosenfeld 等的概述中指出,最新的指南中不支持在不存在炎症情况下使用鼻内镜手术治疗[5]。

结论

头痛对耳鼻喉科医生是一项棘手的问题。由于窦性头痛为非特异性症状,详细的病史询问和体格检查是十分必要的。大多数窦性头痛患者考虑急性鼻窦炎,原发性头痛(如偏头痛或集束性头痛)或三叉神经痛。症状和检查符合急性细菌性鼻窦炎(如流脓、红肿、面部敏感等)的需进行抗感染治疗。非 ABRS 患者应详细询问与偏头痛相关的刺激症状,如畏光、恐声、恶心、呕吐等。了解头痛发生的频率、分布区域、特点、持续时间有助于头痛的分类。对原发性头痛相关的自主神经症状患者进行教育是十分必要的。由于头痛症状的非特异性,咨询头痛专科医生是很有帮助的。更多严重的头痛诱因,包括脑或鼻窦肿瘤等,及时做出正确诊断十分重要。鼻内接触点治疗仍存争议。内科医生如遇到鼻源性头痛患者,从急慢性鼻窦炎、原发性头痛、三叉神经痛入手有助于指导患者进行恰当治疗。

(张强 译)

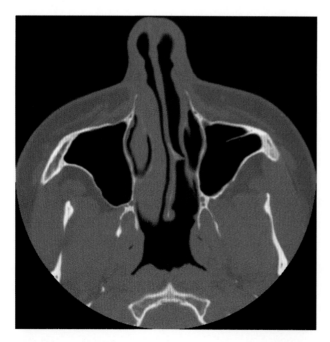

图 11.1　CT 平扫显示鼻中隔嵴与左侧中鼻甲的黏膜接触。

参考文献

1. International Headache Society. The International Classification of Headache Disorders. 2nd ed. Cephalalgia 2004;24 (Suppl 1):9–160
2. Fokkens W, Lund V, Mullol J; European Position Paper on Rhinosinusitis and Nasal Polyps group. European position paper on rhinosinusitis and nasal polyps 2007. Rhinol Suppl 2007;(20):1–136
3. Meltzer EO, Hamilos DL, Hadley JA, et al; American Academy of Allergy, Asthma and Immunology; American Academy of Otolaryngic Allergy; American Academy of Otolaryngology-Head and Neck Surgery; American College of Allergy, Asthma and Immunology; American Rhinologic Society. Rhinosinusitis: Establishing definitions for clinical research and patient care. Otolaryngol Head Neck Surg 2004;131(6, Suppl):S1–S62
4. Slavin RG, Spector SL, Bernstein IL, et al; American Academy of Allergy, Asthma and Immunology; American College of Allergy, Asthma and Immunology; Joint Council of Allergy, Asthma and Immunology. The diagnosis and management of sinusitis: a

practice parameter update. J Allergy Clin Immunol 2005;116(6, Suppl):S13–S47

5. Rosenfeld RM, Andes D, Bhattacharyya N, et al. Clinical practice guideline: adult sinusitis. Otolaryngol Head Neck Surg 2007;137(3, Suppl):S1–S31

6. Stammberger H, Wolf G. Headaches and sinus disease: the endoscopic approach. Ann Otol Rhinol Laryngol Suppl 1988;134: 3–23

7. Wolff HG. The Nasal, Paranasal, and Aural Structures as Sources of Headache and Other Pain. New York: Oxford University Press; 1948

8. Eross E, Dodick D, Eross M. The Sinus, Allergy and Migraine Study (SAMS). Headache 2007;47(2):213–224

9. Perry BF, Login IS, Kountakis SE. Nonrhinologic headache in a tertiary rhinology practice. Otolaryngol Head Neck Surg 2004;130(4):449–452

10. Schreiber CP, Hutchinson S, Webster CJ, Ames M, Richardson MS, Powers C. Prevalence of migraine in patients with a history of self-reported or physician-diagnosed "sinus" headache. Arch Intern Med 2004;164(16):1769–1772

11. Lipton RB, Stewart WF, Diamond S, Diamond ML, Reed M. Prevalence and burden of migraine in the United States: data from the American Migraine Study II. Headache 2001;41(7):646–657

12. Levine HL, Setzen M, Cady RK, et al. An otolaryngology, neurology, allergy, and primary care consensus on diagnosis and treatment of sinus headache. Otolaryngol Head Neck Surg 2006;134(3):516–523

13. Paul WF, Bruce HH, Lund VJ, et al. Cummings Otolaryngology-Head and Neck Surgery. 5th ed. Philadelphia, PA: Mosby Elsevier; 2010

14. Jones NS, Cooney TR. Facial pain and sinonasal surgery. Rhinology 2003;41(4):193–200

15. Mudgil SP, Wise SW, Hopper KD, Kasales CJ, Mauger D, Fornadley JA. Correlation between presumed sinusitis-induced pain and paranasal sinus computed tomographic findings. Ann Allergy Asthma Immunol 2002;88(2):223–226

16. Gilony D, Talmi YP, Bedrin L, Ben-Shosan Y, Kronenberg J. The clinical behavior of isolated sphenoid sinusitis. Otolaryngol Head Neck Surg 2007;136(4):610–615

17. Lipton RB, Diamond S, Reed M, Diamond ML, Stewart WF. Migraine diagnosis and treatment: results from the American Migraine Study II. Headache 2001;41(7):638–645

18. Cady RK, Schreiber CP. Sinus headache or migraine? Considerations in making a differential diagnosis. Neurology 2002; 58(9, Suppl 6):S10–S14

19. Moskowitz MA. Defining a pathway to discovery from bench to bedside: the trigeminovascular system and sensitization. Headache 2008;48(5):688–690

20. Burstein R, Jakubowski M. Analgesic triptan action in an animal model of intracranial pain: a race against the development of central sensitization. Ann Neurol 2004;55(1):27–36

21. Goadsby PJ. The pharmacology of headache. Prog Neurobiol 2000;62(5):509–525

22. Cohen AS, Burns B, Goadsby PJ. High-flow oxygen for treatment of cluster headache: a randomized trial. JAMA 2009;302(22): 2451–2457

23. Weiss LD, Ramasastry SS, Eidelman BH. Treatment of a cluster headache patient in a hyperbaric chamber. Headache 1989; 29(2): 109–110

24. Di Sabato F, Fusco BM, Pelaia P, Giacovazzo M. Hyperbaric oxygen therapy in cluster headache. Pain 1993;52(2):243–245

25. Ashkenazi A, Schwedt T. Cluster headache—acute and prophylactic therapy. Headache 2011;51(2):272–286

26. Merksey H, Bogduk N. Classification of Chronic Pain: Descriptions of Chronic Pain Syndromes and Definitions of Pain Terms. Seattle: IASP Press; 1994

27. Gronseth G, Cruccu G, Alksne J, et al. Practice parameter: the diagnostic evaluation and treatment of trigeminal neuralgia (an evidence-based review): report of the Quality Standards Subcommittee of the American Academy of Neurology and the European Federation of Neurological Societies. Neurology 2008;71(15):1183–1190

28. Clerico DM. Sinus headaches reconsidered: referred cephalgia of rhinologic origin masquerading as refractory primary headaches. Headache 1995;35(4):185–192

29. Abu-Bakra M, Jones NS. Does stimulation of nasal mucosa cause referred pain to the face? Clin Otolaryngol Allied Sci 2001;26(5):430–432

30. Abu-Bakra M, Jones NS. Prevalence of nasal mucosal contact points in patients with facial pain compared with patients without facial pain. J Laryngol Otol 2001;115(8):629–632

31. Abu-Samra M, Gawad OA, Agha M. The outcomes for nasal contact point surgeries in patients with unsatisfactory response to chronic daily headache medications. Eur Arch Otorhinolaryngol 2011;268(9):1299–1304

32. Mohebbi A, Memari F, Mohebbi S. Endonasal endoscopic management of contact point headache and diagnostic criteria. Headache 2010;50(2):242–248

33. Mariotti LJ, Setliff RC III, Ghaderi M, Voth S. Patient history and CT findings in predicting surgical outcomes for patients with rhinogenic headache. Ear Nose Throat J 2009;88(5):926–929

第 12 章
鼻内镜下鼻窦手术的动力性器械

Timothy Haffey，Raj Sindwani

纵观历史,技术创新促进并提高了鼻内镜下鼻窦手术(ESS)的水平。Hopkins 固体柱状镜系统的发展对鼻腔鼻窦解剖结构的观察提供了高清晰度的视角,并且促进了鼻内镜下鼻窦手术的初次尝试[1]。随着 Hopkins 柱状镜的引进,外科医生的一只手需要在术中始终用于观察术野,换句话讲,医生需要用另一只手灵活频繁地操作手术器械。这有时会显得很笨拙,但可预测到的是发展多功能工具能够提高手术的效率,因此这样便进入了应用有动力装置的器械行鼻内镜下鼻窦手术的新纪元。

随着鼻科学领域的发展,外科医生能够敢于安全地超越鼻腔和鼻旁窦的限制而探究眼眶、颅底甚至是颅内腔的范围。正因为外科医生接近甚至超越了鼻内镜手术的安全极限,他们遇到了新的障碍,比如如何稳定地移动厚质骨骼。新的手术障碍常常促进了技术的创新。在本章节,我们选择聚焦于科学技术的视野,并且我们相信已经有或即将有对鼻内镜下鼻窦手术领域最有影响的技术:微吸割器、抽吸冲洗器、射频消融、超声抽吸器[2-4]。本章节将简洁地概述这些技术的科学基本知识并总结有用的文献,着重展示其作用、安全和功效。我们希望强调文献中的争议点,提供对技术的批判性评论,以供读者在实践过程中思考如何利用并发挥这些科学技术的价值。

微吸割钻

以电力为能量的圆柱状削割器[5],连续地抽吸以去除组织。在医学文献中微吸隔器是在研究听神经瘤的过程中第一次被 House 团队命名[4]。微吸隔器曾经应用于关节镜手术,并逐渐成为整形外科手术的一种普遍工具。Setliff,Goode 和 Parsons 均在 1996 年第一次发表论文来描述微吸割器在鼻内镜下鼻窦手术的应用[6-8]。自从微吸隔器最初应用于鼻科学,越来越多的有关微吸割器在 ESS 的应用文献被出版。微吸割钻的功能在于可在切除组织和薄性骨质中将术野内的血液连续性抽吸,并促进了其在现代鼻科学的普遍应用价值。因此,很多先驱者将微吸割器视为鼻科领域中最为重要的技术发展[5]。

基本知识与最新技术

有很多公司制造有关 ESS 的微吸割钻,包括 Olympus-Gyrus、Medtronic-Xomed 以及 Stryker。每家公司提供产品的独立设计方案,但所有吸割钻均由旋转或震动的空心轴、内置套管的刀片构成。连续性切割器应用内置套管将软组织和骨碎片吸除至刀片。组织在刀片的震动中裂开且抽离术野到达吸引罐,后者也称为滤波器。重要的是,研究显示在滤波器内的组织可在组织结构中保存并用于病理学检查[5]。一些模型的刀片含有锯齿形边,目的在于能够更好地抓取软组织和较为韧性的组织。与此相反,整齐边缘的刀片损伤较小且能保留邻近黏膜组织。刀片可连续不断旋转(逆时针或顺时针)或震动(往返于孔隙)。振荡模式应用 3000~50 000 转/分的较慢速度去除软组织,以便刀片停留长久将较软组织在切割前卷入孔隙。有的微吸割器有专门的固体毛边尖端便于钻孔,这些尖端利于术者切割较厚的骨质,优于应用传统的微吸割钻刀片。当作为钻孔器使用时,旋转装置的速度慢于传统高速钻孔微吸割器(分别为 15 000RPM max,80 000~100 000RPM),因此在快速消除厚质骨骼时其效果好于微吸割器(图 12.1)。

微吸割器刀片有很多角度且提供一个旋转端口(图12.2),可提高手术操作范围。比如上颌窦的侧隐窝和蝶窦,以及额隐窝。相对直套管而言,弯刀片的缺点之一为

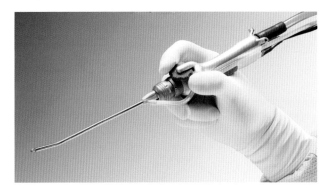

图 12.1 美敦力直 M4 微吸割器和 4mm×15cm 15°前颅底钻。
Image courtesy：Medtronic, jacksonville, Florida, United States.

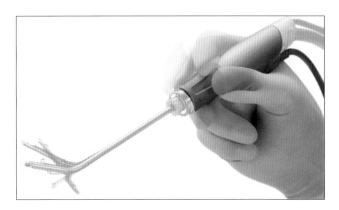

图 12.2 美敦力直 M4 微吸割器,30°可旋转刀片。
Image courtesy：Medtronic, jacksonville, Florida, United States.

碎片可增加内部套管的磨损率[5]。Boone 等[9]最近研究将一个全新的样本(4.3mm Medtronic Quadcut 刀)与标准的模型(4.0mm Medtronic Tricut 刀)相比较来评估闭合难题。他们建立了一个代表息肉疾病(生牡蛎)和 AFS(碎牛肉猫食)的手术模型,发现后者可减少阻塞发生率,而两者都不能阻塞鼻息肉模型的残片[9]。

最新研究进展包括应用导航系统追踪微吸割器的轨迹。这种方式可以很容易熟练应用光学系统追踪任何坚硬的器械或刀片,但是目前的一些特定刀片的运动轨迹也可以应用电磁系统来追踪。一些公司制造了专业的微吸割器完成特定的任务,例如,下鼻甲刀片为小口径(2.0 mm 和 2.9mm),可在保留上覆盖黏膜的条件下切割鼻甲部位的黏膜下血管海绵组织。一些模型在刀片的尖端有斜坡防护装置,可以穿入鼻甲实质将鼻甲软组织剥离鼻甲骨,消除在此步骤对另一件器械的需要。在缩小鼻甲手术中分离呼吸上皮表皮,相较烧灼或损害表皮的器械而言,可很少形成结硬和粘连组织。外耳骨炎,一个较少见的鼻甲骨手术的并发症,其

发病率通过该技术而降低[10]。

仪器优势与证据

微吸割器通常应用于耳鼻喉科领域,也可作用于邻近的黏膜组织,提供超定额的改良精度的器械,快速分离组织,提供较为可视化的视野序贯性清除血液。尽管有如此多的评论,但很少有研究提供证据来支持这些观点[6-8,11]。

Sauer 等进行了一项前瞻性双盲随机试验,用于比较微吸割器与其他标准器械在上颌窦开窗术和筛窦切开术的效果。每个患者双侧均患病且一侧病灶被内部控制。他们观察症状的改善情况,并在 3 周后计算微吸割器组的内镜评分,其结果没有任何差异,应该说明的是手术室时代和血液流失并未在本试验报道。

鼻内镜手术中吸除术野的血液同时去除供血丰富的鼻息肉这一能力是一项特别的优势。术中大量出血可提高发生并发症的风险。尽管微吸割器可连续不断地清除术野的血液,目前它的一项明显不足就是不能减小手术出血量。最新的微吸割器创新技术就是在保留创面和吸收组织的前提下控制出血量。PK Diego 在刀片末端研制了一项用于止血的双极装置。刀片被绝缘层隔离,其内侧与外侧均有电极 (图 12.3A)。此工具安装了低(10W)中(20W)高(40W)3 个档位。其不足之处在于刀片末端的双极电灼空间较小,且垂直于抽吸孔。

80 个慢性鼻窦炎合并鼻息肉患者术中的可控研究表明应用 PK Diego 的双极装置较传统微吸割器可显著减少血液流失,缩短手术时间[13]。PK Diego 的双极装置替代了单极系统,值得注意的是,它限制了热量向邻近的眶内和颅内组织的传递。此装置也适用于黏膜下的下鼻甲缩小术,可控制血液自鼻甲内侧流出;也可用于鼻内血管化组织的去除(比如腺样体或肿瘤)和涉及颅底部位的损伤(图 12.3B)。

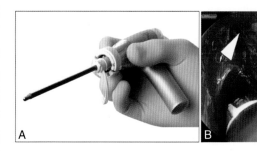

图 12.3 (A)PK Diego 双极微吸割器,直钻刀片。(B)PK Diego 显示术中沿颅底(箭头示)切除脑膨出(E)。
Images courtesy：Gyrus, Bartlett, Tennesstre, United States.

局限性

此项技术的未来前景很可能着眼于提高去除组织时的止血能力,改良力矩以便增强钻孔容量,改进人体工程学,提升吸气流量而降低阻塞(如弯刀)。

其他装置一样,微吸割器有关于效能性与安全性方面的局限之处[4,5]。微吸割器比传统工具更重,并且为电能所控制,这便影响了手术过程中的触觉反馈。除了能量性质与接近关键结构的利用方式,微吸割器提升了ESS 的安全性。Bhatti 等描述了眼外伤的两个病例:一例导致局限性眼肌麻痹,而另一例内直肌被横断[14]。两个病例提示微吸割器强大的吸收力使得眼眶脂肪甚至眶外肌肉深入纸板筛骨进入刀片而引起相对小的损伤,并能恢复正常。Berenholz 等描述了功能性鼻内镜手术强大的吸引力导致术后蛛网膜下腔出血的病例[15]。尽管ESS 较少发生主要并发症,但是与应用微吸割器相关的并发症发生率越来越多,其原因在于此项装置的能量来源与吸引力的性能[4,5]。因此,微吸割器占据系统的大部分费用并承担一次性部件的应用。

内镜钻头

内镜钻头应用频率不如微吸割器多,后者在传统的内镜鼻窦手术中常常处理软组织及薄质骨区域。需要去除厚骨质的步骤超出了微切割器的能力,因而促使了一系列钻头和切削刃器械的发展。钻头相较于传统器械的一个重要优点在于去除骨质时需要相对小的力量,同时需要敏捷反应能力的操作员来控制切除骨质[11]。手术术野接近重要结构,因而该过程在鼻科手术显得格外重要。

基本知识与最新技术

相较于耳科手术的参照而言,内镜钻头应用于鼻科手术有专业性的不同。钻头设计为较纤细的外形以便与内镜共同在一个狭窄的手术视野内工作,利于鼻孔内的移动(图 12.4)。钻头切削刃外部有一个保护性的外鞘,以免受毗邻组织(包括鼻孔内软组织)的摩擦损伤。一些钻头切削刃的后端也有保护鞘。手持件也设置了连续性的抽吸/冲洗装置利于减少内镜手术医师在同一时间操作器械的个数。抽吸与冲洗的特征目的不仅仅是改善可视性,而且作用于冷却钻头切削刃,以及试图限制钻头-组织交界面的热传递。其他修饰是为了按照人体工程学而定位,内镜钻头的长度关注于外鞘长度、扩大钻头在

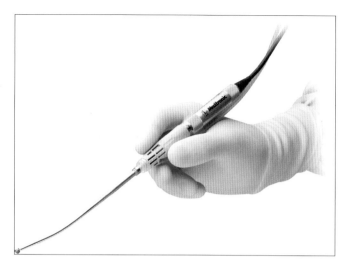

图 12.4 EHS 触针内镜钻孔,有圆形沟槽的 4mm×13cm、15°钻行经鼻颅底手术。

Image courtesy:Medtronlc, jacksonville, Florida, United States.

颅底的附属装置、可伸缩的钻头以及成角度的手持件。抽吸-冲洗及其在鼻内的应用改进了器械的口径,然而因此影响狭窄术野内能见度的范围。因而仍然有改进内镜钻头的空间。

所有类型的钻头共有的特征为切削刃沟槽的数目决定了钻头切削骨骼的敏捷程度。无深凹槽切削骨骼较快捷,可以迅速切割骨头,然而这样不能良好地控制器械。转速也会影响切削骨骼的能力。对于初学者来说,与常规直觉感知相反的事实为较快的转速提高了可控性,其原因在于很少有振动或撕碎组织的机会。当需要更多的可控性时,可应用带有金刚钻的切削刃,其侵袭性通常不如带凹槽的钻头,利于磨平骨骼边缘。当骨骼需要磨成与重要组织接近时,可应用金刚切削刃,并且可以通过控制其运动范围去除小量骨质(如颅骨与眶尖)。

优点与证据

钻头在标准 ESS 中应用并不是很典型,有许多论著发表概括其在涉及鼻窦腔内手术时的应用方式。2004年,Jho 和 Ha 发表了一本关于内镜钻头应用的 3 部分系列丛书,包括它在颅前窝中线、海绵窦、斜坡与颅后窝的应用[16-18]。内镜钻头也被应用于常规切除蝶窦的几乎各个方向的骨质:接近鞍部、暴露斜坡或颅后窝、视神经减压。

现今内镜钻头最普遍的应用在于额窦的手术。自从扩大额隐窝的保守措施失败之后,更便捷的技术在于探究处理额窦口与鼻窦底层的方式[19]。高速钻头在切割鼻

窦底部与额窦鸟喙部的过程非常有效,并可通过内镜改良 Lothrop 步骤(也称 DrafIII 型或双侧额窦流出步骤)开创一个大的孔径以流出额窦内分泌物[11]。这项技术在 Draf[20]和其他文献中被提及[21,22],且涉及高位中隔切除术与对额窦底部和额窦间隔板的切除。

切割钻对于眼眶与泪器系统的内镜手术有重大影响。内镜眼眶技术增强了可视化的优势,提供了直接达到眶后与眶尖的路径,从而避免了表面的切口与瘢痕。一项成功的内镜下泪囊鼻腔造瘘术的完成需要通过阻塞鼻泪管,并通过提升上颌骨厚度开通一个大面积的骨性鼻腔切开术。

这步骤包括厚质骨骼的切除,由上颌线区域向前侧进行。尽管有很多去除骨的技术包括应用木槌和骨凿、微清创器、激光器[23-26],然而很多外科医生偏好灵巧和精确的高速钻头。眼眶与视神经减压术(尤其是侧壁与眶底)中厚质骨骼的去除也在文献中被提及,并作为运用内镜钻头的辅助应用[11]。

局限性

随着科技技术更新换代,创造一项轻便的内镜钻头且能维持连续地抽吸–冲洗功能和钻孔质量的理念,越来越被医师奉行。内镜钻头设计目的在于发展最适于人体工学、具有功能多样性、最低限度阻塞狭窄的术野,在鼻内镜鼻科手术有其独特的特性。

射频消融术

射频消融术在 1997 年由 ArthroCare 设计并获得专利,其最初用于关节镜检查消融软骨组织。在 2000 年由美国食品及药品监督管理部门应用于耳鼻喉科学[11]。

基本知识与最新技术

消融术是利用射频波经过一个传导介质(常规为生理盐水)进行通电。这项技术理论上创造了一个等离子场,在相对低温下(40℃~70℃相较于 400°的单极电熔术)扰乱周围组织的分子键。一些研究显示等离子场不太可能创造出外部真空的环境。Zinder 建立理论证实在消融过程中降低热损害相较生成等离子场而言更易蒸发生理盐水溶液[27]。无论为何种机制,重要的是利用此项技术会有较少量的热能进入周围组织,而不会将热能传递至重要组织结构内。

目前的射频消融系统为由 ArthroCare 创建的消融单位以及 Somnus Medical Technologies 创建的 the Som-nus 系统(图 12.5)。

优点与证据

消融技术在耳鼻喉科最普遍用于扁桃体切除术,一些研究提出术后疼痛较轻恢复较快[28]。消融技术最初用于鼻科手术下鼻甲复位[4]。消融等离子刀用于消融下鼻甲黏膜的海绵组织从而减容,相当于通过愈合过程中形成伤疤从而迟发性减容。2002 年,Bide 等展示了射频消融下鼻甲复位术后应用 VAS 视觉模拟评分计算有关鼻塞、喷嚏、结痂和流涕情况的一项重要进展[29]。

近来,越来越多的鼻科器械已被发明。Eloy 等研究比较应用射频消融与微清创器进行息肉切除手术的术中失血程度。两组疾病的严重程度没有区别,然而前者失血量为 307mL,后者为 627mL。消融组平均手术时间较短。亚组分析显示失血量不同的原因在于病例样本[30]。Smith 等的论文描述消融系统应用于内镜下脑膨出切除术。他们发现该项技术比传统双极电凝切除术更能减少手术时间,并且统计学上没有增加并发症的发生[31]。消融术也应用于经鼻肿瘤切除术,切除潜在的血供良好的软组织从而控制出血[4]。

局限性

目前 ESS 时应用射频消融术的主要局限性为在筛骨迷路或其他鼻窦及颅底时不能解决处理骨骼区域。而且目前没有研究探查长期使用此项技术时热生成或热传递的范围,但这在肿瘤或息肉切除过程中是十分必要的。射频消融术所支持的理论为减少热能传递,这在鼻窦手术中已被证实。其他局限性包括相对缺乏文献支持的优势、相对应的开销以及经鼻内镜手术时医师经验的局限性。值得注意的是射频消融技术目前仅用于鼻科学领域,文献中缺乏该项技术的数据。

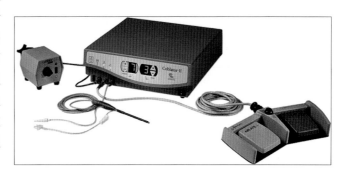

图 12.5 Coblator II 全套机组和一个手持器。

Image courtesy: ArthroCare ENT, Austin, Texas, United States.

超声吸引器

　　鼻窦腔被相对厚质骨分区。所有鼻窦或窦外范围的手术受骨量的控制。由于骨量接近于重要的软组织结构,尽可能去除对周围软组织有影响的骨质是至关重要的。目前有关于影响 ESS 动力装置的一项有前景的科技更新在于去除骨质的超声吸引器。

基本知识与最新技术

　　超声吸引器作用于相反的压电效果,通过电荷到确定晶体的应用开创了一项可逆的机械形变(直接压电效应为通过作用于晶体的机械压力而生成电能)。压电效应是在 19 世纪末由 Pierre 和 jacques Curie 第一次提及,该项技术是在眼科白内障手术中作用于晶体的超声乳化白内障吸除术时第一次在医学领域应用。现如今此项领域应用吸引器迅速切除骨组织,而不破坏临近软组织[4,11]。

　　超声吸引器目前的生产厂家有 Integra 的 CUSA NXT (Integra UfeSciences Corporation,Plainsboro,New jersey,United States) 和 Stryker 的 Sonopet Omni Surgical System(图 12.6)。两种模型均应用同样的物理学原理。手持件内的圆盘形压电变压器或管状压电晶体随着震动而扩展收缩从而获得交流电。高频震动破坏了组织蛋白内的氢键,使其变性。组织实际的切割能力次于空穴能力,后者是由超声波引起小水蒸气内部形成、扩展内爆的能力。随之形成的乳化组织由于连续冲洗与抽吸而被去除。此项技术的设计在于可调整震动频率从而充分利用其特征去除骨质或软组织。其动力可调增,动力越大尖端振幅越高,且能有更大的动力去除骨质及软骨组织[4,11]。

优势与证据

　　本项最新科技的优势在于可选择性地提供编程。Antisdel 等[32]首次在耳鼻喉科杂志描述此项仪器在内镜下的应用,他们在 E-DCR 手术中运用超声吸引器进行骨质鼻腔造瘘术。作者注意到无意甚至有目的地将黏膜结构如鼻中隔或中鼻甲接触到吸引器震动尖端的背部,不会引起任何确定性的损伤。

　　不像大多数常规动力的仪器,超声吸引器尖端震动多于自旋转。旋转的变口降低了与常规钻孔遗漏或频跳的危险,提供了更多的可控制性。附有旋转毛边或微割钻刀片的附属物有损伤临近组织的危险,但也可降低到最小化。这就意味着需要一个附属的保护器预防尖端

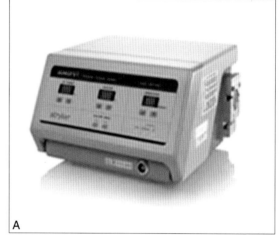

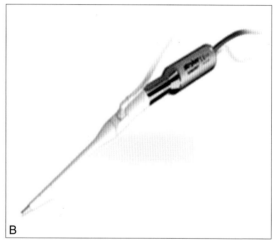

图 12.6 Sonopet Omni 基础仪器(**A**)和手持件(**B**)。
Image courtesy: Stryker Corporation, Kalamazoo, Michigan, United States.

的背部以防其无意间碰到不相关的毗邻结构。此项事实有利于减轻术野内由于器械本身造成的进一步阻塞,这在内镜手术中是十分必要的。很多神经外科手术中均记载了应用切骨超声吸引器的方法,该方法因为在去除有限空间内的厚质骨时将软组织结构的损伤降低为最小(如脉管系统及硬脑膜)而被认同。这其中包括经蝶骨手术至纤维或骨质垂体的损伤[11]。

　　耳鼻喉科学已经注意到此项技术的潜在实用性。Greywoode 等描述了超声吸引器在去除下鼻甲部分骨质中的应用,留下未受损伤的下鼻甲软组织[33]。Pagella 等于 2008 年报道一项应用超声吸引器经鼻成功切除额筛骨瘤的案例[34]。此项技术的特点在于在不损伤邻近黏膜和软组织的情况下选择性移动骨质,其前提是在内镜下经鼻手术得以顺利进行。作者目的在于应用外科的超声吸引器可以提高内镜下鼻窦和神经鼻科的技术并继续发挥其功能。

局限性

　　该项技术特点在于切除组织边缘,然而并没有关于鼻科应用相关的有意义的文献支持。其理论上相对于其他动力器械选择性作用于组织而言有其独特之处,但实际作用带来的影响并没有全面证实。另一项不足之处在于此技术本身的费用多,且需要花费在一次性的用品之中。此项器械去除骨质的速度比高速旋转电钻慢,而骨质乳化过程中关于热生成的有效数据相对缺乏。

结论

　　20世纪90年代耳鼻喉科手术中应用微吸割器的方法将 ESS 动力手术器械的发展创新达到了新的高度。因此,现代的鼻科医师可支配很多有特点并且有发展前景的器械。本章介绍了最新的创新性手术器械,包括微吸割器、内镜电钻、射频消融以及超声吸引器。有动力装置工具的主要缺点为利用率带来的高额费用,后者包括系统基本建设费用以及一次性用品的开销。这些工具的主要优势在于能够应用一种工具顺利行使多项功能,更重要的是内镜医师术中可以单手操作。有效地应用任何一项动力器械均需要精通其功能和局限性,没有工具能代替医师对外科解剖学、专业知识及经验全面理解的需求。

(卢醒 译)

参考文献

1. Kennedy DW. Functional endoscopic sinus surgery. Technique. Arch Otolaryngol 1985;111(10):643–649

2. Costa DJ, Sindwani R. Advances in surgical navigation. Otolaryngol Clin North Am 2009;42(5):799–811, ix

3. Batra PS, Ryan MW, Sindwani R, Marple BF. Balloon catheter technology in rhinology: reviewing the evidence. Laryngoscope 2011;121(1):226–232

4. Sindwani R, Manz R. Tehnological innovations in tissue removal during rhinologic surgery. Am J Rhinol Allergy 2012; 26(1):65-69

5. Bruggers S, Sindwani R. Innovations in microdebrider technology and design. Otolaryngol Clin North Am 2009;42(5):781–787, viii

6. Setliff RC III. The hummer: a remedy for apprehension in functional endoscopic sinus surgery. Otolaryngol Clin North Am 1996;29(1):95–104

7. Goode RL. Power microdebrider for functional endoscopic sinus surgery. Otolaryngol Head Neck Surg 1996;114(4):676–677

8. Parsons DS. Rhinologic uses of powered instrumentation in children beyond sinus surgery. Otolaryngol Clin North Am 1996;29(1):105–114

9. Boone JL, Feldt BA, McMains KC, Weitzel EK. Improved function of prototype 4.3-mm Medtronic Quadcut microdebrider blade over standard 4.0-mm Medtronic Tricut microdebrider blade. Int Forum Allergy Rhinol 2011;1(3):198–200

10. Citardi MJ, Batra PS. Image-guided sinus surgery: current concepts and technology. Otolaryngol Clin North Am 2005;38(3):439–452, vi

11. Bruggers S, Sindwani R. Evolving trends in powered endoscopic sinus surgery. Otolaryngol Clin North Am 2009;42(5):789–798, viii

12. Sauer M, Lemmens W, Vauterin T, Jorissen M. Comparing the microdebrider and standard instruments in endoscopic sinus surgery: a double-blind randomised study. B-ENT 2007;3(1):1–7

13. Kumar NS, Sindwani R. Bipolar microdebrider may reduce intraoperative blood loss and operating time during nasal polyp surgery. Ear Nose Throat J 2012;91(8):336–344

14. Bhatti MT, Giannoni CM, Raynor E, Monshizadeh R, Levine LM. Ocular motility complications after endoscopic sinus surgery with powered cutting instruments. Otolaryngol Head Neck Surg 2001;125(5):501–509

15. Berenholz L, Kessler A, Sarfaty S, Segal S. Subarachnoid hemorrhage: a complication of endoscopic sinus surgery using powered instrumentation. Otolaryngol Head Neck Surg 1999;121(5):665–667

16. Jho HD, Ha HG. Endoscopic endonasal skull base surgery: Part 1—The midline anterior fossa skull base. Minim Invasive Neurosurg 2004;47(1):1–8

17. Jho HD, Ha HG. Endoscopic endonasal skull base surgery: Part 2—The cavernous sinus. Minim Invasive Neurosurg 2004;47(1):9–15

18. Jho HD, Ha HG. Endoscopic endonasal skull base surgery: Part 3—The clivus and posterior fossa. Minim Invasive Neurosurg 2004;47(1):16–23

19. Metson R, Sindwani R. Frontal sinusitis: endoscopic approaches. Otolaryngol Clin North Am 2004;37:411–422

20. Draf W. Endonasal micro-endoscopic frontal sinus surgery: the Fulda concept. Oper Tech Otolaryngol Head Neck Surg 1991;2(4):234–240

21. Gross WE, Gross CW, Becker D, Moore D, Phillips D. Modified transnasal endoscopic Lothrop procedure as an alternative to frontal sinus obliteration. Otolaryngol Head Neck Surg 1995;113(4):427–434

22. Close LG, Lee NK, Leach JL, Manning SC. Endoscopic resection of the intranasal frontal sinus floor. Ann Otol Rhinol Laryngol 1994;103(12):952–958

23. Cokkeser Y, Evereklioglu C, Tercan M, Hepsen IF. Hammer-chisel technique in endoscopic dacryocystorhinostomy. Ann Otol Rhinol Laryngol 2003;112(5):444–449

24. Yoon SW, Yoon YS, Lee SH. Clinical results of endoscopic dacryocystorhinostomy using a microdebrider. Korean J Ophthalmol 2006;20(1):1–6

25. Maini S, Raghava N, Youngs R, et al. Endoscopic endonasal laser versus endonasal surgical dacryocystorhinostomy for epiphora due to nasolacrimal duct obstruction: prospective, randomised, controlled trial. J Laryngol Otol 2007;121(12):1170–1176

26. Woog JJ, Sindwani R. Endoscopic dacryocystorhinostomy and conjunctivodacryocystorhinostomy. Otolaryngol Clin North Am 2006;39(5):1001–1017, vii

27. Zinder DJ. Common myths about electrosurgery. Otolaryngol Head Neck Surg 2000;123(4):450–455

28. Magdy EA, Elwany S, el-Daly AS, Abdel-Hadi M, Morshedy MA. Coblation tonsillectomy: a prospective, double-blind, randomised, clinical and histopathological comparison with dissection-ligation, monopolar electrocautery and laser tonsillectomies. J Laryngol Otol 2008;122(3):282–290

29. Bäck LJ, Hytönen ML, Malmberg HO, Ylikoski JS. Submucosal bipolar radiofrequency thermal ablation of inferior turbinates: a long-term follow-up with subjective and objective assessment. Laryngoscope 2002;112(10):1806–1812

30. Eloy JA, Walker TJ, Casiano RR, Ruiz JW. Effect of coblation

polypectomy on estimated blood loss in endoscopic sinus surgery. Am J Rhinol Allergy 2009;23(5):535–539

31. Smith N, Riley KO, Woodworth BA. Endoscopic Coblator™-assisted management of encephaloceles. Laryngoscope 2010;120(12): 2535–2539

32. Antisdel JL, Kadze MS, Sindwani R. Application of ultrasonic aspirators to endoscopic dacryocystorhinostomy. Otolaryngol Head Neck Surg 2008;139(4):586–588

33. Greywoode JD, Van Abel K, Pribitkin EA. Ultrasonic bone aspirator turbinoplasty: a novel approach for management of inferior turbinate hypertrophy. Laryngoscope 2010;120(Suppl 4):S239

34. Pagella F, Giourgos G, Matti E, Colombo A, Carena P. Removal of a fronto-ethmoidal osteoma using the sonopet omni ultrasonic bone curette: first impressions. Laryngoscope 2008;118(2): 307–309

第 13 章

外科导航技术的发展

Lee A. Zimmer, Larry G. Linsort, Angela M. Donaldson

术中的影像指导可以获取广泛的术野，该系统着眼于在术前从影像学角度观察患者的解剖结构。CT 和 MRI 技术的联合成像用于获得影像图像。目前已存在很多术中系统，而向手术医师提供回顾性的资料是很必要的。本章目的在于提供关于图像指导系统的简明的历史，并讨论影像导航技术在实际鼻科及颅底手术中的应用。

图像 - 导航外科系统

历史

图像-导航外科技术的应用在过去 20 年内取得了显著的效益，图像导航手术的概念于 20 世纪 40 年代在神经外科领域里第一次被提及。立体定位装置发明是为了排除颅内脓肿及破坏引起异常运动功能及疼痛的大脑内病灶。导航装置应用平面放射线照相术、荧光镜检查及解剖标志而进行画面内立体定向手术。影像技术的发展引进了 CT 技术，且进一步成为立体定向手术过程中特殊的画面形式。Bergstrijm 和 Greitz 发展了头部的定位，其应用于术前 CT 的影像显示，术中显现器械的运动轨迹[1]。此项系统也有其局限性，包括仪器的深度评估不准确、头套偏航引起有限的手术入路。

导航技术的进一步改革在于消除头套的刚性结构。取代立体定向手术时繁重的头套，无框架的程序依靠多重的基准点标志可获取患者的头部结构。这些标志在患者术前的影像中可获取并持续至手术进行时。早期的无框架的导航系统因缺乏精确性而被限制。精确性的提高在于多方面的校准技术，包括附加探针的机动关节臂、听觉数字转换器以及视觉编码系统等。

最新系统

越来越多的电脑辅助系统随着术中影像图像而发展形成。每项关于聚集及翻译的系统运行着电动机械、电磁的、超声的或光学数据。电脑辅助外科技术的目的在于避免开阔视野的手术(漏斗原理)和尝试更多微创性的手术(隧道原理)[2]。电脑辅助系统在鼻科和内镜颅底手术的普遍适用范围在下一章将会具体描述。

图像-导航追踪系统现今最终发展为两个主要的校准类型:光学(红外线)和电磁学(射频)。目前应用最普遍的视觉图像-导航追踪系统包括 StealthStation (Medtronic, Minneapolis, Minnesota), VectorVision (Brain-Lab Inc., Feldkirchen, Germany) 和 Stryker iNtellect Navigation System (Stryker, Portage, Michigan)。(图 13.1A~C)光学系统利用红外线发光二极管技术。这些系统有带有红外相机的关节臂连接至系统的主体。电磁基础系统如 InstaTrak (CE Medical, Waukesha, Wisconsin)和 Fusion 导航系统(Medtronic, Minneapolis, Minnesota)有连接至外科手术器械上的跟踪系统，无需发光二极管(图 13.1D)。

影像-导航系统具有 4 项基本单位:冠状位、矢状位、水平位的 CT/MRI 或联合图像;处理图像数据的工作站;应用连接于患者的头套或框标获得图像而注册数据的装置;校准仪器的装置以便顺利进入视野直观性运转仪器。虽然文献中记录了一些轻微的变更,而其精确性在所有系统中为 2mm。

光学系统

患者仰卧位,头部靠近 ICS(Image guided systenl)和视频监视器,图像装载进入图像-导航工作站,患者佩戴头套并用带子绑在前额,鼻窦手术时绑在眉毛水平位(图 13.2A)。可选择性的头套可以放在开放性手术的任何部位并经皮固定。利用系统-供给软件完成校准,将图像-导航探针的尖端放于头套的一块部位并压低脚踏开关(图 13.2B)。通过接触直探针的末端 1 完成注册(图

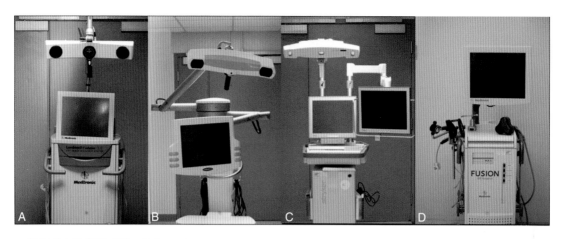

图 13.1　最新的光学影像引导工作台。(A)StealthStation。(B)VectorVIslon。(C) Stryker Intellec 导航和(D)Fusion 导航。

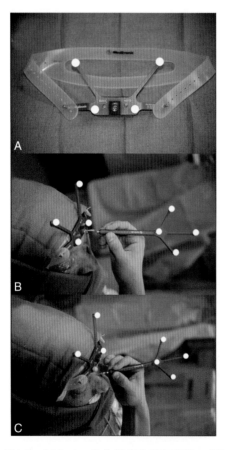

图 13.2　(A) StealthStation 的头部接收器和套带。(B)示探针置于凹槽处完成注册。(C)示皮肤表面注册过程。

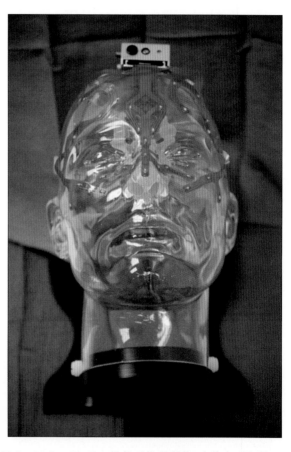

图 13.3　Stryker INtellec 导航系统的图像,皮肤表面注册面具和接收器。

13.2C)。可替代基准注册,包括表面、解剖部位、面罩(图13.3),利用激光发射表面注册。

典型的例子为将框标放置于 3 个部位的最低限度,加上成像过程中内眦水平位的鼻背部、鼻尖、鼻小柱、外眦水平的眶壁外侧[3]。注册错误可能是由于基准点的位置移位或错位,软组织在成像时变形、以及成像和注册的时间不同[4]等。应用面罩及激光表面注册的设计可克服基准标准注册的局限性,图像采集时可不用任何仪器放置于患者部位。

一旦注册,过程即开始。多种手术仪器可有导航作用,其决定于手术的设计点,通过图像可显现(图 13.4 和图 13.5)。多项系统可允许追踪装置连接于任何器械,这便给手术医师带来了更多选择排列组合的机会。然而追踪装置的附件可以改变器械旋转的范围与程度。

相对于其他技术来说,该技术也存在局限性。视觉–基础系统需要在相机和 LED 工具上备有清晰的线条,这通常需要在连接有内镜的相机与备选的导航器械之间进行一项流畅的"舞姿"。此外,在二者之间维持一项清晰的线条限制了手术室器械护士以及手术术者的可利用空间。

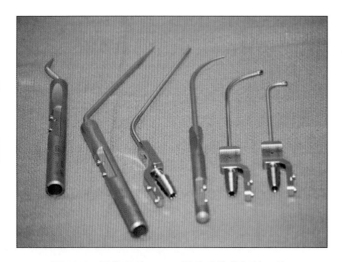

图 13.4 图像显示 Fusion 导航系统的探针工具。

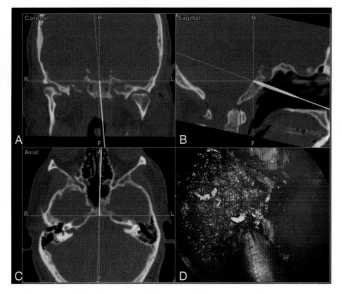

图 13.5 应用 Stryker Intellect 导航系统行内镜颅底手术显示的动态图像。(A)冠脉 CT。(B)矢状位 CT。(C)平扫 CT。(D)视频显示。

电磁系统

电磁系统需要患者在采集图像和术中时于前额单一的头部位置佩戴一个射频消融发射器。患者仰卧位,头靠近 IGS 和视频监视器。影像资料库下载至工作站,头套在患者头部。该项系统在头套包含框标的部位自动注册,且与图像资料库一致。手术器械在头套的一点校准。器械尖端在所上传的图像中被视为十字标。

关于比较 the EasyGuide (Philips,Eindhoven,The Netherlands)、VectorVision 和 InstaTrak 计算机辅助系统的研究显示 EasyGuide 和 VectorVision 在实验室和手术室有不同的标记功能(测量比较精确度)。二者在实验室测试均比在临床精准。可能的误差来源包括丢失基准标志、框标移动、软组织移位[5]。然而 InstaTrak 测试其在实验室和临床装置有相似的精密度。没有误差的可能原因为缺乏框标。

头套弥补了患者头部的移动,且在没有应用框标作为参照物的条件下提供了自动图像注册。作者本项研究推断 InstaTrak 利用电磁电脑辅助手术对鼻旁窦手术较为合适。VectorVision 有其视觉导航电脑辅助手术,在涉及颅底手术时更为有用。其他研究发现 StealthStation 的视觉电脑辅助外科系统易于治疗创伤或外侧及前侧的颅底肿瘤[6]。

电磁系统的优点为减轻了注册的麻烦并利于在精确度减小时再注册。此系统有一些不足之处,并不是光学系统所固有的。手术室金属物体的存在可扰乱 IGS 的功能。因此,手术器械、桌子和麻醉装置需要远离手术视野以避免信号干扰。然而本章的作者在应用电磁系统时并没有在干扰的情况时遇到困难的经历。

鼻科学

适应证

选择合适患者应用图像导航鼻窦手术时是由外科医生而定夺的。美国耳鼻喉头颈外科学会建立了关于使用 IGS 的方针,即赞同术中选择合适的病例应用计算机辅助手术协助外科医生提供所定位的解剖结构[7]。这包括修订鼻窦手术、变形的先天性鼻窦解剖学、术后或创伤病例广泛、鼻腔鼻窦息肉病、额窦、后筛窦和蝶窦病变等。然而这种说法为相对模糊的陈述,可查看 4 级(回顾性审查)和 5 级(专家意见)的文献证据。它提供了外科手术计划内免于指导,早期通过保险公司授权较少指导。

Metson 和 Gray 医生提出了一项分组系统，其需要在 3 个不同的临床场景下应用图像导航系统而决定[8]。第一组，患者有地方性鼻窦疾病并有定义很明确的解剖标志，不需要图像导航；第二组为晚期疾病或利用有限的标记修正手术，其图像导航不是必需的，但可能是有益的；第三组的图像导航，患者的疾病侵犯或涉及前颅底、翼上颌、颞下窝或广泛性息肉样病变。

结果

在图像导航下鼻窦手术的区域内结果研究既有局限性也不确定性。在一个内科医师的调查中，85%的外科医生认为计算机辅助鼻窦手术与增加自信心相关。Tabaee 等发表了第一篇比较研究观察有/无图像导航内镜鼻窦手术后的生活质量[9]，两组之间有相同 SNOT-20 分数。此外，在并发症或需要修正手术发生时并没有统计学意义。

研究表明，增加手术时间是图像导航系统最大的不足之处[10]。这些研究报道手术室中的学习曲线，从增加 15~30 分钟开始，但最终减少到 5~10 分钟。Sindwani 和 Metson 医生分析了 33 个患者使用图像或传统技术闭塞术行成骨的额窦闭塞术[11]，图像导航降低了额窦成骨闭塞过程的并发症数量，由 3 降至 0。数量虽小但具有统计学意义，这表明图像导航增加这一复杂过程的安全性。

何时适当使用图像导航系统可能并无确凿的水平 1 证据。对安全性的分析很困难，如鼻窦手术的脑脊液鼻漏和眼眶损伤的发生率很低(<1%)。适当应用有意义的随机性研究需要 3000~30 000 名患者。任务之外的大多数方法，主要着眼于学术中心。由于此项障碍，很多学者认为基于耳鼻喉科学会声明的水平[4,5]导航所提供的证据已经很充分，随机研究中没有 IGS 并不合理[12]。

内镜颅底手术

历史

颅底外科手术发展于颅面和神经外科。开放颅底手术在 20 世纪 70 年代迅速发展，其作为手术暴露与颅底重建的一项技术，术中应用带蒂和游离皮瓣。40 年来，垂体肿瘤通过荧光镜检自唇下入路而被切除。在 20 世纪 50 和 60 年代，荧光成像可用于识别垂体手术内位于蝶窦和蝶鞍的显微外科器械。在 20 世纪 80 年代，内镜鼻窦手术引入美国，从那时起内镜观测镜与显示系统进一步改进，鼻窦手术在视频监控系统下可直观显现[13]。经鼻内镜垂体手术自 20 世纪 90 年代引入欧洲与美国[14,15]。

随着时间的推移，技术进步使外科医生提高了颅底手术的成功率，以往难以操作的颅底肿瘤现在可以经内镜移除且仅有较低的并发症、较短的住院时间以及较少的发病率[16]。为此，内镜下前颅底手术的适应证范围逐步扩大。

CT 成像早在 20 世纪 80 年代就被用于神经外科手术。术中重复浏览手术视野，确认探头尖端的位置是非常不切实际的，这导致患者接受过量的辐射，因而术中图像采集的方式在神经外科的意图下被摒弃。相反，术前进行图像序列，并将其放置在 CT 决定性框架内可应用于术中导航。然而现今仍有很多并发症，其原因在于神经外科医师的参照系普遍为软组织，后者常常成为手术开始后的一个不可靠的标志。

在 21 世纪早期，CT-IGS 专门用于识别内镜经鼻颅底手术中的复杂骨骼，其作为一项新的方法，很少有文献研究相关的解剖学知识。剩下的创新着眼于通过内镜和 IGS 方法依靠解剖尸体来探索新的手术路径。

内镜下前颅底手术和利用 CT 基础导航手术而精简 IGS 软件以及融合 MRI 技术可提高精确度，并进一步描述大脑、骨骼、肿瘤和血管之间的界限[17]。MRI 技术可细致观察软组织，CT 技术用于观察骨组织。当将二者结合时该此项技术在解剖部位改变的情况下可有帮助，如疾病进展、气腔形成异常、纤维-骨损伤或其他骨损伤。另外，融合 CT / MRI 或 CT 磁共振静脉造影在复发病例或任何关于 Willis 或颈内动脉变形造成可能性颅内损伤的条件均有很大作用。

适应证与预后

美国耳鼻咽喉科学会建议经鼻内镜颅底手术时可以应用导航系统来处理良性和恶性肿瘤、脑脊液鼻漏和其他颅底疾患。IGS 也可应用于任何涉及颅底、眼眶、视神经或颈动脉的疾病。目前，应用 IGS 完成颅底手术是可行的，但没有足够的文献来评估数据以及改进此项技术的方法。

结论

图像导航鼻窦手术已经逐渐发展成为鼻科和颅底手术不可或缺的技术。使用视觉或电磁导航系统提高了手术医师的信心以及在扭曲术野内识别关键结构的能力。尽管水平 4 和 5 的证据极力建议有选择性地应用该项技术，但定量研究 IGS 的需求是有限的。进一步比较研究应用或不应用图像导航系统对解决两种关键问题很有指导性：导航系统是否提高了功能性鼻内镜手术和经鼻颅底手术的安全性；导航系统是否提高了外科手术的质量以及提高了远期疗效。然而遗憾的是，并没有相关的理论性或实际性研究。

（卢醒　译）

参考文献

1. Bergström M, Greitz T. Stereotaxic computed tomography. AJR Am J Roentgenol 1976;127(1):167–170
2. Caversaccio M, Langlotz F, Nolte L-P, Häusler R. Impact of a self-developed planning and self-constructed navigation system on skull base surgery: 10 years experience. Acta Otolaryngol 2007; 127(4):403–407
3. Metson RB, Cosenza MJ, Cunningham MJ, Randolph GW. Physician experience with an optical image guidance system for sinus surgery. Laryngoscope 2000;110(6):972–976
4. Snyderman CH, Zimmer LA, Kassam A. Sources of registration error with image guidance systems during endoscopic anterior cranial base surgery. Otolaryngol Head Neck Surg 2004;131(3):145–149
5. Ecke U, Luebben B, Maurer J, Boor S, Mann WJ. Comparison of different computer-aided surgery systems in skull base surgery. Skull Base 2003;13(1):43–50
6. Wiltfang J, Rupprecht S, Ganslandt O, et al. Intraoperative image-guided surgery of the lateral and anterior skull base in patients with tumors or trauma. Skull Base 2003;13(1):21–29
7. American Academy of Otolaryngology-Head and Neck Surgery. Policy on Intraoperative use of Computer Aided Surgery. AAO-HNS Official Website, Policy Statement, 2002. Available at: http://www.entlink.net/practice/rules/imaging-guiding.cfm
8. Metson R, Gray ST. Image-guided sinus surgery: practical considerations. Otolaryngol Clin North Am 2005;38(3):527–534
9. Tabaee A, Hsu AK, Shrime MG, Rickert S, Close LG. Quality of life and complications following image-guided endoscopic sinus surgery. Otolaryngol Head Neck Surg 2006;135(1):76–80
10. Reardon EJ. The impact of image-guidance systems on sinus surgery. Otolaryngol Clin North Am 2005;38(3):515–525
11. Sindwani R, Metson R. Impact of image guidance on complications during osteoplastic frontal sinus surgery. Otolaryngol Head Neck Surg 2004;131(3):150–155
12. Smith TL, Stewart MG, Orlandi RR, Setzen M, Lanza DC. Indications for image-guided sinus surgery: the current evidence. Am J Rhinol 2007;21(1):80–83
13. Kennedy DW. Functional endoscopic sinus surgery. Technique. Arch Otolaryngol 1985;111(10):643–649
14. Jankowski R, Auque J, Simon C, Marchal JC, Hepner H, Wayoff M. Endoscopic pituitary tumor surgery. Laryngoscope 1992;102(2):198–202
15. Carrau RL, Jho HD, Ko Y. Transnasal-transsphenoidal endoscopic surgery of the pituitary gland. Laryngoscope 1996;106(7):914–918
16. Stamm AM. Transnasal endoscopy-assisted skull base surgery. Ann Otol Rhinol Laryngol Suppl 2006;196:45–53
17. Chisholm EJ, Mendoza N, Nourei R, Grant WE. Fused CT and angiography image guided surgery for endoscopic skull base procedures: how we do it. Clin Otolaryngol 2008;33(6):625–628

第 **14** 章

下鼻甲和鼻中隔手术：原则与技术

Rosser Kennedy Powitzky, Colby G. McLaurin, Greg A. Krempl

鼻中隔手术是鼻科最常见的一项手术。中隔异常和鼻甲肥大常常阻碍了内镜仪器的入路，且限制了鼻窦手术及颅底手术的视野。鼻中隔手术常需要完成其他重要目的：将鼻尖和鼻背稳定性最大化，为患者建立一个适当且持久的气道，并去除任何影响窦道流动的障碍。虽然传统封闭性的鼻中隔成形术是耳鼻喉科的基本手术，但保守的内窥镜技术有显著优势。这一章回顾了这两种技术以及伴有中隔偏曲手术的鼻甲缩减术。

解剖

鼻中隔是位于垂直中线的结构，自鼻小柱向后延伸，将鼻腔分为大致对称的两部分。它由骨、软骨和软组织组成（图 14.1）。骨质部分包括筛骨垂直板（PPE）犁骨，腭骨垂直板，上颌腭扩展[1]。后二者通常被称为上颌嵴。鼻中隔软骨位于犁骨和 PPE 前部，大致为菱形或四边形。犁骨和 PEE 之间的楔形软骨向喙突延伸扩展。鼻中隔软骨有致密纤维组织附着于鼻骨和 PEE、后下方的犁骨、上颌骨尾端的鼻棘。骨和中隔软骨处于上颌嵴的最佳稳定状态。

下鼻甲为成对的结构，由骨和软组织组成，下方延伸至四边形软骨开口上方为梨状孔，后方至后鼻孔。下鼻甲骨质薄而弯曲，在鼻外侧壁与上颌骨紧密联系。鼻

中隔和下鼻甲被覆假复层纤毛（呼吸）上皮，后者由大量黏液柱状上皮细胞构成。上皮下为固有层，富含浆液腺及含大量静脉窦的海绵血管组织。中隔血供由筛骨、蝶腭骨的、大腭、唇动脉的分支供应。支配中隔的神经为三叉神经分支。术前熟悉解剖知识对局麻和收缩血管剂的应用是十分必要的[1]。

术前患者评估

鼻气道阻塞是鼻中隔、鼻甲手术最常见的适应证。鼻甲以及中隔黏膜异常可能导致非固有层鼻气流紊乱和主观感觉的鼻阻塞。黏膜血流量的周期可由炎性细胞浸润于固有层而改变，这便导致了固有层的炎性细胞浸润、静脉窦反应性充血、上皮下水肿。引起这些过程的疾病包括传染性鼻窦炎和过敏性鼻炎。继发引起淋巴和静脉引流的改变，导致更为持久的上述结构细胞肥大。此时可应用局部减充血剂和抗炎药物，如激素。

鼻气流和（或）鼻窦流出道也可因解剖的异常而紊乱，如中隔偏曲、刺激、骨折或上颌骨嵴移位。其原因可为鼻外伤史、既往手术或先天性的因素。尽管已进行适当的干预，如应用鼻类固醇和局部抗组胺药治疗，当鼻气道阻塞持续存在时，手术治疗是必要的[2,3]。如果患者有鼻出血，对持续气道正压（CPAP）治疗不耐受，或与中隔不相关的通道阻塞，鼻中隔矫正术为鼻中隔偏曲的适应证。

病史和鼻纤维内镜检查用于评估以排除其他潜在引起鼻阻塞的可处理的因素[2]。过敏性鼻炎、鼻炎疹、鼻息肉、肿瘤、外耳大疱、腺样体肥大、后鼻孔和梨形狭窄、严重的鼻背畸形、鼻外侧壁塌陷、小尖端支撑等疾病应正确诊治。阻塞性睡眠呼吸暂停（OSA）和 CPAP 不耐受的病史可全面评估整个上呼吸道情况。检查时记录鼻中

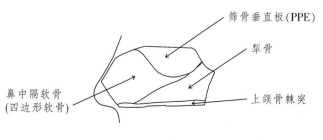

筛骨垂直板（PPE）

犁骨

鼻中隔软骨
（四边形软骨）

上颌骨棘突

图 14.1 鼻中隔解剖。

隔偏曲的部位,目的在于选用合适的手术方案和技术。尾部偏曲可选用传统闭合鼻中隔方法,例如,游离的后部偏曲或嵴可在内镜手术解决[4,5]。鼻中隔手术可治疗先天性或创伤性病变,前期尝试鼻中隔矫正术或鼻中隔切除术,陈旧性鼻中隔穿孔,或其他阻塞性鼻内病变如息肉。复杂病例可行术前讨论,包括与患者病情相关的风险较高的并发症以及合理的预期。

　　CT 成像虽然不必要,但其可提供详细的解剖学鼻中隔位置以及进一步评估并发的鼻窦疾患,如慢性鼻窦炎、外耳大疱、先天性梨状孔或后鼻孔狭窄、鼻息肉或者肿瘤生成。还应术前告知患者术后的预期,可能发生的常见及最严重的并发症。

手术方法

鼻中隔矫正术

传统的头灯闭合性方法

　　鼻中隔成形术可以行局麻和镇静剂,然而其通常是在全身麻醉下进行。此二者最重要的手术准备为使用局部减充血剂(羟甲唑啉、副肾或 4%可卡因溶剂)及黏膜下注射局部麻醉剂,包括肾上腺素(1:100 000 为最常见的浓度)。

　　头灯照明下,用 #15 手术刀在中隔软骨末端行半穿刺切口或喙部 Killian 切口(图 14.2);这些切口方式需要去除偏曲的鼻中隔和嵴,或必要时移植中隔软骨。使用刮匙(如手术刀、眼科剪)后,黏膜下层是透明软骨膜和非透明、粒状网纹表面的中隔软骨之间的相对无血管面。

　　应用锐性及钝性分离很容易分割此区域(图 14.3)。选择正确的平面可助于减少失血以及防止中隔剥脱。将鼻镜放置在切口处,间隙应用 Frazier 抽吸以清洁术野。

　　钝性分离黏膜下皮瓣直至骨-软骨连接面。骨膜下平面与 PPE 和犁骨两侧的骨-软骨连接平面后部相类

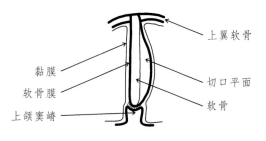

图 14.3　黏膜下软骨膜瓣。

似的平面。Woodson 剥离子和鼻底通道可阻止骨嵴和中隔上颌嵴底部抬高造成撕脱。此过程由于解剖结构的限制而不能行可视化操作。应用 Cottle 或 Woodson 剥离子尖端与中隔软骨接触对于保证平面完整剥离是十分重要的。在此部位应用 Freer 钝性分离骨-软骨连接面,常可纠正偏曲软骨,即继发性 PPE 和犁骨的异常。皮瓣广泛破坏了两侧的鼻中隔骨质。切削工具切除异常的零碎骨质(如 jansen-Middleton 钳)或整体(即 Woodson 双关节)。必须时刻注意避免 PPE 的上部过度扭曲,包括筛板骨折和脑脊液鼻漏或颅腔积气的形成。末端软骨异常可经小刀偏转另一侧而进行软骨情况评分,或切除这部分异常留下至少 1~1.5cm 的具有支撑作用的背部和尾端软骨,目的在于保持鼻甲的可支撑性。切除的软骨可以精雕并放置于支撑物尾端以改善鼻尖的稳定性、增加鼻投射或纠正尾部偏曲。另外,软骨之间可以在需要的时候放于黏膜下皮瓣内。末端偏曲有重要的识别和定位意义,原因在于它们可对末端软骨再偏曲来源进行辨别。最大化切除偏曲的背侧软骨,可以不必鼻背和尖端的支撑。另外,严重嵴侧偏曲且有明显外鼻背畸形的情况可以应用鼻中隔成形术,而后者超出本章的范围。

　　应用抗生素-生理盐水充分冲洗黏膜下空间。如果没有带孔皮瓣,可以在皮瓣的后上部位行一切口,利于冲洗且防止血肿被吸收。应用直的 Keith 针将皮瓣利用 4.0 线进行全层毯边缝合,切口部位应用 4-0 铬间断缝合。止血填塞海绵填充至合适部位以防大出血,硅树脂夹板加固用于防止皮瓣撕脱。

内镜方法

　　内镜鼻窦手术需要一个具体的支撑点,很多患者更适应内镜方法优于中隔手术。内镜手术比传统鼻中隔偏曲的诊治方法增加了一定的优势。0°与角度鼻内镜可以准确定位不同情况的病灶[4-7]。视频投影为学生、手术室人员、住院医师提供可视化术野及演示,也是一项重要

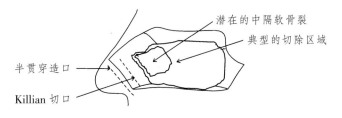

图 14.2　中隔成形术切口。

的教学工具。一些学者认为内镜下鼻中隔矫正术所需时间至少应等同于开放式手术[5,6]。一项随机小型研究显示,相较于闭合式手术而言,应用内镜手术治疗限制性鼻中隔偏曲和棘突并没有明显降低手术并发症的发生[8]。Paradis 和 Rotenberg 的大型随机对照研究中指出,内镜下鼻中隔矫正术的并发症和手术时间明显少于闭合式手术。然而,患者预后的满意程度评分并没有显著差异[7]。

本技术类似于开放性鼻内镜鼻中隔成形术,但前者得益于鼻内镜视角下。应用 15 号手术刀或镰状刀行半贯穿切口。在零度镜视野下,软骨膜下平面同开放性手术一样可直接辨认,内镜的放大功能有助于建立该平面。抽吸仪器(即 Cottle)末端为吸入口,用于维持视野清晰。除了应用鼻内镜优于用窥器和头灯辨认切口以外,接下来的步骤均与开放性手术相似。

直接内镜手术

鼻中隔手术中,内镜直接定位游离嵴或偏曲的中隔[5,7]。常规局麻剂与肾上腺素溶剂注入嵴突前方软骨膜下平面,在内镜可视下于嵴突的黏膜前后部位行一开口,软骨膜下皮瓣上下侧隆起于嵴。切除异常的骨或软骨,注意不要撕脱对侧黏膜。闭合切口,皮瓣应用 4.0 缝针对合以限制皮瓣位置。

下鼻甲复位

下鼻甲复位或重塑常与中隔矫正术联合应用,其适应证相似,主要用于难治愈的鼻阻塞。特别是下鼻甲前端的肥大,可以明显降低鼻内阈用于通气的横截面积。单独进行下鼻甲复位或与鼻中隔成形术联合手术,可有效减少长期的鼻阻塞症状。

尽管大多数外科医生只应用 1 或 2 个标准方式,然而下鼻甲复位方式有很多种,其中包括骨折外移、烧灼、射频消融术、冷冻疗法、激光复位、黏膜下切除或无动力器械[4,5]。其目的相似,因为减少阻碍鼻腔气道的组织结构,减少失血。比较每项方法的风险和优势超出了本章的范围,下文我们将概述两种常用技术。

传统头灯方法

此方法常用于全麻下鼻中隔切除术。在头灯下,应用鼻镜,向头部及下鼻甲注射含有肾上腺素(1:100 000 为最常见浓度)的局麻剂混合物。应用时间适当的血管收缩剂(10~15 分钟),将一个钢制 18 号脊髓针夹紧止血剂,并将弯曲中心的部位插入鼻甲头端至黏膜下。单

极烧灼术用于止血,可缓慢撤离鼻甲约 8~10s。必须注意在烧灼术时不要将针接触鼻镜或前庭以避免腐蚀灼伤。应用 Freer 剥离子,下鼻甲沿其长度向内骨折,应用骨折仪器如鼻镜向外骨折。不必行鼻腔填塞,尽管少量出血有利于控制轻微渗出或防止粘连。

内镜方法

下鼻甲手术常联合鼻窦手术、鼻内镜以及恰当的鼻甲成形术[10],0°镜利于显示下鼻甲。应用局部血管收缩剂后,鼻甲头部注射含有肾上腺素(1:100 000 为最常见的浓度)的局麻剂混合物。应用足够时间血管收缩剂后,将 #11 手术刀刺入鼻甲头部。在内侧软组织和鼻甲骨质之间应用 Cottle 行黏膜下切除。鼻甲的骨质和外侧软组织的部位,应用黏膜下切除或 Stevens 割腱剪黏膜切除或内镜钳切除。此外,2.5cm 的微吸引切割钻头深入至切口,目的在于黏膜下切除骨骼及外侧软组织,保留下鼻甲黏膜(图 14.4)。2~4 周治疗防止局部静脉充血及复发性肥大的倾向。

术后护理及并发症

术后 1 周进行门诊随访,术后 1 个月、3 个月清理结痂,告知患者术后护理,并观察有无并发症发生。术后麻醉时期,有睡眠呼吸暂停的患者应该观察气道并发症如呼吸道或气道狭窄。应用 CPAP 可有效对睡眠呼吸暂停患者行唤醒麻醉。术后前几天可频繁出现轻微渗出,羟甲唑啉可防止渗出。术后 2 周内患者应避免提重物、打喷嚏或鼻腔吹气以及重体力劳动。中隔矫正术术后常见结痂形成,可通过生理盐水喷雾或冲洗以及药膏治疗。1 周后取出夹板,全身抗生素治疗葡萄球菌预防中毒性休克综合征。

术厚 2 周可能发生血肿或继发脓肿,如果术后发生进一步鼻部损伤则血肿时间更长。这时需进行快速

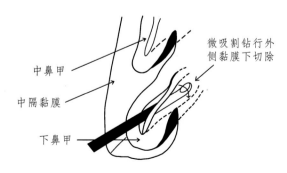

图 14.4 微吸割器行鼻甲复位。

识别以及通畅引流,以减少软骨坏死和鼻的支撑。双侧皮瓣对侧撕脱会提升鼻中隔穿孔风险。降低这种风险(0.4%~12%)的方法包括闭合缝合技术撕脱(内镜)、固定和被覆移植软骨、中隔油砂夹板促进愈合[11]。理论上幼儿颜面中部的生长延迟可对手术带来风险,故等到青春期后再进行手术或目前保守治疗[12]。

过度操作或切除鼻中隔会引起后遗症。鼻中隔背部的暴力性骨折导致筛骨板部位的脑脊液鼻漏。过度切除鼻背部软骨会引起鞍鼻畸形(0.4%~3.4%的风险)[11]。过高部位切除软骨可能破坏中隔上外侧软骨。过度切除或削弱中隔尾部能引起鼻尖凹陷,可应用尾部支持物移植减轻其高发的风险性。切除前上颌骨嵴或鼻棘有其必要性,但会引发上唇、门牙麻木,如果未能应用不可吸收性缝合线重新附着骨膜便会破坏鼻中隔底部结构[13]。鼻甲手术有其潜在的并发症,包括中隔粘连、空鼻症,以及呼吸时缺乏空气层流引起过度鼻阻塞感。

鼻中隔与鼻甲手术高发及远期风险为持续性鼻阻塞,其原因有多种[13]。软骨的容积或不恰当的偏曲中隔组织去除,如偏曲的背部或移位的中隔上颌骨联结,常常在术后"拉动"中隔结构复位[3,13]。行中隔矫正术需要正确识别严重的鼻背部异常、尖端支持缺乏以及同时塌陷的外侧鼻瓣与中隔[4]。有鼻部手术病史的患者也会影响医生的判断能力,无法提高或维持鼻支撑结构的完整性。

结论

对合适患者及鼻阻塞患者行有效鼻中隔和下鼻甲治疗。单独或联合应用以上步骤利于缓解鼻阻塞或助于接近鼻腔。技术和设备的进步提高了耳鼻喉科手术的医疗水平。

(卢醒 译)

参考文献

1. Standring S, Berkovitz BKB, Hackney CM, Ruskell GL, Collins P, Wigley C. Nose, nasal cavity, paranasal sinuses, and pterygopalatine fossa. In: Standring S, ed. Head and Neck, Gray's Anatomy: The Anatomical Basis of Clinical Practise. New York, NY: Elsevier; 2005:567–579
2. Fettman N, Sanford T, Sindwani R. Surgical management of the deviated septum: techniques in septoplasty. Otolaryngol Clin North Am 2009;42(2):241–252, viii
3. Mlynski G. Surgery of the nasal septum. Facial Plast Surg 2006; 22(4):223–229
4. Dolan RW. Endoscopic septoplasty. Facial Plast Surg 2004; 20(3):217–221
5. Getz AE, Hwang PH. Endoscopic septoplasty. Curr Opin Otolaryngol Head Neck Surg 2008;16(1):26–31
6. Hwang PH, McLaughlin RB, Lanza DC, Kennedy DW. Endoscopic septoplasty: indications, technique, and results. Otolaryngol Head Neck Surg 1999;120(5):678–682
7. Chung BJ, Batra PS, Citardi MJ, Lanza DC. Endoscopic septoplasty: revisitation of the technique, indications, and outcomes. Am J Rhinol 2007;21(3):307–311
8. Bothra R, Mathur NN. Comparative evaluation of conventional versus endoscopic septoplasty for limited septal deviation and spur. J Laryngol Otol 2009;123(7):737–741
9. Paradis J, Rotenberg BW. Open versus endoscopic septoplasty: a single-blinded, randomized, controlled trial. J Otolaryngol Head Neck Surg 2011;40(1)(Suppl 1):S28–S33
10. Gupta A, Mercurio E, Bielamowicz S. Endoscopic inferior turbinate reduction: an outcomes analysis. Laryngoscope 2001;111(11, pt 1):1957–1959
11. Ketcham AS, Han JK. Complications and management of septoplasty. Otolaryngol Clin North Am 2010;43(4):897–904
12. Christophel JJ, Gross CW. Pediatric septoplasty. Otolaryngol Clin North Am 2009;42(2):287–294, ix
13. Sillers MJ, Cox AJ III, Kulbersh B. Revision septoplasty. Otolaryngol Clin North Am 2009;42(2):261–278, viii

第 **15** 章

筛窦、上颌窦与蝶窦手术

Edward D. McCoul, Vijay K Anand

鼻窦手术是现代耳鼻喉科最常见的手术之一,发达国家慢性鼻窦炎的发病率较高[1]。鼻内镜在现代医学中的实践,得益于鼻内镜鼻窦手术(ESS)作为绝大多数手术指证的制定标准而被广泛接受。此外,由于Messerklinger 和 Wigand 的努力,正确的鼻窦解剖和功能受到了医师的青睐,使得 ESS 在功能性保护领域中得到应用[2,3]。功能性 ESS 的原则基于以下可确定的理论:①鼻窦炎根源上是因鼻腔感染引起的;②复发性鼻窦炎通常是窦口部位狭窄所致。附加假设为炎症通常会影响到筛窦,因此全组鼻窦炎治疗的失败通常是由于针对筛窦炎的不恰当治疗所致[4]。

当代鼻窦手术的讨论应关注于保留正常的功能及仅限于病变部位的解剖。功能性 ESS 的首要目标是生理性引流和通气的恢复;次要目标是为局部鼻内镜鼻窦手术的实施创建通道。该操作在许多慢性鼻窦炎病例中经常使用,这在患者本人以及影响纤毛流动和黏液形成环境之间存在特别的关联。

手术原则

结合不伤害原则是鼻窦手术至关重要的技术。首要原则为精通相关解剖,始于尸体的研究并逐步进展为临床经验。第二原则是确定完全可视化的手术术野,通过现代光纤内镜提供全景及周边图像易于获取毗邻结构。第三原则为在手术过程中稳固止血环境。实现止血的方式包括压迫止血、药物性血管收缩剂、提高凝血机制、直接手术烧灼。第四原则为将正常结构损伤控制到最小化。术后可能会发生正常鼻黏膜的不必要损伤。

非内镜手术

随着对 ESS 的使用增加,几种常规的鼻窦手术技术已经很少使用。这些在前抗生素时代发展的手术技术,旨在消除感染,但会在很多患者窦腔中留下瘢痕,并破坏纤毛功能。因此,下面的技术应在 ESS 不可行的临床情况中进行使用。

外筛窦切除术

在内窥镜无法使用的情况下,外筛窦切除术是一种可以接受的用于急性骨膜下脓肿的治疗方案。这一方法在内眦处使用 Lynch 切口,通过眼眶接触到筛骨纸样板,同样进行前后筛动脉结扎。该种技术的缺点包括面部瘢痕以及相邻鼻窦的暴露欠佳,因而不适用于慢性鼻窦炎的常规治疗。

鼻内筛窦切除术

结合鼻镜和前照灯的鼻内筛窦切除术是鼻内镜普及之前的首选方法[5]。尽管在不损伤中鼻甲的情况下会限制观察效果,但直达筛窦依旧是可行的。这一技术的使用由于止血不精确,以及一手把持鼻镜一手进行手术操作的约束而受到限制。此外,由于鼻孔和近侧光源之间视野狭窄,会造成视线受阻。与之相对,在 ESS 中,鼻内镜可提供远端光源。内镜的使用可以扩展手术的可视范围,便于医生在手术过程中更加精确地进行操作,重新恢复正常的生理功能。

鼻内下鼻道窦造口手术

下鼻道窦造口手术以前用于急性上颌窦炎的常规治疗。尽管植入人工鼻道能够通气,但不能够使清除的黏膜纤毛恢复正常。因此,在治疗慢性鼻窦炎时,它无法替代中鼻道窦造口手术的功效[6]。

唇下上颌窦造口手术

这被称为 Caldwell-Luc 方法的技术,是从唇下做一切口,并从犬齿窝处永久移除一部分骨骼。同下鼻道窦造口手术一样,该手术不能恢复慢性鼻窦炎功能性治疗所需的条件。在现今的实际操作中,这一方法最适用于无法通过鼻内方法移除的固态物质,如足分支菌病或内翻性乳头状瘤[7]。

手术计划

成像和导航

计算机断层扫描(CT)成像是鼻窦炎患者手术前的必备检查。鼻窦专用冠状面、矢状面和鼻窦轴向的图像为首选。手术医生仔细阅片有助于了解发生解剖变异、骨侵蚀和黏液囊肿的区域,并将有助于预防术后并发症的发生。术前 CT 扫描可以应用到目前市售的术中导航系统,并附有协议书以供操作[8]。

仪器

内镜

熟悉刚性纤维光学鼻内镜是操作 ESS 所必需的。刚性镜可以用非惯用手操作,同时使用惯用手来操作手术器械。此项技术利于外科医生在手术过程中动态控制窥镜的可视范围,有效地弥补立体视野的缺陷。0°内镜可提供一个全面视野,通常优先用于鼻用制剂和初始的手术步骤。30°、45°、70°内镜对额窦口和上颌窦口的直接观测具有价值。可变光偏转的新型内镜也被引入(Acclarent,Menlo Park, 加州;Karl Storz,Tuttlingen,德国)。

非电动仪器

内镜手术所用的手术器械一般包括探测器、打孔器和镊子。探测器包括:弯曲的额窦和上颌窦探测器、橄榄头吸嘴套管和 von Eicken 窦套管。自由升降器是一种可用于鼻甲骨内移或侧移,并将棉垫或其他辅助材料放置到所需位置的多功能仪器。打孔器包括直角和弯角的切割打孔器,Grunewald 打孔器,蘑菇打孔器,反咬式窦打孔器和 Kerrison 咬骨钳。镊子包括卡口镊,Takahashi,Blakesley-Wilde 和 Janson-Middleton。

电动仪器

在 ESS 的特定情况下,组织切削器和钻头起作用。使用组织剃刀和显微电动吸切器有助于缩短大型息肉或严重黏膜水肿患者的手术时间。同样,使用电动仪器可以加快完成简单的 ESS。当存在慢性肥厚性鼻窦炎时,分离厚骨需要使用高功率内镜钻。在电动仪器提升速度和内吸优势的同时,颅内及眼眶意外损伤和感染的潜在风险则要求这些电动仪器必须由经验丰富的医生使用[9,10]。

ESS 中,电动医疗设备的作用受限。但不管怎样,各种内镜附件可用于单极或双极的烧灼,这在散在动脉血管出血的情况下可能有效。然而黏膜出血时盲目进行烧灼通常无效。

气囊技术

近期引进的用于鼻窦扩张的专业气囊导管系统增加了外科医生在内镜鼻窦手术中的可用仪器(Acclarent;Entellus Medical,Plymouth,Minnesota)。在内镜指引下,可变角度导管可以接触到额窦、上颌窦和蝶窦。观察研究表明,无组织移除的窦口扩张对一些慢性鼻窦炎患者有效[11,12],这就需要进一步深入研究来确定这些仪器在鼻窦疾病治疗中的适当作用。

辅助材料

各种非耐用手术耗材为手术提供辅助。纱布可以在整个手术过程中无限制使用以提供局部止血压力,以及配合药理试剂使用。局部凝血剂,无论是否使用肾上腺素,都是避免术中术后出血的有效方法。Surgicel(Ethicon Inc,Somerville,New Jersey)、Surgiflo(Ethicon)和 FloSeal(Baxter,Deerfield,Illinois)等可溶解止血剂在持续止血方面是有效的。尽管使用的必要性还没有得到很好的认可,但多种可溶性和不可溶性包装材料是可以使用的[16]。最近,药物洗提支架作为潜在手术辅助被引进。

麻醉

大多数接受 ESS 的患者,都有较低的发生麻醉并发症的风险。尽管如此,在手术过程中出现无法预知的情况时,建议及时与麻醉师进行讨论。特别是鼻中隔偏曲或严重鼻息肉等慢性上呼吸道阻塞的患者,可能会出现上呼吸道阻塞综合征的迹象。此类患者可能会受益于替代麻醉方案、非麻醉止痛和隔夜术后监控。

全身麻醉对所有类型的鼻窦手术而言都是首选的。但对于一些无法承受全身麻醉风险的患者而言,有些手术可以考虑使用休眠监护的局部麻醉[17]。全身麻醉的优点包括:高效、降低疼痛、通气可控以及避免吸气。虽然一些医师使用喉部通气面罩,但气管插管仍是标准的呼吸道控制方法[18]。血压应保持在接近低血压范围的水平,以便于术中止血。

内镜技术

定位

患者仰卧在手术台上,旁边有一个或两个折叠器械。选择轻微倾斜床头,外科医生在操作过程中可选择坐位或站位。右惯用手的外科医生通常最舒适的是站在患者的右侧并把持左手的内镜。该视频监视器可以从外科医生部位横跨手术台,或者助手站在床头可沿着患者身体的长轴进行观察。

滴鼻剂

适当的鼻腔制剂是成功执行 ESS 的关键。如果筹备的风险步骤被省略,丰富的血管和鼻内黏膜反应会掩盖手术视野,增加并发症。由拟交感神经剂局部应用推动黏膜血管收缩, 最常用为新福林和可卡因。该制剂可以应用于 cottonoid 纱布,其无创伤地使用一个卡口镊子放置,并由鼻镜和大灯辅助。应最初使用纱布, 优先放入双侧蝶筛隐窝并沿双侧下鼻甲下方放置。

局部麻醉

当鼻中隔成形术或鼻息肉患者行 ESS 时,手术辅巾后可在头灯下注射局部麻醉剂可与手术单同时进行。鼻内注射可在内镜引导下进行手术,短效局部麻醉剂如 1% 利多卡因优选,其与 1:100 000 肾上腺素混合,使用长轴倾斜的注射器输送。应浸润麻醉的鼻内结构包括头位、垂直位中鼻甲、蝶窦面、钩突和筛泡。剥离子移位鼻甲以便操作后续结构。注射后,一个应用局部减充血剂的 cottonoid 棉塞可放置于鼻道。注射蝶腭孔是一项重要的步骤,目的为减少术中出血并减轻术后疼痛[19]。

手术步骤

钩突切除术/筛漏斗切开术

功能性 ESS 手术的理论基础是假设大多数鼻窦炎原因是窦口鼻道复合体的阻塞。由于前组筛窦、额窦、上颌窦均开口于筛漏斗,这样狭窄区域的细致手术对成功

预后是必不可少的。手术目的是为了恢复正常鼻窦黏膜纤毛功能,促进鼻窦充分通气。筛漏斗是最前部的筛窦。在大多数以治疗筛窦和上颌窦炎为目的的 ESS 中,筛漏斗切开术是必经的第一步。如果鼻中隔干扰了窦口鼻道复合体合理暴露,可在这之前行鼻中隔矫正术。中鼻甲应当内切除,可触及钩突以保证与上颌骨前端合理接触(图 15.1)[20]。使用锐器如镰状刀行钩突切除术,切口应沿此平面进行切开(图 15.2)。这种切口比原先横向于 1/3 中鼻甲安全,其中对应自然口位置的上颌窦;一个稳妥的切口通常促使不恰当的气泡释放。钩突切除术向后向下延伸鼻甲和垂直连接中鼻甲。使用带角度镊除去骨碎片。

应注意的是,完成钩突切除术应除去钩突骨的任何

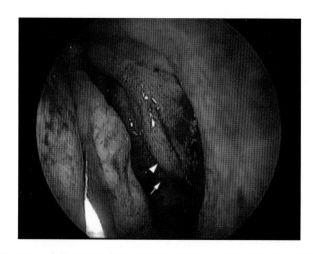

图 15.1　内镜下示左鼻腔钩突(三角箭头),其部分遮盖筛泡(箭头)。用镰状刀片将中鼻甲向内侧收缩。

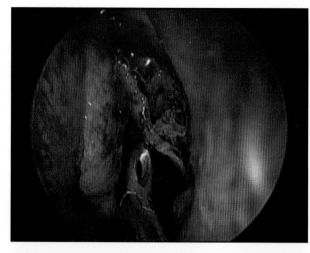

图 15.2　钩突切除术后的内镜下外观。有角度的 Blakesley、Wilde 钳用于去除钩突骨和黏膜。

残留物，特别是在额隐窝附近的筛漏斗末端。微型 Kerrison 咬骨钳和双角度精切镊可完成该进程。未能识别并去除钩突可导致术后瘢痕、阻塞、黏液囊肿和持续性鼻窦炎[21]。

上颌窦切开术

上颌窦切开术也称上颌骨造口术，是根据规定原则进行的 ESS。通过完整的钩突切除术识别和扩大天然存在的窦口。该上颌窦口可存在于矢状面的位置横向下第三中鼻甲的 1/3[22]。术前 CT 扫描可确定的少发病例，如上颌窦塌陷或自然口定位于水平面。

内镜检查可暴露一个或多个开口，为鼻腔外侧壁向后延伸至筛漏斗的部位。这些开口称为囟门，被认为是早先感染的后遗症。这些"假"窦口的扩大无法恢复正常黏膜纤毛清除功能，并且可能会导致医生忽视筛漏斗内自然窦口的正确部位[23,24]。

有几种方法可用于扩大上颌窦口，包括侧咬打孔器，直角和角度钳，以及动力组织刀。应避免过度去除前部的骨组织，以防损伤鼻泪管引起术后溢泪。扩大后范围的测量应通过肉眼观察后上颌窦，这可防止蝶腭动脉损伤，因为它自翼腭窝显露。外科医生应避免打开上侧开口，除非已经确定眶底位置[25]。应用成角度 30° 或 45° 内镜观察上颌窦内腔，可以发现重要的信息[25]。如果存在鼻窦息肉或真菌性分泌物，可使用角度钳夹取。鼻窦冲洗非常规必需，但可应用带角度导管操作，如上颌窦积脓。

前组筛窦切开术

鼻丘气房

前漏斗骨的气腔形成而产生狭窄的额窦引流通道。术中无法处理这些气房导致额窦炎以及迁延不愈的筛窦炎。可应用向上成角钳以及微型 Kerrison 咬骨钳完成鼻丘气房的安全去除。必须注意避免切除额隐窝部位不必要的骨质，因为这会导致术后狭窄以及额窦堵塞。

Haller 气房

含气腔的气房若扩展至上颌窦腔可引起鼻窦阻塞，这些气房称为 Haller 气房，且不同于眶底。研究冠状面 CT 图像对引导手术切除以及避免对眼眶的疏忽性损伤是很有必要的，这同样适用于对病损气房的忽视[26]。在开放性侧位气房利用角度镜以及器械是很有必要的。位于上颌窦内的气房，中央的无盖细胞比安全性去除的细胞数量更多，后者为 Caldwell-Luc 手术入路。

筛泡

筛泡前壁可通过切除足够大的钩突来显现。筛泡正中部位可暴露半月裂孔尖端。进而去除下侧和上外侧的骨质。应注意筛前及筛后动脉，因其与额隐窝后壁走行一致。完成前组筛窦切除术可暴露上眼球及后眼球窝。窦旁筛窦形成需要进行额外的外侧去除，注意避免损伤筛骨纸板进入眼眶入口。

泡状鼻甲

中鼻甲的气化表示筛骨迷路的扩展而产生代偿性中隔偏曲或中鼻甲阻塞。行泡状鼻甲切除术目的是保留鼻甲的标记，鼻通气通畅。目前已经提倡多种技术，包括切除前、下或外侧壁的泡状鼻甲。我们更偏向用镰状刀行旁矢状面的垂直切口。Struycken 鼻咬骨钳用于切除泡状鼻甲的外侧部位，随之切开中鼻甲和余下的筛窦结构。

后组筛窦切除开术

如果存在后组筛窦病患，应行后组筛窦切开术。鼻甲的横向附着点称为间板，应使用 Blakesley-Wilde 咬骨钳向下向由侧入路。完成后组筛窦通路后，外科医生应继续沿中下方向操作，面向自然蝶窦口的位置进行。上外侧区域与视神经和颈动脉相邻，应避免接触。外科医生必须时刻注意颅底的位置，大多数患者的斜坡沿由前向后方向逐渐下降。对矢状位 CT 影像的研究可显示这种关系。

最后面的筛骨气房被称为 Onodi 气房，而值得注意的是其与眶尖直接相联系。视神经通常走形于气房的后上壁，接近 12% 患者的通路可能开裂[27]。因此，不建议广泛切除 Onodi 细胞。

蝶窦切开术

经鼻入路

蝶窦的自然开口为由内向下走形至 1/3 上鼻甲（图 15.3）。这就相当于约 30° 倾斜于鼻底的水平面[38]。减充血剂暴露蝶窦开口，剥离子偏移鼻甲。一旦开口暴露，可应用蘑菇头打洞器。应用 Kerrison 咬骨钳或组织剃刀扩大外缘便于行窦切开术。注意局限性的下缘切开，以防止蝶腭动脉损伤，后者沿后鼻孔入路。切除上鼻甲的下侧以便暴露视野，上部应该作为解剖学标志面暴露，避免无意损伤颅底区。

经筛窦入路

行蝶窦切开术也可通过经筛窦入路切开全组筛窦。当开放最后组筛房时，术野可看作颅底的高度，与上颌窦造口术级别相关（图 15.4）。进入窦腔的下内侧面行蝶

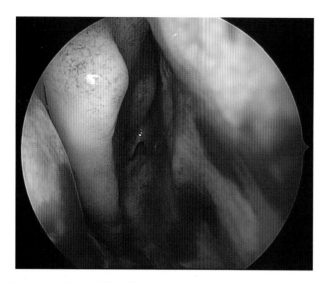

图 15.3　内镜下右侧鼻腔蝶窦自然开口。由内向下 1/3 至上鼻甲。

窦开放术,与上鼻甲的后部相毗邻。窦切开术需要去除外缘骨,后者应从内侧扩展至自然窦口处。尽管有些是常规流程,但去除组织或冲洗窦腔应选择合适的病例。

术后护理

患者可在门诊行 ESS 手术,一些外科医生提倡术后进行 24 小时的鼻腔填塞,但这可能并不是对每一个病例都有必要。研究发现,术中使用可吸收止血剂进行细致的止血处理可以有效防止术后的鼻出血。Telfa(柯

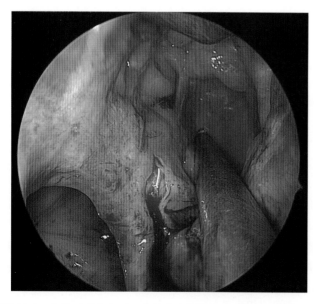

图 15.4　内镜下观察术后 6 个月的右侧筛窦腔。蝶窦口的器械为经筛窦蝶窦切开术的入口,位于上鼻甲的外侧。左下角部位可见上颌窦造口术的愈合情况。

惠医疗,曼斯菲尔德市,马萨诸塞州)在行内镜手术时,将一小块折叠的非黏连性海绵作为夹板放置在中鼻道内,这种方法不仅提供了一种止血手段,也可有效防止中鼻道在手术期间的移位。

应告知患者在术后 24~48 小时内,鼻腔可能发生少量的黏液性出血,应尽量避免擤鼻涕、重体力运动和强制性打喷嚏。患者应避免吞咽可能干扰正常凝血的化合物,包括非类固醇抗炎药,抗凝血剂,维生素 E 和许多草药补充剂。术后通常需要最小级别的镇痛,包括添加轻量麻醉剂——可选择可待因的乙酰氨基酚[29]。在移除任何不可吸收的手术材料前,应维持摄入口服抗生素。

手术后 5~7 天应到科室复诊,此时可移除鼻内夹板。检查窦腔并使用内镜进行术后结痂的清创。此时,可开始每日鼻腔局部治疗,包括喷雾、冲洗和使用气溶胶[30]。根据临床判定,局部治疗可使用缓冲盐水溶液或复合抗生素或类固醇药物。在窦腔完全康复并且结痂消失前,还需要定期进行后续检查。

修正手术

本章前面涉及的技术适用于未进行过的鼻窦手术且解剖结构完整的情况。然而,一部分患者由于患有长期复发;缓解的慢性鼻窦炎,需要进行额外的手术措施。在这些情况下,原先的手术可能损伤重要的标志物,且活动性炎症可能掩盖解剖边界。为完成修正手术的目的和避免并发症,辅助使用术中 CT 导航显得尤为重要。修正手术的内容可能包括松解粘连、切除息肉样病、扩大狭窄的蝶窦或上颌窦窦口以及切除颅底或眶壁的孤立筛窦(图 15.5)。残余钩突对窦口鼻道复合体的横断是导致手术失败的常见原因,因此应该仔细地进行检查。可能还需要进行额窦切开术,这超出了本章的讨论范围。虽然特定情况下可能需要扩展性修正手术,但在很多情况下手术计划需要考虑以针对特定目标为导向的外科病理检查。每一例内镜鼻窦手术的修正手术都应该根据患者个体的疾病历程、解剖特征和预期的结果单独考虑。

结论

筛窦、蝶窦和上颌窦的手术对于患有顽固性慢性鼻窦炎的患者是治疗的基础。内镜鼻窦手术是公认的技术性选择,因为它能提高患者自然的黏液纤毛清除

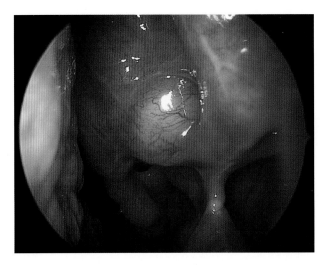

图 15.5 筛窦切除术、上颌窦造口术和蝶窦切开术 1 年后，堵塞的筛窦内长出的囊肿。

功能，并恢复鼻腔鼻窦的正常功能。只要坚持基本的手术原则，技术上的改变都是可行的。在内镜鼻窦手术过程中，注意细节是完成治疗目的、避免术后并发症的关键。

（王铭 译）

参考文献

1. Anand VK. Epidemiology and economic impact of rhinosinusitis. Ann Otol Rhinol Laryngol Suppl 2004;193:3–5
2. Stammberger H. Endoscopic endonasal surgery—concepts in treatment of recurring rhinosinusitis. Part I. Anatomic and pathophysiologic considerations. Otolaryngol Head Neck Surg 1986;94(2):143–147
3. Wigand ME, Steiner W, Jaumann MP. Endonasal sinus surgery with endoscopical control: from radical operation to rehabilitation of the mucosa. Endoscopy 1978;10(4):255–260
4. Proctor DF. The nose, paranasal sinuses and pharynx. In: Walters W, ed. Lewis-Walters Practice of Surgery. 4th ed. Hagerstown, MD: WF Prior; 1966:1–37
5. Lawson W. The intranasal ethmoidectomy: an experience with 1,077 procedures. Laryngoscope 1991;101(4, pt 1):367–371
6. Lund VJ. The results of inferior and middle meatal antrostomy under endoscopic control. Acta Otorhinolaryngol Belg 1993;47(1):65–71
7. Barzilai G, Greenberg E, Uri N. Indications for the Caldwell-Luc approach in the endoscopic era. Otolaryngol Head Neck Surg 2005;132(2):219–220
8. Fried MP, Parikh SR, Sadoughi B. Image-guidance for endoscopic sinus surgery. Laryngoscope 2008;118(7):1287–1292
9. Graham SM, Nerad JA. Orbital complications in endoscopic sinus surgery using powered instrumentation. Laryngoscope 2003;113(5):874–878
10. Church CA, Chiu AG, Vaughan WC. Endoscopic repair of large skull base defects after powered sinus surgery. Otolaryngol Head Neck Surg 2003;129(3):204–209
11. Bolger WE, Brown CL, Church CA, et al. Safety and outcomes of balloon catheter sinusotomy: a multicenter 24-week analysis in 115 patients. Otolaryngol Head Neck Surg 2007;137(1):10–20
12. Weiss RL, Church CA, Kuhn FA, Levine HL, Sillers MJ, Vaughan WC. Long-term outcome analysis of balloon catheter sinusotomy: two-year follow-up. Otolaryngol Head Neck Surg 2008; 139(3)(suppl 3):S38–S46
13. Chandra RK, Conley DB, Kern RC. The effect of FloSeal on mucosal healing after endoscopic sinus surgery: a comparison with thrombin-soaked gelatin foam. Am J Rhinol 2003;17(1):51–55
14. Shinkwin CA, Beasley N, Simo R, Rushton L, Jones NS. Evaluation of Surgicel Nu-knit, Merocel and Vasolene gauze nasal packs: a randomized trial. Rhinology 1996;34(1):41–43
15. Woodworth BA, Chandra RK, LeBenger JD, Ilie B, Schlosser RJ. A gelatin-thrombin matrix for hemostasis after endoscopic sinus surgery. Am J Otolaryngol 2009;30(1):49–53
16. Orlandi RR, Lanza DC. Is nasal packing necessary following endoscopic sinus surgery? Laryngoscope 2004;114(9):1541–1544
17. Eberhart LHJ, Folz BJ, Wulf H, Geldner G. Intravenous anesthesia provides optimal surgical conditions during microscopic and endoscopic sinus surgery. Laryngoscope 2003;113(8):1369–1373
18. Kaplan A, Crosby GJ, Bhattacharyya N. Airway protection and the laryngeal mask airway in sinus and nasal surgery. Laryngoscope 2004;114(4):652–655
19. Wormald PJ, Athanasiadis T, Rees G, Robinson S. An evaluation of effect of pterygopalatine fossa injection with local anesthetic and adrenalin in the control of nasal bleeding during endoscopic sinus surgery. Am J Rhinol 2005;19(3):288–292
20. Chastain JB, Cooper MH, Sindwani R. The maxillary line: anatomic characterization and clinical utility of an important surgical landmark. Laryngoscope 2005;115(6):990–992
21. Huang BY, Lloyd KM, DelGaudio JM, Jablonowski E, Hudgins PA. Failed endoscopic sinus surgery: spectrum of CT findings in the frontal recess. Radiographics 2009;29(1):177–195
22. May M, Sobol SM, Korzec K. The location of the maxillary os and its importance to the endoscopic sinus surgeon. Laryngoscope 1990;100(10 Pt 1):1037–1042
23. Matthews BL, Burke AJ. Recirculation of mucus via accessory ostia causing chronic maxillary sinus disease. Otolaryngol Head Neck Surg 1997;117(4):422–423
24. Kane KJ. Recirculation of mucus as a cause of persistent sinusitis. Am J Rhinol 1997;11(5):361–369
25. Casiano RR. A stepwise surgical technique using the medial orbital floor as the key landmark in performing endoscopic sinus surgery. Laryngoscope 2001;111(6):964–974
26. Stackpole SA, Edelstein DR. The anatomic relevance of the Haller cell in sinusitis. Am J Rhinol 1997;11(3):219–223
27. Kainz J, Stammberger H. Danger areas of the posterior rhinobasis. An endoscopic and anatomical-surgical study. Acta Otolaryngol 1992;112(5):852–861
28. Kim HU, Kim SS, Kang SS, Chung IH, Lee JG, Yoon JH. Surgical anatomy of the natural ostium of the sphenoid sinus. Laryngoscope 2001;111(9):1599–1602
29. Kemppainen T, Kokki H, Tuomilehto H, Seppä J, Nuutinen J. Acetaminophen is highly effective in pain treatment after endoscopic sinus surgery. Laryngoscope 2006;116(12):2125–2128
30. Miller TR, Muntz HR, Gilbert ME, Orlandi RR. Comparison of topical medication delivery systems after sinus surgery. Laryngoscope 2004;114(2):201–204

第16章

鼻内镜额窦手术

Amir Minovi，Wolfgang Draf

鼻内镜额窦手术的历史

现代鼻内镜鼻窦手术最早始于 20 世纪初[1,2]。1838 年，Riberi 第一次描述了鼻内镜方法在筛窦气房的应用，并于随后记录了一个运用凿子切除筛骨纸样板来治疗额窦的病例[3]。1906 年，Halle 记录了一例，仅用照明灯和裸眼就完成的额窦鼻内引流的成功病例[2]。然而在英文文献中，Mosher 更为详细和系统地描述了手术的技术方法，从而被认为是鼻内筛窦手术的创始人。Mosher 于 1912 年预言，利用鼻内镜方法，额窦的自然开口能够更为容易实现[3]。在鼻科建立初期，只有很少一部分外科医生能够成功地完成筛窦切除术和简单的额窦引流。在抗生素和内镜出现前的时代，由经验不高的外科医生进行的鼻内镜鼻窦手术被认为是会威胁生命的治疗，因为有很大可能会出现脑脓肿、脑膜炎、脑炎等严重并发症。尽管已有鼻内镜手术的早期成功案例，但 Mosher 还是戏称，鼻内筛窦切除术"被证明是杀死患者最简单的方式之一"。Lothrop 于 1914 年描述了用单侧外入路打开两个额窦的术式，进行两侧额窦漏斗联合并切除邻近的上鼻隔，但此后又提出经鼻内入路进行此项手术[4]。麻醉技术不足以提供令人满意的无血的治疗环境。这也是之后数十年内，大多数鼻窦手术以开放性方法进行的原因[5]。

在 1920 年至 1980 年，鼻内镜手术在世界范围内被忽视，只有少数的医疗中心进行应用。由于手术显微镜和鼻内镜被引入鼻窦手术才开启了鼻内镜手术的新纪元。在 20 世纪中叶，Heermann(1958)将显微镜引入鼻窦手术[6]。然而鼻内镜的引入主要归功于英国物理学家 Harold Hopkins[7,8]，他将自己对鼻内镜的兴趣发展为一项诊疗的技术[9,10]。

鼻内镜和显微镜可视技术的引入，以及包括电脑协助的 X 线断层摄影术、核磁共振成像、干预介入放射学在内的放射学技术等鼻科重要进展，增加了鼻内额窦手术(EEFSS)的优势[11,12]。术中导航系统和动力化仪器的应用有助于结果的优化，这些发展近年来获得了广泛称赞[13]。

在 1980 年至 1984 年之间，Fulda 大学研究出一套指向额窦的鼻内镜引流程序体系[14]。鼻内镜额窦手术的发展同样离不开全身麻醉的贡献，而全身麻醉在 Fluda 大学被普遍应用。Fluda 定义的额窦手术始于微内镜技术，这一技术在以后的 30 年内发展为一种独立的内镜方法。

必要的技术

对 EEFSS 而言，全身麻醉在低血压可控的情况下是必要的。此外，我们推荐使用局部减充血剂和肾上腺素以实现最大可能的无血环境。最重要的仪器是 0°~45°内镜和一副直/弯切割钳。经验丰富的医生可以使用剃刀完成无痛息肉切除术。结合曲面金刚石切割钻，我们能够触及到额窦内更深的部分。特别是依靠额窦修复手术和肿瘤手术，导航系统现如今越发重要[15]。

手术的技术细节

EEFSS 是对患者实施局部麻醉或全身麻醉[14,15]。为了达到无血环境，将盐酸萘甲唑林和 2mL 10%可卡因溶液浸泡过的纱布用作局部减充血剂，填塞于在患者的鼻道中下部。向钩突和鼻丘注入 1%的利多卡因和 1:120 000 单位的肾上腺素。等待至少 10 分钟以达到局部麻醉和血管收缩的效果。出血是内镜额窦手术过程中发生的主要情况。在大多数情况下，依靠麻醉技术的协助，出血能够减少。必须不断告知麻醉师实时的出血情况并跟随手术进行监控。外科医生和麻醉师在手术中的合作是十分重要的。如果患者的并发症非禁忌证，建议将血压控制在平均动脉下 60mmHg 压力和 50~60 次/分的心率。低血压能够最大限度地减少出血的血流动力学原因。

不同种类的麻醉剂对出血的影响现在仍在争论中。总静脉技术在微循环水平的出血方面具有优势。在扩散性出血时，肾上腺素（1:1000）浸透的纱布在术中应及时使用[16]。我们建议在患者右侧进行手术，医生也应站在同一侧。由于医生位置的因素，在右侧手术的方法要比左侧的难。EEFSS 手术在进行冲洗处理时需要使用 45° 刚性显微镜。手术刀对于无痛切除息肉十分有效，并且能够进入额窦。通常额隐窝手术至少领先于前者，更多情况时不用行完整的筛窦切除术，例外情况是完整性筛窦切除术。优先识别前颅底筛前动脉，其次识别中鼻甲内侧结构，最后识别外侧筛骨纸样板，这些都十分重要。

I 型：单纯引流术

I 型引流术是针对包括额隐窝区域中的气房隔的筛窦切除术（图 16.1）[17]，且不触及 Killian 漏斗下端及黏膜。I 型引流术适合于额窦病变较小且患者不患有如阿司匹林不耐受、哮喘等"预后危险因素"的疾病，这些疾病降低黏膜质量，预后会出现问题。大多数额窦疾病可以通过筛窦腔引流得到改善。

II 型 a/b：扩大引流术

II a 型扩大引流术是在完成筛窦切除后通过切除

眶纸板与中鼻甲之间的额窦底来扩大额窦口。II b 型扩大引流术是通过切除眶纸板与嗅沟腹侧边界前的鼻中隔之间的额窦底以进一步扩大额窦口（图 16.2 和图 16.3）。Hosemann 等[18,19]给出一个详细的解剖学研究，II a 型的额窦造口直径可以用刮匙或手术匙来获得，最大可达 11mm，平均可达 5.6mm。

由于鼻中隔内侧骨质逐渐增厚，因而如果需要得到像 II b 型更大的额窦引流开口，就需要使用金刚钻。在金刚钻磨除过程中，骨头粉末可能使内镜雾化，这就要求反复清洗内镜。手术可能会消耗时间，且需要操作熟练。内镜四手技术作为一种替代方法，于 1990 年 5 月建立并由几个发起人推广[20]。鼻窦手术由外科医生和助手进行。刚性内镜由助手手持，医生用双手操作，一只手控

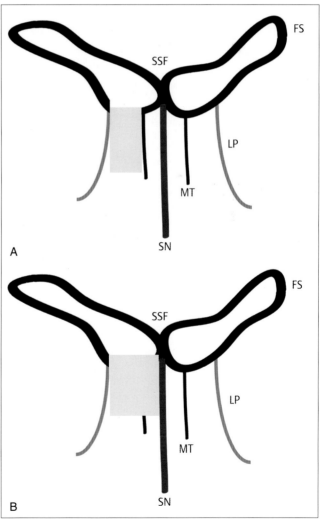

图 16.1　完成筛窦切除术和清除额隐窝气房隔后的额窦引流 I 型的示意图。FS，额窦；LP，眶纸板；MT，中鼻甲；SSF，额窦隔间；SN，隔板。

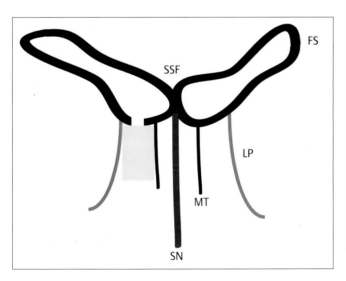

图 16.2　II a 型扩大引流术切除眶纸板与中鼻甲之间的额窦底示意图，II b 型扩大引流术切除眶纸板与鼻中隔之间的额窦底示意图。FS，额窦；LP，眶纸板；MT，中鼻甲；SSF，额窦隔间；SN，隔板。

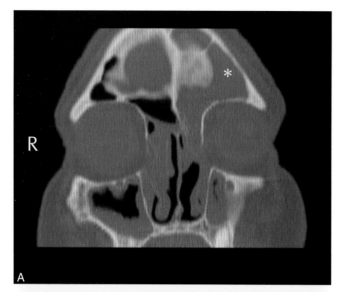

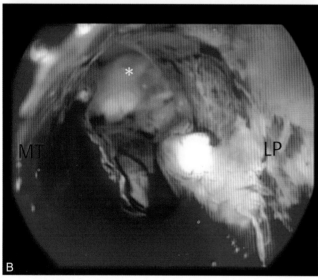

图16.3 (A)慢性左侧额窦炎患者冠扫CT(显示左侧额窦混浊)。(B)额窦Ⅱa型扩大引流术术中情况示意(45°内镜)。LP,眶纸板;MT,中鼻甲。

制吸引,另一只手进行解剖。因而,当患者有更多的出血时就能够达成良好的可视效果。这种技术也使大范围的电钻工作较为容易。额窦钻的重要发展为应用新的、直的以及不同弯曲角度的钻接刀头同时吸引和冲洗,从而最大限度地减少内镜成雾。

根据中鼻甲识别额隐窝,在识别处以筛前动脉作为标识,暴露额窦漏斗部,切除筛前气房。在手术过程中反复的计算机断层扫描(CT)将建立所谓正确的额窦气房[17],它将给医生造成错误印象,认为额窦已经适当打开。矢状CT和导航可以在困难的情况下提供帮助。尤其是在修复手术中,额窦的大范围手术是必需的,因此我们推荐导航系统。在Ⅱa型扩大引流术中,对于额窦

气房,一个被Stammberger[21-23]称为"拨蛋壳"的过程需要使用45°的内镜。

如果Ⅱa型扩大引流术已经完成,需要进一步扩大窦口以进行Ⅱb型扩大引流术,使用金刚钻进入清晰可见的额窦口向内侧方向沿着额窦前壁磨除骨质。

为了安全起见,建议在中鼻甲内侧辨认第一嗅丝。

要注意保护好额窦开口其他面的黏膜,手术过程中至少要保护好开口周围的黏膜。如果Ⅱa型扩大引流术出现了造口较小不能实现引流则最好实施Ⅱb型扩大引流术。鼻腔填塞为将橡胶指套放入额窦5天左右。

Ⅲ型:鼻内中线引流术

扩展型Ⅱb型切口为扩大额窦底周围的高位鼻中隔区域。造口直径控制在1.5cm左右很重要(图16.4)。我们的经验是,大多数再闭合的发生是由于未能充分去除鼻中隔。如果不止一个再闭合,应去除额窦隔膜或隔板。这一步通常用曲面金刚石钻头,自患者的一侧额窦,沿着额窦前壁穿过中线直至对侧眶纸板。

为了实现额窦的最大可能开口,确定双侧的第一嗅丝对手术很有帮助,暴露中鼻甲根部,从前至后将其逐步切除。大约在切除中鼻甲根部1.5 mm后,在中鼻甲起源处的稍内侧可看到包绕第一嗅丝的小骨管样结构从鼻中隔近颅底起源处进入中鼻甲。同样的方法处理对侧。在切除垂直板后回到第一嗅丝,第一嗅丝的骨桥与鼻中隔形成了一个被称为"额骨T"的解剖标志[5,24],像耳部手术中的"桥"一样可识别。"T"的长腿表示垂直筛板切除的后缘,"T"的两侧的短翼表示额窦底切除的后缘。之后,左侧筛窦用右侧相同的方式完成。术中常需使用不同弯度的钻头,以便更好地达到额窦内将额窦内的间隔或高位出现的气房切除。这些措施有助于在嗅沟两侧创造良好的标志,这使得完成额窦底切除到最大范围至第一嗅丝变得更容易且安全。

上鼻中隔切除后,一个鼻腔到另一鼻腔可有一通路。对于外科医生掌握双手工作是有益的,这意味着左手或右手可以使用任何仪器。如果从对侧操作,能够到额窦更侧面的位置区域。

在较难的修正手术中,Ⅲ型引流术可以从两个点开始,如前文所述的侧面入路或者正中入路。如果先前筛窦切除不完全并且可将中鼻甲作为标志,可使用侧面入路方法。如果筛窦切除术已完成和(或)中鼻甲不存在,则宜采用正中入路。正中入路是从部分切除鼻中隔上端的垂直板开始,直到识别出之前描述的每侧第一嗅丝。

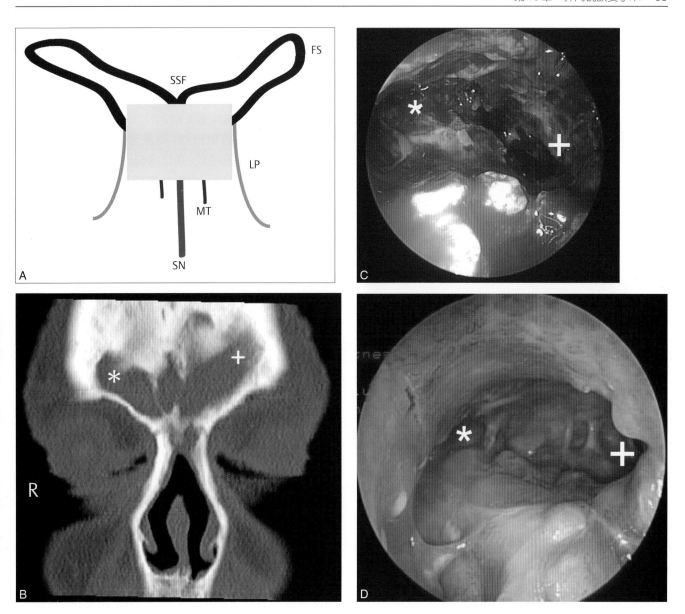

图 16.4　(A)自左侧向右侧切除额窦底筛骨纸板，以及切除额窦间中隔和部分鼻中隔的Ⅲ型引流示意图。(B)冠状 CT 示反复发作的慢性双侧额窦炎。(C)Ⅲ型引流术后情况(45°内镜)。(D)扩大额窦造口术后情况(术后 1 年)。FS，额窦；LP，筛骨纸板；MT，中鼻甲；SSF，额窦隔间；SN，隔板；*，右额窦；+，左额窦。

术后，患者的鼻腔填塞物在应用抗生素的情况下放置六天。橡皮指套填塞物有利于术腔大部重新上皮化，使术后的治疗更加简单。

中线引流术与内镜下改良 Lothrop 术式是一致的[25]。在 Lothrop[4,26]的时代，他警告不要使用鼻内线路，因为判断起来十分危险。1906 年，Halle 仅用照明灯和裸眼就成功完成额窦鼻内引流[2]。

Ⅲ型鼻内中线引流术指征为多次手术包括外部额筛切除术术后未能解决额窦问题，也同样适用于有严重的鼻息肉以及有其他预后风险因素影响手术结果的患者，如阿司匹林不耐受、哮喘、Samter 三联征(阿司匹林过敏、

哮喘、鼻息肉) 和 Kartagener 综合征、囊肿性纤维化和纤毛不动综合征等。重型息肉患者应用此方法有无这些危险因素是不确定的，需要进行评估。Ⅲ型鼻内中线引流术对于切除额窦近内侧中线部的肿瘤非常有效。此外，Ⅲ型引流术使得切除位于额窦的恶性肿瘤更安全[27,28]。

适应证

Ⅰ～Ⅲ型鼻内额窦引流术指征

Ⅰ型鼻内额窦引流适应证如下：

1.急性鼻窦炎

　　(1)保守治疗失败。

　　(2)颅内并发症和眶内并发症。

2.慢性鼻窦炎

　　(1)原发性手术。

　　(2)不完全的筛窦切除术的修复。

　　(3)无危险因素(阿司匹林过敏,哮喘和鼻息肉)。

Ⅱ型引流术适应证如下:

1.Ⅱa 型引流术

　　(1)黏膜性质好。

　　(2)内侧有黏液或脓性囊肿。

　　(3)肿瘤手术(良性肿瘤)。

　　(4)急性鼻窦炎并发症。

2.Ⅱb 型引流术

　　(1)如果小于 5mm×7mm 的,那么特征为Ⅱa 型。

　　(2)对于Ⅱb 型,有必要使用钻。

Ⅲ型引流术适应证如下:

1.困难的修正手术

2.主要包括有先兆的危险因素和严重的鼻息肉患者,尤其有以下因素的患者:

　　(1)Samter 三联征。

　　(2)囊肿性纤维化。

　　(3)卡塔格内综合征(非游离性纤毛综合征)。

　　(4)纤毛固定综合征。

　　(5)良性和恶性肿瘤。

术后的护理

　　关于术后护理的文献不存在统一的描述。对于术后护理和治疗我们仅提供一般性的建议。从实践的经验得知,局部调养应注重去除流动性阻塞性物质,而不在于保护黏膜创面痂皮。

1.通过耳鼻喉科医师去除以下物质进行局部调养:

　　(1)从鼻腔和筛窦腔吸引分泌物。

　　(2)仅去除移动纤维蛋白点和痂皮。

　　(3)分离粘连和粘着物。

　　(4)根据患者的需要,随访,跟踪时间超过 3 个月。

2.患者的术区局部日常护理包括以下方面:

　　(1)鼻子的吸入剂和冲注洗剂。

　　(2)应用软膏。

　　(3)应用局部激素。

　　(4)遵循至少 3 个月的术后护理。

3.术区的系统调养包括以下几个方面:

　　(1)抗生素:病例显示,在手术后 1~2 周内,易出现急性鼻窦炎和慢性化脓性鼻窦炎。在Ⅲ型引流术中,只要术腔填塞到位,我们建议使用预防性抗生素。

　　(2)抗过敏药物治疗:如果无过敏史或者经过测试无过敏现象,建议术后六周使用。在不太严重的情况下,我们规定使用 1 天的抗组胺药。重症过敏反应(例如,Samter 三联征),低剂量激素和抗组胺药的组合使用 6 周, 有助于防止息肉的早期复发。

避免并发症的临床经验

● 详细的术前 CT 分析是鼻内镜额窦手术得以成功的保障。

● 筛骨纸板和中鼻甲的早期识别是最重要的手术标志。

● 如果需要鼻甲手术,上部应保留并作为解剖标志。

● 横向切开中鼻甲内侧及上方,不要从中部和上部切开。

● 如果手术使用钻,需要尽可能多地保留黏膜,特别是在后外侧的额隐窝壁处。

● 在整个手术过程中医生和护士要关注眼球。

● 当术中怀疑有筛窦纸板损伤时,行 Draf 和 Stankiewicz 的眼压测试能够有所帮助。

● 应用额窦Ⅲ型引流术要技术熟练,因为初学手术者引起硬脑膜病变的风险更高。

● 进行复杂额窦病例手术之前要接受解剖强化训练。

结论

● 医生可以根据额窦的病变情况来选择与其相适应的Ⅰ~Ⅲ型鼻内额窦引流术。

● Ⅰ~Ⅲ型手术所涉及的范围程度逐步递增。

● Ⅲ型中线引流术与内镜下改良 Lothrop 术式是一致的[14,25]。

● 额窦鼻内引流术的技术手段与经典外部术式不同,它保护了额窦造口的骨边缘。这意味着随着黏液或脓性囊肿术后再狭窄的危险变小。眶-额外的操作不能更多用于治疗炎症。

（王铭　译）

参考文献

1. Spiess G. Die endonasale Chirurgie des Sinus frontalis. Arch Laryngol 1899;9:285–291
2. Halle M. Externe und interne Operation der Nasennebenhoehleneiterungen. Berl Klein Wschr. 1906;43:1369–1372
3. Draf W. Die chirurgische Behandlung entzündlicher Erkrankungen der Nasennebenhöhlen. Indikation, Operationsverfahren, Gefahren, Fehler und Komplikationen, Revisionschirurgie. Arch Otorhinolaryngol 1982;235(1):133–305
4. Lothrop HA. Frontal sinus suppuration. Ann Surg 1914;59(6):937–957
5. Draf W. Endonasal frontal sinus drainage Type I–III according to Draf. In: Kountakis S, Senior B, Draf W, eds. The Frontal Sinus. New York, NY: Springer;2005
6. Heermann H. Uber endonasale Chirurgie unter Verwendung des binocularen Mikroskopes. Arch Ohren Nasen Kehlkopfheilkd 1958;171(2):295–297
7. Hopkins HH, Kapany NS. A flexible fiberscope. Nature 1954;173:39
8. Draf W. The history and evolution of endoscopic skull base surgery. In: Stamm AC, ed. Transnasal Endoscopic Skull Base and Brain Surgery. New York, NY: Thieme;2011:402–412
9. Draf W. Endoscopy of the Paranasal Sinuses. (German edition 1978: Die Endoskopie der Nasennebenhöhlen). New York, NY: Springer; 1983
10. Messerklinger W. Endoscopy of the Nose. Baltimore: Urban und Schwarzenberg; 1978
11. Leeds NE, Kieffer SA. Evolution of diagnostic neuroradiology from 1904 to 1999. Radiology 2000;217(2):309–318
12. Maroldi R, Ravanelli M, Borghesi A, Farina D. Paranasal sinus imaging. Eur J Radiol 2008;66(3):372–386
13. Klimek L, Mösges R, Schlöndorff G, Mann W. Development of computer-aided surgery for otorhinolaryngology. Comput Aided Surg 1998;3(4):194–201
14. Draf W. Endonasal micro-endoscopic frontal sinus surgery: the Fulda concept. Oper Tech Otolaryngol Head Neck Surg 1991;2:234–240
15. Draf W, Minovi A. Endonasal micro-endoscopic frontal sinus surgery. In: Kountakis S, Önerci M, eds. Rhinologic and Sleep Apnea Surgical Techniques. Berlin: Springer; 2007:83–91
16. Anderhuber W, Walch C, Nemeth E, et al. Plasma adrenaline concentrations during functional endoscopic sinus surgery. Laryngoscope 1999;109(2, pt 1):204–207
17. Lang J. Clinical Anatomy of the Nose Nasal Cavity and Paranasal Sinuses. Stuttgart: Thieme; 1989
18. Hosemann W, Gross R, Goede U, Kuehnel T. Clinical anatomy of the nasal process of the frontal bone (spina nasalis interna). Otolaryngol Head Neck Surg 2001;125(1):60–65
19. Hosemann W, Kühnel T, Held P, Wagner W, Felderhoff A. Endonasal frontal sinusotomy in surgical management of chronic sinusitis: a critical evaluation. Am J Rhinol 1997;11(1):1–9
20. May M, Hoffmann DF, Sobol SM. Video endoscopic sinus surgery: a two-handed technique. Laryngoscope 1990;100(4):430–432
21. Stammberger H. Endoscopic endonasal surgery—concepts in treatment of recurring rhinosinusitis. Part II. Surgical technique. Otolaryngol Head Neck Surg 1986;94(2):147–156
22. Stammberger H. Endoscopic endonasal surgery—concepts in treatment of recurring rhinosinusitis. Part I. Anatomic and pathophysiologic considerations. Otolaryngol Head Neck Surg 1986;94(2):143–147
23. Stammberger H. F.E.S.S. "Uncapping the Egg". The Endoscopic Approach to Frontal Recess and Sinuses. Storz Company Prints; 2000
24. Draf W, Minovi A. The "Frontal T" in the refinement of endonasal frontal sinus type III drainage. Oper Tech Otolaryngol Head Neck Surg 2006;17:121–125
25. Gross WE, Gross CW, Becker D, Moore D, Phillips D. Modified transnasal endoscopic Lothrop procedure as an alternative to frontal sinus obliteration. Otolaryngol Head Neck Surg 1995;113(4):427–434
26. Lothrop HA. The anatomy and surgery of the frontal sinus and anterior ethmoidal cells. Ann Surg 1899;29(2):175–217
27. Bockmühl U, Minovi A, Kratzsch B, Hendus J, Draf W. [Endonasal micro-endoscopic tumor surgery: state of the art]. Laryngorhinootologie 2005;84(12):884–891
28. Minovi A, Kollert M, Draf W, Bockmühl U. Inverted papilloma: feasibility of endonasal surgery and long-term results of 87 cases. Rhinology 2006;44(3):205–210

第17章
额窦闭塞和颅腔化

Aaron N. Pearlman, Michael G. Stewart

处理额窦的疾病对耳鼻喉科医生来说较为复杂,病因如急慢性感染、创伤、黏液囊肿、肿瘤、骨瘤可能需要手术治疗。在抗生素和内镜术出现之前,多数额窦的疾病需要鼻外入路进行手术治疗。第一例额窦手术的报告见于16世纪后半期[1],但直到19世纪80年代Ogston和Luc概述了环钻术[2]。他们描述钻孔进入额窦,并通过联合开发外部的前筛入路扩大额隐窝。另一些外科术者进一步描述了应用骨瓣进入额窦[2]。Riedel详细描述了几乎去除前额板和眶上缘来治疗额窦的疾病[3]。在20世纪早期Lothrop描述了切除鼻窦间隔,额窦内板以及通过外入路切除中隔上部[1,4]。Tato等[5]首先描述了用脂肪闭塞额窦,Goodale和Montgomery于1956年采用骨瓣的方法闭塞额窦[6]。

随着内镜手术的出现,通过鼻内进入额窦的入路大大减少了额窦闭塞。然而额窦闭塞这种方法,仍然可以有效治疗各种疾病。本章意在详细描述这种技术的手术方法和临床上的用途。

额窦闭塞式颅腔化最通常的指征如下:

1.粉碎性或移位性骨折涉及后骨板(图17.1)。

2.新生物切除后(即大的骨瘤或向内生长的乳头状瘤)伴有广泛的黏膜损伤,骨缺如或溢出。

3.内镜经鼻治疗黏液囊肿,慢性黏膜功能不全(即囊性纤维化和纤毛功能损害)或持续的慢性鼻窦炎失败。

手术解剖

额窦是充满气体的空腔,在青少年晚期成形。额窦被认为是向内的角锥体,带有尖端的额窦向外引流。典型的鼻窦分为左侧和右侧额窦。然而,约10%的人有额窦解剖改变、单侧额窦、或双侧额窦发育不全。

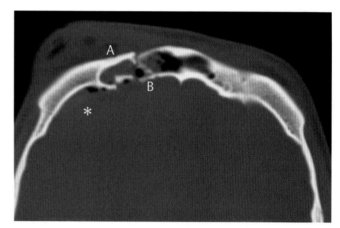

图17.1 额窦创伤示前骨板(A)和后骨板(B)骨折,二者均移位且粉碎性骨折,(*)标记颅腔积气。

额窦气化的范围也不同,可以位于中线也可扩展到中间,或向外侧扩展而超过眶外侧缘。向上扩展的范围也可有变化。额窦的前侧边缘是前板,后侧边缘是后板。额窦的黏膜点有纤毛的假复层柱状上皮。后板的后面是硬膜。额窦的底是眶顶的一部分。鼻窦内产生的黏液通过位于中下部的额窦流出通道引流出来。额窦的典型流出进入中鼻道,它位于前筛的后侧称为鼻丘气房,向前到筛泡,内到纸样板,外到中鼻甲。这种引流的模式存在变化,因此术前了解患者额窦的解剖是必要的。

术前了解额窦解剖,传统的方法是通过影像学。历史上是进行6-英的Caldwell额位X线。持一枚合成币用胶纸带粘在X线上,显像后用来测量额窦大小的模板,在术中助于正确地进行首切开术。然而,如今数字化X线正取代Caldwell位缘用币作模版方法。此外,鼻窦也广泛应用CT精确评估额窦的解剖。对每个患者用红外线或电磁定位协调使用CT的指导系统,可以高度精确绘出额窦的边缘。然而应记住没有任何的技术可以取代外科医生对每个患者解剖特点的理解很重要,充分的术前计划是必需的。

显露额窦的前板

额窦的不同手术入路以前已被描述,然而如果进行闭塞或冠状切口,常归类双冠状切口为标准切口。冠状瓣相对容易而且掀起得快,也可形成一个颅骨膜组织瓣,该组织瓣可改变额骨骨膜的重叠,且蒂比较低。在颅腔化时,颅骨膜非常有用,因这里常存在硬膜缺损或脑脊液漏,此时用强有力的瓣进行修补成功率会更高。颅骨膜瓣从滑车上和眶上血管的深支获得血供并且可获得 40mm 的长度[7]。

按计划切口在后 2cm 有一个向前的曲线,此处恰与发际重合。该切口与头发的毛囊方向平行,并且降低了帽状膜层面。在掀起冠状瓣时应十分小心,不要刺穿颅骨膜,因为在修复硬膜时有帮助,否则颅骨膜上有孔洞就不能用了。掀起帽状膜到眶上缘和鼻根处的过程很重要,要十分小心不要损伤眶上神经血管的分支。瓣向外延伸时可到眶外侧缘的外侧和颧骨的表面。如果切口向外侧延伸有困难,冠状瓣的切口可以向下延伸。在额窦创伤口,需要通入额窦冠状瓣可被系在骨折线上,在骨折处表面要仔细进行解剖不要给颅骨膜造成更多的损伤。

如果撕裂伤在眉毛(骨)处,则可以直接进入额窦。然而,但要记住暴露是在额窦内安全操作的关键。延长撕裂伤伤口适当地暴露前板是必要的,如果伤口不在皮肤张力线上,那么这种手术不会造成太明显的瘢痕。如果适当的入路不能通过眉处的撕裂伤口,那么还应采用冠状瓣。

其他观点主张于眉毛处行切口,特别是男性患者,这是因为术后潜在的冠状瘢痕类似于男性的发秃。这个切口直接位于邻近眉毛上缘处,并水平跨过眉间。虽然在一些人眉部切口愈合良好,但总体而言,美观欠佳。此外,一般的男性都比女性高,冠状切口的头顶瘢痕,即使是秃顶的男人相对容易接受,相反在面部上的水平瘢痕不易被接受。

进入额窦

在额骨被显露达到眶上缘,注意力应转移到制作一个骨瓣以便打开额窦。骨瓣由额窦的前板构成,该前板带有颅骨外膜会持续给骨折处供血。

首先,骨膜瓣被掀起。如果计划进行颅腔化(额窦后板去除使额窦变成颅腔的一部分),那么需要一个大的骨瓣,整个颅骨膜瓣要达到冠状切口甚至切口线之后。然而,这种广泛的掀起不需要标准过度的闭塞。因此,为了闭塞颅骨膜瓣的边缘要超过额窦上缘约 2cm。这种瓣一部分掀起达到鼻窦边缘水平以下,但不是所有走向都达到眶缘。颅骨膜保留附着在前板骨上,提供持续的血供。

外科医生必须确定地标出额窦的边缘。如前面所讨论的,CT 是这个过程的当代选择方法。图 17.2 示探针,额窦的边缘。如果采用 6 英尺 Caldwell 位放射模版,外科医生需画出额窦外形。观察额窦外形的其他方法是在患者的鼻部放置一个光源,照亮额窦。然而这种方法不够精确,因为额窦外侧的骨髓间隙也被照亮从而使外科医生过度估计了额窦的大小。

一旦外科医生确定额窦的边缘,用震荡锯由上斜向下的方向进入鼻窦的上面(图 17.3)。一些外科医生选择应用骨凿,这些医生有能力确认已进入额窦腔。重要的是尽可能接近鼻窦的边缘,用眼睛察看或用静脉神经牵开器去触及骨质突出部分。当外科医生确保鼻窦边缘开放时可以用锯或凿子从上缘打开鼻窦,先向外后向下移动。应该注意前骨板沿着下部与颅骨膜保持接触。轻柔地凿开该下缘鼻窦底使得与骨分离而不撕裂上面覆盖的颅骨膜。通过该步骤成骨瓣已成功掀起,鼻窦内的隔膜应去除。该操作也可用骨凿右前骨板后进入鼻窦。

鼻窦闭塞

如果造成一个成形骨瓣的目的是评估额窦流出通畅情况,此时应该做出判断。如果需要闭塞鼻窦内的黏膜必须一丝不苟地清除掉。用显微镜观察确保黏膜已彻底清除。显微镜除了有放大作用之外,还可以照亮并伸入观察侧面和下面的黏膜是否清除干净。最初可以使用掀开和刮起,但接着使用钻打磨粗糙面。由于钻骨清除小孔内的黏膜残余物,并且就地为填塞鼻窦的脂肪提供了血液供应。延伸入额隐窝的黏膜可向下褶,并紧密地入额隐窝。

当鼻窦内黏膜被彻底清除后,可进行填塞。填塞鼻窦的目的是防止黏膜再生长和充气,这就防止了黏液囊肿形成,鼻窦反复或气脑(颅内积气)。额窦流出通道是用颞肌填入而关闭。筋膜小的间隙也可以把肌肉的尖端移动进一步闭塞通道并防止黏膜再生

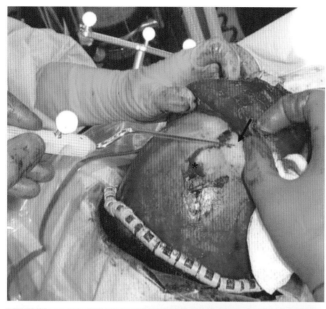

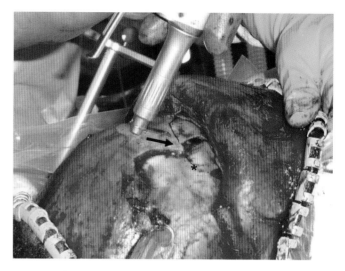

图 17.3　应用震动锯切开额窦,箭头处为震动锯至额窦尖端的方向。额窦边界事先已被标记。

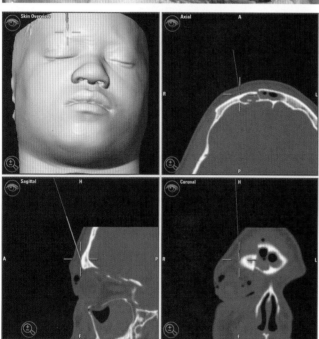

图 17.2　三维图像导航绘制额窦边界。注意(A)箭头处对应右侧额窦的外侧边界(B)。(A)可见一明显贯穿额窦的骨折线(*),需要修复。

长。少量的密封剂可以放在移植物的表面增强密封性,并保持移植在原位。鼻窦的闭塞是用游离物完全占据鼻窦的容量。自体移植例如腹部脂肪、肌肉、骨碎片或骨板,可以用于这个目的的。自体移植一般需要供位,因而必须做第二个切口。后者并发症发生较少,并且切口常隐蔽在皮肤的皱褶处。惰性材料,如羟磷灰石,也用来闭塞鼻窦。采用了这些物质可以不再做供体位的第二个切口。然而,对采用这些材料的

患者应进行长期随访,已显示早期和晚期感染率增加以及黏液囊肿形成率增加。因此,应大力提倡自体脂肪移植。

选择典型的额窦闭塞移植物是腹部脂肪或在瘦人择取臀部脂肪,小切口可做在比基尼线或自然的皮肤皱褶处。切口典型,做在左腹部,以免误认为是阑尾切除术后的瘢痕。当前板替代后,需要用足够的脂肪填塞鼻窦留出很小的流出通道。通过术后 MRI 证实术后很多在鼻窦内还有大量的脂肪成活。残留间隙被纤维瘢痕取代。有时,全部移植脂肪被纤维组织取代,应防止黏膜再生和再充气。

在植入脂肪之后,前板复位,然后用钛小板和螺钉固定骨片。颅骨膜复位,贴紧冠状瓣放回复位,予以缝合。有些医生可能做 1 或 2 个引流孔。防止血肿形成。

额窦闭塞也伴有并发症。Hardy 和 Montgomery 已描述 19%患者术中、术后并发症的发生率。并发症包括脑脊液漏、前额麻术及头疼[8]。另外还描述 10%的黏液囊肿形成的复发率,术后 5 年的 MRIS 已证实[9]。闭塞鼻窦感染的复发率为 3%~10%[8,10,11]。外观变形、脑膜炎和血肿形成也有报导。即便如此,闭塞额窦仍是处理额窦疾病的主要方法。

额窦颅腔化

额窦颅腔化是将额窦的后板取走,因而脑可向前扩展抵到前板,额窦的以前空间成为颅腔的一部分——"颅腔化"(图 17.4)。这种术式有不同的指征,但最常

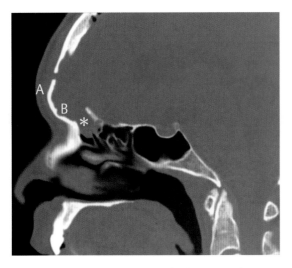

图 17.4 额窦颅腔后的额窦情况,注意前骨板(A)完整。后骨板已被切除,额窦腔(B)内为颅内内容物。额隐窝内为颞肌修补。

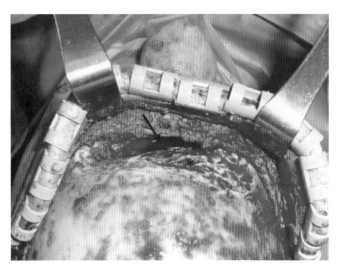

图 17.5 Riedel 术式。注意额窦前骨板去除,后骨板暴露。本患者事先已行 Lothrop 手术,额窦流出道(箭头处)已堵塞。

推荐的指征是造成后板粉碎性骨折并严重移位的创伤。这类创伤常常造成硬膜破裂引起鼻内额窦内的脑脊液漏。冠状瓣掀起后成为很好的修复脑脊液漏的材料。

为了进行颅腔化需要将成形骨瓣掀起,像以前讨论的那样。典型地,这里存在一个粉碎的移位严重的后板,这些碎片应经仔细地解剖予以取出。剩余的后板用骨钳或钻予以取出。应注意不要损伤后板下面的硬膜。重要的是在钻光镜边缘或骨性覆盖物时应从额窦的下部、外侧面齐平。额窦的流出通道应用肌肉和黏膜紧密填塞防止与鼻腔相通;也可以使用组织密封剂。此时,如有必要可将颅骨膜瓣沿着额窦底部铺开。然后将成形骨瓣放回,并用小的钛板和螺钉固定。

额窦切除

如上所述,额窦闭塞存在并发症,并可能发生长期后遗症如前板骨髓炎,闭塞的鼻窦反复感染。黏液囊肿形成可有必要再次进行手术,这些患者可能获益于额窦切除术。该术式,由 Riedel 首先描述,为完整取出额窦前板,然后覆盖眶上缘的骨片在鼻窦底打磨。眉的皮肤可用来覆盖后板,额窦的出口用肌肉和筋膜填塞。当感染完全消除后再进行整容手术矫正外观[1,2]。之后描述了这个术式的改良方式即保留眶上缘。这个改变明显地改善了术后外观,有些患者由于其鼻窦的大小和患者的解剖而不需要进行二次手术整容[1]。由于担心不满足前额缺损因此 Killian 手术多数被放弃,但至今仍是必要的术式。

总结

额窦疾病的手术治疗在耳鼻喉科领域较为复杂。目前,鼻内内镜技术已成为治疗额窦各种疾病,例如良性、急慢性感染、黏液囊肿及肿瘤的首选方法。然而,当鼻内治疗失败或额窦创伤需要手术治疗时,到达额窦的外入路仍有效。闭塞方式已经采用超过 100 种实用方法,并且多次改良使其安全且可靠。通过复位与固定未伤及额窦流出通道的粉碎性移位的前板骨折很容易治疗。然而,当额窦流出通道断裂,必须进行填塞。此外,若后板移位或粉碎必须进行颅腔化。造成脑脊液漏的硬膜损伤、肿瘤或造成后板裂开的黏液囊肿,必须颅腔化。因此,耳鼻喉科医生在治疗额窦疾病时熟悉这些外科处理非常重要。

(王 铭 译)

参考文献

1. Donald PJ. Surgical management of frontal sinus infections. In: Donald PJ, Gluckman L, Rice DH, eds. The Sinuses. New York, NY: Raven Press;1995:201–232
2. Bosley WR. Osteoplastic obliteration of the frontal sinuses. A review of 100 patients. Laryngoscope 1972;82(8):1463–1476
3. Raghavan U, Jones NS. The place of Riedel's procedure in contemporary sinus surgery. J Laryngol Otol 2004;118(9):700–705
4. Gross CW, Gross WE, Becker DG. Modified transnasal endoscopic Lothrop procedure: frontal drill out. Oper Tech Otolaryngol—Head Neck Surg 1995;6(3):193–200
5. Tato JM, Sibbald DW, Bergaglio OE. Surgical treatment of the frontal

sinus by the external route. Laryngoscope. 1954;64(6):504–521

6. Goodale RL, Montgomery WW. Experience with the osteo-plastic anterior wall approach to the frontal sinus. Arch Otolaryngol 1958; 68:271–283

7. Potparić Z, Fukuta K, Colen LB, Jackson IT, Carraway JH. Galeo-pericranial flaps in the forehead: a study of blood supply and volumes. Br J Plast Surg 1996;49(8):519–528

8. Hardy JM, Montgomery WW. Osteoplastic frontal sinusotomy: an analysis of 250 operations. Ann Otol Rhinol Laryngol 1976; 85(4, pt 1):523–532

9. Weber R, Draf W, Kratzsch B, Hosemann W, Schaefer SD. Modern concepts of frontal sinus surgery. Laryngoscope 2001;111(1): 137–146

10. Zonis RD, Montgomery WW, Goodale RL. Frontal sinus disease: 100 cases treated by osteoplastic operation. Laryngoscope 1966;76(11): 1816–1825

11. Weber R, Draf W, Keerl R, et al. Osteoplastic frontal sinus surgery with fat obliteration: technique and long-term results using magnetic resonance imaging in 82 operations. Laryngoscope 2000; 110(6):1037–1044

第 **18** 章

儿科鼻窦炎

Rodney Lusk

鼻窦炎是儿科常见病,但常被误诊,常与上呼吸道感染(URTTS)相混淆,而上呼吸道感染原发于病毒感染,80%的病毒感染不经药物治疗可以自愈。如果症状持续 3 个月以上,就认为是细菌性感染,然而这个定义是基于成人的治疗实践而得出,对于儿童不一定适用,因为儿童的免疫系统尚未成熟,且窦口小。如果儿童使用广谱抗生素超过 20 天或 1 周内症状复发,在性质上就认为感染是慢性的。

病因

我们对鼻窦及其发病因素的理解在不断进展,已知的是儿童的免疫系统尚未成熟,容易受到病毒感染,伴随急性鼻窦的病毒常常是鼻病毒、副流感病毒、流感病毒和腺病毒。这些病毒感染破坏了防御的第一线——正常的纤毛功能,从而引起鼻–鼻窦黏膜的分泌物和炎性黏液的流出。在额隐窝,上额窦和鼻丘气房引流的窦口鼻道复合体炎症是非常明显的,这些变化导致窦口发生炎症和水肿,为正常定植在鼻腔内的细菌侵入创造了环境,引起慢性纤毛功能障碍,例如 Kartagener 综合征,伴随着持续不缓解的复发性鼻窦炎。儿童可能从解剖特点上易患慢性感染,因为同等程度的感染性水肿使儿童的鼻窦开口堵塞更严重。需要明确的是,鼻中隔偏曲、异常的鼻甲、泡状鼻甲和眶下筛房不伴有慢性鼻窦炎[1,2]。过敏也可引起复发性或慢性鼻窦炎,然而鼻窦炎发病率与 URTT 的关系比易引起过敏的季节的关系更密切。一些患者过敏因素在鼻窦炎的发病因素中起关键的作用,食物过敏的作用尚不明确,还需进一步研究。胃食道反流疾病的机制(GERD)仍存在争论,Barbero[3]注意到在 URTI 和反流存在平行关系,并推断 GERD 可能是慢性鼻窦炎的基础病因。GERD 可引起扁桃体和鼻黏膜的炎症并扰乱纤毛

的正常功能,从而使黏膜暴露于细菌繁殖面前,这可以伴随细菌性鼻窦炎。然而这种互相关系的客观证据尚未确定,免疫缺陷的儿童容易患有复发性鼻窦炎并被认为是可能的基础病因。

慢性鼻炎的细菌不断进展,因为受到抗生素治疗的阻碍。研究发现链球菌,肺炎球菌是急性鼻窦炎最常见的病原菌(30%),其次是不他莫拉斯菌和流感嗜血杆菌(20%)。流感嗜血杆菌是不典型的,莫拉克斯菌和流感嗜血杆菌有较高的内酰胺酶发生率,因而对很多抗生素有耐药性,细菌性慢性鼻窦炎的细菌种类非常类似,然而 Brooks 注意到拟杆菌和其他厌氧菌的发病率较高[6]。嗜血杆菌和链球菌、MASA 的耐药菌谱在增长,自从引入肺炎球菌疫苗以来,肺炎球菌已从腺样体中分离,而耐药的嗜血菌杆增多[9]。

体征和症状

一般而言,鼻充血、流脓性鼻涕、头疼、过敏、白天晚上咳嗽是慢性鼻窦炎的特征,很多儿科医生对不咳嗽的儿童不敢确诊为鼻窦炎。晚间咳嗽是基础症状,提示咳嗽的原因是反流,而不是鼻窦炎。白天咳嗽伴有鼻充血、流鼻涕高度提示鼻窦感染,且症状的时限是诊断慢性鼻窦炎的线索。气喘可能对伴有复发性鼻窦炎加剧的咳嗽敏感性。

年龄较大的儿童可以明确讲明疼痛或头疼的部位,如果有持续不缓解的头顶或后枕疼痛,高度提示蝶窦炎,CT 检查可以获得这个诊断线索。年龄比较小的儿童不能讲清楚疼痛的部位,敏感是疼痛的主要表现,这些症状中无一个可证实鼻窦炎严重性的方法,78%儿童耳鼻喉科协会成员(ASPO)不采用已经验证的工具评价结果[10]。

Wald 鉴别普通鼻窦炎和较严重鼻窦炎的程序是直肠温度 103℃ 的高烧和脓性鼻涕[11]。作者主张普通的急

性鼻窦炎可自愈而不需要抗感染治疗,而伴有温度高的较严重的鼻窦炎,应需用抗生素治疗。

体格检查

有时儿童并不配合检查。多年来作者学会一种方法,如果儿童不想让你观察鼻腔——先不看他的鼻子,而是先观察眼睛。如果这时儿童能够配合检查鼻子,建议缓慢用拇指托住鼻镜轻柔地放入鼻内(图18.1),检查的时候也可以让患儿轻轻地低头。必须强调的是缓慢、轻柔地接近孩子是检查成功的关键。

当通过鼻镜观察时,检查下鼻甲,将头稍后仰检查中鼻甲,检查完中鼻甲后向外侧观察,是否能看到中间导管,如果有鼻窦感染,一般在这里可见到脓(图18.2)。小孩一般不能忍受硬的鼻内镜,因此在临床检查中不试着检查,代替的是用可弯曲的内镜来检查中鼻引管和扁桃体。采用1:1的羟甲唑啉和4%的利多卡因的合剂喷涂1~2次来对鼻腔进行适当麻醉。

观察鼻窦对评估儿童的慢性鼻窦炎是有益的。在孩子进行透照是没有价值的。这种方法只能评估上额窦而且在暗室内孩子的透视不能给医生进行提示。X线片只对评判上颌窦有效,而且相较于CT而言X线不够精准(见图18.3)[12,13]。CTA扫描是评估鼻窦的金指标。然而,CTA不无一定风险,不应无条件滥用。年幼的儿童应给予镇静或全麻。目前越来越多的关注点在儿童的辐射暴露上。Brenner等[14]提出对接收辐射的担心及增加癌症发生率的风险。该文章收到高度的争

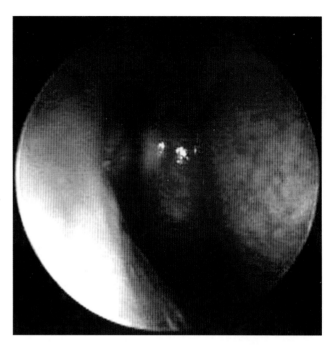

图18.2 术后应用鼻镜检查中鼻道,图像为鼻镜视野。

议,但确实引发了对儿童接受放射剂量的评估。Rogers[15]注意到儿童受到的放射剂量类似于成人,然而由于儿童的头顶小故实际上接受较大的放射剂量。更应强调的是小孩25%~30%的骨髓位于的颅骨[16]。儿科放射医生现在已意识到放射的危害,并且在实践中尽可能使剂量达到理想的程度。为证实鼻窦炎而进行放射检查不是必须的,但还是经常被首诊的医生采纳检查。如果鼻腔有脓性分泌物则确定感染涉及鼻窦。作者不主张进行CT检查,除非耳鼻喉科医生和患儿的双亲同意将CT检查作为鼻内镜手术的术前诊断。冠状CT应予保留并作为手术时的指导性影像。获取CT扫描的首要原因是寻找解剖的异常部位,这些异常可能增加手术的危险,并可确定筛查病变的范围。鼻窦MRI检查没有太大的帮助除非怀疑病灶蔓延进入眼眶或颅腔。

病理诊断

治疗方案最初是根据患者的症状、疾病时限和年龄而确定的。如果有复发性耳感染和腺样体表面有脓,切除腺样体作为首要治疗是非常可行的。如果症状持续,则用药物治疗,以及评估并确定有无系统性(全身性)疾病,例如过敏、免疫、缺陷、胃食管反流病囊性纤维化、纤毛运动障碍等。这些评估是根据患者的症状和医生经验

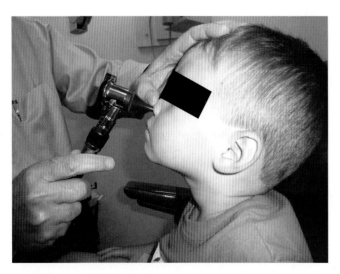

图18.1 鼻腔检查时患者行头位,应用鼻镜观察鼻腔内部。

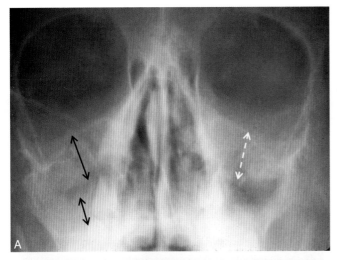

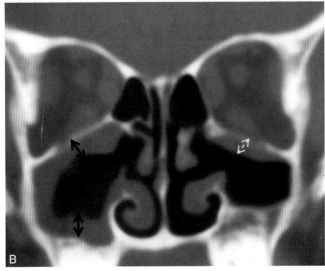

图 18.3　比较术后 X 线与 CT 图像。CT 较精确评估鼻窦情况。(A)X 线片可示黏膜增厚，箭头标记右侧上颌窦、左侧上颌窦顶端增厚的混浊影(B)。该患者的 1 小时内 CT 图像，示右侧较薄的黏膜增厚影（黑箭头），左侧发育不完全的上颌窦顶端黏膜增厚影（白箭头）。

得出的。在进行内镜鼻窦手术之前进行过敏源和免疫的筛查是必要的。

药物治疗

儿科耳鼻喉医生调查，不同意首先就给予药物治疗[10]。158 例参与者最初治疗包括鼻部冲洗占 76%，鼻喷激素占 59%，抗生素占 92%。鼻部冲洗是有效的，但 40% 的儿童实际上不能接受治疗[17]。有证明使用鼻冲洗治疗鼻窦有效的证据[18,19]，但治疗急性鼻窦炎仍存在争议[20]。目前专家一致认为生理盐水冲洗效果优于

高浓度液。

目前并无非随机性研究评估局部鼻喷激素在非鼻息肉的慢性鼻窦炎患者的作用[21]。医师普通认为激素适用于过敏性鼻炎，并且不影响儿童的生长[23,24]，但对慢性鼻炎患者缺乏有效证据，这是安全合理的。

慢性鼻炎应使用 20 天阿莫西林/克拉霉素[90mg/6.4mg/(kg·d)]、头孢泊肟酯、头孢呋辛酯、头孢地尼或克林霉素。如果存在内酰胺酶高度敏感，那么甲氧苄啶/新诺明、阿奇霉素、克拉霉素或罗红霉素综合治疗很适用，综合治疗的药物包括大剂量阿莫西林或克林霉素，加上头孢呋辛或利福平。利福平不能作为单药物治疗超过 10~14 天，因为会很快产生抗药性[23]。没有预防性应用抗生素治疗复发性急性/慢性鼻窦炎的研究。基于广泛预防性使用抗生素治疗慢性中耳炎从而产生抗药性的经验，该疾病不太适合预防性使用抗生素。有关于局部抗生素治疗，没有进行过系统性的研究。然而，有少量研究已观察到莫匹罗星与冲洗联合应用，可有效地治疗 URSA 和持续性鼻窦炎[26,27]，这种治疗方法可能对接受过内镜鼻窦手术的患者有帮助。

手术治疗

腺体切除

手术切除腺样体可成功治疗一些复发性急性或慢性鼻窦炎的患者。Brietzke 和 Brigger 近来进行的荟萃分析[28]发现在切除腺样体之后 69.3%（P>0.001）患者的症状得到明显改善，他们认为这种疗法简单、安全、有效，应考虑作为一线治疗方案。机制尚未证实，但很可能是腺样体垫隐窝内的生物膜被清除。确认有慢性鼻窦炎的儿童体内的微生物，但在腺体肥大的儿童不存在这些微生物[30]，这些发现已被多个研究者所证实[31-33]，微生物的存在似乎不依赖于腺体肥大，胃反流可以潜在地损伤覆盖在体垫表面的黏膜，从而造成微生物形成，因此切除腺样体作为治疗的第一步似乎是有理由的，然而手术和麻醉的危险与患者个体情况有关。

鼻窦灌洗

上额窦可以通过自然开口或其他人为出口进行灌洗。最常见的人为出口是下鼻甲下方，或通过上额窦的前壁。对儿童而言这可能是个难题，因为上额窦的基底还没下降到足以穿刺的水平，儿童上额窦前壁比

较厚,而损伤齿的牙胚才是真正的危险所在。这些治疗方法伴随较高的并发症发病率,而现今已摒弃这些治疗[34]。

鼻窦灌洗[35,36]或与腺体切除同时进行[37],这主要是因为引出了膨体鼻窦成形术,而到目前为止只在少数单位进行了回顾性研究。该方案需经过多个中心的前瞻性研究才可允许作为儿童鼻窦炎的标准方法。

下鼻道开窗和鼻窦口扩大

儿童下鼻道进行开窗较为困难,这是因为上颌窦的底还没下降至沟底并且造成的创伤大于鼻道窦口扩大。如果仍然运用,于儿童则可能使上颌窦充气,纤毛倒向出口。如果自然出口被堵塞,可引起鼻窦疾病。在 1 个月内失败率为 60%,在 6 个月内失败率为 73%[34]。这种手术可用于慢性鼻纤毛活动异常的疾病,如 X 性纤维化和复发性纤毛活动异常。

中鼻通开窗或自然出口扩大最早由 Wilkerson 进行并由 Ostrum[38]引用。Hilding 对 9 只兔子进行研究时注意到对自然开口手术会增加感染概率,从而使得直到重新做这个手术之前,在自然开口上手术成为异端[38]。目前已普遍接受是安全和开放率很高(不易堵塞)。膨胀窦成形术已作为窦切开的方法,从而使保留钩突的过程[39]。进一步研究评估这个论据的有效性。如果钩突切除后,上颌窦看起来是开放的,那么作者就不扩大上颌窦腔。然而,如果开口处能触到,作者将扩大开口至正常的两倍。用尖的医用镊子进去后囟门。在此膨胀可能是可用的选择。55% 的儿科耳鼻喉医生已训练使用膨胀(气囊),但其中 92%医生很少或根本没用过膨胀(气囊)来扩大上颌窦[10]。

筛窦开放

Hopkins 内镜系统,使筛窦开放可以进行。它首先由 Gross 等[40]和 Lusk 和 Mintz[41]采用并取得令人满意的效果。再有囊性纤维化,过敏性真菌性鼻窦炎或嗜酸性粒细胞综合征的儿童存在有息肉,标准地采用有限的初步手术。在有效的药物治疗并评估全身性疾病之后,多数医生选取前侧的筛窦开放手术和上颌窦开窗术作为初步的手术方式[10]。

详细讨论手术技术不在本章的范围之内,但一些有帮助的技巧已列于表 18.1。内镜鼻窦手术是最近才实行却是有效的治疗技术。Herbert 和 Bent[42]进行了荟萃分析并观察到研究中 88%的病例得到改善。近来研究已证实了这些研究发现[43]。38%的 ASPO 扩大筛窦腔,但 36%并

表 18.1　儿科内镜鼻窦手术汇总

1. 应用羟甲唑啉作为血管收缩剂,虽然有毒性的风险,但其效果优于可卡因或脱羟肾上腺素。
2. 术中系统地小心谨慎操作。
3. 应用一个 27−容量规格 10°弯曲角度的球后针注射入外侧壁。
4. 保持并使中鼻甲和筛骨眶板的损伤达到最小。
5. 横切钩突自然开口并切入中间部位,剥离子移动底部骨质。
6. 应用切割钻修整黏膜使其完整。
7. 30°镜检查上颌窦自然开口并扩大;外科医师更偏好咬切钳、气囊或导引头手工扩大。
8. 应用刮匙锐性剥离筛泡前壁并创建一开口,应用咬切工具锐性横切筛泡。
9. 每个步骤不能剥除筛骨眶板的黏膜。
10. 自中鼻甲外侧壁进入中鼻甲基板,确保完整切除钩突。
11. 应用切割钻修整连续的骨质和黏膜,注意不要破坏黏膜。
12. 应用可吸收的扩张物或填充物置于中鼻道,保持中鼻甲外侧壁表面的分离。
13. 约 38%的美国儿童耳鼻喉科社会学将扩大物应用于黏膜,但大多数未采用。
14. 如果填充物保持原状超过 2 周,则可能增加创伤的来源。
15. 再次检查全身麻醉有无明确适应证。

没用过扩大,仅 11%在全麻下做第二次手术[10]。

基于多个幼猪的研究而担心面部的生长[44,45]。在筛窦开放后个生长异常。然而,在幼猪上的发现与许多研究的实际经验不符。Wolf[46]是第一个从事研究内镜鼻窦手术后儿童面部生长的人,他观察到没有面部异常的证据。Senior 等[47]比较因眶脓肿切除单侧筛窦 7 年后的儿童,以及比较有或无鼻窦手术史的成年人中注意到上颌窦或筛窦大小无变化。Bothwell 等[48]检查平均 3.1 岁的儿童面部生长。46 个内镜切除筛窦后的儿童进行检查,与 521 个采用公认对白种人儿童正常的方法治疗鼻窦炎相匹配的儿童进行比较,采用 12 个标准面部生长测量进行质量仿真分析并用标准影像片进行面部分析,大多数没发现有鼻窦史的儿童或有内镜鼻窦手术史的儿童与正常人比较有生长异常的证据。

结论

儿科鼻窦炎的治疗需要一个逐步的治疗方案,作者建议如下。

1. 药物治疗的第一步是广谱抗生素,鼻局部喷激素,如果患者能接受的话,可进行鼻腔灌洗。

2.如果保守治疗无效,可以进行腺样体切除,65%~70%患儿症状改善。需要强调患儿双亲和医生都有适当的期待,才可进行手术。

3.腺样体切除失败,进行选择更深层的工作,其一评价过敏和免疫缺陷。如果存在缺陷,在进一步手术之前应予治疗。

4.长时期广谱抗生素治疗后,如果耳鼻喉科医生和患儿双亲选择内镜鼻窦手术,应考虑行鼻窦影像学学检查。CT是观察鼻窦的最有效方法,但对确诊鼻窦炎不需要CT检查。获得CT平扫后可进行冠状重建。

5.如果耳鼻喉科医生判定存在明确的疾病,开始进行前筛开放和上颌窦开窗术。作者建议采用不可吸收的支撑物,以保持中鼻甲的两个黏膜界面分开。如果该部位空隙两周就可形成瘢痕。

6.内镜鼻窦手术可予以约85%表现慢性鼻窦类儿童的症状得到改善。

（王铭　译）

参考文献

1. Kim HJ, Jung Cho M, Lee JW, et al. The relationship between anatomic variations of paranasal sinuses and chronic sinusitis in children. Acta Otolaryngol 2006;126(10):1067–1072
2. Sivasli E, Sirikçi A, Bayazýt YA, et al. Anatomic variations of the paranasal sinus area in pediatric patients with chronic sinusitis. Surg Radiol Anat 2003;24(6):400–405
3. Barbero GJ. Gastroesophageal reflux and upper airway disease. Otolaryngol Clin North Am 1996;29(1):27–38
4. Brooks I, Gooch WM III, Jenkins SG, et al. Medical management of acute bacterial sinusitis. Recommendations of a clinical advisory committee on pediatric and adult sinusitis. Ann Otol Rhinol Laryngol Suppl 2000;182:2–20
5. Hsin CH, Su MC, Tsao CH, Chuang CY, Liu CM. Bacteriology and antimicrobial susceptibility of pediatric chronic rhinosinusitis: a 6-year result of maxillary sinus punctures. Am J Otolaryngol 2010;31(3):145–149
6. McNeil JC, Hulten KG, Mason EO Jr, Kaplan SL. Serotype 19A is the most common Streptococcus pneumoniae isolate in children with chronic sinusitis. Pediatr Infect Dis J 2009;28(9):766–768
7. McKinley SH, Yen MT, Miller AM, Yen KG. Microbiology of pediatric orbital cellulitis. Am J Ophthalmol 2007;144(4):497–501
8. Huang WH, Hung PK. Methicillin-resistant Staphylococcus aureus infections in acute rhinosinusitis. Laryngoscope 2006;116(2):288–291
9. Casey JR, Adlowitz DG, Pichichero ME. New patterns in the otopathogens causing acute otitis media six to eight years after introduction of pneumococcal conjugate vaccine. Pediatr Infect Dis J 2010;29(4):304–309
10. Lusk RP. Current Management of Pediatric Chronic Sinusitis. 2011.
11. Wald ER. Chronic sinusitis in children. [see comments]. [Review] [44 refs] J Pediatr 1995;127(3):339–347
12. McAlister WH, Lusk R, Muntz HR. Comparison of plain radiographs and coronal CT scans in infants and children with recurrent sinusitis. AJR Am J Roentgenol 1989;153(6):1259–1264
13. Lazar RH, Younis RT, Parvey LS. Comparison of plain radiographs, coronal CT, and intraoperative findings in children with chronic sinusitis. Otolaryngol Head Neck Surg 1992;107(1):29–34
14. Brenner D, Elliston C, Hall E, Berdon W. Estimated risks of radiation-induced fatal cancer from pediatric CT. AJR Am J Roentgenol 2001;176(2):289–296
15. Rogers LF. Radiation exposure in CT: why so high? AJR Am J Roentgenol 2001;177(2):277
16. Huda W, Chamberlain CC, Rosenbaum AE, Garrisi W. Radiation doses to infants and adults undergoing head CT examinations. Med Phys 2001;28(3):393–399
17. Kassel JC, King D, Spurling GK. Saline nasal irrigation for acute upper respiratory tract infections. Cochrane Database Syst Rev 2010;(3):CD006821
18. Harvey R, Hannan SA, Badia L, Scadding G. Nasal saline irrigations for the symptoms of chronic rhinosinusitis. Cochrane Database Syst Rev 2007;(3):CD006394
19. Liang KL, Su MC, Tseng HC, Jiang RS. Impact of pulsatile nasal irrigation on the prognosis of functional endoscopic sinus surgery. J Otolaryngol Head Neck Surg 2008;37(2):148–153
20. Shaikh N, Wald ER, Pi M. Decongestants, antihistamines and nasal irrigation for acute sinusitis in children. Cochrane Database Syst Rev 2010;12(12):CD007909
21. Mori F, Barni S, Pucci N, Rossi ME, Orsi Battaglini C, Novembre E. Upper airways disease: role of corticosteroids. Int J Immunopathol Pharmacol 2010;23(1, Suppl):61–66
22. Gawchik SM, Saccar CL. A risk-benefit assessment of intranasal triamcinolone acetonide in allergic rhinitis. Drug Saf 2000;23(4):309–322
23. Agertoft L, Pedersen S. Short-term lower leg growth rate in children with rhinitis treated with intranasal mometasone furoate and budesonide. J Allergy Clin Immunol 1999;104(5):948–952
24. Schenkel EJ, Skoner DP, Bronsky EA, et al. Absence of growth retardation in children with perennial allergic rhinitis after one year of treatment with mometasone furoate aqueous nasal spray. Pediatrics 2000;105(2):E22
25. Anon JB, Jacobs MR, Poole MD, et al; Sinus and Allergy Health Partnership. Antimicrobial treatment guidelines for acute bacterial rhinosinusitis. Otolaryngol Head Neck Surg 2004;130(1, Suppl):1–45
26. Solares CA, Batra PS, Hall GS, Citardi MJ. Treatment of chronic rhinosinusitis exacerbations due to methicillin-resistant Staphylococcus aureus with mupirocin irrigations. Am J Otolaryngol 2006;27(3):161–165
27. Laurens MB, Becker RM, Johnson JK, Wolf JS, Kotloff KL. MRSA with progression from otitis media and sphenoid sinusitis to clival osteomyelitis, pachymeningitis and abducens nerve palsy in an immunocompetent 10-year-old patient. Int J Pediatr Otorhinolaryngol 2008;72(7):945–951
28. Brietzke SE, Brigger MT. Adenoidectomy outcomes in pediatric rhinosinusitis: a meta-analysis. Int J Pediatr Otorhinolaryngol 2008;72(10):1541–1545
29. Zuliani G, Carron M, Gurrola J, et al. Identification of adenoid biofilms in chronic rhinosinusitis. Int J Pediatr Otorhinolaryngol 2006;70(9):1613–1617
30. Coticchia J, Zuliani G, Coleman C, et al. Biofilm surface area in the pediatric nasopharynx: chronic rhinosinusitis vs obstructive sleep apnea. Arch Otolaryngol Head Neck Surg 2007;133(2):110–114
31. Galli J, Calò L, Ardito F, et al. Biofilm formation by Haemophilus influenzae isolated from adeno-tonsil tissue samples, and its

role in recurrent adenotonsillitis. Acta Otorhinolaryngol Ital 2007;27(3):134–138

32. Kania RE, Lamers GE, Vonk MJ, et al. Characterization of mucosal biofilms on human adenoid tissues. Laryngoscope 2008;118(1):128–134

33. Pagella F, Colombo A, Gatti O, Giourgos G, Matti E. Rhinosinusitis and otitis media: the link with adenoids. Int J Immunopathol Pharmacol 2010;23(1, Suppl):38–40

34. Muntz HR, Lusk RP. Nasal antral windows in children: a retrospective study. Laryngoscope 1990;100(6):643–646

35. Ramadan HH, McLaughlin K, Josephson G, Rimell F, Bent J, Parikh SR. Balloon catheter sinuplasty in young children. Am J Rhinol Allergy 2010;24(1):e54–e56

36. Zeiders JW, Dahya ZJ. Antral lavage using the Luma transillumination wire and vortex irrigator—a safe and effective advance in treating pediatric sinusitis. Int J Pediatr Otorhinolaryngol 2011;75(4): 461–463

37. Ramadan HH, Terrell AM. Balloon catheter sinuplasty and adenoidectomy in children with chronic rhinosinusitis. Ann Otol Rhinol Laryngol 2010;119(9):578–582

38. Wilkerson WW Jr. Experiments and presentation of cases in which an antral window was made in the middle meatus of the human subject and no additional surgical procedures were performed. Arch Otolaryngol 1949;49(5):463–489

39. Ramadan HH. Safety and feasibility of balloon sinuplasty for treatment of chronic rhinosinusitis in children. Ann Otol Rhinol Laryngol 2009;118(3):161–165

40. Gross CW, Lazar RH, Gurucharri MJ. Pediatric functional endonasal sinus surgery. Otolaryngol Clin North Am 1989;22(4):733–738

41. Lusk RP, Muntz HR. Endoscopic sinus surgery in children with chronic sinusitis: a pilot study. Laryngoscope 1990;100(6): 654–658

42. Hebert RL II, Bent JP III. Meta-analysis of outcomes of pediatric functional endoscopic sinus surgery. Laryngoscope 1998;108(6): 796–799

43. Terris MH, Davidson TM. Review of published results for endoscopic sinus surgery. Ear Nose Throat J 1994;73(8):574–580

44. Mair EA, Bolger WE, Breisch EA. Sinus and facial growth after pediatric endoscopic sinus surgery. Arch Otolaryngol Head Neck Surg 1995;121(5):547–552

45. Carpenter KM, Graham SM, Smith RJ. Facial skeletal growth after endoscopic sinus surgery in the piglet model. Am J Rhinol 1997;11(3):211–217

46. Wolf G, Greistorfer K, Jebeles JA. The endoscopic endonasal surgical technique in the treatment of chronic recurring sinusitis in children. Rhinology 1995;33(2):97–103

47. Senior B, Wirtschafter A, Mai C, Becker C, Belenky W. Quantitative impact of pediatric sinus surgery on facial growth. Laryngoscope 2000;110(11):1866–1870

48. Bothwell MR, Piccirillo JF, Lusk RP, Ridenour BD. Long-term outcome of facial growth after functional endoscopic sinus surgery. Otolaryngol Head Neck Surg 2002;126(6):628–634

第 19 章

鼻窦修正手术并发症

Troy D. Woodard, James A. Stankiewicz

内镜鼻窦手术已经越来越普及,并且成为药物治疗无效的鼻窦疾病的标准治疗方法。自从 30 年前开展这项手术以来,内镜技术有了很大的发展,拓宽了内镜手术的入路,使疗效更好,并发症发生率减少。尽管药物手术治疗已得到发展,内镜鼻窦手术仍有一定危险性。鼻窦与眼眶、脑及颈动脉位置很近,这使得鼻窦手术成为耳鼻喉科的最危险的手术。修正手术由于标志性结构不存在而更危险,巨大的瘢痕以及骨质增加了手术的难度(图 19.1)。在这些病例中,应用影像的指导有助于评估鼻窦的解剖,并且辨认可能给手术造成困难的解剖结构改变(图 19.2)。进行内镜手术经验与解剖的知识是必要的,且有助于避免并发症的发生。本章具体描述修正手术的主要并发症,而且提供防止和如何处理这些并发症的珍贵经验。

分类

在鼻窦内镜手术中可发生多种类型的并发症,可以分为轻型并发症和严重的并发症[1,2]。轻型并发症包括嗅觉减退、粘连、头疼、牙麻木、眼眶周围淤斑或气肿。严重并发症可能引发比较毁灭性的结果,包括眼窝血肿、眼肌损伤、失明、颈动脉损伤、颅底穿通,从而造成脑脊液漏、脑膜炎和(或)颅腔积气。

眼眶血肿

眼眶由 7 块骨组成,其中最薄的骨为筛骨的一部分称为筛骨样板。这个鸡蛋壳样易碎的骨组成筛窦腔的外侧壁,术前在 CT 上要注意该部位,同时术中要注意该部位骨裂开的可能性和眼眶内容物突入鼻腔可能性,即使很少发生(低于 1%)。在鼻窦手术时可能发生的眼眶并发症[2-4],包括眼球内陷、气肿、眼眶血肿、眼外肌损

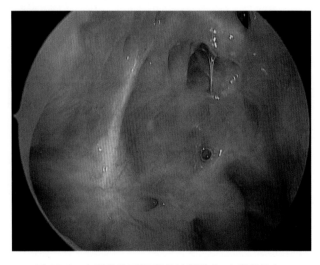

图 19.1 右侧鼻腔可见瘢痕过度形成,中鼻甲缺如。

伤和视神经损伤。

在内镜鼻窦手术时,眼眶血肿是最常发生的并发症[2-4]。当损伤了眼眶周围组织、眼眶脂肪及眼眶内容物供应血管时会发生眼眶血肿。导致眼眶血肿的出血类型有两种,即刻发生和延迟发生,它们的作用机制是不同的[5]。延迟发生的血肿,损伤存在于眼眶脂肪内并沿筛板走行的眼静脉。这种低压力的出血造成血液在眶体内逐渐的积聚。一般认为这种出血造成的损伤后果不具有毁灭性,但也可造成眼内压升高,并引起视网膜缺血和失明。

相较于延迟性出血,即刻出血是由于动脉损伤而引起的。当损伤时,血管回缩到眼眶内,从而造成血液很快地聚集在紧密的眼眶间隙内。前侧和(或)后侧的筛动脉一般是出血的部位,这两只动脉都是颈内动脉系统和眼动脉的分支。前筛动脉沿着颅底紧挨着额凹从外侧向中间走行,它一般包裹在骨内且直接沿着颅底走行,它位于颅底显示破裂和悬挂状态,因而术中很

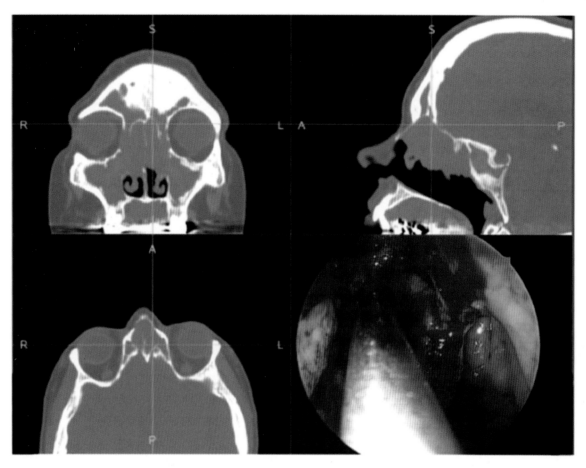

图 19.2　患者有广泛性鼻息肉手术病史。图像导航系统可助于在无正常解剖标记时的操作。

容易受损伤[5,6]。后筛动脉一般比较受到保护,被骨包裹并沿着颅骨在蝶窦的上方走形。由于鼻窦疾病的严重性和鼻息肉的范围广,医生在手术中解剖时造成鉴别动脉的困难。

　　预防并发症的第一步是术前计划。修正术的患者,术前内镜检查不仅能够确诊疾病,而且要发现所有解剖方面的改变。一个好的冠状 CT 是研究眼眶解剖的最佳条件,通过前筛动脉裂隙或"乳头"可以鉴别存在于眶内的前筛动脉(图 19.3)[7]。这一般可以紧贴颅底,上斜肌和中间处难辨认,筛板的任何裂开或变薄都应予以注意,尤其是修正手术的患者。

　　另一个重要的步骤是术前患者要做好准备。将眼睛包括在手术野之内,沿着眼角的边缘铺好,利于术中能够持续地检查和触摸。鼻窦手术中应经常视察眼周围有无挫伤并触诊眼内压力有无增高。如果发现眼眶挫伤、触诊固定,和眼球突出,外科医生必须警惕发生血肿。

　　视网膜对缺血非常敏感,研究显示血肿发生 90 分钟之内可导致失明[5,7]。为了防止毁灭性的后果,必

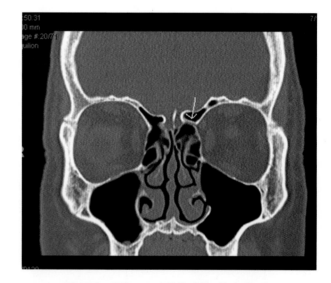

图 19.3　冠扫 CT 示前筛动脉(箭头)切迹。

须同时做这几个动作。第一步是进行术中的眼科会诊。在等待眼科会诊的时候,需要检查鼻腔内的积血,应取出鼻腔内填塞物。应进行止血,应用眼压计

测量眼压,并确定是动脉积血还是颈动脉出血。颈静脉出血一般引起血肿及眼内压缓慢升高,应采用保守治疗方法,例如静脉甘露醇和激素,眼眶按摩有助于降低眼内压,当以上治疗失败时,应进行手术防止失明。

与静脉出血不同,动脉出血在眶椎体内快速形成血肿,使视神经脉管系统损伤导致失明。对于这类出血不适用保守治疗,这是由于眼内压升高太快,药物治疗不能达到降低眼内压的作用。应进行外侧眼角切开术、外眦眼角切开术或内镜眼眶减压,并应及时进行手术以免造成永久性视神经损伤和失明。

眼眶肌损伤

眼球活动不良和复视是眼眶肌损伤所致。内直肌最易受损伤,上斜肌和下直肌也可受损伤[3,8,9]。损伤肌肉一般是有下面两种机制之一造成。第一,在上额窦开窗术或筛窦切除术时,可能直接进入眼眶。在切除与眼眶粘连的钩突时应特别小心。这是修正手术最易出现问题,因为部分钩突切除或使钩突外移和瘢痕化。切除可以暴露眶周使其处于易损伤的地位,此外,不恰当地使用硬性反咬钳可导致筛板穿透疏忽地造成内直肌损伤。第二,在切除眼眶脂肪时不经意损伤肌肉,由于肌肉通过骨的裂缝进入筛窦腔被损伤。眼肌损伤常伴随着视力损伤或眼眶血肿。

为防止眼肌损伤必须进行术前计划,彻底检查轴位和冠状 CT 片,这对鉴别钩突外移、上额窦发育不良伴眼眶过低或筛板裂隙是重要的。手术准备是眼睛必须包括在手术野内,外侧固定,定时检查有无挫伤。此外,眼眶压试验,也就是众所周知的"stankiewicz maneuver"是防止眼眶损伤的关键[10]。这个方法包括术中按压眼睛以观察筛骨纸板的传递运动(表明裂开的筛板的被挤排的凹凸活动)。用钝性的器械进行解剖使钩骨被切除之前向中间移动,减少疏忽进入眼眶的潜在危险。围绕裂开部位的手术应小心进行,如果用微整器,叶片应转离开眼眶,以防止切掉进入叶片的眼眶内容物。

如果叶片意外地进入眼眶,那么应进一步切除该部位。应立即检查眼睛,进行眼科会诊,确定有无肌肉损伤。损伤类型具有特别的特征,决定了采用保守治疗或手术治疗。

视神经损伤

最严重的眼眶并发症之一是视力丧失,这可由直接或间接损伤视神经造成。间接视神经损伤可发生于伴随眼眶血肿的血管损害,而直接视神经损伤最常发生于内镜手术的筛窦切除和蝶窦开窗术。视神经位于蝶窦的上外侧,有 4%~6% 的人蝶窦有裂开[3,7,11]。在蝶窦开窗时粗暴盲目地解剖及使用电动器械可以直接损伤和横断视神经从而导致失明。类似的,视神经也可以发生于后筛切除术。蝶上气房,Onodi 气房为位于蝶窦上侧和外侧的后筛气房已发现存在于 8%~14% 的人群中,并常包括裂开的视神经[3]。粗暴的解剖及后筛内操作也可损伤视神经。

视神经一旦被横断,几乎无法进行修复,因此最佳的处理方式是预防,避免视神经损伤就要术前仔细复习 CT 片,寻找是否存在裂开的视神经及是否存在气房,图 19.4 所示气房似乎在冠扫 CT 上的蝶窦内水平的骨管裂隙(图 19.4)。在修整的手术,可存在过多瘢痕形成和一些正常的解剖标志缺如,例如中鼻甲和上鼻甲。因此,采用影像指导,及一些其他趋向于保持内容的标志作为参考的可安全地进入蝶窦(见图 19.5)。固有的蝶窦出口在下面 7cm,从鼻底以 30°角进入[12,13]。此外,蝶窦开口与上额窦开口在同一水平,并且不高于眼眶基底。一旦找到蝶窦出口,应该向内和向下的方向打开,避免重要结构的损伤。

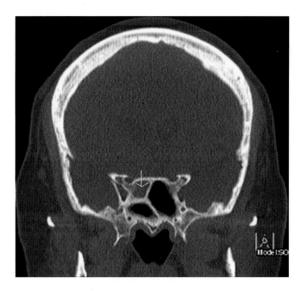

图 19.4　冠扫 CT 示非透明气房。

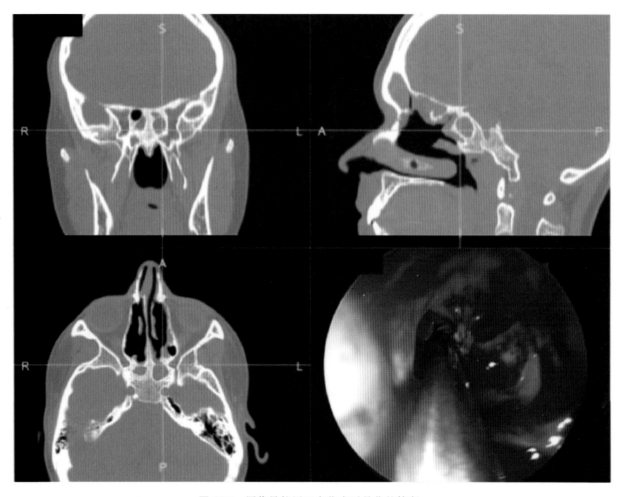

图 19.5　图像导航用于定位广泛骨化的筛窦。

颈动脉损伤

　　颈动脉的海绵窦部分沿蝶窦旁走行,当它上行为脑供血时,动脉紧邻蝶窦的后外侧顶部。颈动脉和蝶窦的间骨壁非常薄。Fujii 等在 50 具尸体上检查颈动脉,他们注意到 88%标本的蝶窦骨壁薄于 0.5mm[14]。此外,Kennedy 等发现他们的尸体标本中 20%发生裂开蝶窦内颈动脉[15]。颈动脉与蝶窦的关系使其在鼻窦手术时易受伤害。

　　类似于其他并发症,复习 CT 片很必要。平扫 CT 片能较好地视察颈动脉的位置和周围骨质的厚度[16]。适当地鉴定和扩大蝶窦的出口,有助于防止这个毁灭性的并发症。蝶窦的固有出口为对着上鼻甲的下 1/3 内侧。在修正术的病例该标志缺如,但该出口可以应用影像引导来发现。在与上额窦固有出口相同水平处,于鼻孔以上的 1.5cm 和 7cm 后侧从鼻基底以 30°角找到蝶窦出口,应以向中间和向下的方向打开蝶窦。在蝶窦内应避免盲

目使用电动器械、穿刺和吸引器。因可能损伤裂开的颈动脉。同样的,穿透蝶窦的外侧壁也可造成颈动脉损伤和大量失血。

　　在手术中出现大量出血时,医生和麻醉师应及时做一些事,以确保患者的机会[16-18]。立即用带有可充气的 Foley 管膨胀气囊,纱布填塞鼻腔和鼻咽部,帮助压迫和减慢出血。麻醉应开放大孔径的静脉通道,保证液体复苏。此外,在保证脑供血的条件下,有控制地降低血压以减少出血。接着,立即补液体进行最后的出血处理。如果能放支架,很多患者需要牺牲一条血管用气囊或线圈止血。

脑脊液漏

　　鼻窦手术穿透前颅底可以引起脑脊液漏。由于颅底部位不同,骨的厚度也不同。最中间面(筛板和外侧板)最薄,而外侧骨顶部较厚。术中解剖的整个过程都应小心仔细,因为在任何部位都可能被穿透并形成脑脊液

漏。对很多患者而言,以前的手术作为标记物的颅底结构,例如中鼻甲或上鼻甲被取走了,发生改变或不存在了。

以前粗暴的手术鉴别颅底的高度失败是颅内穿透最常见的原因。冠状 CT 片是鉴定颅底高度的最佳方法。有一些用来描述颅底高度的技术:Keros 等设计了分类系统,它基于外侧筛板的长度[19];Keros I 型,外侧筛板的长度是 1~3mm,Ⅱ 型是 4~7mm,Ⅲ 型是 8~16mm,较高的 Keros 型表明颅底的高度较低并且解剖状况比较复杂,在手术时应更加注意。

另外技术涉及比较筛骨与眼眶的水平。这个技术将眼眶分成 3 份,安全的颅底——筛骨在眼眶的上 1/3 水平。相反,当筛骨低于眼眶的上 1/3 或内直肌时,患者颅底的位置较低(图 19.6),潜在形成比较危险的鼻窦解剖并需要比较注意。

解剖时发生筛板穿孔,在外侧板发生穿孔沿着中鼻甲向内、向上。在额窦和筛窦的修整术中经常会增加发生脑脊液的危险,此外,中鼻甲处的粗暴操作应予避免,因为这样的操作可造成颅底骨折和脑脊液漏。在修整术患者中鼻甲不存在了,如果可能应避免沿着鼻中隔向内向上解剖或以有限的方式进行,因为可能造成颅底不可逆的穿通伤。

脑脊液漏可能表现为突然爆发性流出清澈的液体,冲走了周围的血液。当发生脑脊液漏时,应立即停止手术,找出漏的位置,并修复缺损,最常发生的部位是筛骨和外侧板以及筛房。应该检查这些部位有无脑脊液漏和带白色的硬膜。如果找不到发生漏位的部位,应请神经外科会诊,蛛网膜下隙引流和荧光素注射。这种颜料有助于寻找活动性脑脊液漏,并有助于判定漏已成功修复(图 19.7)。当使用这种颜料时可能发生癫痫术或其他精

神后遗症,非常低的浓度是安全的。0.01m³ 浓度的颜料与 10cm³ 患者的脑脊液混合或与盐水混合,然后从腰椎引流管注入蛛网膜下隙,以每分钟 1cm³ 的速度注入。不同漏的大小可选用不同的材料修复颅底。材料包括黏膜、肌肉、脂肪、筋膜、软骨和尸体颅骨。如果使用颜料进行修复,不再有绿色燃料从漏口中流出,那么应确保填塞物塞紧关闭。术后,患者应平稳的清醒,给予很轻的正压呼吸。如果怀疑有皮质损伤或考虑术后损伤应请精神外科会诊。

结论

修正内镜鼻窦手术对耳鼻喉医生有特殊的挑战,由于解剖结构发生改变,或形成纤维性瘢痕,鼻窦极为接近眼眶、脑和颈动脉,使得鼻窦手术非常精细。而一些并发症造成几乎不能回复的后遗症。另一些并发症非常严重,即使不致死,也有极端的后果,彻底的术前检查是必要的。外科医师不仅必须熟悉鼻窦解剖,也需要小心的操作和预料意外,一丝不苟地学习 CT 片。术前对患者做充足的术前准备,且术中持续的观察是有助于防止并发症的基本因素。当证实并发症发生时,及时处理并请有关的专科会诊是不可缺少的。

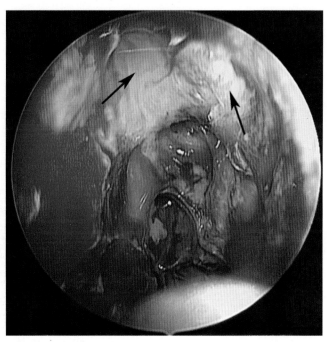

图 19.7 荧光剂染色用于标记活动性脑脊液漏。鼻腔高位断层面可见荧光剂(箭头示)。

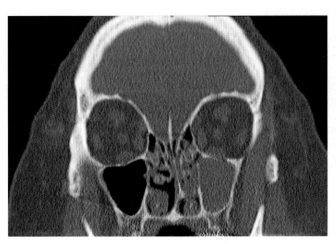

图 19.6 冠扫 CT 示低位颅底(筛板水平线)。

(翟翔 译)

参考文献

1. Stankiewicz JA. Complications of endoscopic intranasal ethmoidectomy. Laryngoscope 1987;97(11):1270–1273

2. May M, Levine HL, Mester SJ, Schaitkin B. Complications of endoscopic sinus surgery: analysis of 2108 patients—incidence and prevention. Laryngoscope 1994;104(9):1080–1083

3. Bhatti MT, Stankiewicz JA. Ophthalmic complications of endoscopic sinus surgery. Surv Ophthalmol 2003;48(4):389–402

4. Han JK, Higgins TS. Management of orbital complications in endoscopic sinus surgery. Curr Opin Otolaryngol Head Neck Surg 2010;18(1):32–36

5. Stankiewicz JA, Chow JM. Two faces of orbital hematoma in intranasal (endoscopic) sinus surgery. Otolaryngol Head Neck Surg 1999;120(6):841–847

6. Moon HJ, Kim HU, Lee JG, Chung IH, Yoon JH. Surgical anatomy of the anterior ethmoidal canal in ethmoid roof. Laryngoscope 2001;111(5):900–904

7. Welch KC, Palmer JN. Intraoperative emergencies during endoscopic sinus surgery: CSF leak and orbital hematoma. Otolaryngol Clin North Am 2008;41(3):581–596, ix–x

8. Rene C, Rose GE, Lenthall R, Moseley I. Major orbital complications of endoscopic sinus surgery. Br J Ophthalmol 2001;85(5):598–603

9. Huang CM, Meyer DR, Patrinely JR, et al. Medial rectus muscle injuries associated with functional endoscopic sinus surgery: characterization and management. Ophthal Plast Reconstr Surg 2003;19(1):25–37

10. Scianna J, Stankiewicz J. Complications in revision sinus surgery: presentation and management. In: Kountakis S, ed. Revision Sinus Surgery. Heidelberg, Germany: Springer; 2008:223–234

11. Yanagisawa E. The optic nerve and the internal carotid artery in the sphenoid sinus. Ear Nose Throat J 2002;81(9):611–612

12. Kim HU, Kim SS, Kang SS, Chung IH, Lee JG, Yoon JH. Surgical anatomy of the natural ostium of the sphenoid sinus. Laryngoscope 2001;111(9):1599–1602

13. Stankiewicz JA. The endoscopic approach to the sphenoid sinus. Laryngoscope 1989;99(2):218–221

14. Fujii K, Chambers SM, Rhoton AL Jr. Neurovascular relationships of the sphenoid sinus. A microsurgical study. J Neurosurg 1979;50(1):31–39

15. Kennedy DW, Zinreich SJ, Hassab MH. The internal carotid artery as it relates to endonasal sphenoethmoidectomy. Am J Rhinol 1990;4(1):7–12

16. Weidenbecher M, Huk WJ, Iro H. Internal carotid artery injury during functional endoscopic sinus surgery and its management. Eur Arch Otorhinolaryngol 2005;262(8):640–645

17. Park AH, Stankiewicz JA, Chow J, Azar-Kia B. A protocol for management of a catastrophic complication of functional endoscopic sinus surgery: internal carotid artery injury. Am J Rhinol 1998;12(3):153–158

18. Solares CA, Ong YK, Carrau RL, et al. Prevention and management of vascular injuries in endoscopic surgery of the sinonasal tract and skull base. Otolaryngol Clin North Am 2010;43(4):817–825

19. Keros P. On the practical value of differences in the level of the lamina cribrosa of the ethmoid [in German]. Z Laryngol Rhinol Otol 1962;41:809–813

20. Stankiewicz JA, Chow JM. The low skull base: an invitation to disaster. Am J Rhinol 2004;18(1):35–40

21. Stankiewicz JA, Chow JM. The low skull base-is it important? Curr Opin Otolaryngol Head Neck Surg 2005;13(1):19–21

22. Seth R, Rajasekaran K, Benninger MS, Batra PS. The utility of intrathecal fluorescein in cerebrospinal fluid leak repair. Otolaryngol Head Neck Surg 2010;143(5):626–632

第20章

鼻出血：手术治疗和非手术治疗

Steven D. Pletcher, Andrew N. Goldberg

鼻出血是儿童和成年人最常见的疾病。很多发作性出血可以不需要治疗而自愈。耳鼻喉科医师经常治疗复发性或难治疗的鼻出血。鼻出血是耳鼻喉科急诊常见的疾病。深入了解危险因素和解剖、止血设备、填塞材料、手术介入，以及附加的治疗方法，可以有效地治疗鼻出血患者。

解剖

鼻接受颈内动脉，颈外动脉分支的供血。前筛和后筛动脉是眼动脉的分支(图 20.1)。上唇动脉为沿蝶腭动脉走行的面动脉的分支，起始于颈外动脉。

前筛动脉和上唇动脉的远侧分支与蝶腭动脉分支相吻合形成 Kiesselbach 血管丛(图 20.1)。90%以上的鼻出血出现在前端，发生于该解剖区域。此位置的鼻出血较后侧容易治疗，可以用烧灼、直接压迫、保湿等治疗。

后位鼻出血多数发生于蝶腭动脉 (SPA) 的分支，SPA 是上颌内动脉(IMA)的终末分支，是后鼻腔的主要供血动脉。后端鼻出血很难找到出血部位，且保守治疗很难根治。

前筛和后筛动脉为鼻腔的上部供血，这些血管一般很少引起鼻出血，除非患者近期面部受伤或近期有鼻窦手术史。

鼻出血的评估

处理鼻出血的方式，取决于出血的原因及严重程度。多数发生原发或自发性出血的患者无明确的原因。原发性出血可能因药物中草药补品和基础病如高血压和动脉硬化而加重。有些就诊的鼻出血患者有明确的出血原因，如肿瘤或血液系统疾病等。

病史

鼻出血需要治疗的患者评估应集中于可能引起的二次出血或出血加重的基础病。对原因不清或原发性出血或加重的患者应评估有无使用抗凝药、有无白血病、肝脏病症或骨髓抑制，所有这些原因都可引起鼻出血。其他原因的出血如血尿症，轻微挫伤，可能是凝血障碍的全身性疾病。详尽的病史可能依据化验，这些化验包括血红蛋白水平、血小板计数、凝血酶原时间、部分凝血活酶时间。

了解最近和最严重的鼻出血病史可阐明鼻出血的严重程度。前侧鼻出血常与硬物操作、鼻外伤和环境干燥有关。这种发作典型症状为单侧、复发、持续少于5分钟可自行停止，虽然有些偶然出血时间会延长，但这些出血均发生在鼻前侧。如果患者描述第一次鼻出血发生在鼻前段，则很容易鉴定出常出血的那一侧。后侧出血，最初认为一般是喉背部出血，而且发作需较严重。这种出血量大且时间长，突然停止出血是由于血管痉挛，仅隔数小时又会发生同样严重的相似性出血。

内科疾病可能加重出血，并加重导致失血的并发症。高血压患者控制出血较困难。伴随糖尿病的血管性疾病可能造成血管失去收缩性，造成长时间的出血。有冠状动脉疾病的患者可因失血而增加心脏病发生的危险，严重出血的患者应为行介入栓塞。

存在与鼻出血相伴随的溢泪(眼泪)、面部麻木、复视等情况时应考虑鼻鼻窦的肿瘤。鼻肿瘤或鼻咽癌患者典型特征为无痛性出血过程及其他恶性病的表现，如恶病质、无力和颈后三角腺病。成年人单侧分泌性中耳炎可能是鼻咽肿块的特征。家族史有助于鉴定血液系统疾病，或其他出血性疾病，如遗传性出血性毛细血管扩张症。

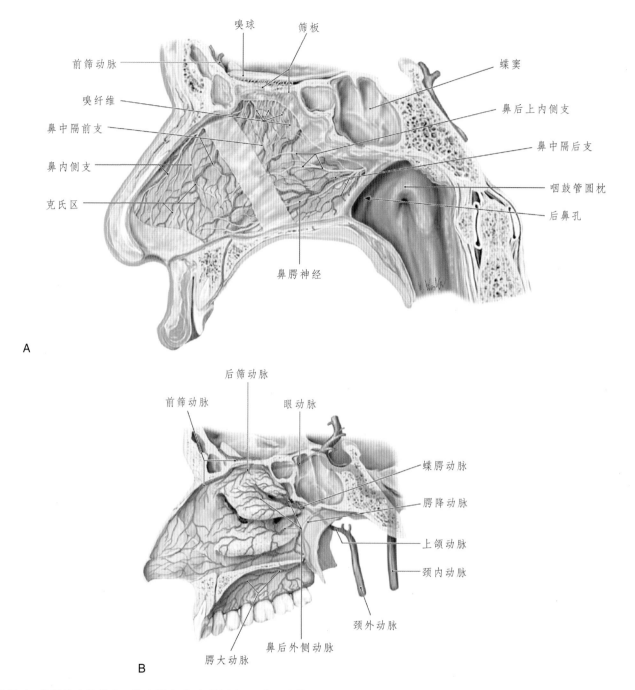

图20.1 鼻腔的血液供应。鼻内侧壁(**A**)和外侧壁(**B**)的血液供应为颈内外动脉系统分支。

Printed with permission from: Thieme Publishers. Schuenlce M, Schulte E, Schumacher U, Ross LM, Lamperti ED. ThiemeAfJosofAnalt)my: Headand Neuroanatomy. New Volt and StuttgartThieme; 2007:11 6; Fig. 7.2 A.lllustr.rted by Wesker K.

药物治疗

　　抗凝血药物常常会加重鼻出血,血小板抑制剂如阿司匹林、非甾体类抗炎药物和氯吡格雷可能与鼻出血相关。10241例原发病例的临床研究证实服用了阿司匹林或氯吡格雷的患者鼻出血的发生频繁增多[1]。

　　服用阿司匹林的患者也被证实发生较严重的鼻出血。出血次数多则需要手术治疗,并且有较高出血的复发率[2]。延长部分凝血酶原时间药物如华法林的治疗可明显增加鼻出血发生的危险。虽然服用华法林患者鼻出血的危险类似于服用阿司匹林和氯吡格雷的患者,但是前者常常需要住院治疗[3],因急诊患者的INR常高于药物推荐的范围[4]。

　　按照传统用药史，患者应该改变他们用药的维持量并更换用药或维持量。很多更新治疗潜在地改善血凝块形成或改变其他药物的药代动力学，从而改善血凝块[5]。鱼油、银杏、人参、姜和大蒜均抑制血小板聚集。

体格检查

　　着重注意的重要体征有血压、脉搏和出血状态。反复或近期出血的患者比较容易寻找到出血点。失血的程度根据病史和持续出血时间来判定。有活动性出血和明显失血的患者应在急诊室内进行判定和监护，对失血严重的患者应进行液体复苏和输血。

　　仔细检查鼻中隔前端常可找到出血部位。黏膜突出和突出的血管，用吸引器或相关器械轻柔地操作就可找到出血点和需治疗的位点。这种操作可能使出血再发作，有利于预估出血，并且可使用适合的器械。

　　应从鼻咽流出的血或血凝块，对口咽部进行详细检查。对于没有明显鼻前部出血的患者，鼻内镜观察很有必要。鼻内镜的照明和放大功能可彻底检查鼻后侧的黏膜。鼻腔和鼻窦肿瘤常通过鼻内镜而观察到。

鼻出血的治疗

　　多数复发性鼻出血发生在鼻中隔前侧，找到出血点可以有目标地治疗并增加成功的概率，减少并发症。对活动性出血的患者，用适当的照明和吸引装置详细检查该位点经常可发现出血部位。该部位可用硝酸银灼烧，在灼烧之前用血管收缩剂和麻醉药可使灼烧的位点干净（无血）从而减轻患者痛苦。可以使用单双极或双极电烧器。直接烧灼鼻中隔暴露的位点会有鼻中隔穿孔的危险，因为软骨无直接的血液供应，至少有一侧可用的上皮覆盖是非常重要的。

　　清楚明确出血点是成功灼烧的关键。对于复发鼻出血而就诊时不出血的患者，治疗较困难。用小的吸引器接近可能出血点，可引起出血，从而找到治疗的部位。

　　儿科患者好发鼻中隔前端出血。对这种患者灼烧及使用抗生素软膏可减少出血的频率。对于难以找到明确出血的患者可以单纯使用抗生素软膏[6,7]。难治或出血量大的患者应进行评估以除外凝血障碍或鼻窦新生物。建议患者防止局部创伤，如硬性损伤（挖鼻）。

　　灼烧可以与内窥镜同时使用。如果活动性出血在鼻部后侧，使用内窥镜可接近，硝酸银灼烧可在内镜探查后进行。在应用烧灼的装置时要注意不要损伤附近的鼻黏膜。

　　用鼻镜找不到鼻前侧的活动性出血，内镜也不能直接接近的病例，则考虑鼻腔填塞。由于会出现黏膜的轻微磨损因而在有凝血障碍或遗传性出血性毛细血管扩张症的患者应谨慎使用不可吸收的填塞物。

　　填塞材料有多种选择。传统的方法是应用 0.25 或约 0.5 大小的凡士林纱布堵塞鼻孔。纱布水平方向折叠，从顶端开始，留一个附属物以便以后取出填塞物。由于该治疗方法可明显使患者不适应，目前已经很少使用。填塞医用手套内的凡士林纱布或检查用手套拇指内的凡士林纱布可以减轻轻微的擦伤。当取出填塞物时，脱脂棉或胶皮手套内的油纱很好地取出来，外裹的药棉或手套也能顺利取出。

　　多种经济可用的填塞物，目前可用于治疗鼻出血。膨胀海绵是羟化酶醋酸聚乙烯脂，它遇到水（包括血）会引起膨胀，堵塞出血位。羟甲纤维素水胶快速进行鼻腔填塞，遇血膨胀，有填塞和止血的功能。此两种填塞物对前侧鼻出血的作用不差于灼烧术，其疗效也无差异。需提示一点为快速填入和取出填塞物都比较容易[8]。

　　其他止血材料也对鼻出血的作用进行评估。FloSeal 由胶原基质和牛提取的凝血酶组成。对比FloSeal 的急性前鼻孔填塞，70 例前侧鼻出血患者连续随机研究证实较多的患者和医生对 FloSeal 治疗效果满意[9]。在该研究中并没有对灼烧方法进行研究且仅对鼻前侧出血的患者进行观察。FloSeal 比传统填塞物费用较高，但减少了止血失败率，减少了附属专业的会诊和随访。FloSeal 可以成功治疗传统填塞装置治疗失败的病例[9,10]。

　　FloSeal 可对前侧鼻出血的患者进行填塞，这些患者常常可以找到出血点并进行烧灼。止血材料，如FloSeal，Surgicel 或 Avitene 能在内镜指导下，以直接对准目标的方式治疗难治的后端鼻出血，应用这些材料常有助于内镜下灼烧术。对前侧鼻填塞和止血剂仍难治的患者需要进行后侧鼻填塞，这可应用带气囊的 Foley 导管填塞后鼻孔及纱布填塞鼻腔。双气囊导管具有一个较长的前端气囊和一个较小的球形后气囊，该设计可以填塞后鼻孔和鼻腔。后侧填塞不为所有患者可接受，成功率也明显低于手术或栓塞。因此需要后鼻孔堵塞的患者应考虑手术或栓塞治疗。

　　鼻出血的适当治疗常常与内科相协调。控制血压和调整抗凝药对任何治疗首次鼻出血的方法都是有帮助的。有肝病和造血系统恶性病病史的患者也需要联合治疗。

难治疗的鼻出血的治疗

填塞方法难治疗的患者需要进行附加的治疗,治疗选择包括手术和栓塞。

手术治疗鼻出血

传统手术治疗鼻出血的方法已在很大程度上被内镜手术所取代。传统方法是通过唇下入路进入上颌内动脉(IMA)。内镜下结扎 SPA 是较小的侵入入路,该入路为 IMA 的终末分支。结扎 SPA 是 20 世纪 90 年代及多个临床实践已证明的高成功率(>90%)的技术[11-14]。

结扎 SPA 需在全麻下进行。患者常常以鼻腔填塞状态进入手术室,鼻腔内的填塞物一直保留至完成麻醉和一切手术器械准备就绪时。在取出鼻填塞物后,用内镜仔细检查鼻腔。一旦找到活动性出血点,可能用吸引器和熔刀控制住出血。在蝶腭孔很容易找到 SPA,该部位于上颌窦后壁的外部紧邻外侧鼻腔壁。找到上颌窦自然开口,从后侧打开鼻窦有助于找到 SPA。一些患者沿上颌窦后壁可以看到压迫的 I-MA,这有助于 SPA 的定位。另一方法为无须开鼻窦的情况下辨认血管。上颌窦的后囟可观察到,沿后囟的后方纵行切开外侧鼻黏膜。吸引器掀开器来向后掀离外侧鼻壁。筛管嵴的骨性突起位于蝶腭开口的前面,这有助于发现 SPA,且通过单独的蝶腭孔可以确保 SPA 的所有分支。解剖研究证实,高达 10%患者存在多个孔,一般是 SPA 通过单独下位孔发出后鼻中隔分支[15]。

识别 SPA 和任何二级分支血管,并仔细将周围软组织中分离开,内镜下用内镜剪刀在 SPA 近段结扎。为了保证完全结扎需多次绀夹(图 20.2)。该术式的并发症不常见,包括结痂、疼痛、腭部感觉异常。从经济上比较 SPA 结扎和后鼻孔填塞,前者更好,因其时间短,失败率低[16]。

虽然 SPA 是供应后鼻腔血运的主要血管,难治性出血可能发生于鼻腔的其他血管。前筛动脉供应鼻腔上部,损伤该血管可能造成间断性大量出血,常见于近期鼻部创伤或鼻窦手术的患者。前筛动脉起始于从颈内动脉分支而来的眼动脉,栓塞有失明和脑卒中的危险,因而手术结扎是控制出血较好的方法。该手术可通过内镜经筛径路采用小型眶减压术来完成,也可以内镜协助经面入路在眶内结扎[18]。血管结扎可在内镜下灼烧及直接填塞手术中同时进行。

栓塞术

血管造影术和栓塞术治疗鼻出血是在 1974 年首次描述的[19]。该技术涉及颈外动脉系统的插管以栓塞供应鼻腔的远侧分支血管。栓塞术治疗难治鼻出血的成功率为 90%[20,21],该方法无须全麻。栓塞术的并发症很少,但很显著,已报告脑卒中发生率为 1%。软组织坏死、颅神经麻痹和持续性面疼也有报道。

栓塞术需要熟练的介入神经放射医生操作。患者行动脉造影,包括双侧颈内外动脉造影以获得对解剖和出血点的全面理解。上颌窦内动脉的分支和面动脉可能是出血的原因,这些血管的栓塞由介入放射医生判断。前后筛动脉一般不予以栓塞,因为失明和中风的危险性大。

结论

鼻出血是常见的典型自愈性疾病。多数患者发生于鼻中隔前侧。有目标的灼烧及鼻部保湿治疗时足以控制这种出血。多种内科疾病和抗凝药物治疗可能会加重鼻出血。难治性出血最好进行手术或栓塞治疗。

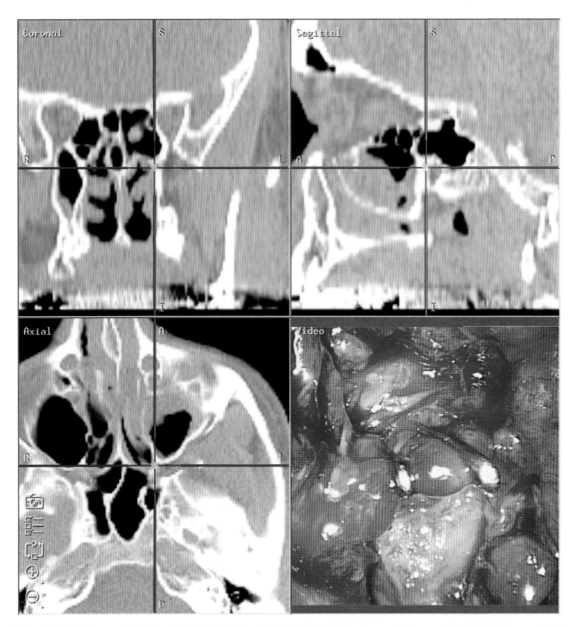

图 20.2　内镜下蝶腭动脉(SPA)结扎术。图像导航系统显示鼻出血患者的内镜下 SPA 结扎。CT 图像导航可在 SPA 结扎时确定解剖结构,右下图显示应用内镜剪刀将 SPA 游离并切开。

（翟翔　译）

参考文献

1. Rainsbury JW, Molony NC. Clopidogrel versus low-dose aspirin as risk factors for epistaxis. Clin Otolaryngol 2009;34(3):232–235

2. Soyka MB, Rufibach K, Huber A, Holzmann D. Is severe epistaxis associated with acetylsalicylic acid intake? Laryngoscope 2010; 120(1):200–207

3. Shehab N, Sperling LS, Kegler SR, Budnitz DS. National estimates of emergency department visits for hemorrhage-related adverse events from clopidogrel plus aspirin and from warfarin. Arch Intern Med 2010;170(21):1926–1933

4. Smith J, Siddiq S, Dyer C, Rainsbury J, Kim D. Epistaxis in patients taking oral anticoagulant and antiplatelet medication: prospective cohort study. J Laryngol Otol 2011;125(1):38–42

5. Shakeel M, Trinidade A, McCluney N, Clive B. Complementary and alternative medicine in epistaxis: a point worth considering during the patient's history. Eur J Emerg Med 2010;17(1): 17–19

6. Kubba H, MacAndie C, Botma M, et al. A prospective, single-blind, randomized controlled trial of antiseptic cream for recurrent epistaxis in childhood. Clin Otolaryngol Allied Sci 2001;26(6): 465–468

7. Calder N, Kang S, Fraser L, Kunanandam T, Montgomery J, Kubba H. A double-blind randomized controlled trial of management of recurrent nosebleeds in children. Otolaryngol Head Neck Surg 2009;140(5):670–674

8. Badran K, Malik TH, Belloso A, Timms MS. Randomized controlled trial comparing Merocel and RapidRhino packing in the management of anterior epistaxis. Clin Otolaryngol 2005;30(4):333–337

9. Mathiasen RA, Cruz RM. Prospective, randomized, controlled clinical trial of a novel matrix hemostatic sealant in patients with acute anterior epistaxis. Laryngoscope 2005;115(5):899–902

10. Côté D, Barber B, Diamond C, Wright E. FloSeal hemostatic matrix in persistent epistaxis: prospective clinical trial. J Otolaryngol Head Neck Surg 2010;39(3):304–308.

11. Snyderman CH, Goldman SA, Carrau RL, Ferguson BJ, Grandis JR. Endoscopic sphenopalatine artery ligation is an effective method of treatment for posterior epistaxis. Am J Rhinol 1999;13(2):137–140

12. Kumar S, Shetty A, Rockey J, Nilssen E. Contemporary surgical treatment of epistaxis. What is the evidence for sphenopalatine artery ligation? Clin Otolaryngol Allied Sci 2003;28(4):360–363

13. Wormald PJ, Wee DT, van Hasselt CA. Endoscopic ligation of the sphenopalatine artery for refractory posterior epistaxis. Am J Rhinol 2000;14(4):261–264

14. Asanau A, Timoshenko AP, Vercherin P, Martin C, Prades JM. Sphenopalatine and anterior ethmoidal artery ligation for severe epistaxis. Ann Otol Rhinol Laryngol 2009;118(9):639–644

15. Midilli R, Orhan M, Saylam CY, Akyildiz S, Gode S, Karci B. Anatomic variations of sphenopalatine artery and minimally invasive surgical cauterization procedure. Am J Rhinol Allergy 2009;23(6):e38–e41

16. Miller TR, Stevens ES, Orlandi RR. Economic analysis of the treatment of posterior epistaxis. Am J Rhinol 2005;19(1):79–82

17. Pletcher SD, Metson R. Endoscopic ligation of the anterior ethmoid artery. Laryngoscope 2007;117(2):378–381

18. Douglas SA, Gupta D. Endoscopic assisted external approach anterior ethmoidal artery ligation for the management of epistaxis. J Laryngol Otol 2003;117(2):132–133

19. Sokoloff J, Wickbom I, McDonald D, Brahme F, Goergen TC, Goldberger LE. Therapeutic percutaneous embolization in intractable epistaxis. Radiology 1974;111(2):285–287

20. Christensen NP, Smith DS, Barnwell SL, Wax MK. Arterial embolization in the management of posterior epistaxis. Otolaryngol Head Neck Surg 2005;133(5):748–753

21. Gurney TA, Dowd CF, Murr AH. Embolization for the treatment of idiopathic posterior epistaxis. Am J Rhinol 2004;18(5):335–339

第21章
动力系统下内镜鼻腔泪囊吻合术

Brendan C. Hanna, Peter-John Wormald

内镜泪囊吻合术成功的关键是：有力地打开泪囊，泪囊黏膜与鼻黏膜对合，置入明确的支撑。本章详细描述动力系统内镜下鼻腔泪囊吻合术(DCR)的指征，手术过程，结果和并发症。

解剖

与泪囊的鼻内结构有关的是中鼻甲基板、泪骨、上额骨额突、钩突和鼻丘气房(图 21.1)。中鼻甲基板是最主要的标志，它紧挨着泪总管开口进入泪囊(平均距离为开口下方 3mm)。与以前解剖描述不同，泪囊的上缘或基底投影在基板上方平均 8mm[1]。前侧和内侧对泪囊基底上侧的投影在上额骨额突，为一块厚骨。在进行内镜 DCR 手术时，该骨质需要动力器械才能取出，并完全显露泪囊。中鼻甲基板总是附着在上额骨额突而不是泪骨，因此，其连接着泪囊上部内侧和前段。泪囊的前缘一般仍然向前附着在基板上[2]。因此，取走中鼻甲基板在鼻

内 DCR 手术时是必要的。

在中鼻甲基板的下面，泪囊的后半段被泪骨遮盖，而前半部被上额骨额突遮盖。泪囊上额窦缝合也在这一点上，在该处覆盖钩突内侧面的黏膜附着在鼻外侧壁上。这可以看作以中鼻甲基板到下鼻甲上缘的一道轻微的桥，被称作上额窦线[3]。上额窦线被暴露在下鼻甲上缘的上方，以致在手术时掀起黏膜瓣，泪囊和上额骨额突的结合点很容易在下鼻甲处被确定。

中鼻甲基板上方泪囊解剖结构比较复杂，鼻丘气房(如果存在的画)与泪囊后侧相关。在一项研究中达 55%的患者有这个小凹(cell)的向前向内侧气腔形成从而造成鼻丘气房使泪囊的后和后内缘重叠[4]。当完全暴露泪囊时，鼻丘气房一般直接进入泪囊。向更内侧，钩突向上突起附着在中鼻甲，颅底或鼻丘气房的内侧缘，也可以在中鼻甲基板的上方突入泪囊的后侧。

指征

DCG 主要指征是由于鼻泪管堵塞造成的溢泪。鼻泪管堵塞可分功能性和解剖性。泪囊造影术(DCG)未显示明显的堵塞属功能性堵塞，泪囊同位素造影术时，未显示同位素试剂由泪囊进入鼻内(同位素造影是更倾向于功能性堵塞方法)。解剖性鼻泪管堵塞显示明显的系统堵塞。有溢泪的患者就诊来应先检查眼睛看有无眼睑缘炎或其他原因，并检查眼睛有无睑外翻、睑内翻或泪小点开放。这些异常都不是 DCR 的手术指征。可在泪点插管用盐水冲洗。盐水从其他点流出，表明泪小管畅通而远端泪总管堵塞，为动力 DCR 手术的指征。泪小点插管处盐水逆流表明泪小管堵塞。一些临床医生依靠探查触觉反馈确定泪囊通畅水平；硬的阻力表明顶到内侧泪囊壁的骨质上，软的阻

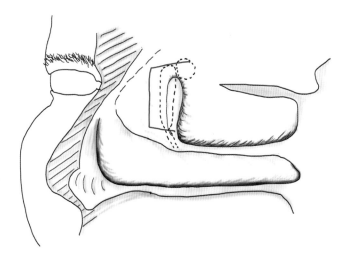

图 21.1 鼻腔外侧壁图解，示泪囊、鼻丘气房、上颌骨线，切开以抬高原始黏膜瓣。

力表明探针卡在泪总管内。

然而,在鼻泪管系统内人为产生较大的压力,以至于可冲过形成的堵塞并使水流进入鼻腔而没有从泪点反流出来。泪闪烁造影术可以克服上述缺点,这种造影术是用一种带有放射性的染料注入连接的泪囊,而染料可以显示泪囊的闪烁片子,从而显示染料没能穿过进入泪囊和鼻腔。动力内镜 DCR 的术前准备时综合使用 DCG 和泪囊闪烁造影术可确定狭窄位置,特别是确定不适用于进行动力内镜 DCR 手术者,也适用于治疗急性泪囊炎。

手术过程

泪囊内镜的位置很少改变,多数点在眼眶的前侧。因此,术前不需要鼻解剖的影像。

DCR 手术开始时先观察鼻腔确定是否需要做鼻中隔成形术。如果 0° 内窥镜不能看见中鼻甲的基板,那么进行鼻中隔成形术使手术入路较为容易,并且减少术后粘连的可能。地位较高的作者(P.J.W.)的经验表明行中隔成形术者接近 50%。在这个区域内软骨和骨的黏膜下切除是充分的。

鼻腔的外侧壁,中鼻甲前缘侧和上方用 2% 利多卡因加上 1/80 000 的肾上腺素进行浸润。黏膜瓣的切口决定泪囊显露的范围。因此,定位要准确在中鼻甲基板上方 8~10mm 做一个上面的水平切口。因为基板本身在内侧连接泪囊,切口开始于基板后侧 5mm,可以很容易地进入取走基板的一部分,并且可以进入鼻丘气房。切口水平向前延续到中鼻甲基板前侧 10mm。如果这个切口过于短,那么在取出上颌骨额突时瓣容易被切口卡位,并且妨碍观察。然后切口直转向下,并延续到中鼻甲前缘上到下的汇合点。在该水平下面的水平切口向后到达钩突嵌入点(图 21.1)。使用 15mm 手术刀做切口。用 30° 内窥镜可更好地观察鼻外侧壁。握住内镜顶住鼻前庭拱顶,然后手术器械从内窥镜的下方插入鼻腔。

黏膜瓣用双头剥离器掀起。在通过上颌骨额突后侧应注意应保留黏膜和厚泪骨之间的平面。瓣被掀起到切口后侧的范围,然后在中鼻甲和鼻中隔之间打褶。

泪骨和上颌骨额突之间的接合(泪骨上颌骨缝)已找到。泪囊终止于中鼻甲基板之下约 5mm,并恰好在下鼻甲附着点上方。用圆刀轻柔地剥离泪囊与泪囊的后下份分离。然后圆刀放在已游离的上颌骨额突后缘并用来推开泪囊。(用科二氏咬骨钳咬除额突,在移除

骨前,张开咬骨钳下唇,释放受挤压的泪囊)用这种方法取走额突并持续进行直至骨质太厚而不能进行。一般基板短较好,用圆头粗金刚钻 2.5mmDCR 钻的动力内镜微切割钻继续切除骨质(图 21.2)。在取走之前用钻弄薄。注意不要把钻掉到骨囊结合处的缝内。因为它很快地侵蚀泪囊壁并造成穿孔。保留鼻泪管的内侧壁是必要的,在手术结束时其向外翻与鼻黏膜接触有利于愈合。

持续向上切除骨直至初始切口的上缘,持续向前切除直到泪囊的前缘被看到。如果骨膜邻近皮肤被暴露就应停止再向前解剖。向上方解剖涉及取出部分中鼻甲基板并打开鼻丘气房。鼻丘气房的黏膜用来和泪囊的黏膜相连,利于达到愈合的目的。如果对泪囊的位置有疑问(解剖中鼻甲基板上的骨时),DCR 管可插入泪囊,泪囊透光。

暴露泪囊后,任何挨着泪囊壁的小骨片都会阻碍囊内壁到鼻腔外侧壁的反应。在直接扩张泪小点后,用弓形泪囊探针来探查泪小点。探针通过泪总管可在鼻内看见,如果用金属探针插入泪囊,那么通过泪囊壁能很清楚地看见(图 21.3)。如果在泪总管处被卡,泪囊壁和金属探针都不能看见。

当探针进入泪囊内壁,用刀从顶到底垂直切开。内侧壁前后瓣被镰状刀完全被分成上下切口,用显微剪在后瓣做成相似的切口(图 21.4)。翻瓣到鼻腔外侧壁。鼻丘气房的黏膜用标准的镰状刀打开,并列在泪囊黏膜。最先的黏膜瓣被修齐,以便接近泪囊黏膜。

确定泪总管是否需要放支架,应用弓形探针通过泪总管放入,观察瓣与探针的距离来评估其通畅度。

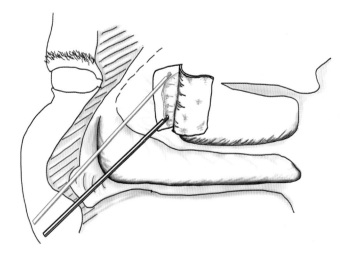

图 21.2 Hajek-Kofler 钻孔去除泪囊下部的上颌骨额突骨质,金刚钻磨出高位厚质骨。

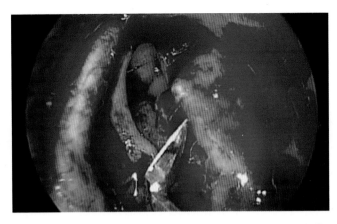

图 21.3　Bowman 探针在泪囊内侧壁清晰可见,指示泪小管。Spearman 刀切开泪囊,后切开鼻丘气房。

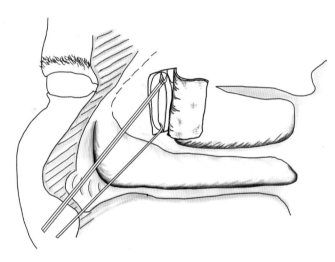

图 21.4　泪小刀切开前部泪囊皮瓣,微型剪刀用于修建后部皮瓣样式。

当瓣紧紧地挨着探针时需要放支架。研究表明,如果丢失了瓣,那放置支架无益。如果瓣较紧,放硅胶管通过上下泪点,通过泪总管拿出鼻腔外。管末端插入1.5~1.5cm 吸收性明胶海绵,防止管移位。吸收性明胶海绵推到鼻前庭,保证黏膜瓣在位。4mm 宽 6mm 长的硅胶管在 O'Donaghue 管的上面作为间隔。在内眦拉 O'Donaghue 管确保硅胶管上不受到张力。否则,这个张力可以磨损("X"译为"X 腐蚀")泪点。在垫片下面放两个连发夹钉(图 21.5)。四周后去掉 O'Donaghue 管。

一般术后第二天开始用盐水冲洗鼻腔,连续用广谱抗生素 5 天,抗生素眼药水使用两周。术后可以用没关闭的鼻孔轻柔地吹气。在 4 周第一次观察时,进行鼻切开术以检查内芽组织,并且清除内芽组织。

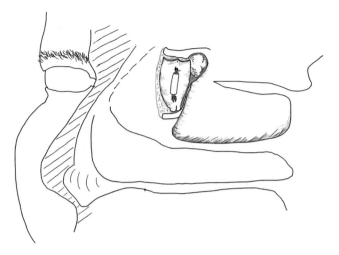

图 21.5　泪囊皮瓣与修剪过的原始黏膜瓣和鼻丘气房黏膜相接触。图示 O'Donaghue 硅胶管。切除形成中鼻甲的原始骨。吸收性明胶海绵放于此空间之下,图示中并未显示,以便清晰可见黏膜皮瓣。

专有(特殊)考虑

儿科

动力内镜 DCR 手术可以成功用来治疗先天性鼻泪管堵塞的患者,但是存在一些重要的麻醉和技术的考虑。应该记住药理学上的使用剂量应与儿童的体重相适应。在生长中儿童相对不适合进行鼻中隔成形术,防止生长的改变和破坏面容。年龄小儿童的鼻前庭和鼻腔插入标准的成年人大小的器械有困难。但鼻前庭可伸展容纳 4mm 的内镜和器械。鼻腔比较小的竖直高度使没经验的医生造成颅底脑脊液漏的危险。上额骨额突发育不完全。如果泪骨没正常的鉴别出来,可能造成眼眶穿孔。在小的儿童上额骨的额突,泪骨中鼻甲的根部被取走,造成 10mm×10mm 骨切开。在比较大的儿童这个切口增大到 10mm×15mm。

修正鼻腔泪囊吻合术(DCR)

当使用动力内窥镜 DCR 修正的病例时,做初始黏膜瓣的切口应适当偏向前一些的位置。以使最初的切口做在骨的上面。这样可以矫正手术平面,使形成的瘢痕组织比以前的 DCR 手术的瘢痕靠前,并且使鼻黏膜被手术刀更容易从瘢痕组织上解剖下来。在这些病例常可迁到小的瘢痕累累的泪囊情况从而使泪囊口比较小。通过保留的鼻黏膜瓣,在对合过程的时候,通过切除少量鼻黏膜就可达到黏膜与黏膜的对合。

结果

动力内镜 DCR 手术可成功地治疗 97% 的解剖性堵塞(通过荧光顺利流入鼻腔和无症状的患者)[5],这与外入路 DCR 的成功率相等[8]。对于功能性堵塞的患者这种技术使泪囊开口通畅,染料透入鼻腔的成功率与解剖性堵塞患者的治疗成功率相同,但功能性堵塞患者术后持久泪漏的发生率较高。患者泪囊出口通畅无症状作为功能性堵塞至于的标准治愈率约为 84%[1]。

并发症

动力内镜 DCR 手术的并发症不常发生。出血(以前公布的发生率为 3%[9]),是作者遇到的唯一事件。系统回顾 DCR 手术过程的结果发现眶周脂肪暴露是术中第二位多发生的并发症[10]。为了预防这些并发症,解剖范围不能超过钩突之后。如果发生眶周脂肪暴露,应该予以保留和停止操作。在同一个回顾中,内镜 DCR 最常发生的术后并发症(发生率少于 5%)是血肿和出口周围的粘连和内芽组织成形。

结论

内镜鼻内 DCR 在成年人和儿童治疗鼻泪囊堵塞是安全有效的。诊断和手术紧跟原则。如果与外入路 DCR 相同则不需做外切口;总之,这种手术的并发症不常发生。

(翟翔 译)

参考文献

1. Wormald PJ, Kew J, Van Hasselt A. Intranasal anatomy of the nasolacrimal sac in endoscopic dacryocystorhinostomy. Otolaryngol Head Neck Surg 2000;123(3):307–310
2. Orhan M, Saylam CY, Midilli R. Intranasal localization of the lacrimal sac. Arch Otolaryngol Head Neck Surg 2009;135(8):764–770
3. Chastain JB, Cooper MH, Sindwani R. The maxillary line: anatomic characterization and clinical utility of an important surgical landmark. Laryngoscope 2005;115(6):990–992
4. Soyka MB, Treumann T, Schlegel CT. The agger nasi cell and uncinate process, the keys to proper access to the nasolacrimal drainage system. Rhinology 2010;48(3):364–367
5. Wormald PJ, Tsirbas A. Investigation and endoscopic treatment for functional and anatomical obstruction of the nasolacrimal duct system. Clin Otolaryngol Allied Sci 2004;29(4):352–356
6. Madge SN, Chan W, Malhotra R, et al. Endoscopic dacryocystorhinostomy in acute dacryocystitis: a multicenter case series. Orbit 2011;30(1):1–6
7. Callejas CA, Tewfik MA, Wormald PJ. Powered endoscopic dacryocystorhinostomy with selective stenting. Laryngoscope 2010; 120(7):1449–1452
8. Tsirbas A, Davis G, Wormald PJ. Mechanical endonasal dacryocystorhinostomy versus external dacryocystorhinostomy. Ophthal Plast Reconstr Surg 2004;20(1):50–56
9. Tsirbas A, Wormald PJ. Mechanical endonasal dacryocystorhinostomy with mucosal flaps. Br J Ophthalmol 2003;87(1):43–47
10. Leong SC, Macewen CJ, White PS. A systematic review of outcomes after dacryocystorhinostomy in adults. Am J Rhinol Allergy 2010; 24(1):81–90

第 **3** 部分

内镜颅底外科及相关颅底手术

第 22 章

内镜眼眶减压及视神经减压

Ralph Metson, Jonathan Y. Ting

内镜眼眶减压

Graves 病是一种自身免疫性疾病,主要侵犯甲状腺及眼眶。甲状腺的临床表现特点是产生针对促甲状腺激素受体的抗体,进而导致过度刺激及甲亢。Graves 病的眼睛症状即甲状腺功能障碍性眼病, 发生于 80%以上的患者。此病表现为一种自身免疫过程,但具体的抗体靶点至今不清楚。以 T 细胞浸润及黏蛋白沉积为主的炎症导致眼周脂肪及眼外肌的增生。这些眼眶内相关组织体积的变化导致眼压升高及眼球突出和(或)视神经受压。甲状腺功能障碍性眼眶病的临床表现轻重不一,轻者表现为流泪、畏光及结膜炎,重者包括严重的眼球突出、复视、角膜病及视神经性视力缺失。Graves 病的眼眶及甲状腺表现视临床分期而各不相同。

Graves 眼病的起始临床表现为急性炎症进程,随后出现慢性、纤维变性。急性阶段通常持续 6~18 个月,与甲状腺激素异常及其随后治疗关系不大[1]。若出现角膜暴露,则像眼眶重塑及人工泪液之类的局部措施是很重要的。在起始阶段,全身应用糖皮质激素可能减轻眼部炎症,减少并发症。然而, 由于长期应用激素的副作用及停药后反跳的发生,通常短期应用激素或者联合外科减压。急性炎症阶段低剂量的放射也可以减轻炎症[2],但是近期的两项随机前瞻性临床研究对此争议性方案的有效性提出异议[3,4]。

在急性炎症阶段很少进行手术,除非视力受到直接威胁以及患者对非手术治疗不耐受[5]。幸运的是,严重的眼病很少且在 Graves 眼病患者中只有 3%~5%视力受到威胁[6]。最后,炎症阶段转变为慢性,眼外肌增大,眼周脂肪增生。若进行到这一阶段且症状存在,则大多数情况下会进行眼眶减压。

文献中[7-10]描述了各种开放性减压技术,包括眼眶壁的移除,20 世纪最受欢迎的是 Walsh-Ogura 减压术[11]。此技术在 20 世纪 50 年代被首次描述,手术应用了类似于 Caldwell-Luc 的方法来移除眼眶下壁及内侧壁,以使得增生的眼周脂肪及肌肉压入筛骨及上颌窦腔隙。

很快,随着 20 世纪 80 年代中期经鼻内窥镜鼻窦手术的引进, 外科医生开始尝试进行内窥镜眼眶手术。Kennedy 等[12]及 Michel 等[13]在 20 世纪 90 年代早期首次描述了内窥镜眼眶减压术。主要解剖标志的形象化使得整个眼眶内壁及眶底内侧部分的全面减压变得安全、彻底。这一形象化在眶尖更显著,这一区域是视神经病变患者的关键减压区域。这些优势使得内窥镜方法代替了Walsh-Ogura 法成为眼眶减压手术的选择。

技术

鼻道的血管收缩最早是由局部应用羟甲唑啉(0.05%)或者可卡因完成。双眼在手术中受到巩膜保护。1%利多卡因联合 1:100 000 肾上腺素沿上颌骨区域的鼻腔侧面局部注射。在内窥镜减压术中,全部的眼眶内壁,眼眶底的内侧部分及潜在的眶周筋膜都被移除。

手术从钩突及上颌窦开始。随着眼眶减压,充分打开上颌窦以充分通向眼眶底,预防开口脂肪堵塞。利用角度为 30°的内窥镜,开阔的窦开口可以形象地看到眶下神经,其沿眼眶底走形。

内镜下手术有标准的手术方式。我们提倡在眼眶减压术中移除中鼻甲,以更好地暴露眼眶内壁及利于术后的清理。影像导航系统可能在这一步用到以确保沿眶内壁的所有筛骨气房的移除,同时确保筛骨的完整切除及后颅底。

被去除的眼眶壁仔细地用刮匙或剥离子清理。在保留眶骨膜的情况下提升纸样板。用 Blakesly 钳将骨碎片移除(图 22.1)。若眶周筋膜是完整的,则此处不

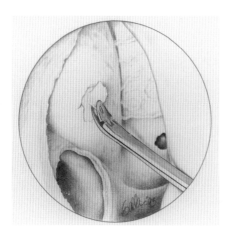

图 22.1 观察右侧鼻腔眼眶减压术。从下面看,顺着扩大的上颌窦内侧壁可以看见筛骨纸样板。当筛骨纸样板被刮匙打开,可用镊子取走骨碎片。

Printed with permission from: john Wiley & Sons. Metson R, Dallow Rl., Shore JW. Endoscopic orbital decompression. Loryngoscope 1994;104(8, pt 1):950–957.

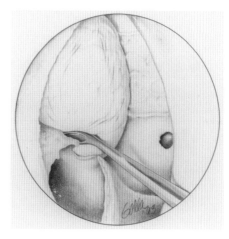

图 22.2 刮匙向下骨折的内侧壁。

Printted with permission from: john Wiley & Sons. Metson R, Dallow Rl., Shore JW. Endoscopic orbital decompression. Loryngoscope 1994;104(8, pt 1):950–957.

应看见脂肪组织。骨移除的过程首先从筛顶开始,然后至蝶骨前方,下至眼眶底,在上颌骨线前方。由于突出的眶周脂肪可能会阻碍额窦的引流从而导致医源性额窦炎或黏液囊肿的形成,在额际窝引流通道区域骨组织应保持完整。

在手术过程中, 蝶骨前面 2mm 内的眶尖区域内会有较厚的骨组织。此处的骨与 Zinn 环相似,在 6 种眼外肌中,有 4 种起源于此骨,且有视神经走形。这一区域对标准移除术造成限制。对于有视神经病的患者,进行手术应考虑蝶窦的持续减压。但是,视神经减压术联合标准眼眶减压术的有效性还不清楚,手术过程中有意外损伤神经的可能。

由于眼眶尖的厚度不同,其移除很具有技术挑战性。只移除靠近眶下神经的部分, 开始于眼眶边缘后 1cm 处。刮匙用来沿眼眶底内侧及骨边缘填充眼眶底(图 22.2)。眼眶底的骨比眼眶壁厚,在手术过程中可能需要更大的力气。若匙形刮治器不够坚固,则可能需要更重的乳突刮治器。骨可能会被分裂为几片较大的骨(沿眶下神经沟自然分裂而成),更可能被分成数块较小的骨。用成角为 30° 的内窥镜及成角镊将骨移除,保留眶下沟以限制侧面切开。

一旦筛骨眶板及眼眶底内侧移除后,眶骨膜即完全暴露。用刀片将这一筋膜层分开(图 22.3)。必须小心避免刀片尖端损伤眼眶内组织,包括内直肌。眶周切口应起始于减压术的后侧边缘(筛骨前方)且稍靠前以防止

下垂脂肪挡住视野。平行切口应沿筛骨顶及眶底。为减小术后复视的风险,尽管用成角的 Blakesley 钳移除了眶骨膜,仍需保留 10mm 宽的筋膜提紧以覆盖内直肌[14]。在有视神经病或严重眼球突出的患者中不进行筋膜提紧技术以达到最大程度的减压。球形尖端的探头及刀片可能会用来识别及切除残余的纤维束,这些纤维束常在小叶与眶周脂肪之间表浅走形。手术在完成时,应将大量下垂的脂肪填充于筛骨及下颌骨腔隙中(图 22.4)。

基于临床方案及减压要求程度的不同,随后可能需要通过外部方法进行外侧向减压术, 以达到适度减压。

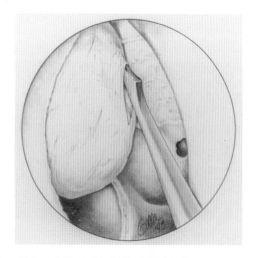

图 22.3 镰状刀由前到后切割暴露眶周筋膜。

Printed with permission from: john Wiley & Sons. Metson R, Dallow Rl., Shore JW. Endoscopic orbital decompression. Loryngoscope 1994;104(8, pt 1):950–957.

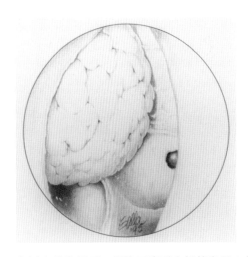

图 22.4 在压力的作用下，脂肪下降到右侧筛窦及上颌窦中。
Printed with permission from: john Wiley & Sons. Metson R, Dallow Rl., Shore JW. Endoscopic orbital decompression. Loryngoscope 1994;104(8, pt 1):950–957.

当在内侧减压术后立刻进行外部减压时，眼眶组织很容易沿内侧方向收缩以使骨壁达到最好的暴露。两侧减压术可以同时进行，也可以分期进行。

不进行鼻腔填充，以确保最大程度的减压，同时避免暴露的眼眶组织的减压。嘱患者口服抗金葡菌抗生素并进行一天两次的生理盐水鼻腔冲洗后，手术后的第二天患者即可出院，术后 1 周，即可通过内窥镜将硬皮清除。

对于有全麻风险或者视力障碍的患者，减压术可能需要在镇静局麻的情况下进行[15]。这种情况下可以在手术过程中来检测患者的视力。局麻药用 4%可卡因拭子擦拭后，注射含 1:100 000 肾上腺素的 1%利多卡因。在筛骨眶板移除时患者可能会诉不适，这时可沿内侧眶壁注射少量局麻药，患者即可缓解。

结果

减压术的目标根据减压进程而变化。有压迫性视神经病的患者，视力缺损的恢复是目的，但是在有角膜暴露及严重眼球突出的患者中，眼球后缩可能是主要的目的。据报道，Graves 眼眶病通过内窥镜眼眶减压术改善率在 22%~89%[1,12,16]。这一变化范围反映了不同的患者人群及改善目的。术后视力恶化的发生率低于 5%[1,13,16]。内窥镜减压手术后眼球平均后缩 3.5mm（2~12mm）。内侧减压术联合外侧减压术者眼球后缩会增加 2mm[1]。

并发症

最常见的眼眶减压并发症是新发复视或术前复视加重。这种出现率为 15%~63%，可能是由术后改变的已不正常的眼外肌牵拉方向变化引起[1,13,15,17-19]。减压手术很少能减轻术前的复视程度，要警告患者术后复视可能持续存在或恶化，需要行斜视手术。

已经报道了多种方法减少术后复视。多位作者已经描述可保存减压的下壁和内壁的内下部分骨质的支柱作用[16,20]。保留支柱技术上很难从单纯内镜下移除眶底壁。保留内直肌眶膜也被证明能减少术后复视的发生[14]。这项技术提供了相似的验证，类似内部加支撑技术一样。除了能让内镜进入减压的内侧眶底，平衡减压（同步内外侧减压）的理念也被建议作为减少术后复视的一种方法[17,21,22]，虽然平衡减压减少了术后复视的发生率，但是眼外肌放大常不对称，这又使平衡很困难。当施行压迫视神经病变手术时，技术上减少复视的同时也限制了减压的程度，术后复视也是作为提高视力的一个让步而被接受。

内镜眼眶减压发生鼻出血的概率与常规鼻内镜手术相似。最常见出血点是中鼻甲后端残留部分。眼眶减压术后出血最好的方法是内镜下找到出血点，电烧灼。为了避免压迫暴露的眶尖和视神经，一般不鼻腔填塞，为了预防积血移除眶骨壁和筋膜，所以几乎不可能出现眶内血肿。

通过术后应用覆盖葡萄球菌的抗生素，使得术后感染最少，大的上颌窦开窗，在额隐窝处限制骨移除使发展为术后鼻窦炎降到最低。如果上颌窦开窗太靠前损伤鼻泪管可能会发生泪漏，这个并发症可用泪囊鼻腔造瘘术治疗。报道的非内镜减压技术发生脑脊液漏和失明是非常少见的。

内镜视神经减压

内镜视神经减压器械的优势是也能用于视神经附近的手术。视神经减压包括完全移除视神经管内壁骨质，虽然视神经减压外科技术和指征非常好建立，但是在外科手术指征和手术范围方面仍存在争论。

视神经分 3 段：眶内段，管内段，颅内段。视神经减压目的是减少管内段的神经的压迫力量。视神经管是由蝶骨小翼支撑的，包含视神经和眼动脉。眶尖是 Zinn 环，一个厚的纤维层，即围绕视神经的最不可膨胀的组织。这个点是最容易发生压迫视神经病变的部位[23]。

压迫视神经可能来自于肿瘤、炎症、创伤。最初的理论即外部压迫使血管受损，已经被废除。压迫视神经的最合适的病理生理学解释是传导受阻和局部脱髓鞘。通过减轻人工的压迫来减压，视神经快速恢复，然而数周至数月的时间会使视神经恢复延迟，造成了视神经脱髓鞘[24]。视神经减压指征包括创伤性和非创伤性视神经病（TON 和 NTON）。

创伤性视神经病可归因于直接和间接损伤，直接 TON 包括插入性损伤，如刺/子弹伤和眶骨折撕裂神经。间接 TON 一般是钝器伤（伴/不伴相关部位骨折）导致的血肿。视神经周围水肿或微血管/轴突的剪切伤，干扰了轴突运输。以前，认为这是最常见的，也是比较争议的视神经减压指征，但这种减压效果还不明确。

关于治疗 TON 有很多争议。通常与颅内损伤共存，病情复杂而忽略了眼科的检查。治疗 TON 重要治疗包括全身的皮质醇、外科视神经减压或观察。关于多种治疗方案的文献分析比较混乱，缺乏随机对照研究。IONTS（国际视神经损伤研究所）进行了一个随机研究，但进程较慢，研究设计最终被废弃了，支持了非随机对照研究[25]。总共纳入了 133 例患者，在观察皮质醇或手术治疗效果无差异。近期，观察或类固醇治疗是提倡的，类固醇用于 TON 的依据是大剂量皮质醇提高了急性脊髓损伤患者运动和感觉功能[26]。然而一项最近的随机研究较早被终止了，因为在随访 6 个月中，大剂量皮质醇比安慰剂组增加了患者死亡的危险[27]。此外，视神经修复机制（纯白质通路）和脊髓不同（白质灰质混合），也没有动物实验证明皮质醇对 TON 有利，如果药物治疗效果欠佳，可考虑手术减压。与 IONTS 相反，一个单中心回顾性研究 TON 患者证明大剂量皮质醇后手术效果比单纯皮质醇治疗效果好[28]。

NTON 可能是继发于存在的疾病，缓慢发展，直接压迫视神经。例如良性纤维骨病、Graves 眼病、黏液病和眶恶性肿瘤。NTON 可能起病隐匿，导致诊断延迟，患者最初症状包括轻度视物模糊或失真，而没有明确的视力缺失，正常的功能内镜检查。更多的严密的检查经常提示多变的、局部视野缺损，色觉减退，患侧瞳孔传入缺陷。不幸的是，这些症状直到压力进展导致视力减退时才被重视。这些情况下在适当的选择的患者中，眶减压是安全有效的保存视力的方法[29]。

技术

传统视神经减压手术经过眶、鼻外经筛骨、经窦、鼻内显微和颅骨切开入路。经鼻内镜视神经减压提供了许多较

上述入路的优势，包括术野清晰、保存嗅觉、恢复快。外观无瘢痕。患者手术压力小，对于那些有多系统创伤者。

像眶减压一样准备。行标准的蝶筛切除。蝶窦打开充分，在蝶窦外侧壁确认膨胀的视神经管，在颈内动脉上方。一些患者视神经管可在蝶筛隐窝气房（Onodi 气房）后的侧壁找到，可在术前 CT 扫描中看到[30]。确认和打开 Onodi 气房对于充分暴露和接近视神经管非常重要。

暴露眶内壁，用刮匙骨折筛板，大概距视神经管 1cm。从后面小心移除纸板，暴露 Zinn 纤维环和视神经管。必须小心进行，避免插入眶周，接下来疝出的眶内脂肪会遮掩手术视野。进入视神经管时，薄纸板将会被蝶骨小翼厚骨质取代。在移除前骨质必须薄，长柄手的金刚钻来系统的打薄视神经内壁（图 22.5A）。钻时必须仔细地防止钻接触在视神经下后部的突出的颈内动脉。钻时，仔细操作避免过热的温度损伤视神经。在骨质薄的时候，显微刮匙在内侧直接骨折这块薄骨质，远离视神经。骨折用 Blakesly 镊子从减压的神经上拿掉（图 22.5B），达到视神经内侧减压。

在视神经被减压的长度和是否需要打开视神经鞘存在争议。继发于神经新生物的压迫，减压程度依肿物位置和大小而定。对于 TON 和甲状腺异常的眼病。去除距离蝶窦后 1cm 是安全的。

一些作者提供切开鞘膜，以达到更好的减压效果；然而，这个操作没有必要，也对视神经纤维和视神经动脉造成伤害，就像 CSF 漏导致脑膜炎一样。然而，Zinn 纤维环纤维非常坚固，可能造成一些患者的视神经肿胀或鞘内血肿形成加重。危险性明确，而缺乏数据支持。对于鞘减压，对于大多数视神经减压者不提倡这种方法。然而对于已明确的鞘内血肿或伴有视盘水肿的视神经肿胀来说，考虑切开视神经鞘。当打开视神经鞘，用镰状刀在距眶周切开 Zinn 纤维环的前部，也可用显微剪切开。

结果

如前所述，在 TON 患者中视神经减压效果不明确。决定外科介入成功有很多困难起因于 TON 高的自主恢复率。目前还没有较好的对照研究，因为这种情况比较少，而且在研究创伤者也有一定的难度[25]。基于这种情况，观察、类固醇治疗难治患者、保守的手术减压，大多数病例都要谨慎进行。

在 NTON 者中，疾病自然病程不是自行缓解，多数患者行视神经减压解除压迫会在视力上有很大的提高。可能是机械性传导阻滞后突然解除效果立竿见影。当视神经脱髓鞘经过几周到 1 个月的治疗后会提高更多[24]。

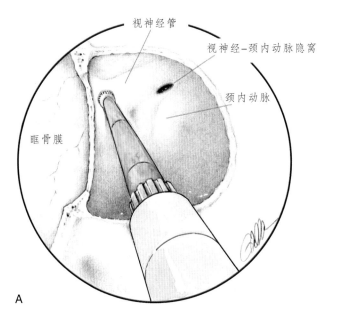

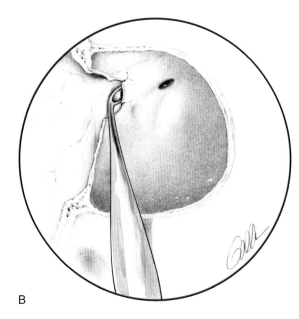

图 22.5　(A)行广泛蝶窦开放术,内镜观察右鼻腔后部。去除筛骨纸板暴露眶尖周围眶骨膜。金刚钻用于磨薄视神经管周围骨质。(B)用刮匙剥离骨碎片,暴露下面的视神经。

Printed with permission from: john Wiley & Sons. Metson R, Dallow Rl., Shore JW. Endoscopic orbital decompression. Loryngoscope 1994; 104(8, pt 1):950-957.

对 NTON 患者说,我们近期的经验是内镜视神经减压会提高视力,在随访平均 6.1 个月后 10 个中有 7 个视力提高超过斯内伦视力表 2 行。由于反复视神经冲击纤维发育不良,患者可能需要多次减压[29]。

并发症

视神经减压潜在并发症包括脑脊液鼻漏、脑膜炎、视力下降或失明。这些危险要明显多于标准的内镜鼻窦手术或眶减压。IONS 和其他近期研究报道几例脑脊液鼻漏的一些相关的脑膜炎和视力不全[17,31]。然而在 IONS 机构中,是否行内镜或外径路减压手术还不明确,他们中少于 40% 接受内镜减压手术[25]。与眶减压相似,为了预防术后感染应用抗葡萄球菌抗生素,为了避免压迫视神经,不需要鼻腔填塞。

结论

经鼻内镜眶和视神经减压入路非常好,与开放式外入路相比,因其能充分暴露了眶尖、视神经管、颅底视野,内镜减压结果也较明显,不需要面部或经口切开。这种术式需要先进的内镜技术,应该只被有经验的经鼻内镜术者提倡。

(杭伟　译)

参考文献

1. Metson R, Dallow RL, Shore JW. Endoscopic orbital decompression. Laryngoscope 1994;104(8, pt 1):950-957
2. Wakelkamp IM, Tan H, Saeed P, et al. Orbital irradiation for Graves' ophthalmopathy: Is it safe? A long-term follow-up study. Ophthalmology 2004;111(8):1557-1562
3. Gorman CA, Garrity JA, Fatourechi V, et al. A prospective, randomized, double-blind, placebo-controlled study of orbital radiotherapy for Graves' ophthalmopathy. Ophthalmology 2001; 108(9):1523-1534
4. Mourits MP, van Kempen-Harteveld ML, García MB, Koppeschaar HP, Tick L, Terwee CB. Radiotherapy for Graves' orbitopathy: randomised placebo-controlled study. Lancet 2000;355(9214):1505-1509
5. Wakelkamp IM, Baldeschi L, Saeed P, Mourits MP, Prummel MF, Wiersinga WM. Surgical or medical decompression as a first-line treatment of optic neuropathy in Graves' ophthalmopathy? A randomized controlled trial. Clin Endocrinol (Oxf) 2005;63(3): 323-328
6. Bahn RS. Graves' ophthalmopathy. N Engl J Med 2010;362(8): 726-738
7. Kronlein R. Zur Pathologie und operativen Behandlung der Desmoid Cysten der Orbita. Beitr Klin Chir 1889;4:149-163
8. Sewall E. Operative control of progressive exophthalmos. Arch Otolaryngol Head Neck Surg 1936;24(5):621-624
9. Hirsch O. Surgical decompression of exophthalmos. Arch Otolaryngol Head Neck Surg 1950;51:325-331
10. Naffziger HC. Progressive exophthalmos. Ann R Coll Surg Engl 1954;15(1):1-24
11. Walsh TE, Ogura JH. Transantral orbital decompression for malignant exophthalmos. Laryngoscope 1957;67(6):544-568
12. Kennedy DW, Goodstein ML, Miller NR, Zinreich SJ. Endoscopic transnasal orbital decompression. Arch Otolaryngol Head Neck

Surg 1990;116(3):275–282

13. Michel O, Bresgen K, Rüssmann W, Thumfart WF, Stennert E. Endoscopically-controlled endonasal orbital decompression in malignant exophthalmos. Laryngorhinootologie 1991;70(12):656–662

14. Metson R, Samaha M. Reduction of diplopia following endoscopic orbital decompression: the orbital sling technique. Laryngoscope 2002;112(10):1753–1757

15. Metson R, Shore JW, Gliklich RE, Dallow RL. Endoscopic orbital decompression under local anesthesia. Otolaryngol Head Neck Surg 1995;113(6):661–667

16. Schaefer SD, Soliemanzadeh P, Della Rocca DA, et al. Endoscopic and transconjunctival orbital decompression for thyroid-related orbital apex compression. Laryngoscope 2003;113(3):508–513

17. Shepard KG, Levin PS, Terris DJ. Balanced orbital decompression for Graves' ophthalmopathy. Laryngoscope 1998;108(11 Pt 1):1648–1653

18. Wright ED, Davidson J, Codere F, Desrosiers M. Endoscopic orbital decompression with preservation of an inferomedial bony strut: minimization of postoperative diplopia. J Otolaryngol 1999;28(5):252–256

19. Eloy P, Trussart C, Jouzdani E, Collet S, Rombaux P, Bertrand B. Transnasal endoscopic orbital decompression and Graves' ophtalmopathy. Acta Otorhinolaryngol Belg 2000;54(2):165–174

20. Goldberg RA, Shorr N, Cohen MS. The medical orbital strut in the prevention of postdecompression dystopia in dysthyroid ophthalmopathy. Ophthal Plast Reconstr Surg 1992;8(1):32–34

21. Unal M, Leri F, Konuk O, Hasanreisoğlu B. Balanced orbital decompression combined with fat removal in Graves ophthalmopathy: do we really need to remove the third wall? Ophthal Plast Reconstr Surg 2003;19(2):112–118

22. Graham SM, Brown CL, Carter KD, Song A, Nerad JA. Medial and lateral orbital wall surgery for balanced decompression in thyroid eye disease. Laryngoscope 2003;113(7):1206–1209

23. Anand VS, Sherwood C, Al-Metty O. Optic nerve decompression via transethmoid and supraorbital approaches. Oper Tech Otolaryngol Head Neck Surg 1991;2:157–166

24. McDonald WI. The symptomatology of tumours of the anterior visual pathways. Can J Neurol Sci 1982;9(4):381–390

25. Levin LA, Beck RW, Joseph MP, Seiff S, Kraker R. The treatment of traumatic optic neuropathy: the International Optic Nerve Trauma Study. Ophthalmology 1999;106(7):1268–1277

26. Bracken MB, Shepard MJ, Collins WF, et al. A randomized, controlled trial of methylprednisolone or naloxone in the treatment of acute spinal-cord injury. Results of the Second National Acute Spinal Cord Injury Study. N Engl J Med 1990;322(20):1405–1411

27. Edwards P, Arango M, Balica L, et al; CRASH trial collaborators. Final results of MRC CRASH, a randomised placebo-controlled trial of intravenous corticosteroid in adults with head injury-outcomes at 6 months. Lancet 2005;365(9475):1957–1959

28. Kountakis SE, Maillard AA, El-Harazi SM, Longhini L, Urso RG. Endoscopic optic nerve decompression for traumatic blindness. Otolaryngol Head Neck Surg 2000;123(1, pt 1):34–37

29. Pletcher SD, Metson R. Endoscopic optic nerve decompression for nontraumatic optic neuropathy. Arch Otolaryngol Head Neck Surg 2007;133(8):780–783

30. Allmond L, Murr AH. Clinical problem solving: radiology. Radiology quiz case 1: opacified Onodi cell. Arch Otolaryngol Head Neck Surg 2002;128(5):596, 598–599

31. Rajiniganth MG, Gupta AK, Gupta A, Bapuraj JR. Traumatic optic neuropathy: visual outcome following combined therapy protocol. Arch Otolaryngol Head Neck Surg 2003;129(11):1203–1206

第23章

脑脊液:生理学和内镜漏口修补

Alkis J. Psaltis, Zachary M. Soler, Rodney J. Schlosser

虽然脑脊液鼻漏首先由公元前 200 年的古代生理学家 Galen 提出，但现代医学直到 1682 年才被 Willis 提出。随后被 Miller 在 1862 年由验尸再次被证实。Grant 在 1923 年做了第一例经颅修补，而 Dohlman1948 年和 Hirsh1953 年分别首次报道了颅外和经鼻入路。评估外科修补脑脊液漏要求尽量减少开放手术相关的并发症:破坏自然结果，失败率高，外部瘢痕，失嗅，癫痫，脑出血，失忆和人格丧失。随内镜鼻窦手术的发展、器械的进步，在 1981 年 Wigand 成功完成了第一例经鼻内镜脑脊液鼻漏修补，多机构证实这种方法高成功率，低并发症，使它现在广为接受，作为目前的标准入路[1]。

解剖和生理

在脑脊液鼻漏的治疗上，理解脑脊液产生和循环是非常重要的，脑脊液是无色的，主要由脑室脉络丛产生的，其次由室管膜和外软膜神经胶质膜和蛛网膜血管产生的。主动转运占 70%，毛细血管滤过占 20%，作为代谢产物占 10%。脑脊液以 20mL/h 的速度产生，总量 125~150mL 不均匀的分布在脑室(20%)和蛛网膜下腔(80%)。由于脑内动脉血流和相关间隔血管扩张而产生脉动性的波流动，由头向尾。通路是从两侧脑室通过室间孔道中线的第 3 脑室，通过导水管进入第 4 脑室，最后进入蛛网膜下腔间隙。通过顶上的 3 个开口:两个

Lushka 孔和 Magende 孔。脑脊液压力成人<200mmH$_2$O，主要通过吸收调节。90%脑脊液吸收是在蛛网膜颗粒，单向的、大小受限、孔道运输。其余 10%直接进入脑静脉。当吸收和产生平衡时，压力 70~110mmH$_2$O，脑脊液吸收呈线性增长。作为血浆滤过和脑膜分泌的产物，脑脊液含非常少的细胞和蛋白质(占全身的 0.3%，约 20~40mg/dL)，糖含量在 50~80mg/dL，与血清葡萄糖的比值小于 0.6，被室管膜细胞利用，被毛细血管和蛛网膜颗粒主动吸收[2]。

脑脊液鼻漏分类

根据病因、大小或位置，脑脊液漏分类，病因学分析仍是主要的，因为容易从患者病史中明确。Har-EI[3]将其分为创伤性和非创伤性。创伤性较常见，常由意外或医源性损伤造成，由于近期广泛应用 ESS 和内镜颅底手术，医源性漏发生率较高。

非创伤性原因可进一步分为亚型、先天的、肿瘤相关的、自发性的。表 23.1 列出了每组中脑脊液漏常见的位置。

非创伤性-医源性漏

非意愿的创伤性脑脊液漏在 ESS 中的发生率为 1/1000~2/1000。常发生在右侧的位置为筛顶和筛板侧

表 23.1 脑脊液漏的发病部位发病率由高到低排列

医源性创伤	意外性创伤	自发性	肿瘤	先天性
筛窦顶	蝶窦	筛板	蝶骨	筛顶
筛板	额窦	蝶外侧翼鄂窝	筛顶	筛板
额窦	筛顶	筛顶	筛顶	
蝶窦	筛板	中央蝶骨	后额窦	
		额骨		

边(图23.1)[4]。清除额隐窝或高位切除中鼻甲时,可损伤纸板。当过度气化的上颌窦超过外上侧,降低了筛窦的高度,可损伤后组筛窦。如果术中发现了漏,需立即修补。除此之外,在内镜颅底手术时常发生医源性漏。常发生在鼻科医生或神外医生在微创颅底手术中持续推包膜时。这些缺损都很大,延伸到脑室,造成明显的脑脊液鼻漏。有必要对这些患者进行细致的颅底重建。

创伤性——外伤漏

临近头部损伤已经代替了弹药伤而成为最常见的外伤性原因,1%~3%导致漏。在约1/3患者有多发漏口,而蝶窦和筛板是最常见的位置[5],48小时内可见到脑脊

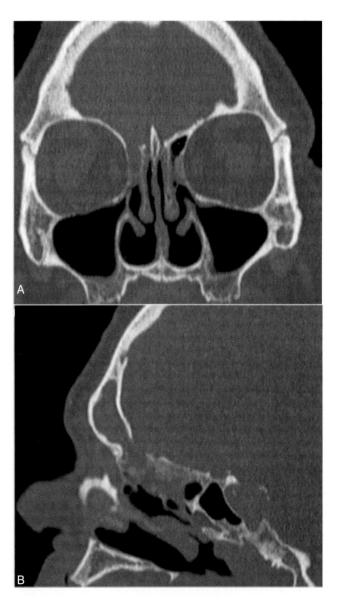

图23.1　冠状位(A)与矢状位(B)CT示医源性脑脊液漏,位于前筛顶。

液鼻漏。大多数创伤性漏可自行闭合(50%~90%),由局部的血液和炎症反应密封[6]。卧床和腰椎穿刺引流是保守治疗的方法。在漏持续7~10天后,为了减少发展成脑膜炎,可行外科手术,但在早期手术修补可减少以后的风险上仍存在争议。预防性应用抗生素仍然存在争议,2个meta分析在减少脑膜炎的证据上有冲突[7,8]。然而2011年1个数据库回顾性这些meta分析的缺点发现,两个研究在方法学上均有缺陷。超过20个随机或非随机试验的重要回顾总结后推断在创伤性颅底骨折导致的脑脊液漏性上预防性抗生素治疗是证据不足的[9]。

非创伤性——先天性漏

先天性脑膨出者脑脊液鼻漏亚型可分为前顶型(额筛)和基底型。基底型更多被鼻科医生遇到。这种类型常表现为鼻腔肿块,但也可有鼻部症状,脑膜炎,颅面畸形。大多数情况下,先天性脑膨出发生在靠近中鼻甲附着到筛板的地方。这种修补在技术上和处理时间都对外科医生造成了困难,时间久了不治疗可能会发生内眦间距过宽[10]。

非创伤性——肿瘤性漏

颅内和鼻窦肿瘤的直接侵犯和浸润颅底都会造成漏口。间接的,当化疗或放疗时,也可能造成缺损;这能导致颅底骨质失活。此外,肿瘤能阻碍脑脊液通路,导致梗阻性脑积水。修补脑脊液漏不减轻脑压,可能更加剧颅内压力,容易失败。

非创伤性——自发性漏

自发性脑脊液漏缺乏明确病因,虽然脑压增加在大多数病例中扮演重要角色,但在不同的人群、影像表现、临床表现上,其都表现很明显。患者身形肥胖,中年妇女表现为良性颅内高压的症状。影像学特点包括空蝶鞍、蛛网膜凹陷、硬脑膜扩张、视神经改变、广泛颅底变薄、侧面蝶隐窝气化[11]。当他们出现多发性漏时,术者应辨认出这群患者,合并脑膜脑膨出,不控制颅内高压其修补后更易复发。

术前工作

成功治疗脑脊液漏的关键是明确诊断,明确定位。

诊断

用免疫电泳检测鼻腔分泌物中 β_2 转铁蛋白仍然是

诊断脑脊液漏的主要方法。因为只有在脑脊液、外淋巴液、房水中有 β_2 转铁蛋白,其诊断敏感性97%,特异性93%[12]。只需要0.17mL就可以检测,β_2转铁蛋白可稳定达7天,不受收集部位或储存温度的影响[13]。假阳性较少但可出现在肝硬化或者含有细菌分泌的神经氨酸酐酶者,在欧洲常用β追踪蛋白,其敏感性和特异性也较高。

定位

脑脊液漏精确定位是修补成功的一个很明显的因素,表23.2总结了定位方法。

影像学

影像学来辨认位置,描述骨质解剖和骨质缺损大小。用轴位和直接冠状位CT平扫,高分辨率多层螺旋CT可多层冠位和矢状位重建,用碘和不解离的对比剂进行CT脑池造影,伴/不伴鞘内扎增强的MRI的影像学来确定形态与术中内镜发现验证,高分辨CT定位的敏感性为90%。亚毫米瞄准可行后,可以精确地测量缺损的大小[14]。虽然以前脑脊液漏修补常用CT脑池造影,但现在应用少了,因为其有侵袭性,敏感性低。但它在选择一些低容量/间断漏或多发硬脑膜缺损或广泛骨质缺损的病例时仍有一定的重要性[15]。

MRI对诊断脑脊液漏的敏感性为75%~90%,特异性接近100%[16]。但它显示骨细节和缺损的精确性较低,而且花费高,这使薄层CT仍然是首选。然而MRI对CT难定位或再发漏或疑似脑膜脑膨出仍然起到辅助作用。有研究表明联合CT对脑脊液漏定位的敏感性接近97%[15]。

表23.2　局部脑脊液漏治疗方式

定位方式	优点	缺点
首诊医师讨论病例	非侵袭性 有益于医源性损伤	缺乏精确性 漏部位改变
内镜检查	易于操作	主观性 低度敏感性 对低压漏应用存疑
影像学	高敏感性 高特异性	放射性 费用昂贵
鞘内显像	高敏感性 100%特异性	标示外使用 应用少但有严重并发症
术中Valsalva动作	非侵袭性	低检出率

鞘内荧光素

术前鞘内注射盐水荧光素(IF)已经成为术者定位脑脊液漏的很重要的一个工具。近期美国鼻科医生表示10%IF0.5~1mL剂量能显影,但0.1mL也有同样的效果[17]。Seth等回顾外科医生在医源性和自发性多发漏时,倾向于用IF,因为其显影亮。这个研究也显示虽然IF提示了定位,但假阴性率为26%。这反映了整体的敏感性为74%[18]。阴性结果原因是因为在鞘内导管/注射部位保留了脑脊液,短暂性地减少了脑脊液容积,延迟了银光素穿过脑膜粘连输注到漏口的位置。IF流到每个漏口的时间不同,造成部分脑脊液提前清除染料或染色代谢消失。图23.2证明关键步骤,大量应用IF在鞘内滴注需要30分钟扩散到漏的部位。其他来提高阳性率的方法有特伦德伦伯格卧位,改进的vasalva动作,用蓝光滤过器。尽管其广泛应用,鞘内滴注仍是"无标签"的,美国食品药品监督局既不明确禁止也不支持。这是因为其罕见的并发症,包括心理失常、周围神经病、角弓反张、痉挛、死亡。剂量是固定的,错误的超剂量导致直接化学刺激脑膜损伤[19]。虽然大量的研究证实IF浓度<50mg/T是安全的,但术者还是应警惕这种"无标签"分类,要告知患者已有报道的并发症[18-20]。

脑脊液漏修补

外科入路

确认正常标志

确认已知的漏口标志提供了安全手术入路,以便手术及时地进行。有效的标志是颅底,经常在蝶窦或后筛确认,筛窦、额窦口的纸板作为前界。

保存窦引流

手术应该保持鼻窦引流通畅,并尽量扩大窦口。失败会导致医源性鼻窦炎,黏液囊肿。这可能需要进一步手术并干扰修补进程。

广泛暴露骨缺损

广泛而多方向进入可广泛地暴露术腔。当然手术程度依据术中漏口的位置而定。

漏口位于筛顶或筛板,用标准鼻内镜技术进行。筛窦切除和上颌窦开窗可暴露缺损。蝶窦切开,额窦

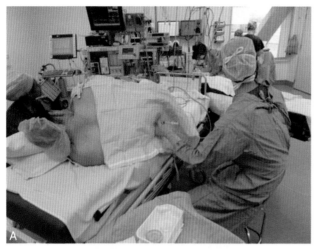
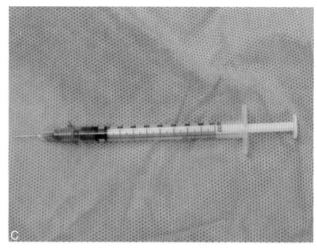
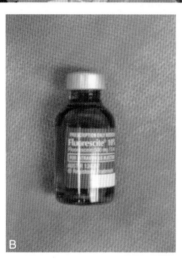
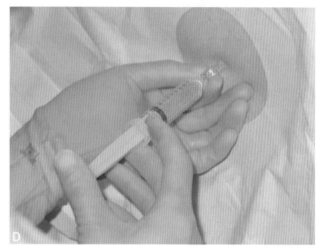

图 23.2 (A~D):已清醒患者术前左侧卧位行无菌环境下腰穿。缓慢抽取 10mLCSF,定期观察患者病情进展,观察有无神经系统后遗症。取出的 CSF 与 0.1mL 无菌荧光生理盐水混合后,重新注入患者体内,时间长于 10 分钟。

切开,部分中鼻甲或上鼻甲切除来进一步暴露或保证鼻窦引流。

用经筛或直接旁矢状位入路形成中央楔形缺损。为了增加暴露,可行鼻中隔后切除和(或)切除蝶窦中隔。为了暴露蝶窦外侧壁的缺损,内镜经翼状肌入路可能更合适(图 23.3)[21]。这种技术,行广泛蝶筛切除和大的上颌窦开窗(到腭骨)。上颌窦后壁切除,进入翼腭窝。然后显露上颌内动脉,上颌神经,翼管神经,蝶腭神经节。为了更好显露,可行蝶窦前壁和翼板切除。

额窦的脑脊液漏可分为 3 个地点,每个都有不同的手术适应证。在筛顶/筛板漏,靠近但未包括额隐窝,仍然需要完全开放额隐窝来保证额窦引流。典型的是漏口直接累及额隐窝,最难到达的位置经常需要扩大内镜入路,例如改良 Lothrop,或联合外入路和内镜入路,高上部和侧壁的缺损经常需要外部操作。这包括环钻术或骨成形瓣,伴/不伴脂肪填塞(图 23.4)。

移植床的准备

准备移植床进行移植对于成功修补非常重要。圆形暴露骨缘,器械修成适当的尺寸(例如刮匙)。小心切除接近 4~5mm 的周围黏膜。一些术者提倡刮匙或钻骨来刺激骨质增生,希望这能促进移植成功。骨片和下垂的颅内容物应该还纳。双极电凝是控制脑脑膜出血时常用的止血手段。但应低输出功率进行操作避免其向颅内传递和产生潜在的并发症(图 23.5)。基于这些观点,术前应腰穿引流,引流接近 10~15mL 的脑脊液。当获得修补材料时,这将进一步减少脑膨出,预防再下垂。

修补脑脊液漏,重建颅底缺损

许多因素影响修补的选择(表 23.3)。这些因素相互

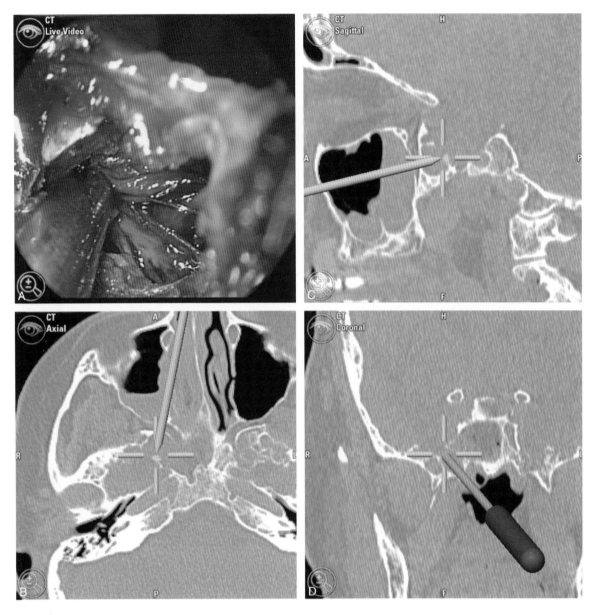

图 23.3 蝶外侧隐窝部位的 CSF 漏,行翼状肌入路。(A)内镜视野下的右蝶外侧隐窝 CSF 漏以及脑膨出。(B~D)图像导航系统示矢状位,冠扫,平扫位 CT 下的 CSF 漏部位。

表 23.3 影响修复选择蝶窦因素

病因

骨缺损部位

硬脑膜和骨骼损伤部位

原先漏修补术识别

邻近组织的可利用性与情形

综合性移植物通路

手术医师的偏好和经验

患者的伴随疾病,如颅内压增高,良性颅内高压与肥胖

影响使每个脑脊液漏都不同。所以这章的目的是使术者遵从一般的原则而不是教条的意见。

缺损大小对开始计划修补进程时非常重要,一般的小的缺损(<3mm),下面的移植物移植到硬脑膜表面有困难,所以 Wormald 和 McDonogh[22]描述了有效应用脂肪,即"浴缸塞"技术。耳垂脂肪比较合适,因为脂肪和纤维结合紧密。取出后,脂肪塞表面覆盖一层移植黏膜,游离的或旋转,对于小缺损者,术者提倡无脂肪的软组织覆盖物(图 23.6)。对于>4mm 者可多层重建,可用一支撑物和一层移植物覆盖。在放置移植支撑物前,必须仔细抬高硬脑膜尽可能超过颅内骨表面。移植物的

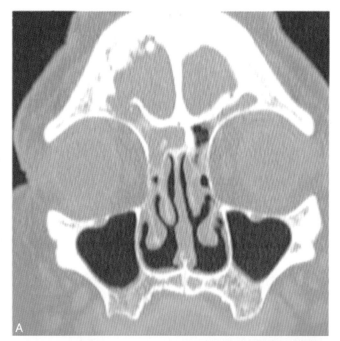

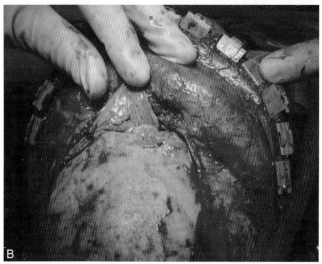

图 23.4　(A)冠扫 CT 示额窦后外侧脑脊液漏。(B)图示应用骨成形皮瓣以及脂肪栓塞制成的双冠状皮瓣堵塞漏。

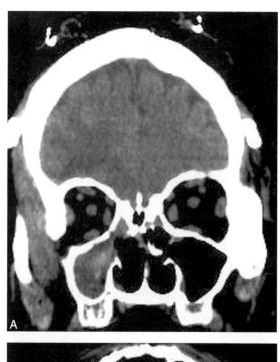

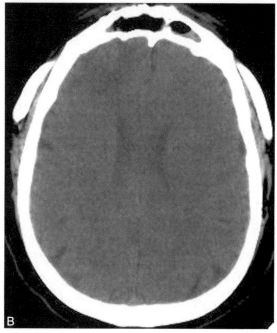

图 23.5　冠扫(A)和平扫(B)CT 显示继发于颅外双极透热疗法治疗下垂的脑膨出后引发的右侧额叶水肿。

选择是很多的(表 23.4)。Tabee 等[23]列出了下列移植物选择特征:①实用性,足够的,易获得的;②生物相容性,使吸收、排斥或感染最少;③成本低;④影像学干扰小;⑤远离潜在的传播性疾病。Prickett 等[24]突出地强调了选择材料时考虑术后供体和移植物位点愈合的重要性。他们的研究证实在修补时黏膜和同种异体的移植物有相似的成功率。然而,同种异体移植物需要长时间来黏膜化,有更多的移植物痂皮,而黏膜移植在供体部位容易结痂。

在支撑物后放置覆盖黏膜移植物,覆盖移植物包括来自相邻组织的游离黏膜瓣,如中隔、中/下鼻甲或鼻

底。来自中隔和下鼻甲组织的复合游离黏膜或骨移植物也能用。游离移植物作为一个连接组织缘的支架,7 天时粘连在骨上,21 天时它们几乎完全被纤维连接取代。在获得这样移植物时应做好连接物向内生长时可能发生的挛缩的准备。我们的经验,相对于复合移植物来说,游离黏膜移植物提高了颅底连接率。在黏膜移植物表面标记时很有用,以便和下表面区别。这将减少在

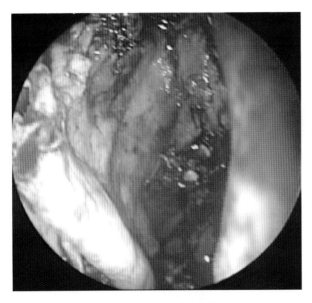

图 23.6 鼻内镜下移植黏膜覆盖物。

与骨表面接触时放置错。当放置移植物时,必须再次仔细操作以避免阻塞周围鼻窦。放置后,制定策略来从下面支撑移植物。吸收性明胶海绵和其他可吸收的材料直接用给移植物,避免这些物质在移植物下面移动干扰粘连。很多硬性可移动支撑物,如有套的 Merocel 包裹或充气囊。在移植早期段时间内支撑(图 23.7)。平稳的麻醉也非常关键,避免增加颅内压,放置接下来移植物移位。

术后管理

抗生素

作者建议用广谱的透过脑脊液的抗生素(如头孢曲松、甲氧苄啶/新诺明或左氧氟沙星)。从术中到术后 5~7 天,合理使用会减少因鼻腔定植细菌进行感染而造成的

表 23.4 移植物类型

自体		异体	合成物
游离移植物	血管化带蒂组织		
脂肪	鼻中隔	牛	胶原织物
● 耳垂		● 胶原蛋白	
● 腹部		● 心包膜	
黏膜	下鼻甲	猪	水凝胶
● 中隔		● 真皮	
● 鼻甲			
● 鼻底			
筋膜	经翼状肌通路	尸体	网圈
● 有张力性面部皮肤		● 真皮(无细胞)	● 钛
● 颞肌		● 脂肪	● 聚乙丙交酯
		● 筋膜	
		● 心包膜	
		● 肋骨	
软骨	救急		修补
● 中隔	● 额黏膜		● 聚酯乌拉坦
● 外耳	● 中鼻甲		● 聚乙丙交酯/polydiaxanone缝线
骨骼			
● 中隔			
● 筛窦			
● 乳突			
● 髂骨			
● 颅盖骨			

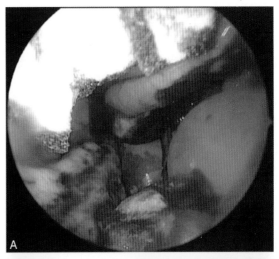
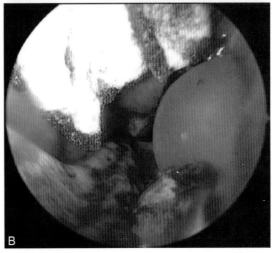

图 23.7 内镜下局部(A)与完全气囊(B)固定移植物。

中枢神经系统的感染,同样限制了来自异体的材料造成的中毒休克综合征。

颅内压控制

床上休息/活动

当腰穿引流在位时严格的床上休息非常必要,床头抬高 15°~30°可减少前颅底脑脊液压力。一旦腰椎引流拔出,进一步抬高到坐位,然后 24 小时可步行。告知患者避免增加颅内压的动作(如憋气、过度弯腰或上举重物),在 6 周内只能轻度活动。

椎管引流

约 67%的耳鼻喉医生常规使用椎管引流来管理脑脊液鼻漏,平均留置 4 天[17]。如果术前插入,能使用荧光素滴定,同时减少脑膜脑膨出的发生。但使用的指征还存在争议。这不只增加了并发症的风险(颅积气、腰椎神经根病、恶心、呕吐、头痛)而且很多研究证实使用了也没有提高成功率。作者的建议是对于已知或怀疑颅内压增高,反复脑脊液漏或用 IF 的情况下可用腰椎引流,术后如果术者对于修补很有把握, 也没有增加颅内压时,可拔出引流。如果修补较薄或患者颅内压升高,在术后 24~48 小时内可引流来中和术后颅内压增高,引流速度 5~10mL/L,术后 2~3 天,夹闭引流管放在原位。如果没有脑脊液漏,可在 6~8 小时拔出。

长期监测

乙酰唑胺,一种碳酸酐酶抑制剂,能减少脑脊液的产生,用于术后颅内压增高、BIH 或之前修补失败者,精确的剂量和时间的长短,没有统一规定,但治疗期间要保持电解质正常。如果增加的颅内压持续存在,或漏反复发生,考虑脑室腹膜分流术。

冲洗/清创

这可根据术者的经验和患者情况, 作者用以下原则,鼓励患者冲洗鼻子用盐水,低压、少量,如雾化和鼻腔喷雾。术后常规 1~2 周复诊,清除血凝块保证鼻腔鼻窦开放流畅。移植点进行塑型,除了遗留的相关位置。

结论

治疗脑脊液漏需要了解这些漏的解剖和病生理,术前影像学定位非常重要,尽管 IF"无标签",但当需要定位时仍非常重要。漏口位置、缺损大小、患者基础疾病将影响修补的步骤和术后的护理。

(杭伟 译)

参考文献

1. Schlosser RJ, Bolger WE. Endoscopic management of cerebrospinal fluid rhinorrhea. Otolaryngol Clin North Am 2006;39(3):523–538, ix
2. Han CY, Backous DD. Basic principles of cerebrospinal fluid metabolism and intracranial pressure homeostasis. Otolaryngol Clin North Am 2005;38(4):569–576
3. Har-El G. What is "spontaneous" cerebrospinal fluid rhinorrhea? Classification of cerebrospinal fluid leaks. Ann Otol Rhinol Laryngol 1999;108(4):323–326
4. Bumm K, Heupel J, Bozzato A, Iro H, Hornung J. Localization and infliction pattern of iatrogenic skull base defects following endoscopic sinus surgery at a teaching hospital. Auris Nasus Larynx 2009;36(6):671–676
5. Locatelli D, Rampa F, Acchiardi I, Bignami M, De Bernardi F, Castelnuovo P. Endoscopic endonasal approaches for repair of cerebrospinal fluid leaks: nine-year experience. Neurosurgery 2006;58(4)(Suppl 2):ONS-246–ONS-256, discussion ONS-256–ONS-257
6. Friedman JA, Ebersold MJ, Quast LM. Post-traumatic cerebrospinal fluid leakage. World J Surg 2001;25(8):1062–1066
7. Brodie HA. Prophylactic antibiotics for posttraumatic cerebrospinal fluid fistulae. A meta-analysis. Arch Otolaryngol Head Neck Surg 1997;123(7):749–752
8. Villalobos T, Arango C, Kubilis P, Rathore M. Antibiotic prophylaxis after basilar skull fractures: a meta-analysis. Clin Infect Dis 1998;27(2):364–369
9. Ratilal BO, Costa J, Sampaio C, Pappamikail L. Antibiotic prophylaxis for preventing meningitis in patients with basilar skull fractures. Cochrane Database Syst Rev 2011;10(8):CD004884
10. Woodworth BA, Schlosser RJ, Faust RA, Bolger WE. Evolutions in the management of congenital intranasal skull base defects. Arch Otolaryngol Head Neck Surg 2004;130(11):1283–1288
11. Wise SK, Schlosser RJ. Evaluation of spontaneous nasal cerebrospinal fluid leaks. Curr Opin Otolaryngol Head Neck Surg 2007;15(1):28–34
12. Abuabara A. Cerebrospinal fluid rhinorrhoea: diagnosis and management. Med Oral Patol Oral Cir Bucal 2007;12(5):E397–E400
13. Bleier BS, Debnath I, O'Connell BP, Vandergrift WA III, Palmer JN, Schlosser RJ. Preliminary study on the stability of beta-2 transferrin in extracorporeal cerebrospinal fluid. Otolaryngol Head Neck Surg 2011;144:101–103
14. La Fata V, McLean N, Wise SK, DelGaudio JM, Hudgins PA. CSF leaks: correlation of high-resolution CT and multiplanar reformations with intraoperative endoscopic findings. AJNR Am J Neuroradiol 2008;29(3):536–541
15. Cui S, Han D, Zhou B, et al. Endoscopic endonasal surgery for recurrent cerebrospinal fluid rhinorrhea. Acta Otolaryngol 2010;130(10):1169–1174
16. Lloyd KM, Del Gaudio JM, Hudgins PA. Imaging of skull base cerebrospinal fluid leaks in adults. Radiology 2008;248(3):725–736
17. Senior BA, Jafri K, Benninger M. Safety and efficacy of endoscopic repair of CSF leaks and encephaloceles: a survey of the members of the American Rhinologic Society. Am J Rhinol 2001;15(1):21–25

18. Seth R, Rajasekaran K, Benninger MS, Batra PS. The utility of intrathecal fluorescein in cerebrospinal fluid leak repair. Otolaryngol Head Neck Surg 2010;143(5):626–632

19. Felisati G, Bianchi A, Lozza P, Portaleone S. Italian multicentre study on intrathecal fluorescein for craniosinusal fistulae. Acta Otorhinolaryngol Ital 2008;28(4):159–163

20. Placantonakis DG, Tabaee A, Anand VK, Hiltzik D, Schwartz TH. Safety of low-dose intrathecal fluorescein in endoscopic cranial base surgery. Neurosurgery 2007; 61(3 Suppl):161–165, discussion 165–166

21. Bolger WE. Endoscopic transpterygoid approach to the lateral sphenoid recess: surgical approach and clinical experience. Otolaryngol Head Neck Surg 2005;133(1):20–26

22. Wormald PJ, McDonogh M. 'Bath-plug' technique for the endoscopic management of cerebrospinal fluid leaks. J Laryngol Otol 1997;111(11):1042–1046

23. Tabaee A, Anand VK, Brown SM, Lin JW, Schwartz TH. Algorithm for reconstruction after endoscopic pituitary and skull base surgery. Laryngoscope 2007;117(7):1133–1137

24. Prickett KK, Wise SK, Delgaudio JM. Choice of graft material and postoperative healing in endoscopic repair of cerebrospinal fluid leak. Arch Otolaryngol Head Neck Surg 2011;137(5):457–461

第 24 章

颞下窝和翼腭窝内镜手术

Steven D. Pletcher, Ivan H. El-Sayed

颞下窝和翼腭窝肿瘤或病灶可通过开放性和内镜入路治疗。近期实验用扩大的鼻内入路对进入颅底病灶有帮助。虽然经鼻"走廊法"已经能很好地处理中颅底病灶[1-3],但几个不同的内镜技术用不同的角度镜能很好地进入侧颅底。这包括经鼻中隔入路[4,5],结合柯陆经鼻入路[6],内镜下上颌窦前壁切开入路[7]。入路选择应根据手术部位的解剖位置、病变类型、手术目的和术者技术水平而定。

从内镜的观点来说,侧面通道包括位于上颌窦内壁平面的任何病灶。外侧病灶可局限于上颌窦内壁、上颌窦或更后的位置蝶窦斜坡骨质的外侧(翼管神经),翼腭窝或颞下窝(图 24.1)。侵犯下颌支或起因于皮肤或腮腺侧的病灶行开放入路手术是最合适的,很多翼腭窝内侧靠前的病灶是很容易进入的,相比那些位于颞下窝外侧和后部区域的病灶。

外科指征包括组织学活检诊断,外科减瘤或完全切除。近期,还没有广为接受的关于颞下窝和翼腭窝病灶的解剖学上的分级系统来指导入路选择。作者的经验是行内镜入路的病灶包括(按难度依次排序)上颌窦内壁,三叉神经上颌支至圆孔,翼腭窝和颞下窝。入路的选择要个体分析,根据肿瘤病理学和解剖位置还有外科的目标来决定。

术者的经验和建议也是选择入路的关键,内镜成功地进入颞下窝和翼腭窝需要对解剖区域非常了解,要有合适的器械和理论支撑。术者必须有足够的空间,应用有效的空间操作而且暴露出充足的术野,避免无意中对周围结构造成损伤,扩大内镜通路使用双人技术 3~4 只手同时操作。这使内镜下双极电凝止血,内镜血管钳或放置止血材料的视野清晰。

仔细的术前分析影像学表现有助于决定内镜入路,每个鼻窦气化的程度和影响内镜暴露的解剖关系

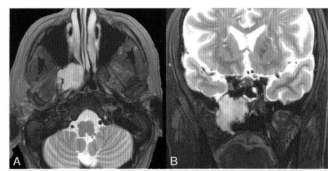
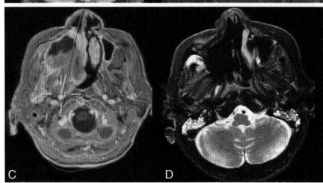

图 24.1 外侧损伤含翼腭窝和颞下窝的损伤。(A,B)平扫与冠扫观察翼肿窝内神经鞘瘤,经由蝶骨大翼邻近颅中窝。(C,D)上颌窦鳞状细胞癌侵犯翼腭窝与颞下窝。(C)内镜下剥离已暴露的颈动脉后缘(绿色导航系统探针)。(D)术后 1 年图像显示无复发。患者术后 5 年没有疾病征象。

变异较大。复习冠-轴-矢状位的图片来评估内镜入路解剖上的限制,多层图像也显示了病变周围结构的三维边界。MRI 和 CT 在评估区域时显示了完整的信息:MRI 在评估肿瘤或病变软组织上有帮助,CT 则显示了详细的骨解剖图像。术中的影响指导系统包括这些,非常实用,当病变接近颈内动脉,可用 MRA 或 CTA 可评估。

解剖学上的原因

翼腭窝

翼腭窝是在上颌窦后壁的解剖位置。其向后扩展到翼板,向前到上颌窦后壁。外侧通向颞下窝,血管结构包括上颌内动脉和其终末分支通过翼腭窝的前面,而神经包括翼管神经、蝶腭神经节和三叉神经上颌支起始段在翼腭窝后面。可通过上颌窦后壁进入翼腭窝。

颞下窝

颞下窝是在中颅窝下上颌骨后、下颌支内侧的部位。当考虑最佳入路时颞下窝必须从 3 个层面观察。颞下窝包括咽旁间隙(内侧)和咀嚼肌间隙(外侧)。在轴位上,咽旁间隙(PPS)分为茎突前和茎突后部分。茎突前 PPS 很少有临近的结构,包含脂肪和腮腺深叶。茎突后 PPS 包含颈内动脉、颈内静脉、低位颅神经(Ⅸ~Ⅻ)。翼内外肌位于咀嚼肌间隙,沿着颞肌肌腱和上颌内动脉近心端走行。上颌内动脉走行直接从外到内,从后到前直到终止于翼腭窝,形成蝶腭动脉。上颌动脉经过外侧到翼外肌,但它分为肌上和肌下分支,约 40% 的人内段到肌下分支[8]。上颌动脉有几个相关的分支到颞下窝的肌肉里面。值得注意的是,牙槽下动脉向内走行到下颌支的外侧,而脑膜中动脉始于上侧,外到三叉神经下颌支。沿着翼板外侧从前到后直接到传导三叉神经下颌支的卵圆孔。翼肌走行切开是安全的,向外扩展到颞下窝,颈动脉进入颅底后到卵圆孔动脉。颞下窝很好地扩展到上颌窦底和鼻底下面。这可在冠状位图片上观察到。内镜进入下面是十分受限的。

鼻腔和鼻窦

鼻腔和鼻窦的解剖变异能影响经鼻进入翼腭窝或颞下窝病灶。经鼻内镜入路(EEA)为了保持术野干净依赖于合适的工作通道到合适的操作器械这一系列的过程。这些入路都从扩大的上颌窦开窗和筛窦开放开始。常伴蝶窦开放和中鼻甲切除来更好地进入病灶区。为了减少无意的损伤,眶内和底壁要很清楚地辨认。鼻腔的宽度(中隔和鼻外壁梨状孔决定)可能影响器械的移动,限制进入翼腭窝外侧。中隔偏曲可手术矫正。切除上颌窦内壁的外侧部分和下鼻甲来增宽术野,容纳其他的器械,更好地暴露外侧壁。

外侧通路常通过上颌窦开展。上颌窦前壁有上下牙槽

神经和血管走行。供应切牙的感觉和血运。后壁通向翼板和翼窝。向外更多地通向颞下窝。上颌窦顶形成了眶底。

上颌窦气化不良可能对进入翼腭窝和颞下窝的上、外区域造成困难,上颌窦底和鼻底的关系在评估内镜进入翼腭窝和颞下窝下部时是非常苛刻的。硬腭上的位置和鼻底与上颌窦底的关系将限制进入这些窝的下部分。上颌窦底向下行到上颌骨牙槽嵴,约 1/3 的患者在鼻底水平面之下。约 1/3 患者在相同水平面上[9]。颞下窝扩展到上颌窦底之下,甚至某些人有较好地解剖,用内镜入路进入受限的颞下窝下。

蝶窦解剖变异也影响这个区域的手术。蝶窦外侧气化可能使翼腭窝后有通气空间。外侧蝶隐窝的上述变异,其病灶可通过切除上颌窦后壁来进入,取代翼腭窝内容,打开外侧蝶隐窝。术前影像学辨认鼻窦解剖变异应严格仔细,因其影响内镜进入翼腭窝和颞下窝。翼管有翼管动脉和翼管神经,沿着蝶窦底走行(图 24.2)。在其上内部分进入翼腭窝。因为其与颈内动脉关系不变,翼管是一个安全层面进入颅底。翼管走行正好在颈内动脉第 2 膝的下至上界,血管从岩部水平段到斜坡旁垂直段[10,11]。在这个位置内镜翼管神经切除已经被报道作为难治鼻漏的一种治疗[12,13]。但这项技术存在争议,没有广泛用于实践。

内镜入路进入翼腭窝和颞下窝

可用阶梯式方法选择合适手术技术来治疗翼腭窝和颞下窝病灶。一般的,应用创伤最小而暴露合适的技

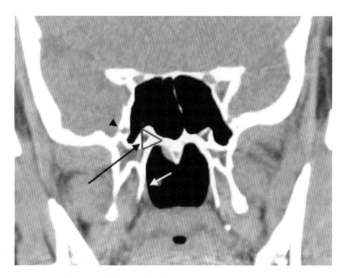

图 24.2　翼管(黑色箭头)在蝶窦的前表面,沿翼板的内上侧楔入翼状肌(红三角)。典型翼管位于 6 点方向,视神经自圆孔穿出,位于 1 点或 9 点方向。

术治疗疾病。外科入路按创伤从小到大依次排列为:经鼻,经鼻中隔,切除上颌窦内壁,唇下切口,面部入路。尽管选择适合入路,但常规地也要签可能行开放性手术的同意书。转开放性手术很少出现,但对于不可控的出血或不能到达足够的切除位置是可能会有用的。

在翼腭窝和颞下窝术中内镜下控制出血是很重要的。上颌内动脉出血很快,但通过压迫和止血钳还是可控的。颈内静脉破裂可能有问题,但也是可控的。颈内动脉损伤在发生率或死亡率上都比较高。当决定是否行内镜入路时,还应考虑到适当血管和介入放射治疗。

经鼻入路

最简单的内镜入路进入翼腭窝包括标准的上颌窦开窗和筛窦开放,然后部分或完全切除上颌窦后壁以进入翼腭窝。这项技术能很好地暴露上颌内动脉及其分支包括蝶腭动脉。翼管神经也可通过此途径进入翼腭窝后内部。翼管神经也能在蝶窦前壁被辨认出,因它存在于翼管内(图24.2)。当出现难治性鼻出血时可经此途径行上颌内动脉或蝶腭动脉结扎。

经鼻入路进入翼腭窝内壁,这个入路称为“巨大上颌窦开窗”,切除下鼻甲和鼻腔外侧壁下部,从自然开口后到上颌窦后壁。扩展到翼腭窝内侧的活检或根治翼腭窝内侧的肿块可以这个方法执行。

当需要更广泛的手术时,两个术者、4只手操作常常有帮助。单独的经鼻入路不足以提供充足的通路行多器械和多术者操作。经鼻入路也限制进入翼腭窝和颞下窝外侧。扩大内镜入路能加强暴露术野和提供更大的操作空间。

经鼻和唇下经上颌窦入路

结合经鼻内镜和唇下上颌窦入路提供了一个改革的通路进入翼腭窝外侧和器械的第二工作通道。然而带角度器械通过第二通路受到在上颌窦前窗梨状孔的限制。如果鼻孔窄或上颌窦底低于鼻腔底,那么对于进入翼腭窝和颞下窝都受到限制。通过2个单独的入口协调器械非常困难,限制了这个入路。

经鼻和经鼻中隔入路

这项技术常用于加强进入翼腭窝和颞下窝[5]。通过对侧鼻道进入明显增加了外侧术野的暴露,经中隔插入器械可使用角度器械,大大提高了外侧暴露。通过身体同侧的鼻道使用角度镜,翼腭窝和颞下窝视野更清楚,用直或弯的器械经中隔进入病灶区。通过鼻孔工作可行

4只手操作技术。为了得到广泛暴露,行下鼻甲终端切除和上颌窦扩大开窗到鼻底水平。朝上颌窦前,切除鼻泪管可暴露前和侧壁。

此入路可能造成的风险包括鼻中隔穿孔,术后溢泪或泪囊炎。中隔穿孔可在完成手术时由垂直切开中隔一侧粘软骨膜或水平切开另一侧,仔细关闭切口来缓解。我们的经验是干净地切开鼻泪管很少会导致管的狭窄进而溢泪。在手术时可斜行切开鼻泪管或置入硅胶扩张管来缓解这个危险。

尽管经中隔入路进入了,但内镜和所有器械活动被中隔和鼻穹窿窗口所限制,这会导致许多的器械远侧活动受限。

内镜上颌窦前壁入路(EAM)

EAM入路在鼻孔处切开梨状孔,放宽了工作通道远端的直径。与经中隔入路比,EAM加大了上颌窦后壁的外侧暴露范围,更易进入前外侧(图24.3)。EAM放宽了由上颌窦前壁到中隔约40%的空间,允许4个器械通过1或2个鼻孔[7]操作。切除远端骨质也提供可少部分器械操作空间,供远端尖锐的器械操作。而且,大口径

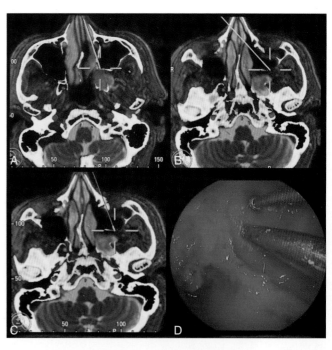

图24.3　比较经中隔、经鼻、内镜上颌窦前壁入路。(A)导航示内镜入路的外侧通路。(B)经中隔入路增加了外侧的器械操作范围,相较于经外侧鼻内镜入路而言。(C)去除梨状孔和上颌窦内前壁(EAM入路),增加了同侧的内镜入路直径,可供更多器械进入鼻腔,增加了手术器械的活动范围。(D)显示吸引器、抽吸器以及内镜经同侧EAM入路的情况。

器械如一般的卡口或双极,内镜剪刀电烧可通过这个通道进行开放,以此减少对特殊器械的依赖。

与经中隔入路比,EAM 入路牺牲了鼻泪管,我们的临床实践显示在同侧增加了 29%,在对侧增加了 18%。这正好可达到多数上颌窦前壁和颞下窝外后部[7]。用射线照相分析此入路,Prosser 等也比较了 EAM 和经中隔入路,发现为了等效的深度,用 1cmDenker 的入路,40%的患者需将靠前的中隔切除, 不保留 1.5cm 中隔支撑(增加了鞍鼻畸形的危险)[14]。与经中隔入路比较,考虑到更进一步进入上颌骨和颞下窝,其增加了角度。在翼腭窝和颞下窝外侧的手术比较提倡用 EAM 进行复杂的内镜操作。

这个入路需行同侧鼻翼和上切牙的麻醉,最小化的切除上壁减少术后麻醉。一般耐受较好,在术后数月到 1 年会改善。接近 50%患者将发生鼻翼轻度回缩(上和后),可导致鼻底不对称,加深鼻唇沟,放术前应该评估患者鼻翼是否已经不对称。横断鼻泪管,有术后溢泪的危险,虽然不常发生,但如果发生,可用泪囊鼻腔造瘘术治疗。作者很少在手术的同时扩张鼻泪管,因为一部分患者术后放射发现扩张管移位到周围软组织中。广泛开放鼻泪管可避免这个结果。轻微溢泪可能抵消了放疗患者泪囊分泌少的现象。

外科技巧

完全筛窦开放和同侧蝶窦开放可以确认眶内壁。广泛上颌窦开窗,如果需要可联合同侧中鼻甲切除。如果需要中隔瓣来关闭,经常在这时来获得,行中隔后部切除。剪到合适病灶的大小,但这个入路可清楚地确认解剖的关键标志包括眶内壁、眶下壁、翼管、颈内动脉。蝶腭动脉位置很好辨认,从蝶腭孔发出,在上颌窦后壁上 2/3 位置膨出。

接下来行 EAM(图 24.4)。从鼻孔到上颌窦口高度行垂直鼻内切口切开同侧鼻骨,切开黏膜翻到上颌窦口,局部软组织抬高后,用钻磨除鼻骨下部和鼻额障碍,在他的前内侧顶点进入上颌窦。切除下鼻甲和鼻腔外侧壁,切除眶底水平以下,横断鼻泪管[7]。

广泛暴露去黏膜化上颌窦后壁,后壁骨质用钻打薄。剩余骨质用 2mmCloward 咬骨钳咬除。一般的后壁常与翼板融合,需要钻来清楚地辨认。骨质抬高远离了其下面的骨膜,与翼腭窝脂肪产生了一个非常好的边缘。然后切除骨膜。如果病变在翼腭窝,术者向外侧到正常组织成角度的切除。翼腭窝脂肪向外侧的颞下窝开放。返回切开部位确认翼内肌。

在这个观点上,如果上颌内动脉在从后外侧进入时

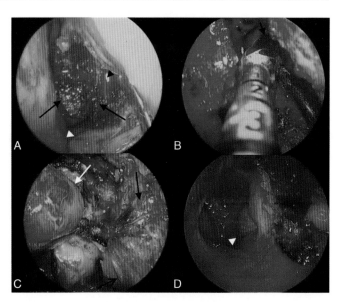

图 24.4　内镜上颌窦前壁切除术的术中情况。(A)切口部位为下鼻甲(左侧黑箭头)前缘,沿着梨状窝边缘(右侧黑箭头)切开。暴露鼻底(白箭头)以及上颌窦前壁。(B)上颌窦前壁钻孔 1~3mm,暴露开口(黑色箭头)。(C)沿上颌窦内侧壁至后壁切开,切开上颌窦后壁从外向内切除颌窦后壁。组织(白色箭头)内侧收缩,露出清洁组织平面。本病例应用二氧化碳激光器自翼状肌脂肪(黑色实体箭头)切开。上颌窦内动脉出血。(D)最终暴露缺损,可见肿物的上、后部与咽鼓管。后者为颈动脉的标志,沿后上侧走形于颈动脉管。

遇到,应该在切前用内镜剪剪断。从外向内直接切开组织,注意上颌神经水平和眼眶。翼板经常与上颌窦后壁融合,需要钻进入翼板,沿着翼内板,板中央引导到蝶窦前壁。切除翼板外侧进入卵圆孔和下颌神经,这是在遇到颈动脉之前安全切除的后标志。

如果需要进一步切开,上颌神经向后走行到圆孔,可见眶下裂,翼管神经和圆孔。翼内板位于咽鼓管后面可切除。咽鼓管上后部与颈动脉管的致密的纤维有联系,仔细不引起颈动脉直接损伤或热损伤而引起的继发性远端损伤。

肿瘤前面到翼肌水平可安全切开,肿瘤下缘术前要仔细检查,因可能很难切除超过上颌窦底的肿瘤。肿瘤扩展到超过翼内肌,可向外侧伸出到下颌支甚至颈内静脉。如果需要进一步探查而 EAM 不能提供,那么转成开放入路,经唇下切开,切除上颌窦前壁进入。

翼肌被翼从包住,静脉网出血丰富,压迫止血可控制。沿着翼内板到翼内肌通向颞下窝外侧脂肪垫,然后是下颌支。

对于超过翼肌的肿瘤,高级作者(Dr.El-Sayed)已经发现翼外板作为下颌神经和颈内动脉的主要标志。翼外板向外侧倾斜,通向卵圆孔,分割三叉神经的 3 个分支。

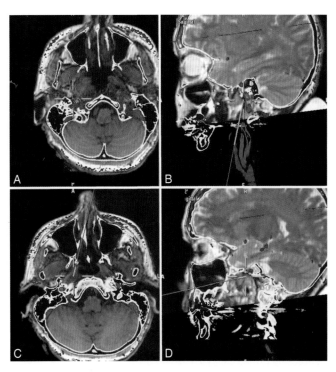

图 24.5　经颈入路暴露颈动脉,矢状位(**A**)和冠状位(**B**)观察颅底水平面(黄色)。CT 合并 MRI 以及 MRA 示颈动脉(红色)。经颈入路后,内镜下经中隔行上颌窦前壁切除,暴露咽鼓管腺瘤。内镜通路显示矢状位(**C**)及冠状位(**D**)。

下颌神经后的棘孔包含脑膜中动脉。其后是颈动脉进入颅底。其内侧在颈动脉管内颈动脉走行在咽鼓管之上,外侧的翼板是下颌神经和颈动脉最好的标志。当肿瘤生长在颈动脉前时,颈动脉可经第一颈椎暴露,用棉片保护,然后内镜下切除(图 24.5)。

结论

　　翼腭窝和颞下窝手术存在多种入路。最近的进展发现,内镜治疗受到追捧。虽然内镜入路能完美地暴露,使此区域病灶形象且更加清晰,但是详细地了解翼腭窝和

颞下窝和熟练内镜技术是这个区域手术成功所必备的。最后,根据手术目标的解剖位置,病变类型,手术目的和手术者技巧而选择入路。

(杭伟 译)

参考文献

1. Pirris SM, Pollack IF, Snyderman CH, et al. Corridor surgery: the current paradigm for skull base surgery. Childs Nerv Syst 2007; 23(4):377–384
2. Kassam A, Snyderman CH, Mintz A, Gardner P, Carrau RL. Expanded endonasal approach: the rostrocaudal axis. Part I. Crista galli to the sella turcica. Neurosurg Focus 2005;19(1):E3
3. Kassam A, Snyderman CH, Mintz A, Gardner P, Carrau RL. Expanded endonasal approach: the rostrocaudal axis. Part II. Posterior clinoids to the foramen magnum. Neurosurg Focus 2005;19(1):E4
4. Wormald PJ, Oo iE, van Hasselt CA, Nair S. Endoscopic removal of sinonasal inverted papilloma including endoscopic medial maxillectomy. Laryngoscope 2003;113(5):867–873
5. Robinson S, Patel N, Wormald PJ. Endoscopic management of benign tumors extending into the infratemporal fossa: a two-surgeon transnasal approach. Laryngoscope 2005;115(10):1818–1822
6. Har-El G. Combined endoscopic transmaxillary-transnasal approach to the pterygoid region, lateral sphenoid sinus, and retrobulbar orbit. Ann Otol Rhinol Laryngol 2005;114(6):439–442
7. El-Sayed I, Pletcher S, Russell M, McDermott M, Parsa A. Endoscopic anterior maxillotomy: infratemporal fossa via transnasal approach. Laryngoscope 2011;121(4):694–698
8. Hollinshead WH. Anatomy for Surgeons: The Head and Neck. Philadelphia, PA: Lippincott-Raven; 1982
9. Donald PJ. Anatomy and histology. In: Donald PJ, Gluckman JL, Rice DH, eds. The Sinuses. New York: Raven Press; 1995:25–48
10. Vescan AD, Snyderman CH, Carrau RL, et al. Vidian canal: analysis and relationship to the internal carotid artery. Laryngoscope 2007; 117(8):1338–1342
11. Kassam AB, Vescan AD, Carrau RL, et al. Expanded endonasal approach: vidian canal as a landmark to the petrous internal carotid artery. J Neurosurg 2008;108(1):177–183
12. Robinson SR, Wormald PJ. Endoscopic vidian neurectomy. Am J Rhinol 2006; 20(2):197–202
13. Lee JC, Kao CH, Hsu CH, Lin YS. Endoscopic transsphenoidal vidian neurectomy. Eur Arch Otorhinolaryngol 2011;268(6):851–856
14. Prosser JD, Figueroa R, Carrau RI, Ong YK, Solares CA. Quantitative analysis of endoscopic endonasal approaches to the infratemporal fossa. Laryngoscope 2011;121(8):1601–1605

第 **25** 章

鼻腔鼻窦良性肿瘤

Patrick C. Walz, Bradley A. Otto, Daniel M. Prevedello, Ricardo L. Carrau

这章是大致地介绍了鼻腔鼻窦的良性肿瘤。除骨瘤以外在这里讨论，其他新生物如炎症性比如鼻窦炎的发生相对严重来说比较少见。虽然这些新生物在组织病理学上有很大变异，但它们的表现、检查、治疗大致一样。最常见的两个良性新生物，青少年鼻咽纤维血管瘤和内翻性乳头状瘤已经在第 27 章讨论，在此不详细讨论。

流行病学

骨瘤是鼻腔鼻窦最常见的良性新生物，平均发生率为 80/100 000[1]。Eller 和 Sillers 认为骨瘤在常规头 CT 扫描中占 3%[1,2]。血管瘤表现为最常见的软组织新生物，内翻性乳头状瘤，占鼻肿瘤的 4% 是最常见的上皮性新生物[3]。多数鼻腔鼻窦新生物都很少报道，许多文献都是个案报道或小病例系列。

临床表现

临床表现多样化，基于合并因素，多数病灶的侵犯性和位置值得注意。最常见表现是单侧鼻塞约占 3/41。慢性鼻窦炎、鼻出血、头痛或意外检查发现或其他不常见的并发症表现。进展和扩大超出鼻腔是疾病晚期表现，也能导致少见的并发症如鼻外肿块/畸形，眼球移位、溢泪、视力下降、复视、口腔梗阻[4]、脑膜炎、蛛网膜下腔出血甚至颅内积气[5]。

诊断检查

任何鼻腔肿块诊断始于详细的病史、病程、位置、严重性和症状变化。如前所述，临床多变，但是倾向于与鼻窦炎性疾病类似，如鼻窦炎。

完整的头颈检查包括鼻内镜都应做到。可能的话，单侧肿块要活检。血管瘤或脑膨出，临床穿刺或在影像学支持的不应活检。脑脊液漏、眼球移位、外鼻畸形、麻痹，应该想到是肿瘤进展的标志。而且，重叠鼻窦感染应该在手术前发现和处理。

影像学一般包括 CT 和 MRI。CT 能显示骨质解剖，能支持颅内/眶内侵犯。而一些病例有广泛的鼻窦浑浊或伴颅底侵犯，MRI 更好地从临近的分泌物或和神经组织中区别肿瘤。当提示病灶扩展时，需眼科、神外或口腔颌面外科或牙科来会诊。

治疗

一般地，完整切除，大部分鼻腔鼻窦肿瘤是可治愈的。近期，创伤小，内镜入路是主要的方法。而 Harvey 等讨论的辅助的一些切口，如眉、眼眶、颊龈沟，可更好地进入并消除难以到达的部位的肿瘤[1]。对于更多的疾病进展或对于增加的入路，传统"开放"径路可能也是需要的。术后密切监测，不仅为了监测肿瘤复发，也是为了评估治疗后鼻腔的生理功能。

特异性新生物

表 25.1 展示了肿瘤完整的列表，是在世界健康组织指导下完成[6]。下列是一些常见的鼻腔鼻窦良性肿瘤的主要描述。

上皮源性肿瘤

鼻乳头状瘤

内翻性乳头状瘤

内翻性乳头状瘤是最常见的上皮源性良性肿瘤，在第 26 章详细叙述。

表 25.1　鼻腔鼻窦良性肿瘤

肿瘤组织	肿瘤
上皮	乳头状瘤
	内翻性
	外翻型
	嗜酸瘤细胞
	唾液腺
	多形性腺瘤
	肌上皮瘤
	大嗜酸粒细胞瘤
神经外胚层	神经鞘瘤
	神经纤维瘤
	脑膜瘤
	神经胶质瘤
牙科	成釉细胞瘤
	牙源性角化囊肿
肌肉	横纹肌瘤
	平滑肌瘤
	炎性肌纤维母细胞瘤
血管	血管瘤
	小叶毛细血管瘤
	海绵状
	青少年鼻咽血管纤维瘤
	副神经节瘤
	血管肌脂肪瘤
	鼻窦血管外皮细胞瘤 a
骨骼	骨瘤
	骨纤维结构发育不良
	骨化性纤维瘤
	骨巨细胞瘤
	骨样骨瘤
软骨	软骨瘤
	成软骨细胞瘤
	软骨黏液样纤维瘤
	骨软骨瘤
	鼻软骨间充质错构瘤
	错构瘤
其他	错构瘤
	纤维瘤
	黏液瘤
	浆细胞瘤
	脂肪瘤
	硬纤维瘤 a
	孤立纤维肿瘤 a
生殖细胞	皮样囊肿
	成熟性畸胎瘤脊索瘤
	软骨瘤

注：a 增加恶性可能的肿物；REAH：呼吸上皮腺瘤样错构瘤；CORE：骨软骨呼吸上皮错构瘤。

外翻性乳头状瘤

外翻性乳头状瘤(EP)是第二常见的鼻乳头状瘤，位置几乎都在鼻中隔[6,7]。也提到的类似翻转或菌状的乳头状瘤，这些病灶展示了一种组织学类型。伴微管组织核心的分支外生性增殖，被覆上皮增生从鳞状上皮到移行的呼吸上皮，除了充满黏蛋白的小囊[6,7]。EP 好发于男性，比例从 2:1~10:1，30~60 岁之间[6,7]。强烈证据表明与 HPV[6,11]感染有关。在 Lawson 近期 meta 分析 HPV 在所有鼻乳头状瘤中都有，在 EP 中 PV 流行率从 45%~86%[8]。体格检查显示小的(0.1~0.5cm)黄褐色或灰色外生型疣状病灶以一窄带黏在黏膜下[7]。不像内翻性乳头状瘤那样，其恶变极其罕见[7]。完全切除，包括临近连接物的正常组织切缘，可治愈。但不完全切除会导致 22%~50%的复发[6,7]。

嗜酸性细胞的乳头状瘤

嗜酸性细胞的乳头状瘤(OSP)，或圆形细胞乳头状瘤，是最少见的鼻乳头状瘤，约占 3%~7%[3,7,9]。OSP 在男女分布相似，好发在 60 岁[6]。像内翻一样。OSP 很少发生在中隔，位于上颌窦、筛窦或少数在蝶窦[3]。体格检查显示息肉样粉红色、苍白的、褐色病灶从鼻腔外侧壁长出 [6,9]。嗜酸性细胞的乳头状瘤具有高的生物活性，也能有 PET 扫描辨认，局部高密度影[10]。OSP 与 HPV 之间无关[6,8]。组织学上，OSP 显示外生叶除了内生区外有嗜酸性细胞改变和伴微脓肿的浆液黏液性腺体[6,7]。虽然恶变到鳞癌、黏液表皮样癌和小细胞癌的发生率为 4%~17%[3,6,9]，但在小群体中，报道复发率为 33%~40%[3,10]。需要长期随访。

腺样肿瘤

多型性腺瘤

在鼻道中的多型性腺瘤几乎都起源于唾液腺，良性占 25%[6]。好发于 30~70 岁之间，无性别优势，被认为是从小的唾液腺或组织的异位剩余，90%原发于中隔黏膜下组织[6,11]，也有原发于上颌窦[12]和鼻腔外侧壁[13]的报道。有上百例鼻腔鼻窦多型性腺瘤报道[14]，使其成为最常见鼻腔鼻窦唾液腺肿瘤。组织学上，鼻腔鼻窦多型性腺瘤与它们相对应的唾液腺一样，在软骨黏液样基质中，由未封装上皮和肌上皮管组成，虽然已证实鼻腔鼻窦肿瘤很少有基质成分[12]。有外科切除指征的，可治愈，复发率为 5%~7.5%[11,13]。恶变危险性较低，与肿瘤持续存在时间成比例[12]。其他少见的唾液腺肿瘤较少出现在鼻道，包括肌上皮瘤[15]和大嗜酸性粒细胞瘤[6]。治疗相似。

骨、软骨、牙源性肿瘤

骨瘤

常发生在 20~30 岁[2,16,17]，有男性优势，男女比 1.5∶1~3∶1。骨瘤在额窦(60%~70%)[2,18]或筛窦(20%~55%)[16]发生较多，在上颌窦较少(<5%)，蝶窦更少(罕见)[2]。虽然组织学上这些肿瘤可展示像牙一样坚硬(乳白色)，海绵状或混合型[1,6,16]，但它们共同特点是影像上高密度，在受累鼻窦与息肉或骨投影明显区别[5,6,16](图 25.1)。骨瘤一直都是良性的，没有恶变报道[2]，所以不对称病灶可能采取连续的照片。如果肿瘤有症状或因占位和生长而倾向于有症状的可手术切除。复发率很低[2,6]。骨瘤与加德纳综合征有关[16]，多发骨瘤应该引起注意，复查影像学可见额外牙，参照胃肠评估来可见结肠息肉，即 Gardner 综合征的 3 个特点[1,2]。

纤维结构不良/骨纤维异常增殖症

纤维结构不良(FD)是一种以骨重塑为特点的新生物，可有毁容性结果。根据位置有相应表现，包括：无痛性肿块，鼻塞、流涕、头痛、闷、视力改变或妆容改变[4,6,19,20]。

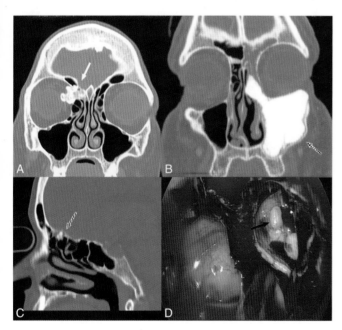

图 25.1　鼻窦骨瘤。(A,B)冠状位非强化 CT 图像示两种鼻窦骨瘤，病灶部位密度增大。右侧额窦骨瘤扩展至眼眶，与右眼球接触。左上颌窦骨瘤病损充满整个上颌窦并扩展阻塞中鼻道。(C)矢状位非强化 CT 图像示偶然发现且无典型症状的典型的筛骨骨瘤。(D)术中图像示左侧眶筛窦骨瘤位置高于视神经管。

单骨型 FD 男女发病相同，是多骨型的 6 倍，多骨型好发于女性，女∶男为 3∶1。FD 发病于青年，在 20~30 岁发病，3/4 患者在 30 岁之前诊断[2,4,6]。在鼻和鼻窦，FD 影响上颌窦最多，然后是额、蝶、筛骨[20]。FD 在 CT 上呈毛玻璃样表现(图 25.2A)，组织学上发现纤维基质伴随梭形细胞和胶原纤维垂直于骨小梁无成骨性边缘，构成诊断[6]。FD 很少恶变(0.5%多骨型 FD)，典型的为多发性骨纤维营养不良表现[2,6]。然而，弥漫性骨受累，全切后复发伴骨骼成熟的进展或稳定病变适合保守入路治疗。有报道 FD 与动脉瘤样骨囊肿发生相关，是一个局部进展的病程。可能需要扩大切除[19]。上述提到的，FD 与多发性骨纤维营养不良综合征有关，有多骨型 FD，咖啡斑和性早熟[2,4,19]。

骨巨细胞瘤

骨/软骨组织骨巨细胞瘤发生在鼻腔鼻窦的较少，起源于骨质的病变多出现在下颌骨，但也有在上颌窦[6]，鼻腔[21,22]和蝶窦[23]的。大多数确诊者年龄小于 30[6]。男女比 1.5∶1~2∶1。骨巨细胞瘤局部进展膨胀伴骨侵袭，图 25.2B[6,21]阐述了多腔的表现。需手术治疗，组织学上[6]表现特征性一致的破骨细胞样骨细胞丛，局部出血，骨和胶原沉积，常无有丝分裂。排除高甲状腺素的棕色瘤[6]，也应评估磷酸盐沉积，骨巨细胞瘤与低血磷酸盐性骨软化症[12]区别。

牙源性角化囊性瘤

KCOT，望文生义，是由牙源性角化囊而得名。是另一种牙源性肿瘤，很少发生在鼻窦，1%KCOT 发生在上颌骨[24]。多发生在男性，在 20~30 岁[6,24]时局部进展。KCOT 可能是单或多发的，如果是多发的，很多与痣样基底细胞癌综合征(Gorlin 综合征)有关[6,24]。影像上，KCOT 表现为圆形的可透 X 线的有硬化缘的肿物，可能是单房的或扇形的(图 25.2C)。组织学上，KCOT 出现 5~8 层角化不全的嗜碱性基底细胞层[6,24]。在炎症时，这些特征常被掩盖[24]。需手术治疗，但需长期随访，因不完全切除或存在子囊会增加复生率。

骨化纤维瘤

从牙周韧带往上，骨化纤维瘤很少，但会局部进展和破坏鼻窦肿瘤[2,6]。OF 表现为明显突出，面部肿胀，视力或眼球运动障碍[25]。有 3 种亚型：青少年沙瘤样骨化纤维瘤(JPOF)，传统的 OF，青少年小梁状 OF(JTOF)。JPOF 和 JTOF 常出现在 10~20 岁之间，男多于女，常位

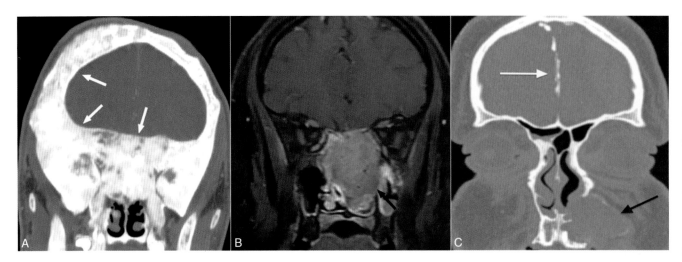

图 25.2 骨损害。(A)冠扫 CT 示广泛性骨纤维结构发育不良,波及蝶窦、双侧颞骨、部分骨质,注意毛玻璃样影。(B)T1 加权像 MRI 示左侧鼻腔骨巨细胞瘤,中隔及多重小腔形成,位于病损实质。(C)冠扫 CT 图像示牙源性角化囊性瘤,硬化边缘及圆齿状外观。也可见镰状钙化,为痣样基底细胞癌综合征的典型表现。

于非承牙的鼻窦,眶(JPOF)或上颌窦(JTOF)。影像上,病变呈渐退的硬化缘。局部进展[6,26](图 25.3)。组织上,JPOF 表现为在平行的纤维基质中沙瘤样小体。整个胶原富含破骨细胞薄片骨质,而 JTOF 缺乏沙瘤样小体。传统的 OF 好发于 20~30 岁,在女性中稍多,在确诊的位于上颌骨和上颌窦中发生在窦外占 25%[26]。需完全切除,因为有局部进展性。恶变和复发危险都低[2,6]。

造釉细胞瘤

虽然造釉细胞瘤是牙源性肿瘤中最常见的,仅次于牙瘤[24],但在鼻腔鼻窦中少见,约 15%~20%的造釉细胞瘤起源于上颌骨,可扩展到上颌窦或鼻腔。这影响了更年轻的人群(3~15 岁)[6,24,27,28],比不常见的鼻腔鼻窦原发的造釉细胞瘤,认为可能是继发于口腔和鼻腔共同的胚胎,在 16 岁时最常确认[28]。造釉细胞瘤位于上颌骨后,表现为无痛性肿胀。影像常表现为透光的多房性的,偶尔围绕未萌出牙齿,临近齿列吸收,临近牙冠破坏,侵犯牙髓隙[6,28]。完整切开整个病灶,保证切缘距离病灶 15mm[29],因为疾病的渗透性,以使复发率最小化。必须完整切除,因为已经有报道很多造釉细胞瘤远处转移[6,29]。

血管和其他软组织肿瘤

血管瘤

头颈部血管瘤相对来说较常见,10%在鼻腔鼻窦中。

叶状毛细血管瘤

最易辨认的血管瘤是叶状毛细血管瘤(LCH),也被

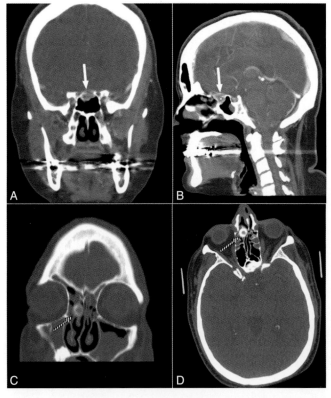

图 25.3 骨化纤维瘤。冠扫(A)及矢状位(B)CT 图像。白色箭头示蝶骨平台骨化纤维瘤。冠状(C)及矢状(D)CT 图像示另一个患者的骨化纤维瘤情况,可见其边缘硬化。

称为化脓性肉芽肿[1,6],LCH 在年龄上分布变化较大,在儿童和青春期男性,生育年龄女性中多见,在>40 岁后无性别差异。与创伤和激素水平有关[6]。约 2%怀孕妇女将会使 LCH 进展,最多见于怀孕 2~3 个月时[30]。LCH 最

常在中隔血管丛,下鼻甲前部,较少在鼻窦[1,6]。当位于鼻腔或发生在鼻窦膨胀形成畸形时[1,6,31]。表现的症状是单侧鼻出血或单侧鼻塞,因为 LCH 在数周内快速生长症状突然出现。检查显示红-蓝色血管,光滑,黏膜下叶状肿块常伴溃烂[1,6]。病灶膨胀可导致周围骨质吸收[31]。组织学上 LCH 在伴有内皮细胞过多和丰富的周细胞毛细血管叶状网时出现[1,6]。手术切除可治愈,完全切除的儿童和未完全切除者都使复发率增高,常常是那些巨大的,出血的肿瘤[6]。恶变为血管肉瘤很罕见,但需要加强长期随访[1,6]。

海绵状血管瘤

比 LCH 少见,常在中鼻甲、鼻腔外侧壁或鼻窦中[1,6,31]。在检查时与 LCH 相似,但很少溃烂[6]。没有性别区别,常发生在 15 岁左右[6]。本病常累及鼻腔外侧壁和鼻窦。症状出现较晚,鼻窦浑浊或检查畸形[6,31],本病会造成骨细胞破坏,在体格检查和 CT 上(图 25.4),血管网血栓钙化,有助于诊断[33,34],活检可致大出血,故术前行血管造影使供血血管显影,栓塞大的营养血管[33,34]。组织学特征是多内皮细胞充满血[31]。治疗与复发与 LCH 相似。

青少年鼻咽纤维血管瘤

JNA 不常见,但是临床上较棘手的鼻腔鼻窦血管肿瘤,第 27 章详细叙述。

血管外皮细胞瘤

常被叫作血管外皮细胞瘤,在鼻腔鼻窦肿瘤中占比例小于 0.5%,但却是原发部位[35]。病灶来自于 Zimmer-mon 周细胞,与创伤、应用类固醇和高血压有关[36,37]。发生在任何年龄段,70 岁是诊断高峰,多在女性[6,35],这种肿瘤起源于鼻腔,可能继续扩展到鼻窦,但很少起源于蝶筛窦[6,37]。检查见牛肉样,红灰,息肉样,脆性肿块偶尔出血[36,38]。组织病理学上是一个分化良好但无包裹的黏膜下肿瘤。细胞排列紧密,多种类型(成束,纹状,漩涡状,栅栏状)血管形成鹿角状结构,线性一致的卵圆形新生细胞,棘形细胞核[6]。复发率高(17%~30%),临床症状出现较晚。进展变化存在,当骨侵袭可有影像学和病理征(指数增殖,和有丝分裂)来确认[6,36],然而,在良性标本上也可见转移[38]。尽管复发率高,但生存率还是令人满意的,5 年生存率大于 90%[6]。有报道称 15% 患者从血管外皮周细胞转移[36,38],这是特异性表现,一种潜在的低度恶性肿瘤,而不是良性肿瘤。因此,需要紧密的随访。

神经鞘瘤

神经鞘瘤是一种周围神经施万细胞形成的肿瘤,在头颈部常见。然而不足 4% 的在鼻腔鼻窦中[39,40]。上百例鼻腔鼻窦神经鞘瘤文献报道多位于筛窦和上颌窦,在鼻腔中少见(原发),靠近三叉神经或其分支[6,39,41]。神经鞘瘤很少在蝶窦和额窦。

男女发病相当,中年时确诊,典型症状是非特异性的,肿瘤堵塞相关症状。组织学上见多细胞的束状形(Antomi A 型)或少细胞的束状形(Antomi B 型)梭形细胞和棘状细胞核。栅栏样。S100 免疫染色强阳性[6]。可向颅内、眶内或翼腭窝扩展。所以影像学检查对于手术必不可少[40,42]。很少复发恶变,完整切除可治愈[6,39,42]。

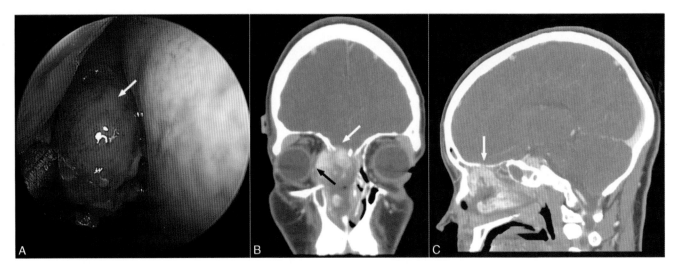

图 25.4 血管瘤。(A)右侧鼻腔前部海绵状血管瘤,术中行 CT 检查。冠状(B)及矢状(C)平面 CT 示海绵状血管瘤的局部侵袭性特质,损伤筛顶及眼眶。

脑膜瘤

原发于鼻腔鼻窦的脑膜瘤少见,占非上皮性鼻腔鼻窦肿瘤不足5%[6]。颅内脑膜瘤颅外扩展到鼻腔鼻窦更常见。鼻腔鼻窦脑膜瘤在女性中稍多,在一生中都可表现,诊断平均年龄是42岁[43]。病灶起源于蛛网膜帽细胞,位于神经鞘[6,43]。鼻窦脑膜瘤起源于鼻腔,但在至少1/3患者中能扩展到鼻窦[6,43]。症状包括鼻塞、头痛、视力改变,体格检查可见结构变形[6,43]。病程拖延,平均4年[6,43]。体格检查见息肉样肿块,常伴黏膜溃烂。CT/MRI可见眶/颅内扩展累及,当侵犯骨质时,骨质改变[6,43]。常见钙化和肿块骨碎片[6,43],有助于诊断。组织学上边界不清的叶状涡旋状细胞,核内假包涵体,可能有沙瘤样小体。多数变异存在,包括脑膜上皮型(大多数在鼻道),过渡期的,化生的,不典型的和沙瘤样的[6,43],与颅内脑膜瘤相似,可能是因为它们的骨浸润性。因为复发率高,需长期随访,尽管复发率高,但生长较慢,长期存活率高[6,43]。

平滑肌瘤

平滑肌瘤是发生在鼻腔鼻窦中罕见的一种良性肿瘤。起源于血管壁平滑肌组织,竖立肌或休息的间充质组织[44,45]。诊断多在60岁,女性是男性发病的3.5倍,但比男性早10年诊断[6]。唯一所知的危险因素是以前的放射历史。多在鼻甲发现,起源于鼻窦或鼻腔外侧壁[6]。最多见症状是鼻塞,伴鼻涕、头痛、疼痛[6,44]。血管平滑肌瘤鼻出血多发生在富血管的变异[45]。体格检查见息肉样或光滑的边界良好的病灶[6],组织学切片见棘行细胞,规则排列束状伴嗜酸性胞浆,平滑肌肌动蛋白和波形蛋白染色阳性[6,44]。影像学表现均匀椭圆的病灶,边界清,无骨质侵犯,但可有受压后骨变形表现[44]。切除治疗,复发少见。

错构瘤

错构瘤在表现和成分上变化较大,在鼻腔鼻窦中占一小部分。最常见的是呼吸上皮腺瘤样错构瘤(REAH),虽然许多其他错构瘤已经有描述,包括腺状错构瘤和鼻软骨间叶样错构瘤[6,7]。REAH在男女发病率上为6:1,影响成人人群从30~90岁,而腺状错构瘤比较年轻化[7]。REAH起源于中隔后部(图25.5),在鼻外侧和上颌窦已有发现[6,7,46]。组织学上,REAH表现大片的大腺体线状排列,伴呼吸上皮,嗜酸性基底膜,可有软骨

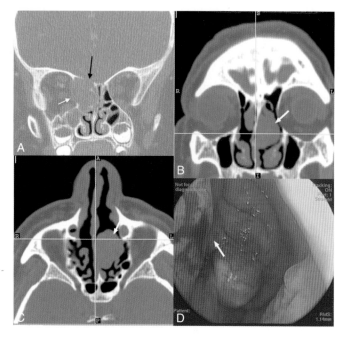

图25.5 错构瘤。(A)冠状非强化CT图像示错构瘤的侵袭特性,侵袭筛顶及筛骨纸板的鼻软骨间充质错构瘤(白色箭头)。CT示冠状位(B)及矢状位(C)的情况,术中呼吸上皮泪腺瘤错构瘤(D)(白色箭头)。注意其与后侧鼻中隔黏膜相接触。

或骨成分[6,7,47]。对比之下,腺状错构瘤表现为小腺体线状排列,伴杯状上皮混合大的呼吸腺体[7],而鼻软骨间叶错构瘤包括变异软骨成分,宽松的棘细胞基质,可有骨成分[6]。

REAH在内翻和孤立的纤维瘤中发现,常在炎性息肉中发现[6,46]额外的相关肿瘤包括鼻软骨间叶错构瘤,可局部进展,故需完全切除(图25.5),也有文献报道浆液黏蛋白错构瘤混有其他鳞瘤,突出强调仔细完全消灭[49]完全切除,需多方尝试[48],才能有较好的预后。

结论

鼻腔鼻窦良性肿瘤,一般的,很少全部发生在鼻腔鼻窦中。尽管良性,但一些可局部进展,骨侵袭/受累,局部复发。更重要的是,如果不治疗,侵入眼眶或颅内可导致鼻腔鼻窦外发病。鼻腔鼻窦、眶、颅底解剖复杂,需迅速的,准确诊断,然后完全切除。连续观察可在早期发现复发,使术后鼻窦功能恢复最优化。

(杭伟 译)

参考文献

1. Harvey RJ, Sheahan PO, Schlosser RJ. Surgical management of benign sinonasal masses. Otolaryngol Clin North Am 2009;42(2): 353–375, x

2. Eller R, Sillers M. Common fibro-osseous lesions of the paranasal sinuses. Otolaryngol Clin North Am 2006;39(3):585–600, x

3. Kaufman MR, Brandwein MS, Lawson W. Sinonasal papillomas: clinicopathologic review of 40 patients with inverted and oncocytic schneiderian papillomas. Laryngoscope 2002;112(8, pt 1):1372–1377

4. Nambi GI, Jacob J, Gupta AK. Monofocal maxillary fibrous dysplasia with orbital, nasal and oral obstruction. J Plast Reconstr Aesthet Surg 2010;63(1):e16–e18

5. Das S, Kirsch CFE. Imaging of lumps and bumps in the nose: a review of sinonasal tumours. Cancer Imaging 2005;5:167–177

6. Barnes L, Eveson JW, Reichart P, Sidransky D, eds. World Health Organization Classification of Tumours. Pathology and Genetics of Head and Neck Tumours. IARC Press: Lyon;2005

7. Perez-Ordoñez B. Hamartomas, papillomas and adenocarcinomas of the sinonasal tract and nasopharynx. J Clin Pathol 2009; 62(12): 1085–1095

8. Lawson W, Schlecht NF, Brandwein-Gensler M. The role of the human papillomavirus in the pathogenesis of Schneiderian inverted papillomas: an analytic overview of the evidence. Head Neck Pathol 2008;2(2):49–59

9. Maitra A, Baskin LB, Lee EL. Malignancies arising in oncocytic schneiderian papillomas: a report of 2 cases and review of the literature. Arch Pathol Lab Med 2001;125(10):1365–1367

10. Lin FY, Genden EM, Lawson WL, Som P, Kostakoglu L. High uptake in schneiderian papillomas of the maxillary sinus on positron-emission tomography using fluorodeoxyglucose. AJNR Am J Neuroradiol 2009; 30(2):428–430

11. Kumagai M, Endo S, Koizumi F, Kida A, Yamamoto M. A case of pleomorphic adenoma of the nasal septum. Auris Nasus Larynx 2004; 31(4):439–442

12. Berenholz L, Kessler A, Segal S. Massive pleomorphic adenoma of the maxillary sinus. A case report. Int J Oral Maxillofac Surg 1998; 27(5):372–373

13. Unlu HH, Celik O, Demir MA, Eskiizmir G. Pleomorphic adenoma originated from the inferior nasal turbinate. Auris Nasus Larynx 2003; 30(4):417–420

14. Yazibene Y, Ait-Mesbah N, Kalafate S, et al. Degenerative pleomorphic adenoma of the nasal cavity. Eur Ann Otorhinolaryngol Head Neck Dis 2011;128(1):37–40

15. Nakaya K, Oshima T, Watanabe M, et al. A case of myoepithelioma of the nasal cavity. Auris Nasus Larynx 2010;37(5):640–643

16. Erdogan N, Demir U, Songu M, Ozenler NK, Uluç E, Dirim B. A prospective study of paranasal sinus osteomas in 1,889 cases: changing patterns of localization. Laryngoscope 2009;119(12): 2355–2359

17. Edmond M, Clifton N, Khalil H. A large atypical osteoma of the maxillary sinus: a report of a case and management challenges. Eur Arch Otorhinolaryngol 2011;268(2):315–318

18. Earwaker J. Paranasal sinus osteomas: a review of 46 cases. Skeletal Radiol 1993;22(6):417–423

19. Terkawi AS, Al-Qahtani KH, Baksh E, Soualmi L, Mohamed Ael-B, Sabbagh AJ. Fibrous dysplasia and aneurysmal bone cyst of the skull base presenting with blindness: a report of a rare locally aggressive example. Head Neck Oncol 2011;3:15

20. Zodpe P, Chung SW, Kang HJ, Lee SH, Lee HM. Endoscopic treatment of nasolacrimal sac obstruction secondary to fibrous dysplasia of

paranasal sinuses. Eur Arch Otorhinolaryngol 2007;264(5):495–498

21. Tuluc M, Zhang X, Inniss S. Giant cell tumor of the nasal cavity: case report. Eur Arch Otorhinolaryngol 2007;264(2):205–208

22. Battoo AJ, Salih SS, Unnikrishnan AG, et al. Oncogenic osteomalacia from nasal cavity giant cell tumor. Head Neck 2012;34(3):454–457

23. Company MM, Ramos R. Giant cell tumor of the sphenoid. Arch Neurol 2009;66(1):134–135

24. Press SG. Odontogenic tumors of the maxillary sinus. Curr Opin Otolaryngol Head Neck Surg 2008;16(1):47–54

25. Kasliwal MK, Rogers GF, Ramkissoon S, Moses-Gardner A, Kurek KC, Smith ER. A rare case of psammomatoid ossifying fibroma in the sphenoid bone reconstructed using autologous particulate exchange cranioplasty. J Neurosurg Pediatr 2011;7(3):238–243

26. Noudel R, Chauvet E, Cahn V, Mérol JC, Chays A, Rousseaux P. Transcranial resection of a large sinonasal juvenile psammomatoid ossifying fibroma. Childs Nerv Syst 2009;25(9):1115–1120

27. Guilemany JM, Ballesteros F, Alós L, et al. Plexiform ameloblastoma presenting as a sinonasal tumor. Eur Arch Otorhinolaryngol 2004;261(6):304–306

28. Ereño C, Etxegarai L, Corral M, Basurko JM, Bilbao FJ, López JI. Primary sinonasal ameloblastoma. APMIS 2005;113(2):148–150

29. Zwahlen RA, Grätz KW. Maxillary ameloblastomas: a review of the literature and of a 15-year database. J Craniomaxillofac Surg 2002;30(5):273–279

30. Zarrinneshan AAZ, Zapanta PE, Wall SJ. Nasal pyogenic granuloma. Otolaryngol Head Neck Surg 2007;136(1):130–131

31. Zaki Z, Ouatassi N, Oudidi A, Alami N. Cavernous hemangioma of the maxillary sinus. Fr ORL. 2008;94:387–390

32. Benoit MM, Fink DS, Brigger MT, Keamy DG Jr. Lobular capillary hemangioma of the nasal cavity in a five-year-old boy. Otolaryngol Head Neck Surg 2010;142(2):290–291

33. Kim HJ, Kim JH, Kim JH, Hwang EG. Bone erosion caused by sinonasal cavernous hemangioma: CT findings in two patients. AJNR Am J Neuroradiol 1995;16(5):1176–1178

34. Archontaki M, Stamou AK, Hajiioannou JK, Kalomenopoulou M, Korkolis DP, Kyrmizakis DE. Cavernous haemangioma of the left nasal cavity. Acta Otorhinolaryngol Ital 2008;28(6):309–311

35. Thompson LDR, Miettinen M, Wenig BM. Sinonasal-type hemangiopericytoma: a clinicopathologic and immunophenotypic analysis of 104 cases showing perivascular myoid differentiation. Am J Surg Pathol 2003;27(6):737–749

36. Higashi K, Nakaya K, Watanabe M, et al. Glomangiopericytoma of the nasal cavity. Auris Nasus Larynx 2011;38(3):415–417

37. Lin IH, Kuo FY, Su CY, Lin HC. Sinonasal-type hemangiopericytoma of the sphenoid sinus. Otolaryngol Head Neck Surg 2006;135(6): 977–979

38. Gillman G, Pavlovich JB. Sinonasal hemangiopericytoma. Otolaryngol Head Neck Surg 2004;131(6):1012–1013

39. Wada A, Matsuda H, Matsuoka K, Kawano T, Furukawa S, Tsukuda M. A case of schwannoma on the nasal septum. Auris Nasus Larynx 2001;28(2):173–175

40. Ulu EMK, Cakmak O, Dönmez FY, et al. Sinonasal schwannoma of the middle turbinate. Diagn Interv Radiol 2010;16(2):129–131

41. Melroy CT, Senior BA. Benign sinonasal neoplasms: a focus on inverting papilloma. Otolaryngol Clin North Am 2006;39(3): 601–617, x

42. Kodama S, Okamoto T, Suzuki M. Ancient schwannoma of the nasal septum associated with sphenoid sinus mucocele. Auris Nasus Larynx 2010;37(4):522–525

43. Rushing EJ, Bouffard JP, McCall S, et al. Primary extracranial meningiomas: an analysis of 146 cases. Head Neck Pathol 2009;

3(2):116–130

44. Yang BT, Wang ZC, Xian JF, Hao DP, Chen QH. Leiomyoma of the sinonasal cavity: CT and MRI findings. Clin Radiol 2009;64(12):1203–1209

45. He J, Zhao LN, Jiang ZN, Zhang SZ. Angioleiomyoma of the nasal cavity: a rare cause of epistaxis. Otolaryngol Head Neck Surg 2009;141(5):663–664

46. Mortuaire G, Pasquesoone X, Leroy X, Chevalier D. Respiratory epithelial adenomatoid hamartomas of the sinonasal tract. Eur Arch Otorhinolaryngol 2007;264(4):451–453

47. Choi E, Catalano PJ, Chang KG. Chondro-osseous respiratory epithelial hamartoma of the sinonasal tract. Otolaryngol Head Neck Surg 2006;134(1):168–169

48. Priest JR, Williams GM, Mize WA, Dehner LP, McDermott MB. Nasal chondromesenchymal hamartoma in children with pleuropulmonary blastoma—A report from the International Pleuropulmonary Blastoma Registry registry. Int J Pediatr Otorhinolaryngol 2010; 74(11):1240–1244

49. Figures MR, Nayak JV, Gable C, Chiu AG. Sinonasal seromucinous hamartomas: clinical features and diagnostic dilemma. Otolaryngol Head Neck Surg 2010;143(1):165–166

第 26 章

内翻性乳头状瘤的内镜手术治疗

John M. Lee, Alexander G. Chiu

内翻性乳头状瘤是鼻窦良性肿瘤中最常见的一种。该病首先于 19 世纪 50 年被发现,对于内翻性乳头状瘤的手术治疗重点一直在于肿瘤的高复发率和潜在恶变性。为了保证充分地切除肿瘤,开放性的手术包括柯-陆手术、鼻侧切开术等,成为内翻性乳头状瘤的主要手术方式[1-3]。随着 20 世纪 80 年代中期内镜鼻窦手术的发明,内翻性乳头状瘤的治疗通过内镜可以到达鼻窦及颅底,且减少了患者的致死率[4-6]。本章介绍内翻性乳头状瘤的内镜手术的介绍、技术和结果。

流行病学和病理学

内翻性乳头状瘤占鼻部主要肿瘤的 0.5%~4%,每年每 100 000 个患者中有 0.2~0.7 个病例。内翻性乳头状瘤主要为单侧肿瘤,但是也有大约 5% 病例为双侧肿瘤。男女比例为 3:1,大多发生在 50~60 岁的中年人[3,7,8]。病理上内翻性乳头状瘤起源于鼻和鼻窦外胚层的内胚层。内翻性乳头状瘤是鼻黏膜乳头状瘤中最常见的亚型,其他包括真菌团块样和圆柱形细胞组成的其他类型。粗略地说,内翻性乳头状瘤看起来比典型的鼻息肉会出现更多的黏膜损伤。病理学上讲,内翻性乳头状瘤的病理特征是非角蛋白鳞状上皮,在细胞间质下呈内部生长或内翻性增生。细胞间质内有大量的炎性物质、纤维组织和水肿,缺乏浆液或黏液腺及基底膜的保护。内翻性乳头状瘤有良性的病理表现,没有显著的非典型增生。据报道内翻性乳头状瘤恶变成鳞状细胞癌的发病率少于 10%[9]。最近几年,HPV 在内翻性乳头状瘤发病机制中的作用越来越受到重视,具体机制至今不明。在最近的数据统计调查中,HPV 在内翻性乳头状瘤手术病理切片中的发病率从 0~79%。总之 HPV 在内翻性乳头状瘤中的感染率大约为 22%~23%。作者也认为内翻性乳头状瘤有较高的 HPV 感染率及恶变率[10]。

临床表现

内翻性乳头状瘤的临床表现多种多样,包括鼻塞、鼻出血、头痛等[3,7,8]。而且内翻性乳头状瘤的临床表现与鼻息肉类似。应保持高度的警惕性来保证诊断及治疗的正确性。因为内翻性乳头状瘤通常为单侧,故如果影像学表现为单侧鼻息肉、单侧鼻窦炎,应该进行详细的检查以防漏诊。内翻性乳头状瘤侵犯的部位包括:鼻腔外侧壁占 89%,上颌窦占 53.9%,筛窦占 31.6%,中隔占 9.9%,额窦占 6.5%,蝶窦占 3.9%[3]。

影像学检查

影像学检查是诊断内翻性乳头状瘤最重要的方法。CT 扫描可以提供各种有用的信息,包括肿瘤的位置和范围,也能检查出眼眶和颅底周围骨壁的完整性。然而,在 CT 上难以分辨肿瘤和术后阻塞性的病变。最近发现 CT 上表现骨质硬化或者增生有助于辨别肿瘤的侵袭范围,这对于肿瘤手术方案的制订是重要的(图 26.1)。2007 年 Lee 等发现 76 个内翻性乳头状瘤的患者中有 48 例出现病灶增生的现象。更重要的是在 CT 上骨质增厚的区域有 89% 的阳性率,这对于肿瘤的手术范围的制订有极大的帮助,有类似的研究结果于 2007 年发表[11,12]。然而这些骨质增生的改变没有较高的特异性,因为慢性鼻窦炎的患者在 CT 上也表现为增生性骨炎[13]。

最后 MRI 作为诊断内翻性乳头状瘤的工具已经被广泛应用。2009 年 Karkos 等发现 T2 相有助于辨别肿瘤和炎症组织。而且对于怀疑肿瘤侵犯范围超出鼻腔的病例 MRI 检查更为重要(图 26.2 和图 26.3)。因为 MRI 难以鉴别肿瘤及瘢痕组织,故 MRI 在 IP 复发病例中的作用被减弱[14]。在可疑 IP 的病例中,CT 和 MRI 作用可以相互补充。作者认为术前制订手术计划行 CT 和 MRI

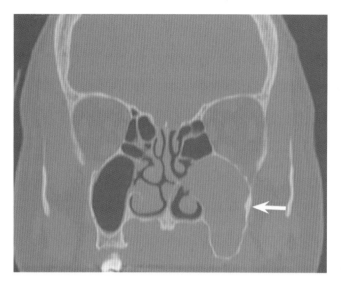

图 26.1　左侧上颌窦内翻乳头状瘤的冠状 CT 扫描,左侧上颌窦侧壁骨质增生(肿瘤可能的起源)。

检查有重要的作用。单纯的内镜手术很难辨清手术界限,从而不能保证肿瘤完整切除。

鼻内镜检查和活检

鼻内镜检查是诊断内翻乳头状瘤的重要工具。另外在局麻下应用鼻内镜对可疑组织进行活检,可以对肿物或者息肉进行鉴别。几个研究已经介绍了内翻乳头状瘤活检的原则。Tritt 等发现单侧鼻息肉患者在内镜手术后可以出现 15.9% 的内翻乳头状瘤阳性率[15]。然而对于双

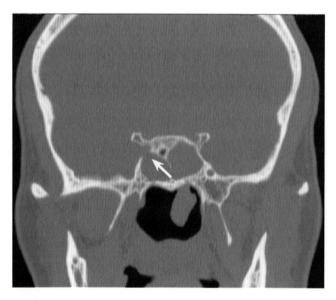

图 26.2　蝶窦内翻乳头状瘤的冠状 CT 扫描,蝶窦右侧骨壁不连续,包绕颈内动脉,病变是否超出蝶窦范围不清楚。

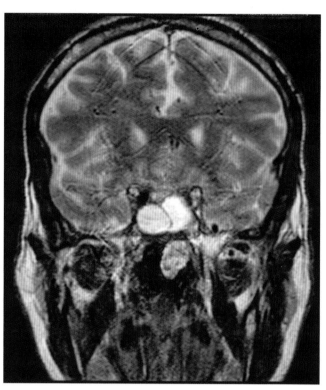

图 26.3　蝶窦内翻乳头状瘤的 MRI 图像(与图 26.2 同一个患者),T2 相影像说明肿瘤在蝶窦内,没有侵犯到海绵窦或颈动脉。

侧鼻息肉患者比例为 0~0.92%[16-18]。内翻乳头状瘤活检的优势在于可以帮助术前制订手术范围的计划,因为内翻乳头状瘤要比炎症性息肉手术要复杂得多。活检病理可以使患者满意,便于患者咨询,尤其对于有恶变可能的患者。然而活检应该在可以达到的组织中进行,不要在血管丰富和无颅内侵犯的病变中进行。作者认为在影像学检查后发现单侧鼻腔肿块,怀疑内翻乳头状瘤时应进行活检。如果患者不愿意做病理活检,可以在手术开始前进行冰冻切片检查。对于双侧鼻息肉除非内镜下观察不正常,否则不应进行常规活检。然而所有双侧鼻息肉的病例均应送病理检查。

分期

2000 年 Krouse 对内翻乳头状瘤进行分期,并一直沿用至今(表 26.1)。他对内翻乳头状瘤的分期是以肿瘤侵犯鼻腔、鼻窦的范围为依据。Krouse 分期对于描述肿瘤的范围有益,但是不能明确肿瘤是否适合进行内镜手术,而且当出现肿瘤有可能出现恶变的情况,这个分期也未能说明情况[19]。其他的内翻性乳头状瘤分期也随之被提出,能够较好地反映内镜手术治疗内翻性乳头状瘤的情况[20,21]。然而这些分期未被广泛应用,本章也不做特

表 26.1 Krouse 内翻乳头状瘤的分期

分期	表现
Ⅰ期	肿瘤完全局限于鼻腔
Ⅱ期	肿瘤侵犯鼻道窦口复合体、筛窦、上颌窦内侧壁等
Ⅲ期	肿瘤侵犯上颌窦前、上、内、外侧壁或后壁,蝶窦和或额窦
Ⅳ期	肿瘤超出鼻腔/鼻窦的范围,侵犯如眼眶、前颅底等部位。肿瘤怀疑恶变的可能

殊说明。

内翻性乳头状瘤的内镜手术治疗

内翻性乳头状瘤手术的原则仍然是考虑采取内镜手术或者开放性手术。考虑到内翻性乳头状瘤的高复发率和恶变的可能,手术的目标应包括以下几个方面:

- 完整地切除肿瘤。
- 肿瘤边缘的确认和充分治疗。
- 为了长期的生存率,制造安全的窦腔。
- 减少患者的致死率。

因为内镜可以提供直接的手术视野,故无论内翻性乳头状瘤的位置如何,内镜治疗内翻性乳头状瘤已被广泛应用。随着手术器械的发展,例如切割器等,内镜手术可以治疗大多数的内翻性乳头状瘤。

内翻性乳头状瘤内镜手术的基本原则

最基本的是可以用微创手术治疗尚未侵犯到周围鼻窦黏膜的内翻性乳头状瘤。这种手术方法可以辨清肿瘤侵犯的范围,减少出血量和降低对周围正常组织的损伤。然而一旦肿瘤的起源部位被确定,可以采用肿瘤及周边黏膜的切除术。这样能使病理科医生通过切片来正确评估。肿瘤的起源,可以发现肿瘤恶变的起源。周边的黏膜应常规做病理切片,来保证肿瘤已经完整切除。最后评估切除的黏膜后,观察黏膜下的骨质非常重要。这些骨质看上去不完整,可能是骨质侵犯的潜在区域。Chiu 等通过内翻性乳头状瘤病理切片检查后强调肿瘤周边的骨质应予切除。病理标本的 17% 骨质[22]中含有黏膜的边缘,有研究表明这些骨质中含有内翻性乳头状瘤(图 26.4)。如此我们强调,应该用金刚钻来磨除这些骨质,从而减少肿瘤的复发率(图 26.5)。如果内镜手术不能满足上述原则,应考虑使用开放性或鼻外入路进行手术。如果肿瘤位于上颌窦,很少采用鼻外入路。最后应记

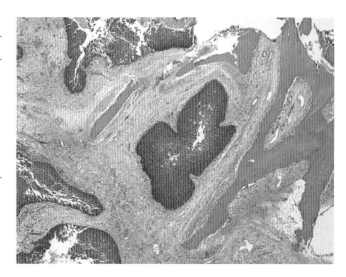

图 26.4 侵犯骨质的内翻性乳头状瘤病理切片。

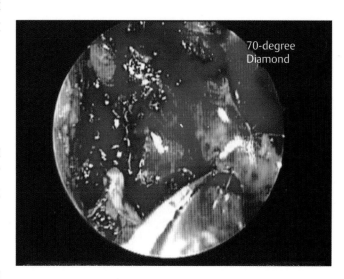

图 26.5 内镜图像显示 70°金刚钻切除左侧上颌窦后壁。

得如果发现肿瘤恶变,标准手术原则应该遵守,这样才能达到肿瘤切缘阴性的结果。本章的其余部分详细介绍各鼻窦内镜内翻性乳头状瘤手术的细则。

上颌窦

上颌窦是内翻性乳头状瘤最好发的部位。既往切除上颌窦内翻性乳头状瘤是通过上颌窦根治术来完成的[2]。1995 年 Kamel 首先采用内镜通过上颌窦前壁来切除内翻性乳头状瘤[23]。一旦肿瘤侵犯鼻腔和中鼻道,上颌窦就会很快被侵及。对于切除上颌窦内翻性乳头状瘤应用 30°或 70°内镜可以拥有极好的视野(图 26.6)。

第一个内镜上颌窦内侧壁切除术是应用切割工具或者鼻窦钻通过切除下鼻甲后 2/3 和切除上颌窦内侧

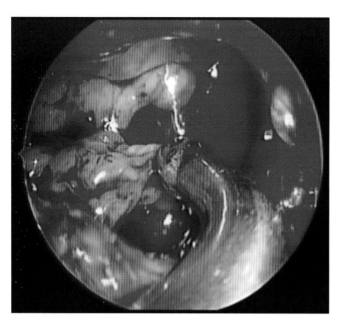

图 26.6 30°内镜通过上颌窦前壁观察内翻性乳头状瘤。

壁至鼻底来完成的。内翻性乳头状瘤的位置决定了切除上颌窦内侧壁的长度。如果内翻性乳头状瘤位于上颌窦的后壁就不用切除部分骨质做病理检查了。如果内翻性乳头状瘤位于上颌窦其他各壁,就需要切除病变黏膜和部分骨质了。然而肿瘤不一定侵犯上颌窦内侧壁,但是为了得到充分的视野和手术器械能进入鼻窦,上颌窦内侧壁切除术是必需的。

上颌窦前壁对于内镜手术来说是个难点。我们为了切除上颌窦前壁的肿瘤,通常需要切除上颌窦内侧壁来完成。切除上颌窦内侧壁可以通过带角度的切割器完成。切除上颌窦内侧壁需要切除鼻泪管,切除这个区域是非常重要的。因为这个区域往往是内翻性乳头状瘤复发的地方。通过切除上颌窦内侧壁,我们能完整的切除肿瘤,也能扩大手术视野,还可以使手术器械到达上颌窦前壁及前内侧壁等。这种手术方法是 Tomenzoli 等[24]发明,是 Denker 内镜手术的变通手术方式。这种技术是通过内镜来剥离上颌窦内侧壁的软组织,从而来切除上颌窦前壁的肿瘤。因为鼻泪管区域是术后肿瘤易复发的区域,我们通常最后处理该区域[25,26]。还有经对侧鼻孔通过鼻中隔的方法使手术器械到达上颌窦前壁或侧壁,如果上述方法均不能达到肿瘤的部位,可以考虑柯陆氏手术方法。

筛窦

筛窦内翻性乳头状瘤的内镜手术通常是标准前后筛窦切除术的延伸。而且手术的关键是尽可能的切除可

见的肿瘤。内翻性乳头状瘤手术的原则是切除所有的肿瘤及黏膜,磨除周边的骨质,如果肿瘤侵袭到颅底及眶周,手术要小心,使用金刚钻头能减少脑脊液鼻漏或眶周损伤的危险性。

蝶窦

蝶窦的内翻性乳头状瘤是相对罕见的。Lombondi 等在 212 例内翻性乳头状瘤的患者中发现蝶窦内翻性乳头状瘤的发病率是 4.2%。然而 Guillemaud 和 Witterick 在内翻性乳头状瘤的患者中发现蝶窦内翻性乳头状瘤的发病率是 12.7%[27,28]。有意思的是 Guillemaud 和 Witterick 发现蝶窦内翻性乳头状瘤更容易出现头痛和视觉障碍等症状[28]。蝶窦内翻性乳头状瘤的内镜手术是通过扩大经蝶手术的方式来完成的。这种手术通常需要切除中隔后端和蝶窦间隔。这种扩大的手术方式对于内翻性乳头状瘤的切除也是必需的,更重要的是蝶窦口的扩大可以延长患者的生存率。如果内翻性乳头状瘤是良性的,没有恶变的表现,我们的意见是对于颈内动脉和视神经部位的骨质切除要慎重。对于分离颈内动脉和视神经周围的骨质问题,术前必须仔细查看影像学资料。对于颈内动脉和视神经周边肿瘤的切除可以应用显微镜。

额窦

额窦内翻性乳头状瘤的切除是比较困难的。以往鼻侧切开术可以完整地切除肿瘤。然而内镜额窦手术技术的革新,例如 Draf II 和 Draf III 内镜手术可以治疗大多数的额窦疾病(图 26.7)。

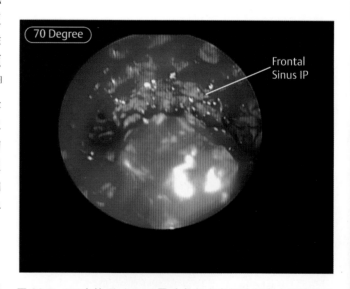

图 26.7 70°内镜通过 Draf III 手术方式来切除额窦内翻性乳头状瘤。

对于额窦内翻性乳头状瘤手术的关键因素为是否可以确定肿瘤侵犯的程度和部位。最新 Lombondi 文献报道额窦内翻性乳头状瘤 11 例有 6 例仅仅使用内镜方法进行手术，其余 5 例需要辅助的骨成形瓣并因为额窦或者眶上筛房有广泛的侵犯[27]。即使有改良 Draf 内镜手术，也是很难到达额窦侧壁。目前的手术器械还不能完整切除病变的黏膜和骨质。类似的 Yoon 等报道 18 例额窦内翻性乳头状瘤发现侧壁和前壁受肿瘤侵犯仍需行鼻侧切开术。复习这些文献发现72%的患者可以单纯使用内镜的方法进行手术[29]。不幸的是至今仍无法确定额窦内翻性乳头状瘤手术的精准策略。局限在额隐窝的内翻性乳头状瘤可以使用 Draf Ⅱa 和 Draf Ⅱb 来完整的切除肿瘤。然而如果肿瘤侵及整个额窦，术者觉得 Lothrop 手术方式无法完整切除肿瘤，就应该准备鼻侧切开术的术式。

有特殊情况应予注意，是否额窦后壁有骨质缺损。除非显示有高度恶变的可能，才进行内翻性乳头状瘤粘连大脑额叶的肿瘤切除术。硬脑膜处的肿瘤应用双极电凝烧灼或者剥离肿瘤是可以的，对于良性内翻性乳头状瘤硬脑膜的切除能潜在增加患者的致死率，也能使肿瘤种植在颅内。

内翻性乳头状瘤的内镜手术结果

复发率

对于良性内翻性乳头状瘤，复发是术后主要要考虑的因素。传统的开放性手术报告复发率是 5%~30%[4]。在早期的内镜手术，手术较局限，复发率在 34%~58%[30]。然而随着内镜技术的不断进展，多篇报道已经报告与其他手术方式相比较，内镜手术有较低的复发率。最近有几个报道强调了内镜手术的优越性。2006 年，Busquets 和 Hwang 回顾地分析了内镜切除鼻窦内翻性乳头状瘤的文献报道。1992 年至 2004 年的现代研究报告显示大多数内翻性乳头状瘤应用内镜手术切除。

与严格的应用其他方法手术的文献进行比较。与传统外侧入路同期对比有研究发现，32 例现代手术方法与 13 例传统手术方法比较有统计学差异（P<0.02）。经过现代统计学研究发现内镜手术（12%）比非内镜手术（30%）有更低的复发率（P<0.01）。更多的研究也证实了这些研究结果[6]。2007 年 Woodworth 等报告 114 例内翻性乳头状瘤，内镜手术的复发率是 15%[31]。时至今日，Lombardi 报告最大宗鼻窦内翻性乳头状瘤的病例是 212 例。198 例患者（93.4%）只是通过内镜手术治疗，平

均随访 53.8 月，仅有 12 例复发[27]。随着大宗病例的文献报道，内镜手术已经成为治疗鼻窦内翻性乳头状瘤的首选。更重要的是多数学者认为复发率与首次手术切除肿瘤的完整率有关[32]。

恶变率

文献已有报道鳞癌与内翻性乳头状瘤的相关性。内翻性乳头状瘤的恶变率大约 5%~32%，多数报道小于10%[9]。一项研究发现 SCC 与 IP 之间有 7.1%的同期发生率有 3.4%的异期发生率。Busquets 和 Hwang 系统复习了 1900 例内翻性乳头状瘤患者，恶变率大约为 6.6%[6]。在某种情况下也许恶变率被高估，所以需要有充足的随访时间来监测内翻性乳头状瘤的复发和恶变率。

并发症

对于大多数内翻性乳头状瘤患者，内镜手术比开放性手术有更低的复发率。内镜手术明显的优点是避免了面部切口，不会出现面部功能障碍。然而切除内翻性乳头状瘤的内镜手术比标准的鼻窦手术要切除更多的骨质和组织。Lombardi 等研究认为并发症的发生率为 9.4%。术后立即出现的并发症包括脑脊液鼻漏和鼻出血，延迟出现的并发症包括鼻窦炎、鼻泪管阻塞等。其余文献报道并发症的发生率为 0~20%，平均 6.5%[27]。最后内镜手术方法可以减少内翻性乳头状瘤的复发率，患者应被告知所有手术的风险。

结论

内翻性乳头状瘤手术对于鼻科医生是一个挑战。然而内翻性乳头状瘤恶变率较低，手术挑战仍然是彻底切除肿瘤和减少复发率。综合大多数文献报道，内镜手术是治疗内翻性乳头状瘤的首选方法。然而术者必须掌握鼻侧切开术及扩大鼻窦手术等。而且如果肿瘤超出内镜手术的范围，鼻外入路手术包括面中翻等手术，术者也应掌握。

（于焕新 译）

参考文献

1. Lawson W, Patel ZM. The evolution of management for inverted papilloma: an analysis of 200 cases. Otolaryngol Head Neck Surg 2009;140(3):330–335
2. Myers EN, Fernau JL, Johnson JT, Tabet JC, Barnes EL. Management of inverted papilloma. Laryngoscope 1990;100(5):481–490
3. Melroy CT, Senior BA. Benign sinonasal neoplasms: a focus on inverting papilloma. Otolaryngol Clin North Am 2006;39(3):

601–617, x

4. Reh DD, Lane AP. The role of endoscopic sinus surgery in the management of sinonasal inverted papilloma. Curr Opin Otolaryngol Head Neck Surg 2009;17(1):6–10

5. Sautter NB, Cannady SB, Citardi MJ, Roh H-J, Batra PS. Comparison of open versus endoscopic resection of inverted papilloma. Am J Rhinol 2007;21(3):320–323

6. Busquets JM, Hwang PH. Endoscopic resection of sinonasal inverted papilloma: a meta-analysis. Otolaryngol Head Neck Surg 2006;134(3):476–482

7. Krouse JH. Endoscopic treatment of inverted papilloma: safety and efficacy. Am J Otolaryngol 2001;22(2):87–99

8. Lane AP, Bolger WE. Endoscopic management of inverted papilloma. Curr Opin Otolaryngol Head Neck Surg 2006;14(1):14–18

9. Perez-Ordoñez B. Hamartomas, papillomas and adenocarcinomas of the sinonasal tract and nasopharynx. J Clin Pathol 2009; 62(12):1085–1095

10. Lawson W, Schlecht NF, Brandwein-Gensler M. The role of the human papillomavirus in the pathogenesis of Schneiderian inverted papillomas: an analytic overview of the evidence. Head Neck Pathol 2008;2(2):49–59

11. Lee DK, Chung SK, Dhong H-J, Kim HY, Kim HJ, Bok KH. Focal hypcrostosis on CT of sinonasal inverted papilloma as a predictor of tumor origin. AJNR Am J Neuroradiol 2007;28(4):618–621

12. Yousuf K, Wright ED. Site of attachment of inverted papilloma predicted by CT findings of osteitis. Am J Rhinol 2007;21(1):32–36

13. Lee JT, Kennedy DW, Palmer JN, Feldman M, Chiu AG. The incidence of concurrent osteitis in patients with chronic rhinosinusitis: a clinicopathological study. Am J Rhinol 2006;20(3):278–282

14. Karkos PD, Khoo LC, Leong SC, Lewis-Jones H, Swift AC. Computed tomography and/or magnetic resonance imaging for pre-operative planning for inverted nasal papilloma: review of evidence. J Laryngol Otol 2009;123(7):705–709

15. Tritt S, McMains KC, Kountakis SE. Unilateral nasal polyposis: clinical presentation and pathology. Am J Otolaryngol 2008;29(4): 230–232

16. Alun-Jones T, Hill J, Leighton SE, Morrissey MS. Is routine histological examination of nasal polyps justified? Clin Otolaryngol Allied Sci 1990;15(3):217–219

17. Kale SU, Mohite U, Rowlands D, Drake-Lee AB. Clinical and histopathological correlation of nasal polyps: are there any surprises? Clin Otolaryngol Allied Sci 2001;26(4):321–323

18. Diamantopoulos II, Jones NS, Lowe J. All nasal polyps need histological examination: an audit-based appraisal of clinical practice. J Laryngol Otol 2000;114(10):755–759

19. Krouse JH. Development of a staging system for inverted papilloma. Laryngoscope 2000;110(6):965–968

20. Han JK, Smith TL, Loehrl T, Toohill RJ, Smith MM. An evolution in the management of sinonasal inverting papilloma. Laryngoscope 2001;111(8):1395–1400

21. Cannady SB, Batra PS, Sautter NB, Roh H-J, Citardi MJ. New staging system for sinonasal inverted papilloma in the endoscopic era. Laryngoscope 2007;117(7):1283–1287

22. Chiu AG, Jackman AH, Antunes MB, Feldman MD, Palmer JN. Radiographic and histologic analysis of the bone underlying inverted papillomas. Laryngoscope 2006;116(9):1617–1620

23. Kamel RH. Transnasal endoscopic medial maxillectomy in inverted papilloma. Laryngoscope 1995;105(8 Pt 1):847–853

24. Tomenzoli D, Castelnuovo P, Pagella F, et al. Different endoscopic surgical strategies in the management of inverted papilloma of the sinonasal tract: experience with 47 patients. Laryngoscope 2004;114(2):193–200

25. Harvey RJ, Sheehan PO, Debnath NI, Schlosser RJ. Transseptal approach for extended endoscopic resections of the maxilla and infratemporal fossa. Am J Rhinol Allergy 2009;23(4):426–432

26. Ramakrishnan VR, Suh JD, Chiu AG, Palmer JN. Septal dislocation for endoscopic access of the anterolateral maxillary sinus and infratemporal fossa. Am J Rhinol Allergy 2011;25(2):128–130

27. Lombardi D, Tomenzoli D, Buttà L, et al. Limitations and complications of endoscopic surgery for treatment for sinonasal inverted papilloma: a reassessment after 212 cases. Head Neck 2011;33(8):1154–1161

28. Guillemaud JP, Witterick IJ. Inverted papilloma of the sphenoid sinus: clinical presentation, management, and systematic review of the literature. Laryngoscope 2009;119(12):2466–2471

29. Yoon B-N, Batra PS, Citardi MJ, Roh H-J. Frontal sinus inverted papilloma: surgical strategy based on the site of attachment. Am J Rhinol Allergy 2009;23(3):337–341

30. Karkos PD, Fyrmpas G, Carrie SC, Swift AC. Endoscopic versus open surgical interventions for inverted nasal papilloma: a systematic review. Clin Otolaryngol 2006;31(6):499–503

31. Woodworth BA, Bhargave GA, Palmer JN, et al. Clinical outcomes of endoscopic and endoscopic-assisted resection of inverted papillomas: a 15-year experience. Am J Rhinol 2007;21(5): 591–600

32. Lund VJ, Stammberger H, Nicolai P, et al; European Rhinologic Society Advisory Board on Endoscopic Techniques in the Management of Nose, Paranasal Sinus and Skull Base Tumours. European position paper on endoscopic management of tumours of the nose, paranasal sinuses and skull base. Rhinol Suppl 2010;(22):1–143

33. Mirza S, Bradley PJ, Acharya A, Stacey M, Jones NS. Sinonasal inverted papillomas: recurrence, and synchronous and metachronous malignancy. J Laryngol Otol 2007;121(9):857–864

第 27 章

青少年鼻咽纤维血管瘤的内镜手术治疗

Candace A Mitchell, Austin S. Rose, Adam M. Zonation

青少年鼻咽纤维血管瘤是良性血管性肿瘤,病因不清[1]。虽然生长缓慢,但有局部侵犯倾向,可以侵犯到眶内或颅内。青少年鼻咽纤维血管瘤由鼻咽后壁起源,通过自然间隙生长。青少年鼻咽纤维血管瘤主要呈哑铃状,肿瘤一部分占据鼻咽腔,一部分可以达到翼腭窝[2]。大约 10%~20%的患者可以发生颅内侵犯[3-5]。青少年鼻咽纤维血管瘤血供一般起源于颈外动脉的分支上颌动脉;然而,双侧血供和侧支循环是相对常见的。Wu 等认为由 36%的患者有双侧血供;10%的患者由单侧颈内动脉供血[6]。超过 1/3 的患者由咽升动脉供血。也有部分肿瘤由眼动脉和双侧上颌动脉供血。

青少年鼻咽纤维血管瘤相对罕见,占头颈肿瘤的 0.5%(接近 1:150 000)[2,4,7],几乎都发生在青少年,少数鼻咽纤维血管瘤发生在女性和老年人[8,9]。常见的症状包括鼻出血和进行性鼻阻塞;大部分患者二者兼有[10]。其他的症状包括鼻流液、疼痛、鼻窦炎、视力下降、面部变形(面部感觉减退)、复视等。鼻腔检查可以看见红至紫色的鼻腔肿物[11]。

怀疑鼻咽纤维血管瘤可以行内镜检查,随后进行 CT 和 MRI 检查。CT 检查可以测出肿瘤侵犯骨质的范围(图27.1),MRI 检查可以测出肿瘤的软组织和周边如颈内动脉、海绵窦和垂体的情况(图 27.2)[11]。Holman-Miller 征-上颌窦后壁向前弓可作为诊断 JNA 的特征性表现。造影检查可以作为确诊工具,也可以通过造影进行术前栓塞治疗(图 27.2)[11]。因为可能有大量血供及潜在的出血,所以在栓塞后可以在手术室进行病理活检(图 27.3)。

尽管少数患者可能复发,但是手术切除是治疗鼻咽纤维血管瘤的有效方法[9]。术前 24~48 小时进行血管栓塞可以减少术中出血的风险。过去切除鼻咽纤维血管瘤是通过开放性的手术。然而内镜手术已经成为治疗的选择。在年轻人中无切口可以避免面部不对称的风险。而且有证据表明内镜手术技术可以减少手术时间、出血

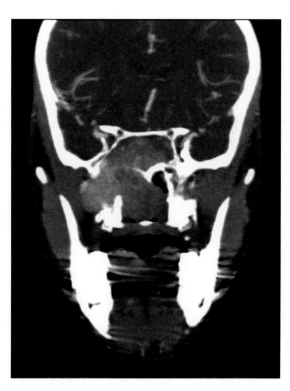

图 27.1　巨大鼻咽纤维血管瘤 CT 检查。上颌窦骨壁有破坏,侵犯到颞下窝。

量、输液量等,尽管数据还是相对较少[9]。本章主要集中介绍治疗鼻咽纤维血管瘤的手术技术和结果。我们也将讨论通过基因和激素对鼻咽纤维血管瘤的治疗。

分期

已经有几种鼻咽纤维血管瘤的分类被提出,大多数是以肿瘤的范围和位置为分类依据。3 个主要的分期在表 27.1 中列出(表 27.1)。Radlkowski 系统分类是应用最广泛的方法,将肿瘤分为 3 个主要类别(表 27.1)。古老的分类方法局限性在没有内镜手术方法的介绍。

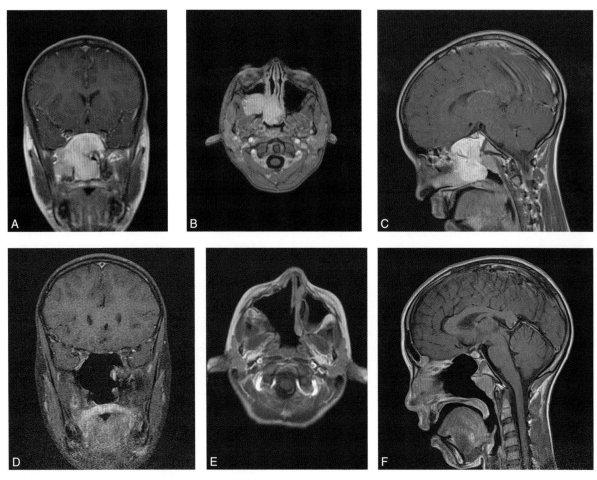

图 27.2 侵犯到颞下窝、蝶窦、眶周、前颅底的巨大鼻咽纤维血管瘤 MRI 检查。

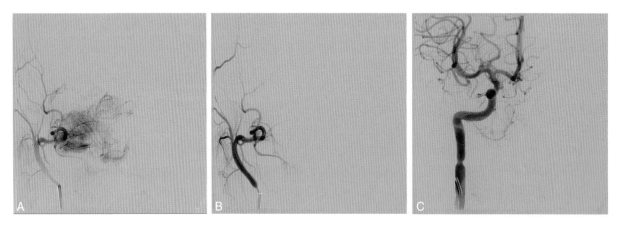

图 27.3 巨大鼻咽纤维血管瘤的造影检查。(A)栓塞颈外动脉前,显示肿瘤的血供来自颈外动脉。(B)栓塞后造影示颈外动脉供血明显减少。(C)颈内动脉造影显示对肿瘤有血供。颈内动脉不能进行栓塞,可以术中应用双极电凝进行止血。

然而 Snyderman 等在 UPMC 提出鼻咽纤维血管瘤的内镜手术分类[12]。这种方法标记了肿瘤的大小和鼻窦疾病的范围,但是很难预测通过内镜技术能否进行肿瘤全切。鼻咽纤维血管瘤的 UPMC 分期考虑了 2 个重要的预后因素:颅底侵犯的范围和栓塞后残留的血供。与其他分类系统相比较,Snyderman 提出的 UPMC 分期提供了对于失血量和肿瘤复发可能的预测(图 27.1)[12]。

表 27.1　目前青少年鼻咽纤维血管瘤分期系统

研究	1 期	2 期	3 期	4 期
Oneric 等（2006）[37]	1:鼻、NP、筛窦和蝶窦，或最小扩展到 PMF	上颌窦，全部 PMF，侵犯前颅窝，局部侵犯 ITF	深部侵犯翼基底和体以及大翼蝶窦等部位的松质骨，明显外侧浸润至 ITF 或蝶骨板，眼眶，海绵窦闭塞	腺垂体和 ICA 之间颅内侵犯，中窝侵犯，以及广泛颅内侵犯
Radkowski 等（1996）[38]	1a:局限于鼻或 NP；1b:1a 期加上一个或一个以上鼻窦侵犯	2a：通过 SPF 微小侵犯至内侧 PMF；2b:PMF 完全侵犯，取代上颌后壁，眼眶侵犯，取代上颌动脉分支。2c:ITF，颊部，蝶骨板后。	颅底浸润；3a: 微小颅内侵犯；3b: 广泛颅内浸润，有或无海绵窦浸润	N/A
Andrews 等（1989）[40]	局限于 NP，骨破坏可忽略不计或局限于 SPF	浸润 PPF 或者上颌，筛窦或者蝶窦骨破坏	浸润 ITF 或眼眶3a:无颅内3b:硬膜外，蝶鞍周围侵犯	颅内，硬膜下肿瘤4a:有4b:无海绵窦，垂体，视交叉侵犯
Chandler 等（1984）[39]	局限于 NP	扩散至鼻腔或蝶窦	肿瘤进入窦，筛窦，PMF,ITF,眼眶，或颊	颅内扩展
Synderman 等（2010）[12]	1a:局限于鼻和 NP；1b:一个或一个以上鼻窦侵犯	2a:PMF 微小浸润；2b:PMF 全浸润，伴或不伴眼眶浸润2c:ITF 浸润，伴或不伴颊部扩散	颅内扩展	N/A

注:NP:鼻咽;PMF:上颌窝;ITF:翼下窝;GW:大翼;ICA:颈内动脉;SPF:蝶腭孔;PPF:翼腭窝。

内镜解剖

　　内镜手术方法重要的是要考虑肿瘤的起源和扩散的范围(图 27.4)。鼻咽纤维血管瘤主要起源于蝶腭动脉和翼腭窝。最常见的临床症状包括鼻出血,血供来源于蝶腭动脉起源的血管性肿瘤,鼻塞症状主要是与后鼻孔的阻塞有关。熟悉有关翼腭窝的解剖是非常重要的,可以了解切除鼻咽纤维血管瘤的复杂性,也能够控制术中出血。

　　翼腭窝呈小锥形,前方是上颌窦后壁,后方是翼突。翼腭窝的侧壁是翼突上颌裂,在眶下裂水平沿着矢状位有软组织隔离翼腭窝和颞下窝。颈外动脉的分支上颌动脉穿过翼突上颌裂进入翼腭窝。翼腭窝的前部包括上颌动脉的终点分支处,随后分为软腭动脉,鼻后中隔动脉等。它也能发出眶下动脉伴随三叉神经的分支上颌神经,是翼腭窝内软组织成分的血供。翼腭窝的后方包括上颌神经、翼管神经、蝶腭神经节及其终末分支。在喉镜杂志中[13],翼腭窝的所有神经结构均在蝶腭动脉的后方,蝶腭孔的侧方。当应用内镜方法从前向后切除翼腭窝内

病变时,不会损伤翼腭窝后方的神经组织。特别需要注意的是蝶腭动脉的分支及腭神经的分支数量及行走途径多种多样,有 2~7 个分支不等[14]。

　　了解翼腭窝的手术解剖需要完全掌握:①翼腭窝的解剖;② 鼻咽纤维血管瘤的起源;③鼻咽纤维血管瘤大多数是由自然解剖路径进行扩散。扩散的常见途径包括:

　　①通过眶下裂入眶;
　　②通过翼突上颌裂入颞下窝;
　　③通过眶下裂或颞下窝进入中颅窝;
　　④通过筛窦腔直接进入前颅底。

　　肿瘤收集筛前动脉和筛后动脉的血液,通过筛顶侵犯到前颅底。偶尔通过向下的孔道侵犯软腭,然而这些小的骨性通道限制了鼻咽纤维血管瘤的直接扩散。罕见的病例可以侵犯到眶前或硬脑膜。

　　对于颞下窝的解剖应了解包含的组织、来自于颈外动脉的各种血液供应,例如咽升动脉和颞深动脉系统。另外颞下窝血供来源于颈内动脉,也来源于蝶腭孔。切除上颌窦后壁进入颞下窝是重要的内镜手术方法,但通常需要切除上颌窦前壁来使得设备可以达到后壁。

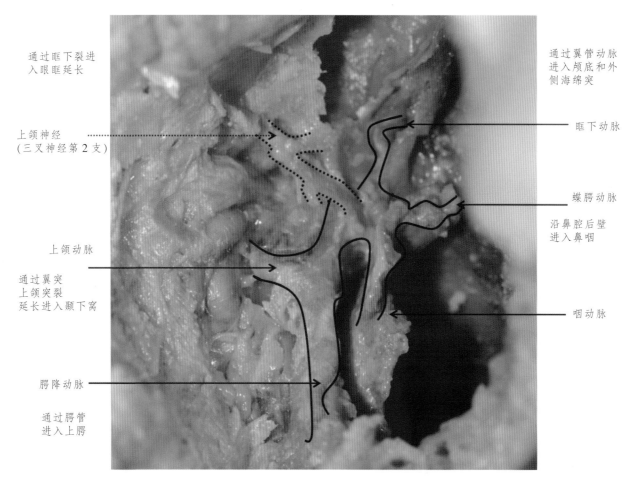

通过眶下裂进入眼眶延长

上颌神经（三叉神经第 2 支）

上颌动脉

通过翼突上颌突裂延长进入颞下窝

腭降动脉

通过腭管进入上腭

通过翼管动脉进入颅底和外侧海绵窦

眶下动脉

蝶腭动脉

沿鼻腔后壁进入鼻咽

咽动脉

图 27.4　青少年鼻咽纤维血管瘤经翼腭窝(PPF)转移的潜在途径,图示标注了翼腭窝尸体解剖标本的动脉和神经,扩展至颞下窝、眼眶、腭、鼻咽以及颅底外侧静脉窦。

　　前颅窝手术应该考虑颅底重建的需要。如果需要进行血管重建,必须要注意血管栓塞和手术切除阻碍了蝶腭动脉对于鼻中隔后段及中下鼻甲的血液供应;因此应该考虑切取对侧血管瓣进行重建。

　　如果肿瘤向后进入颞下窝能够抬高颈内动脉系统的血管。对于颞下窝的手术,术者需要有对该区域解剖和手术技巧的掌握。

　　通过翼腭窝的后方,我们首先遇到翼板。如果将翼板由内侧到外侧切除,然后显露了肌肉,包括翼突内外板,腭帆张肌,腭帆提肌。如果这些肌肉组织被切除或移至外侧,这种手术方法可以接触到更后方的组织。因此,我们可以直接进入咽鼓管软骨部,位于翼状肌区域和翼状肌结构和破裂孔之间。如果咽鼓管从内板到外板切除,那么从切除向上紧跟着就是颅底的骨性-软骨性咽鼓管结合处。这与颈内动脉管关系密切,软骨性咽鼓管的上部和后部是和破裂孔的下部连续的,这个通路经过

颈内动脉和颈交感神经干。肿瘤侵犯这个区域,经常是从颈内动脉的破裂孔部分获得血运,但是也可能从颈内动脉斜坡旁部分获得。在颈内动脉斜坡部分的肿瘤常可见丰富的静脉血流如斜坡静脉丛,这使得术中很难控制。

　　颞下窝外侧,翼板后面,有茎突后的咽旁间隙。这个间隙有颈动脉鞘,颈静脉和下级颅神经。青少年鼻咽纤维血管瘤很少侵犯这个区域,如果青少年鼻咽纤维血管瘤侵犯了这个区域,那么考虑联合内镜和外侧入路或者分期内镜入路手术。

　　总之,行这个区域切除术之前必须要有丰富的翼腭窝解剖知识以及周围解剖间隙的知识。术前 CT 和 MRI 扫描以及术前血管造影都应该进行,来熟悉肿瘤的血供。除此之外,这些方式使外科医生评估翼腭窝外潜在的间隙,需要精细解剖的结构例如眼眶、颞下窝或者颅顶。向后延伸到咽鼓管,进入翼板,咀嚼肌间隙,术者需警惕多变的血流,甚至可能来源于颈内动脉,甚至需结

合内镜和开放入路切除或者分期内镜手术。

内镜外科技术

经鼻内镜切除青少年鼻咽纤维血管瘤与其他的内镜颅底手术的原理是相同的。经过适当的检查,患者选择和患者咨询手术的危险性和好处后,可进行手术。

在 North Carolina 大学,鼻咽纤维血管瘤的患者在计划手术前常规行血管造影和栓塞。检查和检测股动脉,一系列的检查包括生化,完整的血细胞计数,凝血功能,交叉配血,2U 红细胞。外科的和血管介入影像团队评估血管造影和栓塞结果。每 8 小时注射地塞米松10mg,来预防肿瘤的炎症。栓塞后的 1~2 天行手术切除,因为这样可以使血管再生最小化,同时限制栓塞后的炎症反应。

常规行 CT 检查和(或)MRI,对于标准的内镜颅底手术来说。当青少年鼻咽纤维血管瘤侵犯了颅底和鼻咽部时,CT 或 MR 血管造影也能提供影像学的指导。

切除鼻咽纤维血管瘤的 3 个基本原则是:①在鼻腔创造合适的空间进行血管的切除;②保证血管的控制;③从颅底腹侧的上部切除肿瘤,比如眼眶和中、前颅窝。如果明显暴露颈内动脉、硬脑膜或出现了脑脊液漏,那么考虑重建。

全体外科团队进行合适的术前交流对控制肿瘤是非常重要的。这包括与麻醉师的交流关于失血和输血的必要。和手术其他人员商量使用止血剂和中心导管-确认动脉压-在动脉事件时比较容易。

麻醉诱导后,患者注册到影像系统。当术者和麻醉者同样明白潜在的失血和眼眶及颅内结构的相关的并发症时,可进行手术。一般情况下,肿瘤的鼻腔部分先压实,这样能比较容易接近鼻窦结构,这可以用双极电凝和电切。偶尔,肿瘤较软可用组织钳压实。

一旦中下鼻甲辨认出,后鼻孔可窥见,行内侧上颌骨切除。这包括切除下鼻甲、开放全部鼻腔外侧壁到上颌窦。有时,中鼻甲也必须切除来到达外侧筛窦。这暴露直接进入上颌窦后壁,也就是翼腭窝前部。然后切除附着在后壁的黏膜,磨薄骨质,然后切除,直接经上颌窦进入翼腭窝。肿瘤常常填充部分翼腭窝;但它可能完全充满翼腭窝,扩展到颞下窝,眶上裂甚至到中颅窝。

如果明显扩展到筛窦或者蝶窦,那么这些区域必须在固定颞下窝结构前切除。然而,如果颈内动脉明确受累,那么需谨慎的固定来自颈外动脉的部分。基本原则是"每次在一个地方出血"时必须警惕在颅底手术中。

最常见的,主要血供来自上颌动脉进入翼腭窝处。一旦在翼腭窝内切开了肿瘤的纤维包膜,那么很容易辨认出上颌动脉。用双极或者止血钳剪断,从翼腭窝肿瘤边缘切除。这样缩短了颈外动脉血液供应,以至于剩余的出血较少。然而,需要注意的是有些肿瘤可从颈内动脉的斜坡部分供血,同时对侧的颈外动脉供血。这种并行的供血在术前应该行 4 个血管的造影。

这样,完全切除肿瘤的鼻腔部分,肿瘤的翼腭窝部分无血供。如果肿瘤直接扩展到眼眶,通过眶下裂进入翼腭窝切除纤维肿瘤的眼眶部分。如果明显扩展到颞下窝,那么不得不行内侧上颌骨切除以便外侧进入,或需要唇下柯陆进路。如果肿瘤未累及颞下窝,那么它的血供比翼腭窝更靠外侧。这就造成切除血管比单独累及翼腭窝更难,技术要求更高。

肿瘤累及中颅窝或者前颅窝的患者,手术需要 2 名外科医生,4 只手操作技术。一个医生负责切除,另一个医生需要内镜下吸引和退镜。青少年鼻咽纤维血管瘤既不侵犯硬脑膜,也不穿透硬脑膜,如果累及硬脑膜,那么它也是不侵蚀,是在硬膜外的。必须小心地分辨硬脑膜和肿瘤之间的板,并从硬脑膜外切除肿瘤。如果有脑脊液漏,也要切除肿瘤;然而,必须严格地使血液进入脑脊液最小化,任何的脑脊液漏都应在手术结尾修补。需要指出的是鼻咽纤维血管瘤侵犯到中颅窝时,偶尔也见到从脑膜中动脉获得血供的情况。相似地,肿瘤扩展到前颅窝可有血供来自前后筛动脉。如果失血过多,有理由分部切除肿瘤,特别是对于巨大的肿瘤。肿瘤向颅内扩展或者侵犯颈内动脉的地方,这个区域需单独切除。这种分部切除允许患者和麻醉团队来评估失血量,防止术者由于连续切除多个血管区域而产生的疲劳。

需要给巨大肿瘤患者特殊的关怀。鼻中隔后端切除有时可保证在两侧鼻孔行巨大肿瘤切除,尤其是在斜坡区域累及颈内动脉的。这种情况下有一个一般大小的腔隙有利于进行切除,更有利于切除中回收血液。当考虑鼻中隔切除时,应该想到,手术开始行鼻中隔切除会破坏很多可用于重建的鼻中隔黏膜瓣。因此,如果想用鼻中隔黏膜瓣进行重建,那么这个瓣应该尽量多并且推到少受累及的鼻咽部。然后行鼻中隔切除,这样瓣就比较安全地进行塑性。

一旦肿瘤完整切除,用温水盥洗(110°F)术腔。用双极电凝或加压来止血。FloSeal 常填充翼腭窝区域,和颞下窝。Gelfoam 常规覆盖 FloSea并且用 Foley 检测血压24 小时。对于肿瘤较小的失血少的,指导患者放低床,而对于那些明显失血的患者或者巨大肿瘤者当 Foley

在位时,建议患者在 ICU 监护。 Foley 导管应放置到术后 1 天,患者开始鼻腔生理盐水喷鼻 1 周,1 周后用生理盐水冲洗鼻腔。常规的,避免患者用力,避免从鼻子吹气等活动,包括便秘。任何动脉出血事件应该内镜和再次手术介入。如果患者在门诊时表现为出血,应该立即进入急诊室。

还应该向患者灌输重建的概念,如果发生脑脊液漏。颅底重建方法包括有血管的瓣比如鼻中隔瓣。这种情况下,瓣覆盖缺损,用 Surgiseal 和 DeraSeal 和可吸收填塞物支撑。不可吸收材料放在下面,或者是 Foley 球或者止血指套。如果漏小,那么填塞 3 天;如果漏大,那么填塞 7 天。对于漏大者考虑术后腰椎置管引流,10cm3/h,持续 3 天。如果术中漏明显,那么术后行头 CT 扫描,来建立颅腔积气的基线水平与以后进行对比。患者常规在神经 ICU,进行一系列神经检查。当填塞物在位时广谱抗生素头孢曲松 3~4 天。

术后 2 周开始内镜下清理鼻腔,以后每 4~6 周一次。在术后 6~12 周时鼻腔基本上皮化,有些患者要规律随访。如果患者明显的眶内受累,术后随访双眼视力。如果行 Denker 内侧上颌骨切除术,鼻泪管切除,术后会出现短暂的泪漏。如果有明显的颅内扩展或者迟发性脑脊液漏者,需要神经外科随访。

第一年是每 3 个月随访 1 次。常规术后 MRI 与第一次对比,如果有把握完全切除肿瘤,也可以作为基础影像,来评估复发情况。如果肿瘤需要再切除或者分部切除,那么我们在手术后理解行早期的 MRI。以后的影像学研究有 1 年的 MRI 和临床随访组成。可能出现完全复发,患者应随访到成年。

讨论

为了评估青少年鼻咽纤维血管瘤内镜手术的数据,我们纳入分析了超过 350 例内镜切除患者（表 27.2）[8,9,5-32]。巨大的优势是没有并发症(4/352,1.1%),较小的持续的疾病(12/352,3.4%)相似的低复发率(16/352,6.5%)。平均失血都比开放性手术少,波动在 168cm³ 低级别肿瘤~1500cm³（高级别肿瘤）。研究表明平均失血量为445cm³,平均住院日是 4 天。这些数据比开放性手术有优势:Hackman 等报道 4 例开放性手术患者平均失血量为 2500cm³(波动在 450~7000cm³),全部需要输血[9]。

公认的,这些数据证明了选择的原则,内镜入路适合低级别疾病。然而,Nicolai 等报道,17/46(37%)Ⅲa 期甚至更高级别肿瘤行内镜下切除,无并发症,无复发。持续性疾病的 4 例患者中,3 例为Ⅲa 期甚至更高级别肿瘤[31]。全部至少 94/386(26.6%)为高级别肿瘤(Radkowski 分期Ⅲa 或更高)。甚至所有的副反应都来自于这个高级别肿瘤中(通过发表的文献不能证明),它们由持续率 12/94(12.8%)和复发率 23/94(24.5%)构成。全部复发的鼻咽纤维血管瘤是 13%~46%[11,13],甚至次要结果在高危人群中相对比来说都比较低。

如此评估可有的文献,表明内镜入路是有效的安全的对比传统开放性手术来说,甚至对进展的疾病。结合内镜手术的优势,比如美容效果,术中视觉清楚,内镜入路安全性和有效性的主张转换了鼻咽纤维血管瘤行内镜手术切除观念。

虽然对鼻咽纤维血管瘤进行放疗也被认为是可选择的手术,但是发现需要 3 年才看到肿瘤退化。除此之外,放疗可能诱发恶性肿瘤,一直面部生长发育,特别是在青春期的患者来说非常重要。Lee 等回顾性分析 27 例患者接受 3000~5500cGy 的放射剂量,在开始治疗鼻咽纤维血管瘤。他们发现 5 年复发率为 15%。然而,2 年随访发现在肿瘤完全退化前仍有肿瘤残留[34]。

Cummings 等评价了对鼻咽纤维血管瘤行放疗后继发恶性肿瘤的发生率。55 例中有 2 例发现了继发性恶性肿瘤。分别为甲状腺癌和皮肤基底细胞癌。两种癌均在放射范围内,考虑是放疗的结果[35]。近期,治疗的选择是外科切除。甚至是复发的疾病,术前放疗。对于有症状的或者进展扩展到颅内而没有外科选择的肿瘤可行放疗。

尽管外科治疗有近期优势,它的病因学和潜在的非外科治疗还没被阐明。病理学较好的理解可改变和提高总体的治疗。肿瘤是否原发在上皮或基质还没明确。至今,许多研究报道除了非单一理论解释了所有的特点或者性别优势。近期,Coutinho-Camillo 等报道综合性的回顾几个可能的理论关于 JNA 的起源,包括激素角色,多变的生长因素和遗传相关性。平行的研究有希望给我们一个较好非外科方案和相关的治疗,特别是对于进展期肿瘤[1]。遗传学的研究,生长激素和雄性激素影响 JNA,抗雄性激素药物显现了临床效果对于药物辅助治疗 JNA。

近期,Thakar 等发表了一个回顾性的,单因素的研究,纳入 20 名患者进展期 JNA 术前口服 6 周氟他胺[36]。MRI 测量治疗前后肿瘤体积,得出了有意思的结果:青春期前和青春期后患者对激素治疗的反应不同。青春期前患者表现为非持久的反应较小,而 13/15(87%)的青春期后患者表现出了部分影像学反应(平均,16.5%;最大 40%)。两例症状的视力丧失和视神经受压患者视力

表27.2　青少年鼻咽血管纤维瘤的内镜手术治疗——目前文献

研究	分期系统	患者数量	内镜切除数量	进展期肿瘤	并发症	持续疾病状态	复发	失血(cm³)	住院天数	备注
Roger 等 (2002)[15]	Radkowski	20	20	9	0	2	0	350		
Onerci 等 (2003)[16]	Radkowski	12	12	4		2	0	1000	2	低级别肿瘤失血。高级别肿瘤失血:1500cm³
Hofmann 等 (2005)[17]		21	21	3		3	3	225		
Pryor 等 (2005)[18]		65	5				0			
Baradaranfar and Dabirmoghaddam (2006)[21]	Radkowski	105 (32JNA)	32	0			2			
de Brito Macedo Ferreira 等 (2006)[20]	Chandler	9	9	1	0	0	0	1(输血)	8	平均术前4.5天进行栓塞
Tosun 等 (2006)[19]	Radkowski	24	9	2	0	0	0	1(输血)		
Andrade 等 (2007)[23]	Andrews	12	12	0	0	0	0	200	3	
Eloy 等 (2007)[22]	Radkowski	6	6	0			1	575		
Gupta 等 (2008)[25]	Radkowski	28	8	0	1	1	0	168		报道失血量为术前栓塞患者,未栓塞患者平均失血量:360mm³
Viotakis 等 (2008)[24]	Radkowski	20	9	0	0	0	0	248.8	2	
Bleier 等 (2009)[27]	Andrews	18	10	1	0		1	506	3	开放切除住院日4天
Hackman 等 (2009)[9]		31	15	3	1		1	280		
Huang 等 (2009)[26]	Radkowski	19	19	5			0	无须输血		开放切除住院日5~7天
Midilli 等 (2009)[8]	Radkowski	42	12	1					5	
Ardehali 等 (2010)[29]	Radkowski	47	47	4	2		9	770	3.1	报道失血量为术前栓塞患者,未栓塞患者平均失血量:1402.6mm³,栓塞患者住院日1.8天
Nicolai 等 (2010)[31]	Onerci/Andrews	46	46	25	0	4	0	580	5	根据Oneric分期:25例进展期肿瘤;根据andrews分期:23例
Renkonen 等 (2010)[30]	Andrews	27	3	0			0			
Zhou 等 (2010)[28]	Radkowski	59	59	34			6	444		
Fyrmpas 等 (2011)[32]	Radkowski	10	10	2		0			5	所有复发患者均为高级别肿瘤
Total		548	353	94	4	12	23	445.57(平均)	4.01(平均)	

提高了。术前体积减小，相关的血清睾酮水平和青春期后的都减少了。这种治疗副反应小。这个研究没有治疗或手术组组织学反应的对比。对于缩小术前肿瘤体积和压迫症状的或者肿瘤进展的可用氟他胺治疗。然而，由于没有完整的药物治疗的反应提及，完整的手术切除仍然是治疗的主要选择。

结论

许多问题仍然没有明确关于 JNA 的遗传学和病因。希望未来的研究能减少侵袭和特异性的靶向治疗。现在临床明确的一件事是切除肿瘤不再需要大范围的操作。在有经验的医疗中心内镜颅底肿瘤外科和内镜颅底重建可切除进展期和颅内的 JNA。初步数据结果倾向于减少出血，减少住院时间和花费。广角内镜入路可更精确的切除相邻结构甚至当颅内或者眶内或者在颞下窝。控制血管，分部切除和需要转为外入路的原则应该遵循内镜切除 JNA 的原则。

（于焕新 译）

参考文献

1. Coutinho-Camillo CM, Brentani MM, Nagai MA. Genetic alterations in juvenile nasopharyngeal angiofibromas. Head Neck 2008;30(3):390–400
2. Mattei TA, Nogueira GF, Ramina R. Juvenile nasopharyngeal angiofibroma with intracranial extension. Otolaryngol Head Neck Surg 2011;145(3):498–504
3. Ungkanont K, Byers RM, Weber RS, Callender DL, Wolf PF, Goepfert H. Juvenile nasopharyngeal angiofibroma: an update of therapeutic management. Head Neck 1996;18(1):60–66
4. Gullane PJ, Davidson J, O'Dwyer T, Forte V. Juvenile angiofibroma: a review of the literature and a case series report. Laryngoscope 1992;102(8):928–933
5. Bremer JW, Neel HB III, DeSanto LW, Jones GC. Angiofibroma: treatment trends in 150 patients during 40 years. Laryngoscope 1986;96(12):1321–1329
6. Wu AW, Mowry SE, Vinuela F, Abemayor E, Wang MB. Bilateral vascular supply in juvenile nasopharyngeal angiofibromas. Laryngoscope 2011;121(3):639–643
7. Batsakis JG. Tumors of the Head and Neck: Clinical and Pathological Considerations. 2nd ed. Baltimore, MD: Williams & Wilkins; 1979:296–300
8. Midilli R, Karci B, Akyildiz S. Juvenile nasopharyngeal angiofibroma: analysis of 42 cases and important aspects of endoscopic approach. Int J Pediatr Otorhinolaryngol 2009;73(3):401–408
9. Hackman T, Snyderman CH, Carrau R, Vescan A, Kassam A. Juvenile nasopharyngeal angiofibroma: the expanded endonasal approach. Am J Rhinol Allergy 2009;23(1):95–99
10. Bremer JW, Neel HB III, DeSanto LW, Jones GC. Angiofibroma: treatment trends in 150 patients during 40 years. Laryngoscope 1986;96(12):1321–1329
11. Blount A, Riley KO, Woodworth BA. Juvenile nasopharyngeal angiofibroma. Otolaryngol Clin North Am 2011;44(4):989–1004, ix
12. Snyderman CH, Pant H, Carrau RL, Gardner P. A new endoscopic staging system for angiofibromas. Arch Otolaryngol Head Neck Surg 2010;136(6):588–594
13. Falcon RT, Rivera-Serrano CM, Miranda JF, et al. Endoscopic endonasal dissection of the infratemporal fossa: anatomic relationships and importance of eustachian tube in the endoscopic skull base surgery. Laryngoscope 2011;121(1):31–41
14. Hosseini SM, Razfar A, Carrau RL, et al. Endonasal transpterygoid approach to the infratemporal fossa: correlation of endoscopic and multiplanar CT anatomy. Head Neck 2012;34(3):313–320
15. Roger G, Tran Ba Huy P, Froehlich P, et al. Exclusively endoscopic removal of juvenile nasopharyngeal angiofibroma: trends and limits. Arch Otolaryngol Head Neck Surg 2002;128(8):928–935
16. Onerci TM, Yücel OT, Oğretmenoğlu O. Endoscopic surgery in treatment of juvenile nasopharyngeal angiofibroma. Int J Pediatr Otorhinolaryngol 2003;67(11):1219–1225
17. Hofmann T, Bernal-Sprekelsen M, Koele W, Reittner P, Klein E, Stammberger H. Endoscopic resection of juvenile angiofibromas—long term results. Rhinology 2005;43(4):282–289
18. Pryor SG, Moore EJ, Kasperbauer JL. Endoscopic versus traditional approaches for excision of juvenile nasopharyngeal angiofibroma. Laryngoscope 2005;115(7):1201–1207
19. Tosun F, Ozer C, Gerek M, Yetiser S. Surgical approaches for nasopharyngeal angiofibroma: comparative analysis and current trends. J Craniofac Surg 2006;17(1):15–20
20. de Brito Macedo Ferreira LM, Gomes EF, Azevedo JF, Souza JR, de Paula Araújo R, do Nascimento Rios AS. Endoscopic surgery of nasopharyngeal angiofibroma. Braz J Otorhinolaryngol 2006;72(4):475–480
21. Baradaranfar MH, Dabirmoghaddam P. Endoscopic endonasal surgery for resection of benign sinonasal tumors: experience with 105 patients. Arch Iran Med 2006;9(3):244–249
22. Eloy P, Watelet JB, Hatert AS, de Wispelaere J, Bertrand B. Endonasal endoscopic resection of juvenile nasopharyngeal angiofibroma. Rhinology 2007;45(1):24–30
23. Andrade NA, Pinto JA, Nóbrega MdeO, Aguiar JE, Aguiar TF, Vinhaes ES. Exclusively endoscopic surgery for juvenile nasopharyngeal angiofibroma. Otolaryngol Head Neck Surg 2007;137(3):492–496
24. Yiotakis I, Eleftheriadou A, Davilis D, et al. Juvenile nasopharyngeal angiofibroma stages I and II: a comparative study of surgical approaches. Int J Pediatr Otorhinolaryngol 2008;72(6):793–800
25. Gupta AK, Rajiniganth MG, Gupta AK. Endoscopic approach to juvenile nasopharyngeal angiofibroma: our experience at a tertiary care centre. J Laryngol Otol 2008;122(11):1185–1189
26. Huang J, Sacks R, Forer M. Endoscopic resection of juvenile nasopharyngeal angiofibroma. Ann Otol Rhinol Laryngol 2009;118(11):764–768
27. Bleier BS, Kennedy DW, Palmer JN, Chiu AG, Bloom JD, O'Malley BW Jr. Current management of juvenile nasopharyngeal angiofibroma: a tertiary center experience 1999-2007. Am J Rhinol Allergy 2009;23(3):328–330
28. Zhou B, Cai T, Huang Q, et al. Juvenile nasopharyngeal angiofibroma: endoscopic surgery and follow-up results [in Chinese]. Zhonghua Er Bi Yan Hou Tou Jing Wai Ke Za Zhi 2010;45(3):180–185
29. Ardehali MM, Samimi Ardestani SH, Yazdani N, Goodarzi H, Bastaninejad S. Endoscopic approach for excision of juvenile nasopharyngeal angiofibroma: complications and outcomes. Am J Otolaryngol 2010;31(5):343–349
30. Renkonen S, Hagström J, Vuola J, et al. The changing surgical management of juvenile nasopharyngeal angiofibroma. Eur Arch Otorhinolaryngol 2011;268(4):599–607

31. Nicolai P, Villaret AB, Farina D, et al. Endoscopic surgery for juvenile angiofibroma: a critical review of indications after 46 cases. Am J Rhinol Allergy 2010;24(2):e67–e72

32. Fyrmpas G, Konstantinidis I, Constantinidis J. Endoscopic treatment of juvenile nasopharyngeal angiofibromas: our experience and review of the literature. Eur Arch Otorhinolaryngol 2012;269(2):523–529

33. Glad H, Vainer B, Buchwald C, et al. Juvenile nasopharyngeal angiofibromas in Denmark 1981-2003: diagnosis, incidence, and treatment. Acta Otolaryngol 2007;127(3):292–299

34. Lee JT, Chen P, Safa A, Juillard G, Calcaterra TC. The role of radiation in the treatment of advanced juvenile angiofibroma. Laryngoscope 2002;112(7, pt 1):1213–1220

35. Cummings BJ, Blend R, Keane T, et al. Primary radiation therapy for juvenile nasopharyngeal angiofibroma. Laryngoscope 1984;94 (12, pt 1):1599–1605

36. Thakar A, Gupta G, Bhalla AS, et al. Adjuvant therapy with flutamide for presurgical volume reduction in juvenile nasopharyngeal angiofibroma. Head Neck 2011;33(12):1747–1753

37. Onerci M, Oğretmenoğlu O, Yücel T. Juvenile nasopharyngeal angiofibroma: a revised staging system. Rhinology 2006;44(1):39–45

38. Radkowski D, McGill T, Healy GB, Ohlms L, Jones DT. Angiofibroma. Changes in staging and treatment. Arch Otolaryngol Head Neck Surg 1996;122(2):122–129

39. Chandler JR, Goulding R, Moskowitz L, Quencer RM. Nasopharyngeal angiofibromas: staging and management. Ann Otol Rhinol Laryngol 1984;93(4, pt 1):322–329

40. Andrews JC, Fisch U, Valavanis A, Aeppli U, Makek MS. The surgical management of extensive nasopharyngeal angiofibromas with the infratemporal fossa approach. Laryngoscope 1989;99(4):429–437

第 28 章
微创垂体手术

Mitchell Ray Gore, Brent A. Senior

早在 1641 年 Plater 报道的垂体肿瘤，大部分表现为内分泌功能紊乱、视力减退和垂体肿瘤相关的死亡，导致了接近垂体手术的外科发展[1]。1688 年 Brunner[2]首次描述了垂体是一种腺体结构，1886 年 Marie 详细地描述了内分泌功能[3]。20 世纪 90 年代早期垂体手术者提出垂体肿瘤切除[2]。垂体肿瘤早在 1641 年就被 Plater 描述了，多数患者有内分泌紊乱、视力下降以及肿瘤相关的死亡，直接使得外科治疗垂体的疾病得到了发展[1]。

垂体的外科入路

经颅和经蝶入路[3-5]在 20 世纪早期发展。Horsley 经额入路进入垂体在 1889 年[5]，Paul 和 Caton 在 1893 年经颞骨入路切除垂体瘤[3,6]。1906 年 Horsley 发表一系列的报道，关于 10 例经额或经颞骨入路[7]。接下来被一些神经外科医生改造提高了，如 Dandy，Heuer 和 Cushing。早期经颅入路有高的死亡率从 20%~80%[3]，这促进了经鼻入路的发展。1897 年 Giordano[3,8]进行了眉间入路，他的工作为 Schloffer 铺设了道路，他在 1907 年开始了经蝶入路进入垂体[9]，并且成功切除垂体瘤在可卡因局麻下分 3 期进行[7]。这个入路[10]不利于美容，同时也造成了臭鼻症，后来很多人对这个技术进行了改革。Cushing 在 1909 年进行了他的首个经蝶入路手术，是一个肢端肥大症者。气管切开后，Cushing 进行了 Schloffer 技术的改造，做了一个 Ω 型切口在前额，做了一个额骨瓣。在头灯照明下，行筛窦切除然后切除蝶窦，切除鞍底，刮除部分肿瘤。患者症状改善，存活了 21 年[11,12]。Cushing 改造的技术是联合唇下切口和黏膜下切开鼻中隔，开始了他的第一个唇下经中隔经蝶入路在 1910 年，2cm 大小的唇下切口，黏膜下鼻中隔瓣，切除软骨、筛骨垂直板和犁骨，接下来开放蝶窦和蝶鞍。Cushing 介绍了他的里程碑似的工作，"垂体及其功能紊乱"[10]，然后报道了 68 个患者进行了 74 次手术[9]。22 个患者表现了轻度的视力提高，或者术后数年的视力稳定，而 22 例表现为突然明显的视力提高。7 例死亡出现，早期死亡率为 9.5%。最后 Cushing 在他的职业生涯后期使死亡率减少到 5.6%[3]。

令人惊奇的是，1929 年，Cushing 放弃了唇下经中隔蝶窦入路，支持经颅入路在复发率和死亡率的观点上[3,4,13]。由于 Cushing 的影响，大多数神经外科医生也转为支持经颅进入。然而，在此期间 Hirsch（一个鼻科医生）提出的鼻内镜下经蝶入路。Hirsch 用额镜照明加强了视野[4,5]。他做的第一个鼻内镜入路切除垂体瘤，在 1910 年 3 月，在维也纳，比 Cushing 的第一例唇下经蝶入路早几个星期。手术很成功地缓解了患者的头痛，提高了视力[11]。很快，他改进了他的技术在一个阶段联合 Kocher 黏膜下切开鼻中隔，1937 年他报道了在 277 例患者中，死亡率为 5.4%。

兴趣重新回到了经鼻入路，Dott，一位来自爱丁堡的神经外科医生，为垂体瘤手术创造了新奇的照明技术，比如轻金属[3]。法国外科医生 Guiot 从 Dott 学到了技术，做了 1000 多例手术，介绍术中荧光镜检查来帮助确定鼻腔的解剖[3-5,8]。Hardy 彻底改革可经蝶垂体手术，在 1967 年[3,5]引进了术中显微镜和外科纤维器械，进行了更加精确和安全的大腺瘤小腺瘤的切除，无死亡或者主要的并发症[3]。

内镜下垂体手术的介绍

内窥镜被耳鼻喉科医生用来治疗鼻窦炎，Kennedy 和 Stammberger 和其他的后辈们在 20 世纪 90 年代以其著称。清晰的视野和照明，使其很快被应用于经蝶垂体手术[3]。

Guiot 首先报道了将鼻内镜作为完美的工具在显微镜下唇下经中隔入路中；然而，Bushe 和 Halves 对其有

170

异议,故没有其他的内镜经蝶垂体手术的报道,直到1992年Jankocski第一个报道了经此入路的3个患者[3,14]。Jho和Carrau在1997年首先进行了一系列的报道,46例患者内镜治疗,证明了其安全性和有效性,以及这个技术的优势[15],标志着现代微创垂体手术(MIPS)的开始。

高分辨率CT和MRI的发展,立体导航系统[16]明显提高了蝶鞍、肿瘤程度和肿瘤定位。多角度内镜使视野更接近手术视野。使用内镜的微创垂体手术入路减少了手术时间[17-19]、更好地照明、放大[19-21]、减少了出血[22]、增强可区分正常腺体和肿瘤组织[23],更好地显示鞍内和鞍旁影像[24],减少了住院天数,提高了患者的自信,减少了填塞的需要[25]。MIPS进路减少了外切口的需要,使鼻中隔穿孔发生率及术后鼻塞最小化[19,25]。MIPS技术不用双目可视的显微镜。许多神经外科医生还没有熟练使用显微镜,这使初学者为难。耳鼻喉科医生和神经外科医生共同努力更有利于切除垂体瘤,每个医生负责他们自己最擅长的部分使手术既快又安全。

解剖学上的观点

垂体位于蝶鞍,在蝶骨部上面。在鞍结节后,视交叉后。鞍的后界是鞍背和后床突。鞍背下是斜坡,向下倾斜,与枕骨连续[26]。鞍结节向外侧扩展成为前床突。窝的顶部形成了膈,硬脑膜反折有垂体柄穿过。膈向外形成了海绵窦的顶[26]。

垂体与视交叉和视神经、海绵窦的颈内动脉、第Ⅲ~Ⅵ神经很接近,还有就是动脉基部和脑干后部。充足的鞍旁解剖知识非常必需。

蝶窦气化多变,有3种气化类型:甲状(气化小,鞍表明的骨质厚)、鞍(气化到鞍表面)、鞍后(气化超过蝶鞍)。多数成年人鼻窦是鞍形和鞍后形[26]。

正常人双侧蝶窦腔不对称,多数有隔。窦顶是由蝶骨前面和鞍后面形成[27]。后壁与斜坡相邻,上面是鞍表面。在鞍部,外侧壁形成了海绵窦的内侧壁。海绵窦内静脉经常向下连接到腺体,而向前成为术中出血的一个根源,当切开硬脑膜时。翼管神经管向外侧沿着蝶窦底走行,颈内动脉在其外侧的5点和7点钟的位置,视神经向上沿着外侧壁走行,在约12点钟和11点钟的位置,视神经颈内动脉隐窝位于这两个结构间凸起[15]。

手术指征

切除非分泌腺体指征包括体积较大或者生长快速,压迫症状,垂体功能低下,视力改变,垂体卒中或者严重的头痛。分泌催乳素的患者更建议药物控制不佳后进行手术,肢端肥大症、甲状腺功能低下,Cushing病,Rathke囊肿、脊索瘤、蛛网膜囊肿可首选手术。

术前评估

患者需要多个科室的评估,包括内分泌科、神经外科、耳鼻喉科、眼科和放射科。术前耳鼻喉进行头颈部检查,软的内镜评估鼻窦解剖情况和排除任何的可能延迟手术的感染。CT扫描观察是否有Onodi气房,非对称的蝶窦腔,或者可能的颈动脉裂。在我们医院,所有患者行薄层CT,应用计算机指导的导航系统。术前MRI和CT可在导航系统结合,提高了术中定位和使周围结构更加形象,比如颈内动脉,特别是修整手术时。操作过程的危险和优势讨论了很长时间,所有问题都得到回答,术前眼科医生评估包括视力、视野和视网膜检查,这可与术后进行对比证明术后在视力上有所提高或可能恶化。术前内分泌科医生的药物也很必要,甲状腺功能低下要控制好,需要给术前激素的剂量。

外科技术

外科器械包括0°、30°、45°、70°4mm直径的内镜,与耳鼻喉科鼻内镜手术相同。0°内镜是主力。角度内镜在进入蝶鞍和切除肿瘤的后面的过程中应用。硬性内镜提供三维视野。

患者沙滩椅式位置,背抬高30°,膝盖轻度舒服地放下。头转向术者15°用泡沫状头圈固定。电脑导航系统常规应用来确定标志和肿瘤相关的定位。腹部进行无菌准备以便术后用鞍脂肪移植修补脑脊液漏。

两侧腭大孔处阻滞注射1.5mL1%利多卡因加1/100 000肾上腺素止血。鼻腔用0.05%盐酸羟甲唑啉收缩,内镜下蝶腭孔处注射利多卡因肾上腺素组织蝶腭动脉。

大多数神外医生训练经中线、经中隔垂体手术。内镜下经鼻入路是偏离中轴线将导致对鞍区视野的不同。的确,由于经鼻入路偏离中线角度较小,它能更好地显露对侧蝶窦和海绵窦。但初始进入肿瘤侧由多种因素决定,比如鼻腔阻塞角度,虽然最后认为双进路能提高视野,也能允许更多器械进入。术前内镜检查和术前CT一起来评估中隔偏曲或鼻腔不对称,如果存在。对小的垂体病灶,偏离中线和大的肿瘤向外扩展至海绵窦,对侧鼻腔可作为首选,可呈现更好的角度。

经中隔旁至中甲之间进入蝶窦前面,避开外侧鼻窦,减少术后鼻窦炎的危险,中甲外移或切除泡状结构会更有利于进入。

辨认蝶窦口的关键是辨认上甲和蝶筛隐窝区。隐窝的范围是颅底上甲，中隔内侧靠近蝶窦开口。收缩上甲和传统切除其后下1/3可见到开口。开口位于鼻甲内侧，蝶筛隐窝下缘后侧（图28.1）。Dong Jho将中甲下缘作为一个鞍底定位标志，这个边缘靠近斜坡，约低于鞍底1cm[15]。

蝶腭动脉中隔分支穿过蝶窦隐窝下部，供应中隔黏膜血运。这个血管出血可用双极电凝止血。注射利多卡因/肾上腺素盐水沿着中隔后端，可见血管收缩，在蝶窦前做切口之前。

当辨认蝶窦口后，向内下直接扩大开口，远离外侧结构直到口足够大到内镜下见到窦的外侧。切除蝶嘴到中隔，偶尔用钻快速打磨厚的骨质（图28.2）。中隔后端切除，显露蝶窦对侧面，蝶窦内隔切除，显露鞍表面。特

别小心切除窦内隔，因为可能遇到后面的颈内动脉或视神经或两者。

鞍区两边有鞍结节，尾部有斜坡，一旦进入鞍区，可见视神经在11点和1点位置，而海绵窦的颈内动脉在5点和7点之间位置。颈内动脉是"C"型凹向外侧。需要注意有22%的蝶窦壁不完整，颈内动脉处骨壁是裂开的[28]。我们用4只手/2名术者的技术：一名术者扶镜，另一名术者双手操作。

蝶窦后部黏膜凝结，切除。凿开/钻开鞍后表面进入鞍区，并用咬骨钳打开扩大（图28.3）。偶尔遇到海绵窦腔间连接的出血；用微纤维胶原，压迫或双极电凝处理。打开硬脑膜肿瘤大者可通过打开硬脑膜取标本冰冻切片，吸引之前保留病理，特别是当处理微腺瘤和小病灶时（图28.4）。联合吸引和切除和不同角度刮匙刮除肿瘤（图28.5）。肿瘤组织与正常的黄色垂体组织很容易区分。

一旦垂体柄被切除，内镜插入蝶鞍帮助更仔细地探查，角度内镜检查鞍的裂隙。鞍与正常垂体组织间的隔向下落，因为肿瘤切除后遗留空间。视野模糊不清，特别在腔的外侧和后/上侧隐窝。

为了提高视野清晰度，我们用"水镜"技术，即用几个厘米压力的生理盐水冲洗内镜。盐水压力扩展了鞍区软组织边界，包括膈，冲走残留肿瘤碎片，提高视野清晰度，有助于检查术腔保证尽可能要全切除肿瘤。手术最后止血用微纤维胶原止血，然后冲出去，术中出现脑脊液漏时行鞍区重建[19]。如果发现漏，用脂肪，AlloDerm或根据缺损大小用中隔瓣重建。

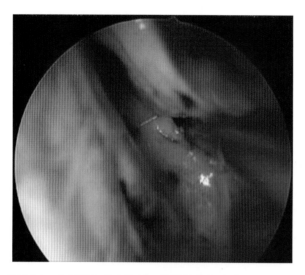

图28.1 左侧蝶窦的自然开口处蝶筛隐窝，探针置入此处。

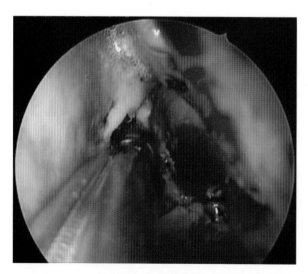

图28.2 切除蝶骨嘴。

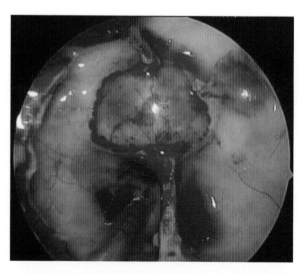

图28.3 去除蝶鞍部骨质暴露垂体上部的硬脑膜。

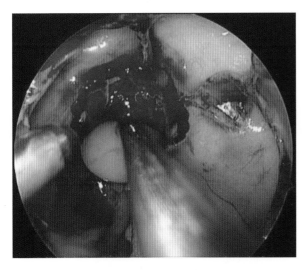

图 28.4 经蝶鞍硬脑膜切口处垂体腺瘤的切除。

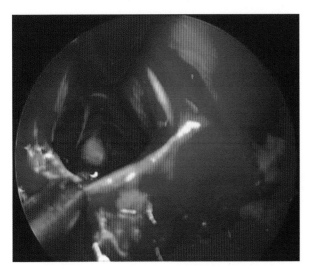

图 28.5 垂体腺瘤切除后蝶鞍的内面观。

术后管理

术后患者常规神经学监测,术后第一天行 MRI。患者一般需要带抗生素出院,激素替代,尽可能避免擤鼻或打喷嚏。术后第 1 次复查是在术后第 3 周,行内镜检查确保治愈。

结果

Senior 等[20]统计了 176 例患者的数据,死亡率为 0.5%,与近期的 0~1.03%相似。文献报道大多数死亡原因是药物的并发症,如肺栓塞或心脏事件。手术本身相关死亡率继发于不完全切除大的鞍上肿瘤,出现明显水肿和不可逆的神经损伤。

在所有相似的报道中尿崩症(缺乏垂体后叶加压素,造成不合适的尿量增加)的发生率为 20.2%,与文献报道的 3%~60%相似,范围波动大是由于一些研究病例数少。Rathke 囊肿患者发生尿崩症明显高于其他类型肿瘤(RCC47.6%,其他类型 20.2%,Senior 等研究[20];P=0.003)。

血管意外包括颅内血肿,脑血管意外,鼻出血和术中出血的发生率为 5.2%,与其他研究相似[20]。1 例颅内出血最后成为那个研究中唯一死亡者,切除肿瘤患者(3.1%)出现鼻出血可用压迫、烧灼、前鼻孔填塞治疗。一例患者蝶骨气化,见到明显海绵窦出血流到前组壁都,终止手术。另一个患者服用抗凝药物(氯吡格雷)术前失血 900mL,需要输血。无大量鼻出血、海绵窦血栓、颈动脉损伤,硬膜下或蛛网膜下腔出血在 193 例手术中。

Senior 等[20]研究的 193 例中 51 例(26%)手术出现脑脊液漏。书中发现脑脊液漏 38 例(19.7%),20 人(10.3%)术后出现脑脊液漏,7 例(3.6%)术中术后均发现脑脊液漏。术中发现脑脊液漏用脂肪修补,4 例留有腰椎置管引流。术后漏用腰椎置管引流(n=14),或内镜修补(n=6)。一例患者有大的卓望谟囊肿。两侧修补均失败,行腰池腹膜腔引流术。

"鼻窦炎"是因蝶窦验证存在而发现(伴/不伴脓涕)在 11 例患者中(5.7%)[20]。所有患者均口服或全身用抗生素。没有一例患者因蝶窦炎而发展为脑膜炎,其中一例患者有慢性鼻窦炎病史并行内镜手术治疗过。鼻窦炎发生率为 5.7%比报道的 1%~15%要低。我们保持鼻腔解剖不破坏,保护鼻窦功能,只有一例患慢性鼻窦炎,这是一直存在的,不是有手术引起。2 例(1.0%)发生脑膜炎,与报道的发生率相似(0.15%~1.2%)。2 例无症状,但术后脑脊液漏培养阳性,在拔除腰椎引流后,脑脊液漏 G+如草绿色链球菌,甲氧西林敏感的金葡菌,和凝固酶阴性的球菌。

在同一系列中有 2 例神经并发症[20],气脑和颅内神经病(1.0%)。一例患者术后立即出现双侧展神经麻痹。MRI 无出血、梗死或海绵窦血栓。麻痹无持续的功能丧失,者为患者随后复发了垂体无分泌腺瘤,行修正手术,术后无颅内神经病。气脑患者并行脑脊液漏,行修补手术。

O'Malley 等[21]记载了学习曲线,从传统的显微镜垂体手术到 MIPS。作者对比了单纯内镜切除和传统纤维辅助手术切除。他们回顾性发现,25 例手术切除垂体病灶,所有手术是同一级别医生,都最初对比内镜手术不熟悉。显微镜治疗组出现 8 例术中/术后并发症,6 例术中脑脊液漏,复查 MRI22 例中 17 例(77%)总体切除,5 例经 2 次或多次手术,17 例中 10 例(59%)报道所有症状均缓解,内镜治疗组有 7 例术中/术后并发症,7 例术中脑脊液漏。术前和术后影像表明,21 例中有 14 例(66%)总体切除,4 例行 2 次或多次手术,15 例中 10 例(66%)症状完全缓解。最先的 9 例内镜治疗手术平均 3.42 小时,平均住院 4.67 天,后面的 8 例平均手术 3.11 小时,住院 3.13 天,最后 8 例平均手术 2.22 小时,住院 3.88 天。最先的 9 例和最后的 8 例手术时间有显著差异,前 2 组比后 1 组内镜治疗脑脊液漏发生率降低,内镜治疗的连续应少于 17 例。

Sonnenberg 和 Senior[22]也评估了学习曲线,评估首先的 45 例 MIPS 手术。回顾性分析开始的这 45 例 MIPS 分为 3 组,每组 15 例,对比年龄、性别、修正手术同时并发症发生率包括死亡、颅内出血、术中脑脊液漏、术后脑脊液漏、腰椎引流、脑膜炎、术后鼻出血、眼肌麻痹、视力损伤、尿崩症。其他因素包括术中失血、持续时间、肿瘤分级在 3 组中相似。在并发症和其他因素方面 3 组无统计学差异($P>0.05$),首先做 45 例 MIPS 研究并为显示出学习曲线的规律。

Kabil 等[23]回顾性分析 300 例行全程鼻内镜垂体瘤切除者在 6 年期间。收集数据结果对比平均值从几个经中隔经蝶窦报道中,300 例中 139 例(46%)是激素分泌过多,161 例(54%)为无功能腺瘤,平均住院 1.4 天,所有患者术后 MRI 评估残留/复发。对于有功能腺瘤附加复查激素水平。在随访中未发现激素或影像证据提示复发,127/134(95%)对比 144/166(87%)侵袭性腺瘤,对比全部鼻内镜和经中隔蝶窦结果显示用经鼻内镜技术明显缓解,对于所有激素分泌肿瘤:促皮质激素型(86% vs 81%),催乳素(89% vs 66%),生长激素(85% vs 77%)。无功能腺瘤缓解率为 149/161(93%)。作者也提到在鼻内镜相关过程出现的并发症上明显降低,表明全程鼻内镜技术安全、有效,能更完整地切除肿瘤,减少并发症。

结论

经鼻内镜经蝶入路是一种安全、性价比高、微创的方法,对于切除垂体占位。通过蝶窦自然开口的术后容易监测。微创入路能减少住院时间,耳鼻喉和神经外科两个团队合作,能减少学习时间,术后并发症发生率低。

(于焕新 译)

参考文献

1. de Divitiis E, Cappabianca P, Cavallo LM. Endoscopic Endonasal Transpehnoidal Approach to the Sellar Region. Chapter 7. New York, NY: Springer Wein; 2003:91–123
2. Landolt AM. The pituitary. In: History of Pituitary Surgery: Transcranial Approach. Philadelphia, PA: W.B. Saunders Company; 1996:283–294
3. Liu JK, Das K, Weiss MH, Laws ER Jr, Couldwell WT. The history and evolution of transsphenoidal surgery. J Neurosurg 2001;95(6):1083–1096
4. Lanzino G, Laws ER Jr. Pioneers in the development of transsphenoidal surgery: Theodor Kocher, Oskar Hirsch, and Norman Dott. J Neurosurg 2001;95(6):1097–1103
5. Landolt AM. History of pituitary surgery from the technical aspect. Neurosurg Clin N Am 2001;12(1):37–44, vii–viii
6. Kenan PD. The rhinologist and the management of pituitary disease. Laryngoscope 1979;89(2, pt 2, Suppl 14)1–26
7. Kanter AS, Dumont AS, Asthagiri AR, Oskouian RJ, Jane JA Jr, Laws ER Jr. The transsphenoidal approach. A historical perspective. Neurosurg Focus 2005;18(4):e6
8. Cappabianca P, de Divitiis E. Back to the Egyptians: neurosurgery via the nose. A five-thousand year history and the recent contribution of the endoscope. Neurosurg Rev 2007;30(1):1–7, discussion 7
9. Cushing H. The Weir Mitchell lecture. Surgical experiences with pituitary disorders. JAMA 1914;63:1515–1525
10. Cushing H. The Pituitary Body and Its Disorders: Clinical States Produced by Disorders of the Hypophysis Cerebri. Philadelphia, PA: JB Lippincott; 1912
11. Liu JK, Cohen-Gadol AA, Laws ER Jr, Cole CD, Kan P, Couldwell WT. Harvey Cushing and Oskar Hirsch: early forefathers of modern transsphenoidal surgery. J Neurosurg 2005;103(6):1096–1104
12. Cushing H III. Partial Hypophysectomy for acromegaly: with remarks on the function of the hypophysis. Ann Surg 1909;50(6):1002–1017
13. Welbourn RB. The evolution of transsphenoidal pituitary microsurgery. Surgery 1986;100(6):1185–1190
14. Jankowski R, Auque J, Simon C, Marchal JC, Hepner H, Wayoff M. Endoscopic pituitary tumor surgery. Laryngoscope 1992; 102(2):198–202
15. Jho HD, Carrau RL, Ko Y, Daly MA. Endoscopic pituitary surgery: an early experience. Surg Neurol 1997;47(3):213–222, discussion 222–223
16. Onizuka M, Tokunaga Y, Shibayama A, Miyazaki H. Computer-assisted neurosurgical navigational system for transsphenoidal surgery—technical note. Neurol Med Chir (Tokyo) 2001;41(11):565–568, discussion 569
17. Sheehan MT, Atkinson JL, Kasperbauer JL, Erickson BJ, Nippoldt TB. Preliminary comparison of the endoscopic transnasal vs the sublabial transseptal approach for clinically nonfunctioning pituitary macroadenomas. Mayo Clin Proc 1999;74(7):661–670
18. Ouaknine GSV, Veshchev I, Siomin V, Razon N, Salame K, Stern N. The one-nostril transnasal transsphenoidal extramucosal approach: the analysis of surgical technique and complications in 529 consecutive cases. Oper Tech Otolaryngol--Head Neck Surg 2000;11:261–267
19. Sonnenburg RE, White D, Ewend MG, Senior B. The learning curve in minimally invasive pituitary surgery. Am J Rhinol 2004;18(4):259–263
20. Senior BA, Ebert CS, Bednarski KK, et al. Minimally invasive pituitary surgery. Laryngoscope 2008;118(10):1842–1855

21. O'Malley BW Jr, Grady MS, Gabel BC, et al. Comparison of endoscopic and microscopic removal of pituitary adenomas: single-surgeon experience and the learning curve. Neurosurg Focus 2008;25(6):E10

22. Sonnenburg RE, White D, Ewend MG, Senior B. The learning curve in minimally invasive pituitary surgery. Am J Rhinol 2004;18(4):259–263

23. Kabil MS, Eby JB, Shahinian HK. Fully endoscopic endonasal vs. transseptal transsphenoidal pituitary surgery. Minim Invasive Neurosurg 2005;48(6):348–354

24. Nasseri SS, McCaffrey TV, Kasperbauer JL, Atkinson JL. A combined, minimally invasive transnasal approach to the sella turcica. Am J Rhinol 1998;12(6):409–416

25. Dew LA, Haller JR, Major S. Transnasal transsphenoidal hypophysectomy: choice of approach for the otolaryngologist. Otolaryngol Head Neck Surg 1999;120(6):824–827

26. Sloan AE, Black KB, Becker DP. Lesions of the sella turcica. In: Donald PJ, ed. Surgery of the Skull Base. Philadelphia, PA: Lippincott-Raven; 1998:555–582

27. Banna M, Olutola PS. Patterns of pneumatization and septation of the sphenoidal sinus. J Can Assoc Radiol 1983;34(4):291–293

28. Kennedy DW. Functional endoscopic sinus surgery. Technique. Am J Rhinol 1985;111(10):643–649

第 29 章

内镜斜坡和后颅窝手术

Carl H. Snyderman, Paul A Gardner, Juan C. Fernandez-Miranda, Eric W. Wang

经鼻进入颅底分类基于在矢状位和冠状位上的方位[1]。在矢状位,内镜进入斜坡和后颅窝是从后床突到枕骨大孔和上颈椎。在后(前)冠状位上,经鼻入路靠外侧低于岩骨到内侧颈静脉结节和颈静脉球。对于位置明确的病灶,经鼻入路视野宽,对正常神经和血管结构破坏小,入路的限制是垂体,颈内动脉段,颅神经和硬脑膜内结构。

解剖

斜坡分为3段:上段、中段和下段(图29.1)。上斜坡位于垂体后,从后床突扩展到鞍底,外界是海绵窦和颈内动脉海绵窦段。颅内、上段斜坡和动眼神经和基部顶点相关。中段斜坡相应的从鞍底也就是蝶窦顶壁到斜坡隐窝。外侧是颈内动脉鞍旁段和岩尖内侧。颅内段中段斜坡与展神经远端相邻,其深部经过颈内动脉鞍旁段,进入Dorello管在岩骨上表面(图29.2)。下段斜坡从蝶窦底到枕骨大孔。向外有岩斜区交界,内侧颈静脉结节、枕髁和外展、舌咽、迷走、舌下神经起始段相邻。

最后,第1、2颈椎位于鼻咽后部,外侧由咽鼓管、下有腭板围成(图29.1)。C1寰稍低于硬腭和齿状突表面水平(C2上部)。枕髁与C1外侧突相关节。椎动脉位于后外侧穿入硬脑膜,在枕骨大孔后,向前与硬膜内关联的外侧板之间(图29.2)。

岩下进路到后颅窝,从斜坡下段向外扩展到颈静脉球。上为岩骨水平段,颈内动脉破裂孔段和岩骨。舌下神经管从颈静脉结节(上)分离了枕髁(下)。颈静脉球在舌下神经管的上外侧,颈内动脉咽旁段位于咽鼓管外侧,三叉神经第三支(卵圆孔)。

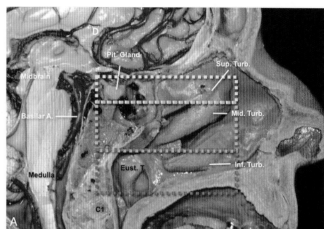

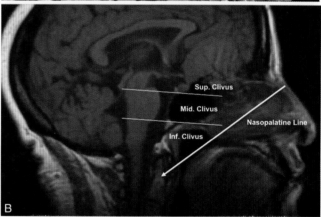

图29.1 岩骨斜坡区解剖学分类。(A)硅固定的标本的矢状面;上斜坡(黄线标注区域)包括鞍背部(D)和后床突,位于垂体下面。中斜坡(绿线标注区域)从蝶鞍底部到蝶窦底部,后与脑桥前池和基底动脉相邻。下斜坡(紫线标注区域)位于鼻咽后,在延髓前池和椎动脉经过(B)MRI矢状位;蝶鞍底部划分上中斜坡,蝶窦底部划分中下斜坡,鼻骨内缘、硬腭从侧面构成鼻腭线,导致了鼻内经斜坡手术的限制性。(Soumr. ©2012 UPMC Centerfor Cranial BaseSurgery.)

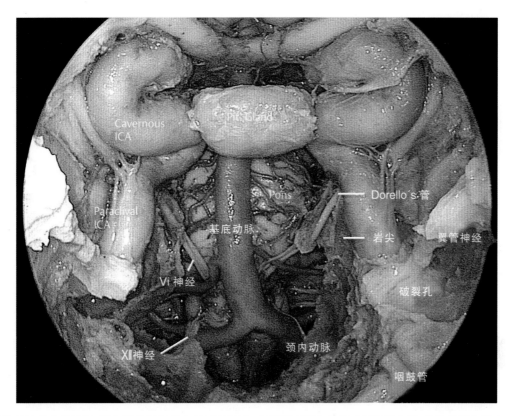

图 29.2 经岩骨斜坡手术的解剖:第六颅神经从旁上经过桥前池,在斜坡旁颈内动脉后汇脑膜内段,最终经岩尖到达 Dorello 管。舌下神经是下斜坡最腹侧的神经。注意翼管神经、破裂孔、斜坡旁颈内动脉、咽鼓管的解剖学关系。(Source: © 2012 UPMC Center for Cranial Base Surgery.)

不同的诊断和指征

斜坡和后颅窝的病灶大多数为新生物。肿瘤来源于颅内、骨或从颅外结构。最常见颅内肿瘤是脑膜瘤,可累及斜坡任意段,扩展到岩骨,颅颈交界或其他邻近区域,部分斜坡旁脑膜瘤能累及上、中、下斜坡,向后颅窝扩展到斜坡旁颈内动脉的后外侧(图 29.3)。脑膜瘤在影像学上表现为富血管的肿瘤,有硬膜尾巴特征。少数肿瘤完全在骨内,偶尔一些生长缓慢,可观察处理。原发骨新生物常为脊索瘤和软骨肉瘤。脊索瘤常位于中线,而软骨肉瘤起源于外侧。理论上从斜坡旁的软骨结合(图 29.4)。在影像上,脊索瘤和软骨肉瘤都是骨性病灶,特征是 MRI T2 加权像上不同的增强。如果怀疑是肿瘤,可活检,但如果病灶有更常见的纤维发育不良(很少在颅神经压迫进展期治疗)组成,可行 CT 检查,见到典型的"毛玻璃"状。颅外肿瘤累及斜坡最常见于鼻窦恶性肿瘤(鳞癌、鼻咽癌、腺样囊性癌、腺癌等)来源于鼻咽黏膜,侵犯周围骨与软组织,所有这些肿瘤需要活检来确定适合的治疗方案,但手术常在放和(或)化疗的协助。放疗前手术压实硬膜外鼻窦恶性组织,也可加强放疗效果。

炎性疾病也可累及斜坡和上颈椎。严重的关节炎、类风湿关节炎或先天异常,上颈椎退化也能导致颅底凹入或齿状突周围的炎症性关节翳,这些疾病主要治疗是融合,来稳定结构,但不可逆的压迫需要向前减压,斜坡的放射性骨坏死是由于高剂量放疗,很难与复发肿瘤区分。斜坡骨髓炎可与放射性骨坏死或坏死性外耳道炎有关,虽然原先的耳鼻感染已经缓解。活检明确诊断,辨别致病菌。引流脓腔或清创。

手术前准备

合适的体位可防止妨碍外科器械,使术者舒适,保持光鲜。对于经斜坡上入路,头过伸,前倾位减少静脉充血,特别是肥胖患者。中段斜坡和下段经斜坡入路需要更自然体位,因为低轨迹。者相对硬腭来说也提升了颈椎。

神经生理监测皮质功能(躯体感觉诱发电位)和颅神经(肌电图)[2]。如果预计切除脑干来源的硬膜内肿瘤,还需要监测脑干自主电位。术中用神经刺激来减少可能的颅内神经损伤。

预防应用三或四代头孢类通过硬脑膜的抗生素(如

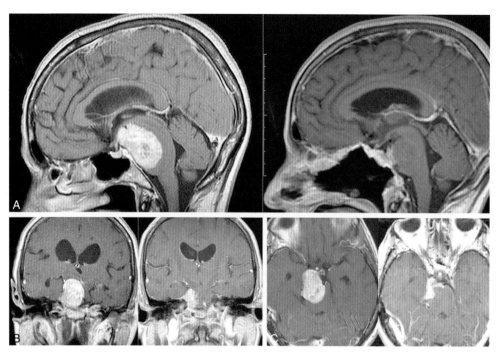

图29.3 岩骨斜坡脑膜瘤。**(A)**手术前后的矢状位MRI展现了经斜坡区手术对脑干和残余的小肿瘤的完美减压;注意术前肿瘤在上斜坡区蝶鞍后的生长,术后影像上完全被切除。**(B)**手术前后的冠状位MRI,边上有少许残留肿瘤,与小脑幕相邻。**(C)**手术前后的横断位MRI,与(B)相似,小脑幕旁有少许肿瘤的残留,斜坡区手术最适用于主要生长在斜坡区肿物的去除,因为生长在岩骨的肿物很难触及。(Source: © 2012 UPMC Center for Cranial Base Surgery.)

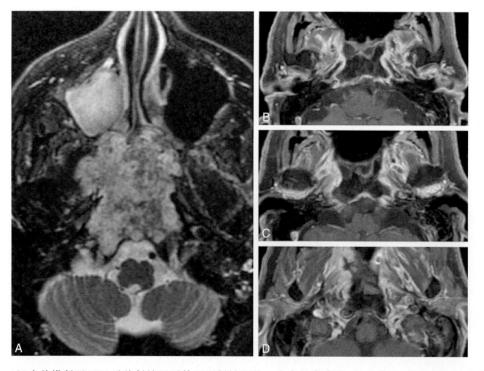

图29.4 脊索瘤。**(A)**术前横断面MRI示从斜坡区延伸至下斜坡区的一个大的脊索瘤,侵入鼻后、鼻旁部以及岩骨顶端和枕骨髁。**(B~D)**术后在岩骨顶端层面的横断面MRI(B)颈静脉(C)枕骨髁(D)示肿瘤的大致切除。(Source: © 2012 UPMC Center for Cranial Base Surgery.)

头孢曲松钠或头孢吡肟）。除非有垂体功能低下（氢化可的松），视力减退（甲强龙），或预期颅内损伤（地塞米松），否则不常规用激素。鼻腔抗菌准备，避免黏膜损伤和嗅觉丧失。局部的收缩血管用羟甲唑啉。血压正常的麻醉（平均动脉压>80mmHg）来防止脑或神经缺血，特别是受肿瘤压迫的神经损伤。

外科手术

经斜坡入路

斜坡上入路进入病灶，向后与垂体相邻。需要经过垂体，双侧蝶窦开放，切除鞍区骨质至少到海绵窦中缘。后床突和结节也切除，以向上取代垂体提供空间。垂体可经硬膜内/外调换。硬膜外移除垂体需要从鞍底和鞍背切除鞍区硬膜。这可给进入上斜坡和硬膜内间隙提供更大的尾部空间（图 29.3）。当受激素紊乱的危险限制。相反，硬膜内移除垂体[3]需切除垂体、牺牲垂体下动脉，断静脉引流。面临垂体功能紊乱的危险。切开鞍区硬膜，切除漏斗部，向上摇摆垂体。从疏松的纤维连接到海绵窦外侧切除垂体。切断 1 或 2 条垂体血管。上部垂体血管是主力供血。腺体被向上翻到鞍上空间。在鞍背上的硬膜和斜坡后硬膜显露，切除，小心磨除周围骨质为避免损伤颈内动脉，避免扭转斜坡后骨质，因为尖锐器械的插入甚至钙化环都会延展到颅内颈内动脉后面。

经斜坡中段进入岩尖内侧病灶如胆脂瘤[4-6]。如果病灶位于岩部颈内动脉后部可结合岩下入路。广泛蝶窦开放，找到斜坡旁颈内动脉。气化良好者视野清晰，但可能被蝶窦隔阻挡。气化不良者，辨认翼管神经和翼管，估计斜坡旁颈内动脉，记住神经将从尾部向外侧水平穿过岩部颈内动脉，加入到岩浅大神经和岩深神经。内镜翼板的内表面形成了矢状板，有斜坡旁颈内动脉分担。磨除鞍底骨质，向内到斜坡旁颈内动脉，显露岩尖气房。可扩展的病灶，如胆脂瘤，病灶常扩展到斜坡隐窝造成外科通路（图 29.5）。展神经上外侧在斜坡旁颈内动脉后的 Dorello 管，可能热损伤到（图 29.2）。为了额外进入岩尖，有时需要小心地切除其覆盖的骨质减压斜坡旁颈内动脉，这可使动脉外侧增加 3~5mm 空间。

斜坡下入路[7]常与斜坡中段进路一起，打开鞍顶到枕骨大孔切除肿瘤，如脊索瘤、脑膜瘤、鼻咽癌、切除鼻

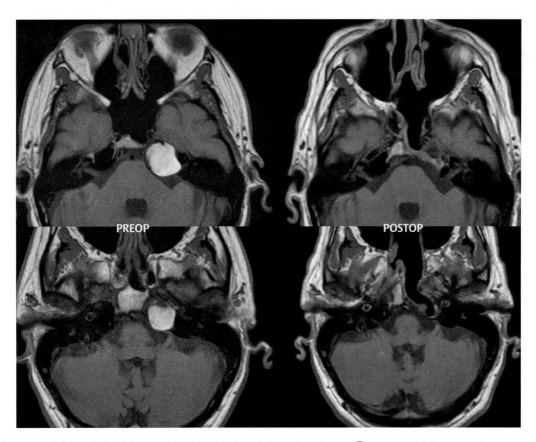

图 29.5　胆固醇性肉芽肿，术前术后的横断面 MRI 示肉芽肿完全引流。(Source: © 2012 UPMC Center for Cranial Base Surgery.)

咽黏膜和头直肌、头长肌来显露紧邻斜坡的咽颅底筋膜。向上磨除骨皮质，外侧显露受限于斜坡旁的颈内动脉和颈静脉孔神经部。向下，切除斜坡骨质受限于枕髁和舌下神经管(图 29.6)。枕髁内侧半磨除后也很稳固。如果切除硬膜，切口避免损伤基底动脉，基于术前影像和多普勒显像。硬膜内肿瘤向前可能损伤展神经，当切开硬膜时易损伤。术中肌电图刺激有助于切除骨质后和

切开硬膜前的神经定位。

经齿状突入路[8-10]最先用治疗基底内陷，但其可用在枕骨大孔处肿瘤，很少损伤。经鼻腔可接近 C1 和 C2 的齿状突，在伴有基底内陷时，它们比平常更靠上，因此可经此进入。鼻咽部软组织在咽鼓管之间切除。从蝶背到软腭面。弯曲的咽旁颈内动脉向内投射到 Rosen-mvller 窝，增加了向外切除的危险。为了在腭水平双侧

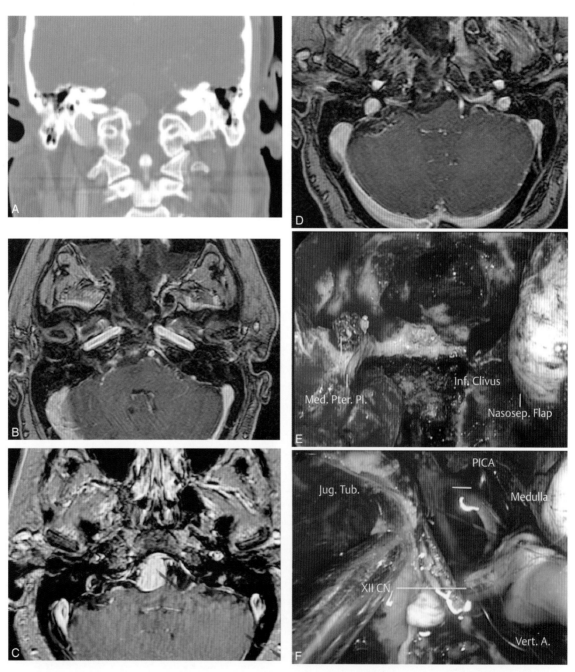

图 29.6 颈静脉结节脑膜瘤。(A)CT 血管造影的冠状位示源自右颈静脉结节的脑膜瘤。(B)术后横断面 MRI 示肿物的完全移除。(C)术前横断位 MRI。(D)术后横断面 MRI 示肿物的完全移除。(E)术中影像，经由咽颅底筋膜到达下斜坡，局限于咽鼓管和内侧翼状板旁。(F)术中影像，经下斜坡到达颈静脉结节；肿物移除后我们可以看到椎动脉、后下小脑动脉以及延髓前池内的舌下神经。(Source: ⓒ 2012 UPMC Center for Cranial Base Surgery.)

清楚地显露，需要切除中隔后缘，磨除硬腭中线后部。C1 环显露，磨除，咬骨钳咬除外侧部。进一步切除外侧骨质可能碰到椎动脉，因其经过横突。齿状突进路在 C1 环后面，连接处用钻不易分辨，特别是有严重退行性变时。齿状突中心部分磨除，保持骨外形，从韧带处切除。从 C2 椎体不分离齿状窝的尖端很重要。小心地切除下面的血管网直到从下面的覆盖膜/硬膜传导波动为止。不需要完整切除血管网到硬膜，危险就是脑脊液漏。

冠状位的岩下入路需要经翼腭窝入路来辨认标志，以显露颈内动脉岩部段[4,7]。上颌窦开放后，切除后壁，切断蝶腭动脉，显露翼腭空间，将软组织向内或向外抬高来找翼管。圆形磨开围绕翼管神经、动脉的基底，找到在岩部和鞍旁段交界处的颈内动脉膝部(图 29.2)。内侧的咽鼓管切除，破裂孔的纤维软骨仔细向下切除到颈内动脉膝。切除后下到岩部颈内动脉的骨质，进入岩骨下表面。这个入路对损伤颈内动脉该读危险，因其紧靠连接破裂孔的软骨。外侧切除受限于三叉神经下颌支和咽旁颈内动脉。在枕骨大孔的水平向外切除显露在枕髁和内侧颈静脉结节之间的舌下神经管。辨认髁上嵴，是接近头长肌的切入点，对精确地预计舌下神经管深度有帮助[11]。

重建

硬膜外切除无术中脑脊液漏证据，不须重建，手术部位用纤维胶原覆盖，保护创面而促进愈合。硬膜缺损用硬膜内胶原或筋膜修复，在硬膜外用修整的中隔黏膜瓣覆盖[12]。深部斜坡缺损需要大的瓣，水平地导向。或者，自体脂肪移植，填充缺损，然后覆盖中隔黏膜瓣，用棉球或球囊导管支撑，只有硬膜缺损或难治性出血时需要填充鼻腔。

对于缺乏或中隔受累，中隔黏膜瓣不可能完全的覆盖大的深部的缺损，或覆盖失败[12]。下鼻甲黏膜可补救，蝶腭动脉下鼻甲支供应这个黏膜瓣。

术后护理

鼻腔填塞物在位时一直用抗生素预防感染，术后第一天可改口服。硬膜修补后，鼻腔填塞 5~7 天，门诊拔除，腰椎引流不常规应用，应用指征包括大缺损、蛛网膜池显露或切除、早期脑脊液漏、早期放疗、体型肥胖。经齿状突入路者可术后第一天经口进食。

并发症

随着带血管的中隔瓣的应用，术后脑脊液漏发生率少于 5%。在所有的经鼻颅底手术术中脑脊液漏者[13,14]，但比后颅窝进路要高，直到拔除鼻腔填塞物后才没那么明显，建议早期手术修补避免延迟发生脑膜炎。

脑膜炎的危险较低，尽管鼻腔是污染的[15]。大多数病例，小缺损边缘环的可用周围瓣以为修复或放其他筋膜/脂肪，小的斜坡缺损可用下鼻甲黏膜瓣修补，当其他组织不可用时。

动眼神经因其体积小，行程长，位于中间，易受病变及入路累及，最容易受损。外展受限出现复视。如果解剖时保护神经，数周到数月可恢复。也可行眼球整形术。

血管损伤是经斜坡入路最危险的并发症，准确定位，好的外科技术和影像导航可避免损伤[16]。幸运的是，颈内动脉损伤少见(0.3%)，在经鼻颅底手术中。我们的经验，损伤的危险因素包括软骨瘤(脊索瘤，软骨肉瘤)包裹或取代颈内动脉，缺乏内镜经验。多数颈内动脉损伤需血管造影切断血管。

结果

缺乏大量的研究评估经鼻手术。然而我们机构近期回顾了经鼻内镜切除 60 例脊索瘤的结果，83%完全切除原发脊索瘤[17]。3 年内全切率提高到 89%。脑脊液漏发生率为 20%，永久的颅神经病发生率只有 7%，无死亡，这个入路死亡率很低。

内镜经翼腭窝的鼻咽手术已经切除了多种鼻窦恶性肿瘤，包括肌上皮癌，淋巴上皮瘤，腺样囊性癌、腺癌，黏上皮癌，肉瘤 20 例[18]。切缘阴性达 95%，无严重并发症除了一个颈内动脉损伤无长久后遗症，除了一个患者其余全部接受辅助治疗(放疗，伴/不伴化疗)。所有生存率为 45%，局部控制率为 65%，平均随访 33 个月(15~68 个月)。

在我们机构，鼻内经斜坡治疗胆脂瘤 17 例，联合经斜坡和岩下入路有 8 例[6]。所有患者症状好转，2 例复发，后成功再次经鼻治疗。无重大死亡，17 例中有 3 例(18%)有并发症，包括暂时的外展肌麻痹，鼻出血，慢性分泌性中耳炎和流泪。

结论

经鼻入路发展到斜坡和后颅窝，内镜技术占有优势。对颅底解剖强大的理解，广泛入路到达颅底满足了患者的需求。死亡率低，术后脑脊液漏的重建技术提高，症在增长的数据证明了这些外科技术的价值。

（于焕新 译）

参考文献

1. Snyderman CH, Pant H, Carrau RL, Prevedello DM, Gardner PA, Kassam AB. Classification of endonasal approaches to the ventral skull base. In: Stamm AC, ed. Transnasal Endoscopic Skull Base and Brain Surgery. New York, NY: Thieme; 2011:83–91
2. Thirumala PD, Kassam AB, Habeych M, et al. Somatosensory evoked potential monitoring during endoscopic endonasal approach to skull base surgery: analysis of observed changes. Neurosurgery 2011;69(1, Suppl Operative):ONS64–ONS76, discussion ONS76
3. Kassam AB, Prevedello DM, Thomas A, et al. Endoscopic endonasal pituitary transposition for a transdorsum sellae approach to the interpeduncular cistern. Neurosurgery 2008;62(3, Suppl 1):57–72, discussion 72–74
4. Kassam AB, Gardner P, Snyderman C, Mintz A, Carrau R. Expanded endonasal approach: fully endoscopic, completely transnasal approach to the middle third of the clivus, petrous bone, middle cranial fossa, and infratemporal fossa. Neurosurg Focus 2005;19(1):E6
5. Snyderman C, Kassam A, Carrau R, Mintz A. Endoscopic approaches to the petrous apex. Operative Techniques in Otolaryngology-Head and Neck Surgery 2006;17(3):168–173
6. Paluzzi A, Gardner P, Fernandez-Miranda J, et al. Endoscopic endonasal approach to cholesterol granulomas of the petrous apex: a series of 17 patients. J Neurosurg 2012;116(4):792–798
7. Gardner PA, Snyderman CH, Tormenti MJ, Fernandez-Miranda JC. Sella and beyond: approaches to the clivus and posterior fossa, petrous apex, and cavernous sinus In: Georgalas C, Fokkens WJ, eds. Rhinology. Stuttgart, Germany: Thieme, 2013:758–771
8. Kassam AB, Snyderman C, Gardner P, Carrau R, Spiro R. The expanded endonasal approach: a fully endoscopic transnasal approach and resection of the odontoid process: technical case report. Neurosurgery 2005;57(1, Suppl):E213, discussion E213
9. Nayak JV, Gardner PA, Vescan AD, Carrau RL, Kassam AB, Snyderman CH. Experience with the expanded endonasal approach for resection of the odontoid process in rheumatoid disease. Am J Rhinol 2007;21(5):601–606
10. Gardner P, Kassam A, Spiro R, et al. Endoscopic endonasal approach to the odontoid. In: Mummaneni P, Kanter A, Wang M, Haid R, eds. Cervical Spine Surgery: Current Trends and Challenges. St. Louis, MO: Quality Medical Publishing; 2009
11. Morera VA, Fernandez-Miranda JC, Prevedello DM, et al. "Far-medial" expanded endonasal approach to the inferior third of the clivus: the transcondylar and transjugular tubercle approaches. Neurosurgery 2010;66(6, Suppl Operative):211–219, discussion 219–220
12. Bhatki A, Pant H, Snyderman C, et al. Reconstruction of the cranial base after endonasal skull base surgery: local tissue flaps. Operative Techniques in Otolaryngology-Head and Neck Surgery 2010;21(1):74–82
13. Kassam AB, Thomas A, Carrau RL, et al. Endoscopic reconstruction of the cranial base using a pedicled nasoseptal flap. Neurosurgery 2008;63(1, Suppl 1):ONS44–ONS52, discussion ONS52–ONS53
14. Zanation AM, Carrau RL, Snyderman CH, et al. Nasoseptal flap reconstruction of high flow intraoperative cerebral spinal fluid leaks during endoscopic skull base surgery. Am J Rhinol Allergy 2009;23(5):518–521
15. Kono Y, Prevedello DM, Snyderman CH, et al. One thousand endoscopic skull base surgical procedures demystifying the infection potential: incidence and description of postoperative meningitis and brain abscesses. Infect Control Hosp Epidemiol 2011;32(1):77–83
16. Carrau RL, Fernandez-Miranda JC, Prevedello DM, Gardner PA, Snyderman CH, Kassam AB. Management of vascular complications during endoscopic skull base surgery. In: Stamm AC, ed. Transnasal Endoscopic Skull Base and Brain Surgery. New York, NY: Thieme; 2011:386–391
17. Koutourousiou M, Snyderman CH, Fernandez-Miranda JC, Gardner PA. Skull base chordomas. Otolaryngol Clin North Am 2011;44(5):1155–1171
18. Al-Sheibani S, Zanation AM, Carrau RL, et al. Endoscopic endonasal transpterygoid nasopharyngectomy. Laryngoscope 2011;121(10):2081–2089

第 30 章

内镜或内镜辅助下颅底手术处理前颅底恶性病变:手术基本原理

Bharat B. Yarlagadda, Anand K. Devaiah

来源于鼻颅底的恶性肿瘤相对少见,大约占头颈部恶性肿瘤的 1%~3%[1,2]。由于肿瘤与周围邻近血管神经组织且肿瘤呈隐匿性生长模式导致肿瘤发现时多为中晚期。也使这类患者的治疗变得复杂,使综合评估患者成为必要。绝大多数的鳞癌,腺癌,腺样囊性癌,未分化癌,鼻腔神经胶质瘤以及其他的组织病理学类型构成了其余的病例[3-5]。

虽然经面部或颅面部开放术式是一个传统的手术方式,但促使鼻内镜手术更受青睐有以下原因(但不仅仅是以下原因):内镜手术经验的增长,疗效以及确切减少患者的复发率。对开放式手术疗效不明确以及使用鼻内镜手术疗效的稳定。我们应该注意到内镜技术在发展, 能够进行开放式入路或联合开放式手术,使其在患者的治疗上扮演一个重要的角色。最后,鼻内镜手术的目的是治愈患者或者减少癌症患者的复发率。

局部治疗的失败是导致癌症患者死亡的最主要的原因[6,7],因此应该强调彻底切除病变的重要性。治疗方式的准确选择取决于肿瘤的部位、肿瘤波及的范围以及肿瘤与邻近重要组织的关系。例如,颅面联合入路主要应用于波及鼻腔及前颅底的肿瘤。联合开放术式辅助治疗成功地提高了患者的 5 年生存率,在一些研究中达到40%~70%[8-11]。

但是,根据术后的表现来看开放式手术有一些不良的后果。这些患者可能有丧失功能,因为患者的面部结构改变, 神经损伤及腭咽功能的丧失和其他组织的损害。内镜手术入路能够减少经面切口或者其他手术切口(如口腔、口咽)引起的潜在的并发症,也是外科手术入路的一种新的选择。随着内镜设备和技术的不断改进和发展以及支持预后的相关报道,有助于使内镜外科医生在鼻颅底恶性肿瘤的治疗中创造出新的治疗方式。

患者评估

病史和体格检查

详细询问病史以及全面的体格检查可以为患者鼻腔新生物性质的评估提供关键的线索。鼻塞,鼻出血,嗅觉缺失,反复发作的鼻窦炎,面部疼痛或压痛是比较常见的症状,也容易误认为是良性病变。鼻内镜检查是必需的(图 30.1),但是水肿或分泌物可能掩盖病变,体积

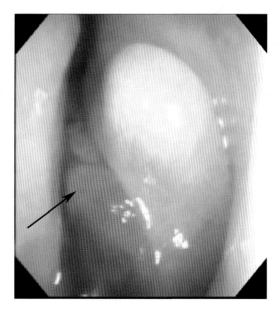

图 30.1 例:鼻内镜检查鼻腔恶性肿瘤。鼻内镜检查对评估鼻腔恶性病变十分重要。图示一例前颅底嗅神经母细胞瘤(箭头示)累及左侧鼻腔的内镜检查。

大的肿瘤可能遮盖肿瘤的波及范围。肿瘤充满口和口咽提示肿瘤可能是来源于鼻腔。牙关紧闭是晚期病变的又一个信号，提示肿瘤累及翼腭窝、颞下窝及邻近结构。颈淋巴结的仔细触诊也是非常重要的。颈淋巴结的肿大也可能是一个表现，需要行病理确诊，如鼻腔神经胶质瘤发生颈淋巴结肿大可高达20%[12,13]。

当患者眼球或可能累及眼球时就必须进行相关的眼科检查。如眼球突出、视觉改变、眼球活动改变、溢泪、复视、瞳孔不对称或者视野缺损，这些都提示病变可能累及眼球或者视觉系统。这些检查可以帮助医生判断是否行眼球或眶内容物的剜除，以及手术入路方式的调整。它也有助于决定是采用开放式、内镜下或鼻内镜辅助下手术。累及眼球并不是必须行眼球剜除的一个常规指标，这需要根据患者的情况以及疾病的性质决定[14]。

神经系统也需根据患者的具体情况进行详细的检查。颅神经的功能应进行详细的评估，它可以提示肿瘤波及的具体范围以及预后较差。根据肿瘤波及的范围，全面的神经系统的评估是必需的，包括患者平时用手的习惯。若神经系统受累，需及时和神经外科医生沟通对患者进行评估，并制订详细的治疗计划。

影像学

影像学检查在对肿瘤进行分期或确定肿瘤累及范围是必需的。确定肿瘤是局部的还是区域性的还是否发生远处转移对患者治疗方式的选择十分必要。基线研究用于评估患者对治疗的反应。在影像学检查中，CT检查能够很好地显示肿物周围的骨质改变以及评价眼球受累情况。静脉注射造影剂可以评估肿瘤周围的供血血管情况以及与颈动脉系统的关系。与CT相比，MRI能更好地显示软组织情况，但对骨组织的显像较差；尤其是用于硬脑膜以及颅内病变的显示，以及神经的受累情况。此外，T2加权相能区分肿瘤与周围的分泌物，PET扫描能确定肿瘤的分期和远处转移，也可以通过全身CT和MRI扫描完成。

组织切片检查

病理诊断在恶性肿瘤的诊治中是必需的。在鼻内镜视野下用咬钳咬取适当病理组织可行病理学分析。当患者依从性良好或肿瘤性质不是血管来源时，可以在门诊行鼻内镜下活检，应用局麻药物和减充血剂。血管来源的肿瘤会出现难以控制的出血，不宜在门诊进行活组织检查。如果怀疑是血管来源性肿瘤或患者的依从性不

好，可以选择在手术室进行操作，在手术室出血控制相对容易，患者也会比较舒适。根据临床图像，影像学检查能首先评估肿物为血管来源，以帮助确定行组织学诊断。可以让患者做瓦氏动作观察肿物出血情况以评估肿物与颅内和静脉的联系，也可以采取一些其他的措施保证手术安全进行。如果仍然不确定，可以对肿物采取细针抽吸活检，但是该检查的成功率取决于样本以及病理专家读片的专业性。

病理学

鼻腔鼻窦恶性肿瘤有许多不同的组织学类型。除了鼻腔神经胶质瘤外它们都按照美国癌症学会第四次修订的分期标准进行分期(表30.1)[15]。最新修订的分期标准强调了肿瘤侵袭范围的重要性以及肿瘤与邻近组织的关系。

鳞状细胞癌

在大多数病例中，鼻腔鼻窦恶性肿瘤中最多见的是鳞癌[1,16]。许多环境因素被认为是癌症高发的重要影响因素，包括黄曲霉素、镍、铬、芳香烃类[17]。约10%的患者在初次确诊时就发现存在颈部淋巴结转移，这也是决定预后的一种独立指标[1,18,19]。鳞癌也可能由鼻腔内翻性乳头状瘤恶变而来；一些肿瘤具有局部侵袭性和远处转移的倾向[20]。

腺癌

病理学组织显示腺癌占鼻腔恶性肿瘤的10%，位于第二常见的类型[4]。长期暴露如粉尘、羽毛和纺织品也是鼻腔鼻窦恶性肿瘤的危险因素。鼻腔鼻窦腺癌的主要特点是侵袭性生长较少发生远处转移。

鼻腔鼻窦未分化癌

鼻腔鼻窦未分化癌是上皮来源为高度恶变的恶性肿瘤，有潜在的神经内分泌变异，现在被认为是组织来源不确定的恶性肿瘤。

这类肿瘤常呈快速活跃生长，不同于鼻腔鼻窦恶性肿瘤的缓慢和隐匿性生长。总体上，鼻腔鼻窦未分化癌主要特征是高度的侵袭性和多个解剖亚区受累。组织学上，有大量的细胞增殖，有丝分裂，缺乏向鳞状细胞和腺细胞分化[21]。没有特殊性的免疫组化染色类型，但是这些研究对肿瘤的鉴别诊断起关键作用，例如，鼻腔神经胶质瘤。

表 30.1　美国癌症协会第四次修订的鼻腔鼻窦肿瘤分期系统

原发肿瘤(T)

TX	原发肿瘤无法评估
T0	无原发肿瘤存在的证据
Tis	原位癌

上颌窦

T1	肿瘤局限于黏膜,无骨质破坏和侵袭
T2	肿瘤侵蚀和破坏下部结构,包括硬腭和中鼻道,不包括上颌窦的后壁和翼突内侧板
T3	肿瘤侵犯以下任何一个部位:上颌窦后壁、皮下组织、眼眶的底壁和内侧壁、翼腭窝、筛窦
T4a	渐进性的局部病变。肿瘤侵犯眶内容物,面部皮肤,翼突内侧板,颞下窝,筛板,蝶窦或者额窦
T4b	局部进展较快的病变。肿瘤侵犯以下结构:眶尖,硬膜,脑组织,中颅窝,除了三叉神经第二支上颌神经以外的颅神经,鼻咽,以及斜坡

鼻腔和筛窦

T1	肿瘤局限在一个亚区域ᵃ,伴或不伴骨转移
T2	肿瘤侵犯一个区域的两个亚区域,或者肿瘤延伸到鼻道窦口复合体周围,伴或不伴骨转移
T3	肿瘤侵犯眼眶的内侧壁和底壁,上颌窦,颚骨或者筛板
T4a	渐进性的局部病变–肿瘤侵犯以下任何结构:眶内容物,鼻面部皮肤,向前颅底侵袭,翼突内侧板,筛窦或额窦
T4b	局部进展较快的病变–肿瘤侵犯以下任何结构:眶尖,硬膜,脑组织,中颅窝,除了三叉神经第二支上颌神经以外的颅神经,鼻咽以及斜坡

注:Adapted from reference 15.

注意:这个系统不适用于非上皮来源的肿瘤,比如淋巴组织,软组织,骨,黏膜黑色素瘤。

ᵃ 鼻腔包括 4 个亚结构:鼻中隔,鼻底,外侧壁和鼻前庭。筛窦和上颌窦分成两个亚区域:左侧和右侧。

嗅神经母细胞瘤

这类不常见的恶性肿瘤起源于嗅球的神经上皮,位于鼻腔和前颅底的交界处。最广泛应用的分类标准是 Kadish 分期系统 [22],A 期肿瘤只限于鼻腔,B 期病变累及鼻窦,C 期病变累及鼻窦外的区域。Kadish 分期的价值已经在多项报告的预测中得到应验,并且简单实用。

嗅神经母细胞瘤可以出现在任何年龄段患者中,且有双峰分布的特点,20 岁和 60 岁是高发病年龄,无明显的性别差异 [23]。嗅神经母细胞瘤多呈隐匿性生长模式,因此发现时多为晚期,且伴有广泛的局部破坏和局部受累。大约 5%~8% 的患者在初次诊断时就发生淋巴结转移,甚至 20%~25% 的患者就诊已经发生了区域转移。注意 62% 的患者在确诊后的 6 个月或以后发生了颈部转移[13]。这种延迟的区域转移模式可能是因为肿瘤早期的微小转移未被发现。对于治疗颈部临床表现阴性的嗅神经母细胞瘤患者的理想治疗模式还在研究中。

其他的病理学类型

鼻腔鼻窦恶性病变的其他的病理学类型包括:软组织、骨肉瘤、腺样囊性癌,黏膜黑色素瘤以及淋巴瘤。这些病例的报道大多限于个案报道和回顾性分析。这类肿瘤手术治疗原则上可以参考常见类型肿瘤的治疗。

生存率

美国癌症协会记录下的上皮源性鼻腔鼻窦恶性肿瘤的绝对生存率和相对生存率(图 30.2)。鼻腔鼻窦非上皮源性肿瘤的生存率与其他头颈部肿瘤相比较有更低的生存率,生存数据通常容易混淆。SCC 不同的组织学类型和不同的分期患者的生存率是不同的[1]。影响预后的因素包括 T 分期,颈部淋巴结是否存在转移,病理学特征,淋巴结外转移,嗜神经侵袭以及肿瘤的大小[15]。组织学类型对患者的预后影响起到关键作用,因为不同的肿瘤生物学习惯不同。例如,黏膜黑色素瘤的预后明显差于鼻腔腺样囊性癌和腺癌[10]。鼻腔鼻窦未分化癌的总生存率也明显较低[24]。

鼻内镜手术基本注意事项

过去的 20 年中, 鼻内镜技术的发展使得许多微小

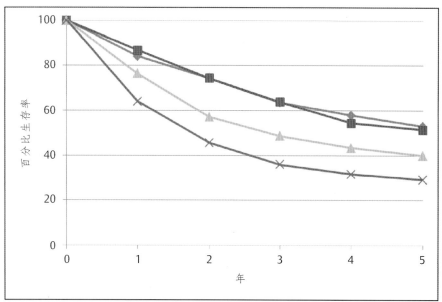

实测生存率	1	2	3	4	5	95% Cls	病例
阶段 1 ◆	84.1	74.4	63.6	57.9	53.0	43.2-62.8	144
阶段 2 ■	86.8	74.4	63.9	54.4	51.5	42.7-60.2	159
阶段 3 ▲	76.4	57.1	48.7	43.4	40.0	33.9-46.1	329
阶段 4 X	64.0	45.6	35.9	31.7	29.2	25.7-32.7	798

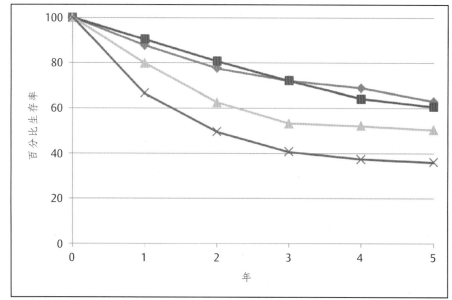

相对生存率	1	2	3	4	5	95% Cls	病例
阶段 1 ◆	87.6	77.4	72.1	68.8	62.9	51.2-74.6	144
阶段 2 ■	90.3	80.6	72.1	64.1	60.6	50.3-70.9	159
阶段 3 ▲	79.8	62.4	53.2	52.0	50.3	42.6-58.0	329
阶段 4 X	66.5	49.4	40.6	37.3	35.9	31.6-40.3	798

图 30.2 (A)美国癌症协会统计的不同分期鼻腔鼻窦肿瘤的 5 年客观生存率(所有的组织学类型),95%可信区间相当于 5 年生存率。(B) 美国癌症协会统计的不同分期鼻腔鼻窦肿瘤的 5 年相对生存率 (所有的组织学类型),95%可信区间相当于 5 年生存率。
Printed with permission from: American Joint Committt:ee on Cancer (AJCC), Chicago, IL. Nasal cavity and paranasal sinuses. In: Edge SB, Byrd DR, Compton CC. Fr1tzAG, Greene FL, Trotti A, eds.AjCIConcerStuglngManool. 7th ed. New York. NY: Springer: 2010:69–73.

病变的切除可以通过鼻内镜手术实现。这种手术入路最开始主要用于良性肿瘤的切除如乳头状瘤[25]和青少年鼻咽纤维血管瘤[26]。随着鼻内镜手术器械的发展、止血技术的提高以及影像导航系统，生物敷料重建技术的发展，越来越多的恶性肿瘤也开始采用鼻内镜手术(图 30.3)。应用鼻内镜或鼻内镜辅助下恶性肿瘤的切除是有争议的,主要是因为违背肿瘤的基本原则和肿瘤整块切除的原则。

鼻内镜手术的术者原则是清晰地暴露肿物,肿物的切源应该注意把握,注意保护肿瘤周围邻近的神经血管组织,硬膜有缺损时注意颅底重建(图 30.4)。由于鼻内镜视野的直观性以及它可以通过角度内镜消除直线对传,与传统的显微镜检查相比鼻内镜检查有一定的优越性。但是,如果肿瘤性质与重建原则相矛盾,可以考虑采用开放入路和内镜联合手术。鼻内镜辅助手术联合适当的导航下的小钻孔深入颅底的开放性手术(例如外部软组织的切除)。内镜辅助联合导航下适当小钻孔。

鼻内镜或鼻内镜辅助手术在处理恶性肿瘤时并不

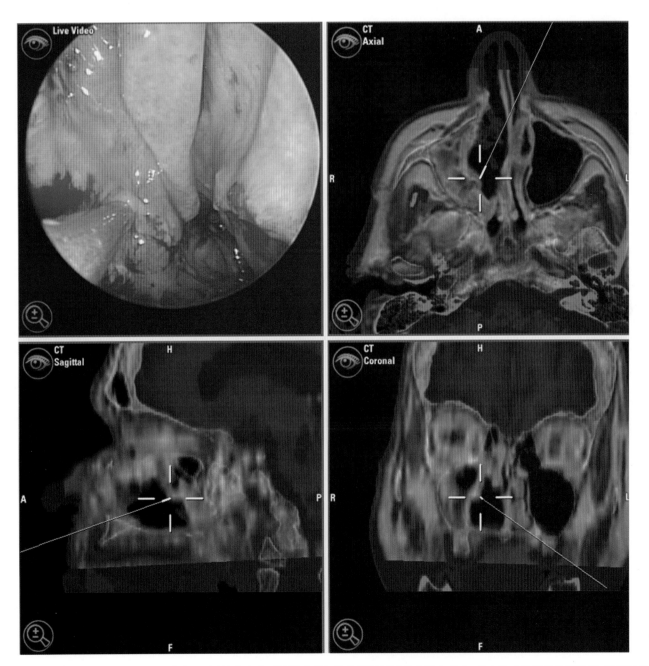

图 30.3　辅助鼻内镜手术切除肿瘤技术。不同的技术使恶性肿瘤的切除均可以通过鼻内镜来完成。核心技术是影像导航系统,影像导航系统可以融合 CT、MRI 以及 PET。图片为一例肉瘤的鼻内镜及影像检查,已经发展到颞下窝,有影像导航的支持,可以采用术中导航。

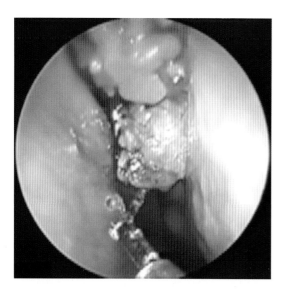

图 30.4 鼻内镜切除恶性肿瘤。图示鼻腔鼻窦未分化癌正接受二氧化碳激光辅助下切除。注意在肿瘤的下方沿着鼻中隔面做切口提供了一个广泛的手术切缘。

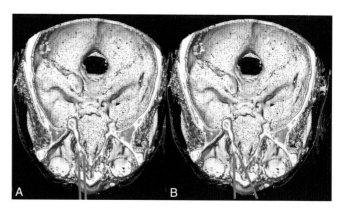

图 30.5 鼻内镜与开放入路对比。鼻内镜手术入路最大的优势在于到达指定的解剖部位仅需要较小的孔道。(A)显示的为鼻内镜入路与(B)显示的开放入路到达相同的解剖区域所需要的空间。

是典型的单一专业的医生进行操作。多学科手术团队的配合是必需的,如耳鼻喉科、神经外科、眼科等。虽然有单人手术操作,但处理比较复杂的恶性肿瘤时通常需要2个医生配合。这需要更高超的手术操作能力,一位术者保持手术视野,另一位术者用双手行手术切除。对于鼻内镜辅助下的手术方式,肿瘤可以通过多种途径处理,必要时可行鼻内镜手术或者开颅手术。

考虑使用鼻内镜手术入路的原则主要是看该手术入路肿瘤是否能完整切除。已有文献详细报道,由于鼻内镜的应用使医生思维模式发生转移。与开放式手术不同的是,鼻内镜手术并不需要很宽阔的手术通道来到达颅底(图 30.5)。外科医生可以选择一种更直接的通过鼻内镜到达肿物。这需要损伤最少的健康组织。

限制鼻内镜手术发展的重要原因是技术和设备。不能完全采用鼻内镜手术的肿瘤包括肿瘤累及浅层组织、皮肤或者皮下脂肪。此外,若肿瘤侵犯眼眶或眼球,肿瘤累及视神经的上方或者侧壁,这些情况很难通过单纯的鼻内镜手术完成[26,27]。当遇到这些情况时可采用开放式手术或鼻内镜辅助下开放手术。

外科手术的目的主要取决于肿物的病理类型。对于大多数肿瘤来说,如鼻腔鳞癌、嗅神经母细胞瘤、腺癌,切除这类肿瘤的目标就是完整地切除。对于一些高侵袭性的肿瘤如包绕颈内动脉或者侵犯海绵窦,外科切除有很高的复发率和死亡率。通常对这类残留的肿瘤采取新辅助化疗,视情况可联合放疗。但是,对于一些肿瘤像腺样囊性癌通常很难完整地切除肿瘤,因为它有潜在的向

颅底或颅内转移的趋势。这类肿瘤切除的目的就是尽可能多切除肿瘤并且最小限度地损伤到颅神经、眼球以及其他关键结构,并为辅助治疗做准备。对于那些已发生转移或者不适合长时间手术的患者,姑息性的部分切除肿瘤也可以减轻一些症状如压迫感、鼻出血、鼻塞或者疼痛。由于鼻内镜入路简单可以进行反复操作切除肿瘤从而减轻患者的症状[26,27]。

能否完整切除肿瘤成为是手术医生犹豫是否采取鼻内镜或内镜辅助手术的关键。传统意义上的完整切除是不可能的,因为大的肿物往往会影响手术入路。例如,通常需要先切除部分肿瘤来打通手术入路,从而获得和传统开放式入路相同的切源[28]。有一个顾虑是切除肿瘤的时候有可能把肿瘤组织种植到正常的组织上,并且违背了肿瘤切除的基本原则。但是,对于鼻窦肿瘤,减瘤降低了肿瘤向鼻窦含气空间生长的可能性,并且不会波及正常组织[27]。此外,大量的文献报道即使采用传统的颅面联合开放入路,真正完整地切除肿瘤也是不现实的[29]。也没有数据显示完整地切除肿瘤对患者的生存率和是否复发有利。整块切除证明在其他一些肿瘤的切除上是成功的,如皮肤的恶性肿瘤,喉部内镜手术,内翻性乳头状瘤的切除。比整块切除肿瘤更重要的是通过冰冻切片确证手术边缘无肿瘤组织残留[30]。这强调了手术切源阳性与局部复发率和低生存率的联系。有一些专家批评鼻内镜手术的本质是分块切除肿瘤导致手术切源很大,虽然能预防肿瘤残余但切除了许多不需要切除的地方[31]。Cohen 等做了一项关于前颅底恶性肿瘤和鼻内镜手术颅面手术的回顾性分析,发现这两者切源阳性率并没有什么区别[32]。作者指出内镜手术入路并非不能进行安全的肿瘤切除。

重建，术后护理和并发症

围术期护理的关键被证明是许多学者所关心的。必须认识到的是并没有任何手术重建方案或术后治疗是为每一个患者量身定制的。因此，在患者的治疗中存在许多的变异，有许多不同的成功方式。通过组织或者移植物的使用创造一个有利于创面愈合的表面。使用筋膜、脂肪、肌肉或者骨组织等进行外科重建使黏膜化，但是一些患者可能愈合时间会较长且鼻腔会结痂。血供丰富的组织和有弹性的生物学材料能够加快创面的愈合和重建。内镜外科医生应用组织皮瓣对颅底缺损进行重建来减少术后脑脊液鼻漏的发生[33]。

术后也可以采用其他的一些辅助的治疗方法。纱条、鼻塞、气囊或其他的设备也可以放置在鼻内来支持鼻腔的重建。带鼻部病情稳定后可以取出这些填塞材料。专家们的经验是在移除这些填塞物之前不宜清除任何鼻部组织。鼻腔气流通过清理通气道上的阻力来维持，术后 1 个月才可以更广泛地清理鼻腔或进行鼻腔冲洗。目前为止，在专家们的实验方案中还没有遇到重建失败的病例报道，但是其他的方案也有成功的病例。

据报道脑脊液鼻漏的发生率大概在 5% 以下，并且多数能够通过腰大池引流、卧床休息以及采取头高较低位等方式恢复。取决于不同外科医师的喜好，腰大池引流常规的应用于围术期，或者应用于术后脑脊液鼻漏的保守治疗及硬膜重建复杂怀疑颅内高压[34]。脑脊液的大量溢出应该避免因为这可能导致颅内积气或者脑疝的形成[35]。脑脊液鼻漏更倾向于发生在那些移植重建或者皮瓣移植，病损脑移位引起过多无效腔，以及放疗史或者血运不佳的病例[27,36,37]。如果脑脊液引流不能够解决脑脊液鼻漏那么就需要通过鼻内镜或者开颅手术进行缺损部位的修补重建。

腰大池引流期间可以适当地应用抗生素。术后并不一定需要常规的应用抗生素除非需预防鼻窦的感染或者有颅内感染的可能。据报道，感染的发生率非常低，主要是由于手术部位鼻窦正常的寄生细菌引起。感染并发症（如脑膜炎、颅内脓肿）发生的概率增加主要是由于重建材料坏死或者脱落引起。术后还可能会发生急性细菌性鼻窦炎，这时需根据经验给予一定的抗生素。鼻窦炎发生风险的降低可以通过去除邻近的气房来充分引流实现。

其他术后的并发症包括鼻出血、眶血肿以及精神状态的改变。患者术后应行常规病及时清创换药，并对手术部位进行观察。在术后的恢复期，患者可能会经历泪囊炎、萎缩性鼻炎以及鼻腔大量结痂。鼻腔大量痂皮处理起来可能非常棘手，可以通过直视下大范围清创或者生理盐水冲洗去除。

结果

很多文献报道可与鼻内镜手术入路相关的围术期影响因素。与传统的颅面部开放入路相比，鼻内镜手术入路能够显著减少手术时间，特护病房时间及住院时间[36,37]。失血量和输血率在鼻内镜手术中出现率也相对较低，但是不显著[37]。据报道术后并发症的发生率大概在 6%~27.8%，脑脊液鼻漏是最常见的并发症[36,37]。与传统的颅面手术相比，鼻内镜手术术后的并发症的发生率略低。在大量的国际文献报道中，Ganly 等报道了并发症大概在 36.3%，最常见的是创伤和神经系统后遗症，死亡率大概在 4.7%[38]。

随着鼻内镜治疗恶性肿瘤经验的增加，大量文献报道了该方式治疗肿瘤的结局。Stammberger 等早期进行了报道[39]。大约有 36 例患者进行了鼻窦和颅底恶性肿瘤的鼻内镜手术，其中有 8 例嗅神经母细胞瘤患者。作者报道了治疗效果与开放手术类似。其中的一部分患者术后采取了辅助放疗，所有 8 例嗅神经母细胞瘤患者在随访 37 周时均无瘤生存。Roh 等最先在美国报道了 19 例行鼻内镜手术的患者[40]。其中 6 例患者为了进行完整的切除需联合开颅手术，15 例患者在术前或术后进行了放疗，部分还行了化疗。这些患者的局部复发率控制在 21.4%，随访 32.1 个月时总体的生存率为 85.7%，平均随访到 33.1 月时无瘤生存率为 85.7%。作者总结出这些概率与开放入路差别不大。

Nicolai 等报道了大量不同组织分型进行鼻内镜手术（部分患者联合开颅手术）的病例[36]。在那些接受完全鼻内镜手术入路的病例，复发率是 18.7%，总体生存率是 93.8%，无瘤生存率是 90%。这些数据与联合开颅手术组的病例相比优势明显。肿瘤的复发率与肿瘤的组织学类型相关，例如，嗅神经母细胞瘤的复发率为 9%，上皮来源的恶性肿瘤复发率为 23%，黏膜黑色素瘤的复发率为 65%。Hanna 等在对 93 例只进行鼻内镜手术的患者和 27 例联合开颅手术的患者进行研究分析后也得出了类似的结论[27]。这些组中无瘤生存率和总的生存率并没有明显的差别。并发症的发生率也很相似。这些发现有以下注意事项。直接比较鼻内镜和内镜辅助下手术是很困难的，因为在研究期间技术的革新，病例数较少以及不同研究者采取的肿瘤分期标准不同。此外，研究表明中腺癌的比例欧洲明显多于美国,而腺癌的预后明显好于鳞癌和未分化癌[41]。

虽然有大量小样本的报道,但通过 meta 分析使调查结果变得有意义。曾有学者对 1992 年至 2008 年的 23 种出版物中 361 例嗅神经母细胞瘤患者进行荟萃分析,这是第一次对鼻内镜手术和开放式手术进行大样本数据统计学分析[35]。统计分析的结果显示外科手术疗法疗效要好于非手术疗法,鼻内镜手术效果要好于开放式手术。这些差异是很保守的,尽管对不同年代的刊物进行分层处理。但是,当把这些患者按 Kadish 分期进行排序,有一个显著的统计学差异发现是分期高的肿瘤多采用开放式手术(Kadish C 和 D),这与研究年代无关。显著差异是不明确的,因为先前的研究显示 T2、T3、T4 期不同组织学类型的肿瘤生存率无明显差异,但是 T1 期预后良好[42]。此外,研究者指出尽管分期随访时间无明显差异,但开放入路手术组的长期随访时间明显多。这是在总体上评估短期局部复发率和远处转移率很重要的参数。尽管如此,研究还是制订了嗅神经母细胞瘤采用鼻内镜或内镜辅助手术的治疗方案。

各类分型肿瘤是无法进行荟萃分析,因为发表的数据并没有按照病理学进行分类。这些病例是高发的组织学类型而不是嗅神经母细胞瘤。对鼻内镜治疗鼻窦腺癌的现有数据分析,得知不可能进行合理荟萃分析是因为数据的大量收集和随访的年代不同[4]。但是,腺癌鼻内镜手术总的生存率为 53%~93.5%,开放入路手术总的生存率为 40%~70%,结果上看两种手术入路差异不大[4]。已发表远期随访的数据以及大量的研究数据才可能进行荟萃分析。

多峰性多学科治疗

鼻颅底恶性肿瘤的治疗通常需要外科医生、肿瘤放疗专家和肿瘤化疗专家的共同参与。许多肿瘤患者都从肿瘤的放疗中收益,部分患者合并化疗。是否采用化疗依据患者的病理组织学类型。例如,有人提出在嗅神经母细胞瘤患者的早期治疗中通常采用放疗,晚期患者通常需要化疗联合放疗[43]。鼻腔黑色素瘤在使用放疗后比较容易控制[44]。但是,放射治疗有一定的复发率。这个部位放疗的副作用大概包括,萎缩性鼻炎、额叶的萎缩和坏死、失明、白内障或者听力丧失。对于那些风险比较高的肿瘤,如侵犯硬膜,预后不好的组织学类型,或者术后切源阳性,放疗都有一定的好处[45]。研究显示晚期肿瘤进行诱导化疗有一定的作用[46]。此外,应根据不同患者

的个体差异采取合适的治疗方案,必须考虑到疾病的特殊性和患者对治疗的耐受性。

此外,处理对肿瘤本身的治疗之外,还需考虑到患者术后康复过程中其他专业人士的一些治疗措施,包括语言治疗,职业疗法,物理治疗等。患者恢复到无瘤生存状态,甚至正常状态需要多学科联合治疗,包括术前、术后及时的专业化的治疗。

发展方向

随着鼻内镜手术较好的预后以及鼻内镜技术的创新,采用鼻内镜手术获得迅速发展。鼻内镜未来的发展方向包括设备和技术,以及怎样提高患者预后。三维立体内镜正在研究中,它的立体感及视野将要明显好于目前使用的二维设备,这可能是外科医生在处理颅底等精致细小结构时更加自信。术中的影像导航系统需要进行更精确的计算,可以联合 CT、MRI 以及 PET 等影像。术中实时的 CT 及 MRI 系统能帮助外科医生记录颅底病变的改变以及病变部位的解剖情况。在治疗策略上机器人进行手术在未来将会起到一个很重要的作用,颅底密闭空间内进行手术所应用的器械可能昂贵的。

结论

鼻窦和颅底恶性肿瘤并不是独立的疾病,但是从患者的独特的病理学分类以及疾病的特点来看,鼻内镜手术方案、手术设备以及预后疗效的提高表明鼻内镜或鼻内镜辅助下手术是治疗鼻颅底恶性肿瘤的又一个治疗方案。

(李海艳　译)

参考文献

1. Lee CH, Hur DG, Roh HJ, et al. Survival rates of sinonasal squamous cell carcinoma with the new AJCC staging system. Arch Otolaryngol Head Neck Surg 2007;133(2):131–134
2. Orvidas LJ, Lewis JE, Weaver AL, Bagniewski SM, Olsen KD. Adenocarcinoma of the nose and paranasal sinuses: a retrospective study of diagnosis, histologic characteristics, and outcomes in 24 patients. Head Neck 2005;27(5):370–375
3. Cohen MA, Liang J, Cohen IJ, Grady MS, O'Malley BW Jr, Newman JG. Endoscopic resection of advanced anterior skull base lesions: oncologically safe? ORL J Otorhinolaryngol Relat Spec 2009;71(3):123–128
4. Devaiah AK, Lee MK. Endoscopic skull base/sinonasal adenocarcinoma surgery: what evidence exists? Am J Rhinol Allergy 2010;24(2):156–160

5. Katz TS, Mendenhall WM, Morris CG, Amdur RJ, Hinerman RW, Villaret DB. Malignant tumors of the nasal cavity and paranasal sinuses. Head Neck 2002;24(9):821–829

6. Alvarez I, Suárez C, Rodrigo JP, Nuñez F, Caminero MJ. Prognostic factors in paranasal sinus cancer. Am J Otolaryngol 1995;16(2):109–114

7. Porceddu S, Martin J, Shanker G, et al. Paranasal sinus tumors: Peter MacCallum Cancer Institute experience. Head Neck 2004;26(4):322–330

8. Batra PS, Citardi MJ, Worley S, Lee J, Lanza DC. Resection of anterior skull base tumors: comparison of combined traditional and endoscopic techniques. Am J Rhinol 2005;19(5):521–528

9. Dulguerov P, Jacobsen MS, Allal AS, Lehmann W, Calcaterra T. Nasal and paranasal sinus carcinoma: are we making progress? A series of 220 patients and a systematic review. Cancer 2001;92(12):3012–3029

10. Ganly I, Patel SG, Singh B, et al. Craniofacial resection for malignant melanoma of the skull base: report of an international collaborative study. Arch Otolaryngol Head Neck Surg 2006;132(1):73–78

11. Howard DJ, Lund VJ, Wei WI. Craniofacial resection for tumors of the nasal cavity and paranasal sinuses: a 25-year experience. Head Neck 2006;28(10):867–873

12. Cantù G, Bimbi G, Miceli R, et al. Lymph node metastases in malignant tumors of the paranasal sinuses: prognostic value and treatment. Arch Otolaryngol Head Neck Surg 2008;134(2):170–177

13. Zanation AM, Ferlito A, Rinaldo A, et al. When, how and why to treat the neck in patients with esthesioneuroblastoma: a review. Eur Arch Otorhinolaryngol 2010;267(11):1667–1671

14. Essig GF, Newman SA, Levine PA. Sparing the eye in craniofacial surgery for superior nasal vault malignant neoplasms: analysis of benefit. Arch Facial Plast Surg 2007;9(6):406–411

15. Nasal cavity and paranasal sinuses. In: Edge SB, Byrd DR, Compton CC, Fritz AG, Greene FL, Trotti A, eds. AJCC Cancer Staging Manual. 7th ed. New York, NY: Springer; 2010:69–73

16. Luong A, Citardi MJ, Batra PS. Management of sinonasal malignant neoplasms: defining the role of endoscopy. Am J Rhinol Allergy 2010;24(2):150–155

17. Weymuller EA Jr, Gal TJ. Neoplasms. In: Cummings CW, ed. Otolaryngology-Head and Neck Surgery. 4th ed. St. Louis: CV Mosby; 2005:1197–1214

18. Bhattacharyya N. Factors predicting survival for cancer of the ethmoid sinus. Am J Rhinol 2002;16(5):281–286

19. Bhattacharyya N. Factors affecting survival in maxillary sinus cancer. J Oral Maxillofac Surg 2003;61(9):1016–1021

20. Tanvetyanon T, Qin D, Padhya T, Kapoor R, McCaffrey J, Trotti A. Survival outcomes of squamous cell carcinoma arising from sinonasal inverted papilloma: report of 6 cases with systematic review and pooled analysis. Am J Otolaryngol 2009;30(1):38–43

21. Wenig BM. Undifferentiated malignant neoplasms of the sinonasal tract. Arch Pathol Lab Med 2009;133(5):699–712

22. Kadish S, Goodman M, Wang CC. Olfactory neuroblastoma. A clinical analysis of 17 cases. Cancer 1976;37(3):1571–1576

23. Thompson LD. Olfactory neuroblastoma. Head Neck Pathol 2009;3(3):252–259

24. Reiersen DA, Pahilan ME, Devaiah AK. Meta-analysis of treatment outcomes for sinonasal undifferentiated carcinoma. Otolaryngol Head Neck Surg 2012;147(1):7–14

25. Busquets JM, Hwang PH. Endoscopic resection of sinonasal inverted papilloma: a meta-analysis. Otolaryngol Head Neck Surg 2006;134(3):476–482

26. Carrau RL, Snyderman CH, Kassam AB, Jungreis CA. Endoscopic and endoscopic-assisted surgery for juvenile angiofibroma. Laryngoscope 2001;111(3):483–487

27. Snyderman CH, Carrau RL, Kassam AB, et al. Endoscopic skull base surgery: principles of endonasal oncological surgery. J Surg Oncol 2008;97(8):658–664

28. Devaiah AK, Larsen C, Tawfik O, O'Boynick P, Hoover LA. Esthesioneuroblastoma: endoscopic nasal and anterior craniotomy resection. Laryngoscope 2003;113(12):2086–2090

29. McCutcheon IE, Blacklock JB, Weber RS, et al. Anterior transcranial (craniofacial) resection of tumors of the paranasal sinuses: surgical technique and results. Neurosurgery 1996;38(3):471–479, discussion 479–480

30. Patel SG, Singh B, Polluri A, et al. Craniofacial surgery for malignant skull base tumors: report of an international collaborative study. Cancer 2003;98(6):1179–1187

31. Levine PA. Would Dr. Ogura approve of endoscopic resection of esthesioneuroblastomas? An analysis of endoscopic resection data versus that of craniofacial resection. Laryngoscope 2009;119(1):3–7

32. Cohen MA, Liang J, Cohen IJ, Grady MS, O'Malley BW Jr, Newman JG. Endoscopic resection of advanced anterior skull base lesions: oncologically safe? ORL J Otorhinolaryngol Relat Spec 2009;71(3):123–128

33. Hadad G, Bassagasteguy L, Carrau RL, et al. A novel reconstructive technique after endoscopic expanded endonasal approaches: vascular pedicle nasoseptal flap. Laryngoscope 2006;116(10):1882–1886

34. Batra PS. Minimally invasive endoscopic resection of sinonasal and anterior skull base malignant neoplasms. Expert Rev Med Devices 2010;7(6):781–791

35. Devaiah AK, Andreoli MT. Treatment of esthesioneuroblastoma: a 16-year meta-analysis of 361 patients. Laryngoscope 2009;119(7):1412–1416

36. Nicolai P, Battaglia P, Bignami M, et al. Endoscopic surgery for malignant tumors of the sinonasal tract and adjacent skull base: a 10-year experience. Am J Rhinol 2008;22(3):308–316

37. Eloy JA, Vivero RJ, Hoang K, et al. Comparison of transnasal endoscopic and open craniofacial resection for malignant tumors of the anterior skull base. Laryngoscope 2009;119(5):834–840

38. Ganly I, Patel SG, Singh B, et al. Complications of craniofacial resection for malignant tumors of the skull base: report of an International Collaborative Study. Head Neck 2005;27(6):445–451

39. Stammberger H, Anderhuber W, Walch C, Papaefthymiou G. Possibilities and limitations of endoscopic management of nasal and paranasal sinus malignancies. Acta Otorhinolaryngol Belg 1999;53(3):199–205

40. Roh HJ, Batra PS, Citardi MJ, Lee J, Bolger WE, Lanza DC. Endoscopic resection of sinonasal malignancies: a preliminary report. Am J Rhinol 2004;18(4):239–246

41. Hanna E, DeMonte F, Ibrahim S, Roberts D, Levine N, Kupferman M. Endoscopic resection of sinonasal cancers with and without craniotomy: oncologic results. Arch Otolaryngol Head Neck Surg 2009;135(12):1219–1224

42. Goffart Y, Jorissen M, Daele J, et al. Minimally invasive endoscopic management of malignant sinonasal tumours. Acta Otorhinolaryngol Belg 2000;54(2):221–232

43. Oskouian RJ Jr, Jane JA Sr, Dumont AS, Sheehan JM, Laurent JJ, Levine PA. Esthesioneuroblastoma: clinical presentation, radiological, and pathological features, treatment, review of the literature, and the University of Virginia experience. Neurosurg Focus 2002;12(5):e4

44. Moreno MA, Roberts DB, Kupferman ME, et al. Mucosal melanoma of the nose and paranasal sinuses, a contemporary experience from the M. D. Anderson Cancer Center. Cancer 2010;116(9):2215–2223

45. Bentz BG, Bilsky MH, Shah JP, Kraus D. Anterior skull base surgery for malignant tumors: a multivariate analysis of 27 years of experience. Head Neck 2003;25(7):515–520

46. Lee MM, Vokes EE, Rosen A, Witt ME, Weichselbaum RR, Haraf DJ. Multimodality therapy in advanced paranasal sinus carcinoma: superior long-term results. Cancer J Sci Am 1999;5(4):219–223

第31章

前颅底恶性肿瘤的内镜和内镜辅助手术：手术注意事项

Larry A. Hoover, Ashwin Ananth

前颅底恶性肿瘤是一个具有挑战性的难题,原因在于复杂的解剖结构,邻近重要组织,常常涉及存在方向,许多颅底裂隙和小孔等结构, 其中通过血管和神经,已经可能的中央扩展。直到20世纪60年代只有由美国以及德国[1],Schieffer (1906)和 Hirsch(1910)零星的病例报道经硬膜切除前颅底肿瘤手术[2]。这些肿瘤大多数只能尝试被从上方或下方分割后不完全地切除。

这个区域的大多数病变需要一个专家团队的合作,包括耳鼻喉科/头颈/颅底手术及神经外科,来成功去除向内部或外部扩展的病变。Ketcham 在 1963 年,以及随后在 1967 年首次描述联合经颅和经硬膜径路处理这些肿瘤[3]。从那时起,CT 和核磁共振扫描技术的发展,有助于我们评估这些肿瘤的扩展程度,以及在术前制定手术路径。血管造影技术下栓塞明显减少手术中出血,并加强肿瘤可视性。现代化手术室导航系统可以通过融合术前 CT,MRI 及磁共振血管造影直观显示,极大地有助于完成手术并减少过多失血[4]。

在我们的学院,我们已经组织了一个颅底外科手术团队包括前面提到的手术专家,而且在任何一家能完成这类手术的机构都高度推荐这样的团队。我们经常需要放射和肿瘤学家的帮助,他们了解我们的目标和治疗计划。我们前面描述了内镜在这些手术中应用的重要性,本章稍后将讨论这个内容。这一章我们将探讨多种学科方法,技术的重要和普遍观点,还有鼻内镜及鼻内镜辅助前颅底手术基本原理。

普遍观点和学会经验

作者回顾了这一讨论的背景,以往作者的经验(L. A.H)。在 21 年的时间里,以往作者治疗了 208 位前颅底恶性肿瘤患者。在本文中,208 位进行了前颅底肿瘤切除的患者中有 100 位可提供足够的信息并随访 5 年。结果分为无发病依据,活动性疾病或死亡。在此分析中,63% 为男性,37% 为女性, 平均年龄 56 岁 (标准差, 17 岁)。主诉一般包括鼻塞、鼻窦炎或单发一侧鼻出血。切除的肿瘤包括 3 个主要类型: 鳞状细胞癌(29),腺样囊性癌(14)和鼻腔神经胶质瘤(26)。其他组织学类型见表 31.1 。通过将此病例组结果用文字印刷报告,它们可清

表 31.1 本研究范围内的多种恶性肿瘤切除术[a]

肿瘤组织类型	患者人数
鳞状细胞癌	29
嗅母细胞瘤	26
腺样囊性癌	14
肉瘤	7
腺癌	3
淋巴癌	3
黑色素瘤	3
鼻咽癌	3
鼻窦未分化癌	3
小细胞神经内分泌癌	3
造釉细胞癌	1
血管外皮细胞瘤	1
脑膜瘤	1
转移性肾细胞癌	1
黏液表皮样癌	1
神经母细胞癌,儿童	1
总体	100

注:[a]肿瘤类型按频率排列, 表中, 成釉细胞瘤和脑膜瘤包括其中,均为高度恶性肿瘤,手术切除。

表 31.2　前颅底恶性肿瘤切除术后存活者的分析 ᵃ

作者	出版时间	恶性肿瘤数量	存活患者		
			存活	带病生存(%)	死亡(%)
Ketcham and Van Buren[3]	1967	32	4 例 NED 20~59 个月 6 例 NED 5~9 年 共 10 例 NED 31%	13 例(40)	28
Shah etal[4]	1997	115	NED 4.7 年 58% NED 10 年 48%	10	40
Kelleyetal[9]	2000	29	NED 44%	17	41
Hoover and Ananth	N/A(内部分析)	100	NED 5 年 65%	21	14

注: ᵃ 因为经颅和经硬膜径路已经改进,内镜已成为显示和评估肿瘤的重要工具,结果随着术后修复也有所改善。NED,无发病依据。

楚比较(表 31.2)。这一章技术观点反映了治疗这些疾病的经验。

手术计划和技术

在完成内镜及内镜辅助手术中有一些技术改进和工具辅助,这些会在其他章节详细回顾。然而认识到有多少技术能够使用到微创方法中是重要的。术前内镜检查图像对于计划和完成实施手术是必不可少的(图 31.1)。CT,MRI 和正电子发射断层成像技术(PET)是强有力的工具,帮助治疗团队理解必要的达到恶性肿瘤的径路及修复的缺陷。使用内镜设备时联合影像导航,可以极大提高我们完成颅底精细微观解剖的能力。使用同步导航系统设备(如导向吸引探测)可以实时导航确定前方及操作空间周围临近的组织机构。很多系统还可以制订术前计划,标注出一些关键结构,如颈动脉,视交叉及其他重要的前颅底标志。

手术技术和原理

在内镜及内镜辅助前颅底手术中有几种不同路径。大多数学者认为无外切口或美容切口(特别是唇下/经上颌窦/面中翻进路)联合内镜技术是达到切除颅底恶性肿瘤的有效方法。内镜下肿瘤的可视化可以更准确地对肿瘤进行初步评估,并且可以在完全切除后精细观察肿瘤边缘[5-7]。这组患者的手术策略必须高度独立,因为没有两种肿瘤是非常相似的。肿瘤级别,侵袭性,患者身体情况在进行治疗选择时都要考虑到。结合延长的冠状皮瓣,前颅骨切开术及鼻侧切开术(Weber-Ferguson)切口,仍然为了更好地暴露和显示肿瘤在一些病例中使用。多年来颅骨开放术的切口在减小,然而内镜设备可以完美显示肿瘤,并经小的美容切口或只经过鼻腔取出。现在甚至巨大的前颅底肿瘤可经额骨切口分离,内镜下开颅术经鼻腔鼻窦扩张切除[5-8]。

因为内镜操作通道一般有更多限制,所以要考虑到几个重要因素。颅底狭窄的腔隙和凹陷让其很难像颈部软组织或口腔内经典全切术一样完成操作。大多数巨大的颅底肿瘤往往原发部位和侵犯区域边界模糊。吸切器作为息肉切除术的主力设备,现在用于快速切除巨大肿瘤的主要部分。如果肿瘤被压实,小巢和残余肿瘤可以内镜下识别和切除。大颅底肿瘤切除边缘一般是不可能的。显微镜/内镜视野下有利于精细鉴别正常组织与那些肿瘤组织的不同。还可以识别和切除所有可见的凹陷处可见的贯穿前颅底的肿瘤。

相关技术和注意事项

内镜仪器会增加可与扩宽毗邻前颅底重建处鼻窦的引流。如果没开放,术后鼻窦阻塞会经常发生,可能成为引起严重术后感染的根源[12]。甚至可能引起并发症如鼻窦炎及黏液囊肿。

血管造影和肿瘤血管栓塞术能极大减少出血,使内镜下微观视野区域干燥,确保完整切除肿瘤。虽然鳞状细胞癌的侵袭性会造成颅底和中枢受侵,但这一区域的解剖有利于肿瘤在真正颅底侵犯前经最小阻力膨胀扩张进入到鼻腔鼻窦区域。尤其是在侵袭性较低的神经上皮瘤和腺样囊性癌的病例中,占我们病例的 40%。这些肿瘤通常呈压迫膨胀生长使颅底骨质变薄,致使这些骨质在 CT 扫描时不能辨认,但在肿瘤切除后,能完整地辨认出颅底或至少完整的硬膜。这两种结构能有效防御

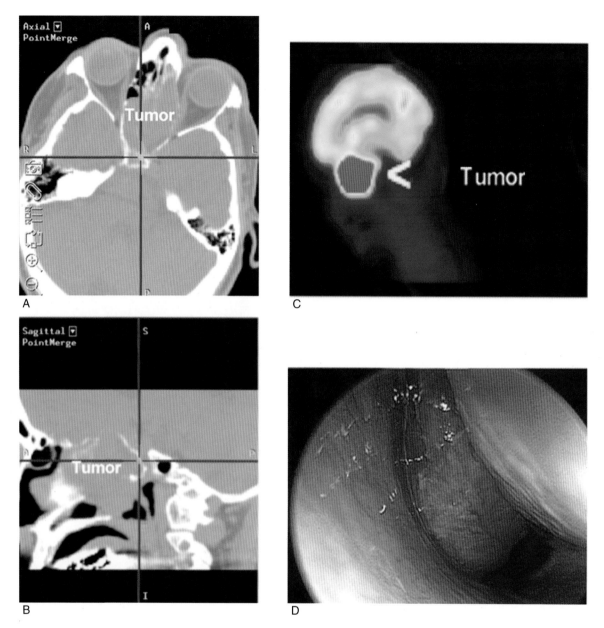

图31.1　手术切除与重建方式的说明。(A)这样有助于外科医生理解切除/重建技术需求颅底恶性肿瘤侵入鼻窦,上颌窦,压迫入眼眶中部并侵入前颅窝。使外科医生了解肿瘤的范围和手术计划轴向计算和断层扫描(CT)显示。(B)颅底矢状位显示封闭颅底缺损,首先用下面附有中厚皮瓣移植物的"血管化的"颅骨膜瓣。这层以下为支撑并作为重要的闭水层的是游离的腹部脂肪移植物并使用纤维蛋白胶固定。鼻咽导管突破上颚封闭防止气体潴留及颅内积气。(C)PET示高度分化的颅底肿瘤,很多肿瘤的 PET 检查可显示术前或术后情况的转移性病损,指导手术与非手术治疗。(D)内镜示术前的肿瘤情况,肿瘤阻塞鼻腔,可见血管组织及毗邻组织,帮助规划手术。

中枢侵犯,眼球周围软组织的眶骨膜和颈动脉血管周围鞘也有同样作用。

　　侵犯硬膜表明肿瘤侵袭性很强,并与高的复发率和失败率有关。即使在内镜帮助下,彻底切除颅底广泛肿瘤的每一个微观的肿瘤细胞也是不可能的。然而,在内镜的微观视野下完整切除可见的肿瘤是一个合理的目标。内镜技术将损伤最小化,以便在术后几周内就可给

予放射治疗消灭微观的残留的肿瘤细胞。

术后重建

　　重要的是读者意识到有不同几种方法在前颅底重建中达到相同目标。虽然进一步详细讨论重建的方法包含在另一章,我们会在下一讲的计划和执行内镜及内镜

辅助下前颅底手术的内容中提供一些我们的方法。一个重要内容关于缺换处的封闭重建广泛侵袭肿瘤的一个关键点是硬脑膜是防水密闭的而前颅底基板破坏。以我们和其他人的经验，看来被有力切除而仔细地保留颅骨膜瓣可以快速、持久、可靠地解决此问题[9-10]。如果可能，眶上的和颞浅动脉、血供应小心保留。颅骨膜瓣应首先缝合到硬膜切口后缘，然后是两边，最后是前缘。这一技术可以使水和空气密闭，可以防止脑脊液漏、脑膜炎、颅内积气。

　　即使颅骨膜瓣可以完全封闭，还是推荐要保护皮瓣的底面不要接触下面鼻窦腔的不利环境。我们选择的是厚薄适中的中厚皮片；这很容易固定在颅骨膜瓣底面，防止干燥，而且逐渐形成一个硬层防止脉搏搏动传导。我们发现中厚皮片优于移植骨和用于眼眶内侧壁底壁修复的金属材料[5]。尝试使用移植骨和金属材料时，会将其暴露在硬化的颅底腔的不利环境下，最终结果是骨质坏死，金属材料排出。这问题可能拖延术后放射治疗。而中厚皮片可以通过钻孔缝合固定在颅底和眶残留骨上。一个丝线缝制的"吊床"给中厚皮片提供了在眶壁的临时支撑，直到眶软组织出现，挛缩牵拉眼眶内结构至

接近完美的术前位置（图 31.2）。

　　腰大池引流在这些病例中常规应用。近年来，我们选择更短时间更低引流率（10cm³/h），否则会出现明显的并发症。当侵犯到大脑额叶需要切除额叶组织和（或）额叶牵拉和损伤难以避免时，这样的引流术对于升高的颅内压是有利的。而当额叶损伤微小时，这种引流应快速关闭和拔管。对于所有病例，这些引流必须密切监护。患者活动和移位能快速增加引流警告等级，而污染伴脑膜炎是一个持续的风险。

　　我们赞同利用层支撑物重建。应用 1cm 厚的"生物"腹部脂肪填充物加强重建作用。其目的在于对缺损部位创造一个不透水的密封垫。前面提及此移植物优点在于将会血管化，而后易于永久性修复。使用纤维蛋白胶目的在于稳定中厚皮片和基础脂肪移植物，进一步支撑前述的不透水密封垫。附加的"生物"腹部脂肪填充物在其下方，加强修复功能，但不会血管化，且在术后的前几周会缓慢排出。切除适合长度的部分放置在下鼻道否则会阻断软腭至后咽壁的密封，缝合鼻小柱以稳定结构。解除鼻腔、咽部的后部压力，尤其是咳嗽和矫正唤醒及拔管之时，由此来阻止颅腔积气的发展

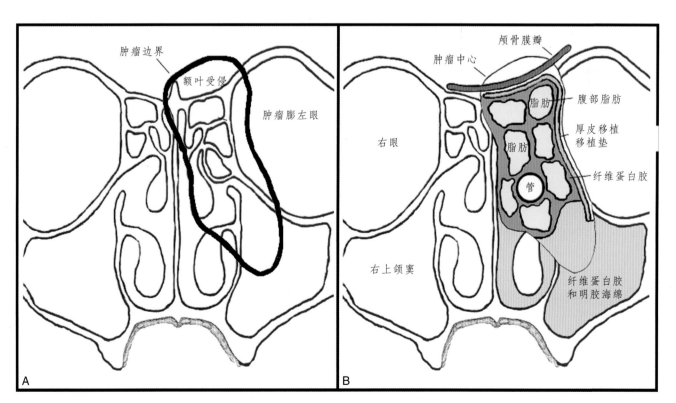

图 31.2　手术切除及重建的所有插图。(A)中轴位的冠扫颅底图显示一个侵及鼻腔、上颌窦的颅底恶性肿瘤，侵入到内侧壁及前颅底。(B)冠扫颅底图示用皮肤附着的颅骨瓣血管皮瓣修补颅脑缺陷的部分。包含纤维蛋白的游离腹部移植脂肪在最底层作为支撑。鼻咽管破坏上颚的密封，防止空气滞留和颅内积气。

以及由于前颅底修复导致的空气潴留（作者遇到的显著的早期难题）。封堵通常是最关键的步骤，不应由手术团队无经验的成员操作。

术后治疗

重建技术是颅底肿瘤手术必要的步骤，可利于术后迅速愈合，以便术后及时行必要的放射治疗。此疗法应在术后第 4 周开始，即在顽固性大的结节形成之前消除微小残留癌灶。患者行内镜检查，在放疗末期立即行清创术。在放疗结束后的 2~3 个月行强化 CT 和 MRI 作为基准，并与以后的检查相比较。PET 扫描助于显示高代谢肿瘤的复发或转移情况，且术前检查有高信号。PET 扫描必须在术前进行，无论如何，显示当前肿瘤的特殊信号。如果果术前未行 PET 扫描，术后阴性结果很微小，不能排除疾病转移。

结论

有效的前颅底肿瘤治疗需要仔细的预处理评估，包括 CT、MRI、PET 扫描，以及综合学科研究方法。辅助技术可有效提高手术能力全切率。内镜技术联合自上而下入路的方式可完成肿瘤切除，即使有广泛性的病损侵犯脑实质。水密封以及预防脑脊液漏在处理硬脑膜缺损时很重要。存活率不仅仅依赖于术前充分评估和计划，而也在于颅底手术团队的能力。应用内镜外科技术和器械提高了肿瘤可视化，使精准的内切术可行。

（卢醒 译）

参考文献

1. Cushing H. III. Partial hypophysectomy for acromegaly: with remarks on the function of the hypophysis. Ann Surg 1909; 50(6):1002–1017
2. Donald PJ. History of skull base surgery. Skull Base Surg 1991;1(1):1–3
3. Van Buren JM, Ommaya AK, Ketcham AS. Ten years' experience with radical combined craniofacial resection of malignant tumors of the paranasal sinuses. J Neurosurg 1968;28(4):341–350
4. Shah JP, Bilsky MH, Patel SG. Malignant tumors of the skull base. Neurosurg Focus 2002;13(4):e6
5. Buchmann L, Larsen C, Pollack A, Tawfik O, Sykes K, Hoover LA. Endoscopic techniques in resection of anterior skull base/paranasal sinus malignancies. Laryngoscope 2006;116(10):1749–1754
6. Stammberger H, Anderhuber W, Walch C, Papaefthymiou G. Possibilities and limitations of endoscopic management of nasal and paranasal sinus malignancies. Acta Otorhinolaryngol Belg 1999;53(3):199–205
7. Walch C, Stammberger H, Anderhuber W, Unger F, Köle W, Feichtinger K. The minimally invasive approach to olfactory neuroblastoma: combined endoscopic and stereotactic treatment. Laryngoscope 2000;110(4):635–640
8. Thaler ER, Kotapka M, Lanza DC, Kennedy DW. Endoscopically assisted anterior cranial skull base resection of sinonasal tumors. Am J Rhinol 1999;13(4):303–310
9. Kelly MB, Waterhouse N, Slade DE, Carr R, Peterson D. A 5-year review of 71 consecutive anterior skull base tumours. Br J PlastSurg 2000;53(3):184–190
10. Scher RL, Cantrell RW. Anterior skull base reconstruction with the pericranial flap after craniofacial resection. Ear Nose Throat J 1992;71(5):210–212, 215–217
11. Chandler JP, Silva FE. Extended transbasal approach to skull base tumors.Technical nuances and review of the literature. Oncology (Williston Park) 2005;19(7):913–919, discussion 920, 923–925, 929
12. Morioka M, Hamada J, Yano S, et al. Frontal skull base surgery combined with endonasal endoscopic sinus surgery. SurgNeurol 2005;64(1):44–49

第 32 章
鼻窦与前颅底的开放路径

David C. Shonka. Jr., Paul A. Levine

近年来内窥镜技术应用于治疗鼻腔鼻窦及前颅底疾病患者对于处理患者有重要意义[1]。然而,鼻腔及颅底的开放路径经受住了时间的考验,是治疗鼻腔肿瘤患者不可或缺的一部分。适当的选择开放技术可以提供一个宽敞的手术视野,可以直视鼻旁窦及前颅底。这样可以在处理肿瘤前看清肿瘤的完整范围以便手术可以大块切除。这种路径还可以在肿瘤切除完成后很快进入到重建的过程部分。这一章将讲述经颅面到达鼻窦区域进路,特别注意在处理前颅底恶性肿瘤时的颅面部切除术。

经面进路

考-路式

Caldwell 与 Luc 分别于 19 世纪后期描述了窦前开窗术。此进路可以进入整个上颌窦,眶底及翼腭窝。做出一个齿龈切口,保留足够的齿龈黏膜以便后期修复。从上颌骨前壁掀起骨膜并保留眶下神经。在从内侧壁到侧壁掀起骨膜并超过眼眶下缘后,在尖牙窝处使用凿子或钻孔可以突破上颌窦薄的前壁。然后使用咬骨钳去除上颌窦前壁残余骨质直到暴露充分。

治疗慢性鼻窦炎考-路式进路已经被鼻内镜技术广泛替代,但在内镜方法失败时依旧是一个有用的步骤[2-4]。内镜鼻窦手术已成为上颌窦肿瘤活检、达到眶底、切除息肉以及达到翼腭窝的首选径路,因为与考-路式进路相比可以减少发病率[5]。尽管这样,考-路式进路在某些病例中仍然是有用的,比如眶减压、切除上颌窦单发的良性肿瘤,取出异物以及处理颌面外伤时,应该作为一个头颈部手术的工具保留下来[6-8]。

面中翻

面中翻径路在 1979 年被描述,用于去除来自鼻腔,鼻旁窦,鼻中隔及鼻咽部肿瘤[9]。其操作技术首先于 1974 年被描述[10]。做两端切开中隔及两侧延伸到中鼻甲后部。分离上方及下方的侧壁软骨,通过软骨间中隔切除掀开鼻部皮肤至侧壁软骨以上。鼻内切口沿梨状孔和鼻底做环形延伸,有效地将鼻尖和两边低位侧壁软骨从鼻中隔、鼻背及梨状孔分离。两边唇下切口越过中线交接,掀开骨膜至眶下缘,小心注意保护眶下神经(图 32.1)完成一个中部上颌骨切除术,通过去除上面和下面的内侧支撑来切除骨质,去除鼻腔侧壁及与之相连的下鼻甲。

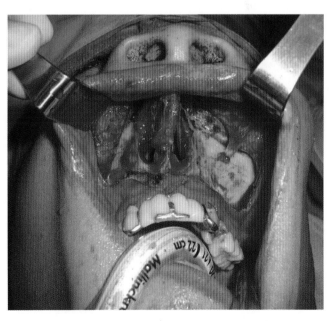

图 32.1 面中掀翻径路。唇下或鼻部切口可以使整个鼻部上移,暴露下方或侧方鼻软骨组织。左侧上颌骨已经暴露到眶缘,可以进行上颌骨中部切除术。注意对左侧眶下神经的保护。

上颌窦前后壁必要时也可以去除。这就提供了进入鼻中隔,上颌窦,翼腭窝,颞下窝以及鼻咽部的通路。(表32.2)应用此进路暴露至高位的筛窦和前组鼻窦及前颅底是有限的。切除肿瘤后,内侧壁可作为一个游离骨瓣放置回位。封闭环形鼻内切口时应小心注意防止前鼻孔狭窄。

这个入路的显著的优势就是避免明显的瘢痕形成。并发症包括鼻腔硬结、鼻前庭狭窄,以及损伤眶下神经引起的短时间的感觉减退[11]。过程重建可减少鼻前庭狭窄的发生,限制鼻内的切口,或者避免了暴露对侧中部[12-16]。面中部掀翻手术结合 Le Fort I 骨切开术有助于进入鼻咽部和斜坡[17]。

面中部掀翻入路适应证包括面中部创伤、大的中隔穿孔修补、切除鼻中隔、鼻腔外侧壁、上颌窦和鼻咽部的良恶性肿瘤[18,19]。这对于大的或者良性肿瘤来说是个非常合适的部位,除了局部进展性肿瘤不适合内镜技术切除的,比如含牙囊肿、内翻性乳头状瘤,或者巨大的青少年纤维血管瘤,因为它能广泛暴露而不需要面部切口[11]。它也能与颅内进路联合来,比如大的前颅底恶性肿瘤侵袭硬腭、斜坡或海绵窦[20]。肿瘤累及前颅底,眶内壁和筛窦,通过单独的面中部掀翻入路不是很理想,因为不利于暴露视野[11]。

鼻外侧切开

波尔多的 Moure 在 1902 年描述了鼻外侧切开技术。经典地入路是以皮肤切开开始,在眉和中部一下到内眦,向下到鼻面沟。切口接下来到鼻翼沟,围绕上唇。继续切开分离唇部向下沿着同侧的人中[21],除了不分离唇部明显暴露外侧。改革传统的切口来提高美容。这包括布置切开鼻背和外侧审美单位,代替了在鼻唇沟切开,增加了"V"到切口对面的内眦防止结网[22,23]。切开皮肤后,持续到上颌骨。小心避免损伤眶下神经,剩下皮肤和附着于鼻骨内侧的骨膜。向下,沿着梨状孔尖进入鼻腔。为了进入鼻腔上部,低外侧,横向,偶尔需要骨切除术。这需要用软组织抬高同侧鼻骨向对侧包裹(图32.3)。这个进路暴露了同侧鼻腔和鼻中隔,可进入同侧上颌窦、筛窦、额窦和蝶窦。

内侧上颌骨切开时最常见的过程,在通过鼻外侧切开进路中[24]。通过向上切口可遇到筛窦和额窦,可进行筛窦切开和额窦切开术。这也可接近筛前后动脉。当在巨大细节后讨论时,鼻外侧切开可与颅内进路相结合。虽然这个进路累有面部切口,但是小心关闭导致不显眼的瘢痕,容易被患者接受,仔细观察才可发现[25]。

韦伯-弗格森切口是经典的鼻外侧切开的扩展,向下通过上唇和唇龈沟,然后向上切开,向下到眼。骨膜从内到外剥离,向外侧抬到基底皮瓣,暴露整个上颌骨。虽然这样能接近整个或次全的上颌骨切除,但是这个区域没有上切口很难到达。如果在上颌骨全部切除时需要眼眶剜除,可向上到眼进行附加的切口。改革的鼻外侧切开术适合整个上颌骨切除而不联合 Weber-Ferguson 扩

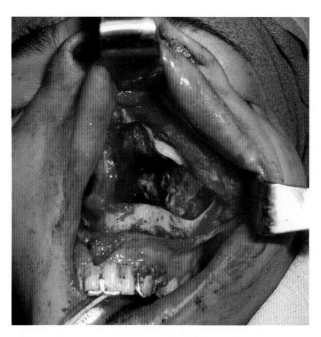

图 32.2 面中掀翻径路。上颌骨的中部切除允许进入鼻中隔、鼻咽、翼腭窝、上颌窦。注意用外科血管钳保护上颌动脉内侧分支。

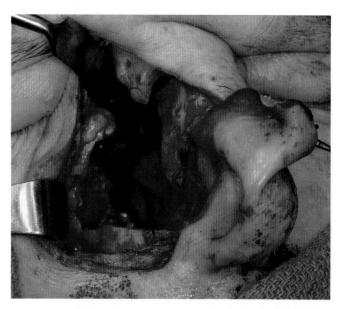

图 32.3 鼻侧切开术。通过鼻侧切开行上颌骨中部切除允许进入鼻中隔、上颌窦、筛窦、蝶窦、鼻咽、前颅底。

展,也有报道。Weber-Ferguson 扩展被证实导致下眼睑并发症,难看的瘢痕,不利于美容[26]。

许多年来,鼻外侧切开术是外科治疗内翻性乳头状瘤的选择[27]。几个研究证明内镜下治疗内翻性乳头状瘤效果显著,甚至对于巨大的或复发的患者[28,29]。内镜切除内翻性乳头状瘤已经成为重要的选择[30-34]。开放入路对于那些额窦或眶上扩展,伴随恶性肿瘤或者明显瘢痕的患者仍然是重要的选择[35-37]。鼻外侧切开术对于多种鼻窦病变包括良性和恶性的肿瘤、鼻出血、脑脊液漏都是安全有效的方式[38]。

颅内入路

额窦骨成形瓣

Goodale 描述可骨成形瓣治疗慢性额窦疾病在 1958 年,虽然在 18 世纪就有人报道了用骨成形瓣进入额窦[39,40]。这个经典的入路包括冠状切开和向下的基底骨瓣,虽然这个入路可通过前额或眉切开,向上的基底骨瓣[41]。冠状切口在帽状腱膜下向上到颞线切开,并立即从表浅到旁边的颞深部筋膜。剪开颅骨膜,单独剥开,得到颅骨膜瓣,如果有指征的话。报道了几种方法对于决定切口的定位来创造向下的基底额窦前的骨瓣。这包括鼻窦透射、小洞、CT 和术中影像指导[42-45]。高级作者(P.A.L)在应用 6 英尺 Caldwell 无菌的样板上有很多经验,完美的精确度而且无并发症[46]。不管用于辨认额窦受限的技术,窦内骨切开应该向鼻窦中心倾斜。这形成了一个骨架,接近过程最后的前板骨瓣,同时为了防止疏忽超出鼻窦的扩展。

额窦骨板成形术仍然是一种有用的选择[47]。这个进路报道被用来治疗慢性额窦炎,额窦黏液囊肿,侵犯额窦的肿瘤和额窦的创伤[48]。治疗内镜手术成功的难治性慢性额窦炎可行额窦闭塞[49]。这个方法需仔细切除所有鼻窦黏膜,用脂肪闭塞额窦,肌肉阻塞额窦通道。小心移除所有黏膜避免后来黏液囊肿形成。额窦进路也能接近前颅底[46]。进入窦内后,通过额窦后壁用钻磨除,进入硬膜外间隙。然后剥离额叶和乙状窦,切除后壁。暴露中颅底从眶顶内侧向外到鞍结节后。向下暴露受限,要根据额窦的大小决定,额窦进路对于个别患者消除肿瘤是有用的。但是需要与经面部入路相结合来治疗向下扩展的大的肿瘤。

标准额部开颅术

额部开颅术很少单独用来治疗前颅底病变,但是经常与经面入路联合。这个入路,冠状切口,向下掀翻皮瓣到眶上裂水平。如果有指征,可得到颅骨膜瓣。向上在发迹线下制作 Burr 洞,从上到眶上裂至少距离骨质 1cm。小心分离硬脑膜和骨质的上矢状窦。切除额骨后,脑额叶可向后伸缩,在鸡冠切开硬脑膜,切断嗅纤维在筛板处。导致的硬脑膜缺损可立即修补或者填塞技术修复。这种方法暴露额窦、眶顶和筛板。后暴露到蝶骨平台需要广泛的额叶回缩,对于切除 30~60cm³ 的脑脊液漏是有帮助的[50]。

标准的额部开颅术很少单独应用在前颅底病变的治疗上,因为它在向前方和向后方深入时都有限制。颅底入路技术在尸体解剖上很成熟,暴露很广泛[51]。颅底入路和额部开颅术最直接的对比就是它们单独的应用在前颅底肿瘤切除时[52]。

颅底入路

颅底入路在 1988 年被 Raveh 用来面部创伤的修复[53,54]。在文献中这种方法的详细步骤已经有介绍[55]。与其他的颅内入路一样,采用冠状位切口,皮瓣被掀开至眶上缘。骨膜下皮瓣的获得和深筋膜的获取。皮瓣必须向上方充分地掀开,颅底入路必须掀开到眶侧缘,鼻骨也必须充分暴露。这需要从眶上凹分离出神经血管束,这样才能保护到上方的皮瓣。下一步就是切开骨暴露颅底,取决于肿瘤的大小可以在不同的位置进行定位。最广泛的暴露是暴露到额窦的上方,通过侧方的眶缘和下方的鼻骨。这需要去除额窦的前后壁、鼻骨、鼻中隔的上方,眶上方 1~2cm,上方的眶缘,最后额骨是一个单独的整体。

颅底入路与额部正中入路相比的优点在于对鼻窦的暴露更广泛,不存在面部切口,对额叶的牵拉有限[17,56]。颅底入路发生嗅觉缺失或者额叶牵拉的概率较小[52]。它已经被证实在处理颅底恶性肿瘤、面部创伤、脑脊液鼻漏时会出现较少的并发症[57-59]。经管在处理前颅底恶性肿瘤时更有优势,但是它并没有广泛地应用,并且研究起来很受限制,随访时间很短[60,61]。颅底入路的暴露是很有限的,尤其是当有肿瘤向后方和侧方延伸时。在这种情况下,当肿瘤侵犯上颌窦、鼻咽、斜坡、硬腭时,颅底入路可以联合颅面入路彻底的消除肿瘤[17]。这种入路的缺点在于钻孔的位置在前额,需要注意不要使双侧的内眦过宽,在儿童期和青年期患者需考虑面部生长发育带来的面部异常[62]。

颅面切除

1963 年 Ketcham 提出联合性经颅内和经面部方式治疗前颅底疾病[63]。颅面切除的类型包括经筛孔和眶顶行标准性额部开颅术,联合鼻侧切开术,进入鼻腔、筛窦、眼眶及前颅底。这些方法之前已陈述。鼻侧切合并额部开颅术可暴露鼻腔、鼻窦、鼻咽、眼眶、鼻拱、额叶、前颅底,使前颅底清晰可见,便于肿瘤的整块切除(图 32.4 和图 32.5)。广泛性暴露骨骼和眼眶可对眶骨膜进行有效评价肿瘤的边界,眼部得到良好的肿瘤性及功能性预后[64]。

经颅面方式广泛应用于鼻窦恶性肿瘤的治疗,并相比于其他治疗技术为金标准[65]。有关于颅面切除术的协作性研究为在 334 个不同组织类型的患者中,嗅母细胞瘤 5 年总生存率为 48.3%,其边界、肿瘤组织性、颅内占位情况为主要影响预后因子[66]。对 1193 例患者的广泛性联合研究其术后并发症,示术后死亡率为 4.7%,并发症发生率为 36.3%[67]。标准型的广谱抗生素方案提示降

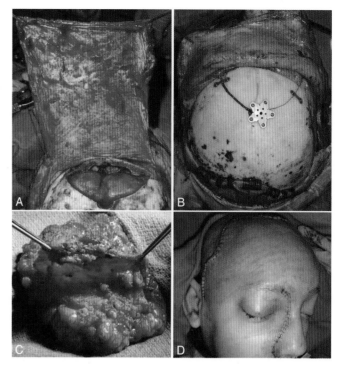

图 32.5　骨肉瘤的颅面联合切除。(A)颅部皮瓣的获取。(B)皮瓣放置在前颅底的缺损处使额叶和鼻腔分离开。(C)腹部脂肪或筋膜获取后移植到鼻腔的上部使鼻腔与颅底分隔开。(D)术腔被封闭,鼻腔被凡士林纱条填塞。

低与创伤有关的并发症发生率[68]。

很多研究目的在于比较内镜技术与颅面切除术,但此方法会有选择偏倚、患者人数限制以及缺乏长期随访[69-71]。随访的时间对于嗅母细胞瘤很重要,提示成功治愈后 15 年付费[72]。弗吉尼亚大学对 50 例嗅母细胞瘤患者进行一系列研究,示应用颅面切除术术前放疗方案或术前放化疗方案有良好的预后,5 年生存率为 86.5%,15 年生存率 82.6%。平均复发时间在 6 年,提示长期随访的重要性[73]。

结论

有很多种治疗鼻窦及前颅底的开放性手术。应用合适有效的技术,可特征性治疗所有类型的前颅底和鼻旁窦疾患。尽管内镜鼻窦手术可广泛性适用于各个范围的鼻窦疾病,开放性方法仍作为头颈外科医师必须掌握的一项重要的技术。特别是治疗鼻窦恶性肿瘤,开放性方法设定了生存率及复发率的标准,可供其他技术相比较。

(张强 译)

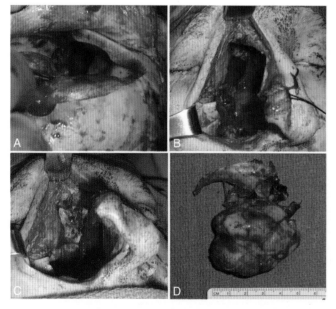

图 32.4　鼻窦肉瘤的颅面联合手术。(A)前颅骨切除术和额叶的牵拉需要广泛的暴露和切除筛板。鼻侧切或上颌窦中部切除需要进入鼻腔,鼻中隔,鼻腔外侧壁和上颌窦。(C)前颅底可以通过鼻侧切开进入。注意筛板的切除和硬膜的暴露。(D)这种入路可以整块地切除肿瘤。

参考文献

1. Mehta RP, Cueva RA, Brown JD, et al. What's new in skull base medicine and surgery? Skull Base Committee Report. Otolaryngol Head Neck Surg 2006;135(4):620–630

2. Cutler JL, Duncavage JA, Matheny K, Cross JL, Miman MC, Oh CK. Results of Caldwell-Luc after failed endoscopic middle meatus antrostomy in patients with chronic sinusitis. Laryngoscope 2003;113(12):2148–2150

3. Matheny KE, Duncavage JA. Contemporary indications for the Caldwell-Luc procedure. Curr Opin Otolaryngol Head Neck Surg 2003;11(1):23–26

4. Becker SS, Roberts DM, Beddow PA, Russell PT, Duncavage JA. Comparison of maxillary sinus specimens removed during Caldwell-Luc procedures and traditional maxillary sinus antrostomies. Ear Nose Throat J 2011;90(6):262–266

5. Ikeda K, Hirano K, Oshima T, et al. Comparison of complications between endoscopic sinus surgery and Caldwell-Luc operation. Tohoku J Exp Med 1996;180(1):27–31

6. Barzilai G, Greenberg E, Uri N. Indications for the Caldwell-Luc approach in the endoscopic era. Otolaryngol Head Neck Surg 2005;132(2):219–220

7. Friedlich J, Rittenberg BN. Endoscopically assisted Caldwell-Luc procedure for removal of a foreign body from the maxillary sinus. J Can Dent Assoc 2005;71(3):200–201

8. Ong JC, De Silva RK, Tong DC. Retrieval of a root fragment from the maxillary sinus—an appreciation of the Caldwell-Luc procedure. N Z Dent J 2007;103(1):14–16

9. Conley J, Price JC. Sublabial approach to the nasal and nasopharyngeal cavities. Am J Surg 1979;138(4):615–618

10. Casson PR, Bonanno PC, Converse JM. The midface degloving procedure. Plast Reconstr Surg 1974;53(1):102–103

11. Browne JD. The midfacial degloving procedure for nasal, sinus, and nasopharyngeal tumors. Otolaryngol Clin North Am 2001; 34(6):1095–1104, viii

12. Buchwald C, Bonding P, Kirkby B, Fallentin E. Modified midfacial degloving. A practical approach to extensive bilateral benign tumours of the nasal cavity and paranasal sinuses. Rhinology 1995;33(1):39 42

13. Cansz H, Tahamiler R, Yener M, et al. Modified midfacial degloving approach for sinonasal tumors. J Craniofac Surg 2008;19(6): 1518–1522

14. Jeon SY, Jeong JH, Kim HS, Ahn SK, Kim JP. Hemifacial degloving approach for medial maxillectomy: a modification of midfacial degloving approach. Laryngoscope 2003;113(4):754–756

15. Krause GE, Jafek BW. A modification of the midface degloving technique. Laryngoscope 1999;109(11):1781–1784

16. Kim HJ, Kim CH, Kang JW, et al. A modified midfacial degloving approach for the treatment of unilateral paranasal sinus tumours. J Craniomaxillofac Surg 2011;39(4):284–288

17. Fliss DM, Abergel A, Cavel O, Margalit N, Gil Z. Combined subcranial approaches for excision of complex anterior skull base tumors. Arch Otolaryngol Head Neck Surg 2007;133(9):888–896

18. Maniglia AJ. Indications and techniques of midfacial degloving. A 15-year experience. Arch Otolaryngol Head Neck Surg 1986; 112(7):750–752

19. Berghaus A, Jovanovic S. Technique and indications of extended sublabial rhinotomy ("midfacial degloving"). Rhinology 1991; 29(2):105–110

20. Fliss DM, Zucker G, Amir A, Gatot A. The combined subcranial and midfacial degloving technique for tumor resection: report of three cases. J Oral Maxillofac Surg 2000;58(1):106–110

21. Schramm VL, Myers EN. "How I do it"—head and neck. A targeted problem and its solution. Lateral rhinotomy. Laryngoscope 1978;88(6):1042–1045

22. Hussain A, Hulmi OJ, Murray DP. Lateral rhinotomy through nasal aesthetic subunits. Improved cosmetic outcome. J Laryngol Otol 2002;116(9):703–706

23. Thankappan K, Sharan R, Iyer S, Kuriakose MA. Esthetic and anatomic basis of modified lateral rhinotomy approach. J Oral Maxillofac Surg 2009;67(1):231–234

24. Harrison DF. Lateral rhinotomy: a neglected operation. Ann Otol Rhinol Laryngol 1977;86(6, pt 1):756–759

25. Lueg EA, Irish JC, Katz MR, Brown DH, Gullane PJ. A patient- and observer-rated analysis of the impact of lateral rhinotomy on facial aesthetics. Arch Facial Plast Surg 2001;3(4):241–244

26. Vural E, Hanna E. Extended lateral rhinotomy incision for total maxillectomy. Otolaryngol Head Neck Surg 2000;123(4):512–513

27. Weisman R. Lateral rhinotomy and medial maxillectomy. Otolaryngol Clin North Am 1995;28(6):1145–1156

28. Lee TJ, Huang SF, Lee LA, Huang CC. Endoscopic surgery for recurrent inverted papilloma. Laryngoscope 2004;114(1):106–112

29. Jameson MJ, Kountakis SE. Endoscopic management of extensive inverted papilloma. Am J Rhinol 2005;19(5):446–451

30. Heathcote KJ, Nair SB. The impact of modern techniques on the recurrence rate of inverted papilloma treated by endonasal surgery. Rhinology 2009;47(4):339–344

31. Busquets JM, Hwang PH. Endoscopic resection of sinonasal inverted papilloma: a meta-analysis. Otolaryngol Head Neck Surg 2006;134(3):476–482

32. Lombardi D, Tomenzoli D, Buttà L, et al. Limitations and complications of endoscopic surgery for treatment for sinonasal inverted papilloma: a reassessment after 212 cases. Head Neck 2011;33(8):1154–1161

33. Pagella F, Giourgos G, Matti E, Canevari FR, Carena P. Endoscopic treatment of maxillary inverted papilloma. Rhinology 2011; 49(3):369–374

34. Sautter NB, Cannady SB, Citardi MJ, Roh HJ, Batra PS. Comparison of open versus endoscopic resection of inverted papilloma. Am J Rhinol 2007;21(3):320–323

35. Lawson W, Patel ZM. The evolution of management for inverted papilloma: an analysis of 200 cases. Otolaryngol Head Neck Surg 2009;140(3):330–335

36. Dubin MG, Sonnenburg RE, Melroy CT, Ebert CS, Coffey CS, Senior BA. Staged endoscopic and combined open/endoscopic approach in the management of inverted papilloma of the frontal sinus. Am J Rhinol 2005;19(5):442–445

37. Carta F, Verillaud B, Herman P. Role of endoscopic approach in the management of inverted papilloma. Curr Opin Otolaryngol Head Neck Surg 2011;19(1):21–24

38. Mertz JS, Pearson BW, Kern EB. Lateral rhinotomy. Indications, technique, and review of 226 patients. Arch Otolaryngol 1983;109(4):235–239

39. Goodale RL, Montgomery WW. Experiences with the osteoplastic anterior wall approach to the frontal sinus; case histories and recommendations. AMA Arch Otolaryngol 1958;68(3):271–283

40. Sessions RB, Alford BR, Stratton C, Ainsworth JZ, Shill O. Current concepts of frontal sinus surgery: an appraisal of the osteoplastic flap-fat obliteration operation. Laryngoscope 1972;82(5):918–930

41. Kudryk WH, Mahasin Z. Superiorly based osteoplastic flap for frontal sinus disease. J Otolaryngol 1988;17(7):395–397

42. Maniglia AJ, Dodds BL. A safe technique for frontal sinus osteoplastic flap. Laryngoscope 1991;101(8):908–910

43. Fewins JL, Otto PM, Otto RA. Computed tomography-generated

templates: a new approach to frontal sinus osteoplastic flap surgery. Am J Rhinol 2004;18(5):285–289, discussion 289–290

44. Melroy CT, Dubin MG, Hardy SM, Senior BA. Analysis of methods to assess frontal sinus extent in osteoplastic flap surgery: transillumination versus 6-ft Caldwell versus image guidance. Am J Rhinol 2006;20(1):77–83

45. Fung MK. Template for frontal osteoplastic flap. Laryngoscope 1986;96(5):578–579

46. Persing JA, Jane JA, Levine PA, Cantrell RW. The versatile frontal sinus approach to the floor of the anterior cranial fossa. Technical note. J Neurosurg 1990;72(3):513–516

47. Lee JM, Palmer JN. Indications for the osteoplastic flap in the endoscopic era. Curr Opin Otolaryngol Head Neck Surg 2011;19(1):11–15

48. Anand VK, Hiltzik DH, Kacker A, Honrado C. Osteoplastic flap for frontal sinus obliteration in the era of image-guided endoscopic sinus surgery. Am J Rhinol 2005;19(4):406–410

49. Correa AJ, Duncavage JA, Fortune DS, Reinisch L. Osteoplastic flap for obliteration of the frontal sinus: five years' experience. Otolaryngol Head Neck Surg 1999;121(6):731–735

50. Osguthorpe JD, Patel S. Craniofacial approaches to tumors of the anterior skull base. Otolaryngol Clin North Am 2001;34(6):1123–1142, ix

51. Acharya R, Shaya M, Kumar R, Caldito GC, Nanda A. Quantification of the advantages of the extended frontal approach to skull base. Skull Base 2004;14(3):133–142, discussion 141–142

52. Jung TM, TerKonda RP, Haines SJ, Strome S, Marentette LJ. Outcome analysis of the transglabellar/subcranial approach for lesions of the anterior cranial fossa: a comparison with the classic craniotomy approach. Otolaryngol Head Neck Surg 1997;116(6, pt 1):642–646

53. Raveh J, Vuillemin T. The surgical one-stage management of combined cranio-maxillo-facial and frontobasal fractures. Advantages of the subcranial approach in 374 cases. J Craniomaxillofac Surg 1988;16(4):160–172

54. Raveh J, Vuillemin T, Sutter F. Subcranial management of 395 combined frontobasal-midface fractures. Arch Otolaryngol Head Neck Surg 1988;114(10):1114–1122

55. Fliss DM, Zucker G, Amir A, Gatot A, Cohen JT, Spektor S. The subcranial approach for anterior skull base tumors. Oper Tech Otolaryngol-Head Neck Surg 2000;11(4):238–253

56. Raveh J, Laedrach K, Speiser M, et al. The subcranial approach for fronto-orbital and anteroposterior skull-base tumors. Arch Otolaryngol Head Neck Surg 1993;119(4):385–393

57. Kellman RM, Marentette L. The transglabellar/subcranial approach to the anterior skull base: a review of 72 cases. Arch Otolaryngol Head Neck Surg 2001;127(6):687–690

58. Fliss DM, Zucker G, Cohen A, et al. Early outcome and complications of the extended subcranial approach to the anterior skull base.

Laryngoscope 1999;109(1):153–160

59. Ross DA, Marentette LJ, Moore CE, Switz KL. Craniofacial resection: decreased complication rate with a modified subcranial approach. Skull Base Surg 1999;9(2):95–100

60. Raveh J, Turk JB, Lädrach K, et al. Extended anterior subcranial approach for skull base tumors: long-term results. J Neurosurg 1995;82(6):1002–1010

61. Moore CE, Ross DA, Marentette LJ. Subcranial approach to tumors of the anterior cranial base: analysis of current and traditional surgical techniques. Otolaryngol Head Neck Surg 1999;120(3):387–390

62. Shlomi B, Chaushu S, Gil Z, Chaushu G, Fliss DM. Effects of the subcranial approach on facial growth and development. Otolaryngol Head Neck Surg 2007;136(1):27–32

63. Ketcham AS, Wilkins RH, Vanburen JM, Smith RR. A combined intracranial facial approach to the paranasal sinuses. Am J Surg 1963;106:698–703

64. Essig GF, Newman SA, Levine PA. Sparing the eye in craniofacial surgery for superior nasal vault malignant neoplasms: analysis of benefit. Arch Facial Plast Surg 2007;9(6):406–411

65. Howard DJ, Lund VJ, Wei WI. Craniofacial resection for tumors of the nasal cavity and paranasal sinuses: a 25-year experience. Head Neck 2006;28(10):867–873

66. Ganly I, Patel SG, Singh B, et al. Craniofacial resection for malignant paranasal sinus tumors: Report of an International Collaborative Study. Head Neck 2005;27(7):575–584

67. Ganly I, Patel SG, Singh B, et al. Complications of craniofacial resection for malignant tumors of the skull base: report of an International Collaborative Study. Head Neck 2005;27(6):445–451

68. Gil Z, Patel SG, Bilsky M, Shah JP, Kraus DH. Complications after craniofacial resection for malignant tumors: are complication trends changing? Otolaryngol Head Neck Surg 2009;140(2):218–223

69. Gallia GL, Reh DD, Salmasi V, Blitz AM, Koch W, Ishii M. Endonasal endoscopic resection of esthesioneuroblastoma: the Johns Hopkins Hospital experience and review of the literature. Neurosurg Rev 2011;34(4):465–475

70. Eloy JA, Vivero RJ, Hoang K, et al. Comparison of transnasal endoscopic and open craniofacial resection for malignant tumors of the anterior skull base. Laryngoscope 2009;119(5):834–840

71. Castelnuovo PG, Delù G, Sberze F, et al. Esthesioneuroblastoma: endonasal endoscopic treatment. Skull Base 2006;16(1):25–30

72. Bachar G, Goldstein DP, Shah M, et al. Esthesioneuroblastoma: The princess margaret hospital experience. Head Neck 2008;30(12):1607–1614

73. Loy AH, Reibel JF, Read PW, et al. Esthesioneuroblastoma: continued follow-up of a single institution's experience. Arch Otolaryngol Head Neck Surg 2006;132(2):134–138

第 33 章

内镜颅底缺损修补术

Satish Govindaraj, Anthony G. Del Signore, David W. Kennedy

由于技术进步和对鼻内血管解剖认识的加深,在过去十年中,内镜修复颅底缺损术经历了一个渐进的发展过程。作者在鼻窦手术过程中针对修复脑脊液泄漏方面取得的初步成功 (CSF) 已经扩展升级到大的修正前,中,后颅窝肿瘤切除术相关的缺陷。内镜技术由于维护开放式颅底重建的原理而获得成功:①多层闭,②保存的神经血管结构,以及③利用的血管组织。

自从丹迪被报道首次修复了脑脊液漏后,这项技术有了极大进步,他在 1926 年采用了正面开颅方法。最终,仪器的改进,影像分辨率的提高和仪器的小型化使内镜于 1981 年[1]在维根的脑脊液渗漏修复在得以应用。在报告中,他描述了内镜在以纤维蛋白胶密封小脑脊液漏时的作用。在过去的 20 年中,因为内镜微创方法的高成功率以及它后遗症率比传统的颅内技术要低,这项技术已经得到了广泛的接受并成为标准治疗[2-5]。

颅底缺损病因

颅底缺损继发于创伤性或非创伤性病因。非创伤性的原因主要是自发性脑脊液漏及颅底肿瘤的继发侵蚀。创伤性泄漏则是由于钝器或穿透性创伤以及伤及颅底的外科手术引发的。

非创伤性

大多数非创伤性的脑脊液漏是在没有其他明显的发病原因,由自发或由元发性疾病引起的,其发病率在 15%~23% 之间[6,7]。这种状况多发于筛板和横向凹槽蝶窦,但同时要注意,在多个地点同时发病的概率大约也有 30%[8-10]。其病理生理学被认为涉及颅内压的升高,在颅底被削弱的地方施加恒定的搏动的力量。由于压力的升高,自发的脑脊液泄漏往往复发率最高,这就强调了手术修补时控制脑脊液压的重要性。

先天性因素是极其罕见的,难以修复。它们往往是由颅底畸形引起的,让脑疝和脑膜通过缺口进入到鼻窦腔中。如伍德沃思等所指出的那样,最常见的位置是盲孔,这种情况占 63%[11]。

创伤性

从以往经验来看,意外创伤是脑脊液泄漏最常见的病因,占颅内损伤病例的 1%~3%[9]。这些损伤通常按穿透性与非穿透性归类,且根据受伤的程度的不同可能表现为急性泄漏或延迟泄漏。骨折又可分为局灶性或弥散性,患者最常见的症状是筛板(23%)和筛窦头骨缺陷(20%),而 35% 的患者有多个部位同时受损[12]。

手术创伤

手术的继发性损伤是由于颅底肿瘤切除术或医源性脑脊液漏的治疗计划缺陷而导致的,绝大多数情况下与鼻内镜手术有关。缺陷的尺寸和位置往往决定着修复的方法。最常发生继发于内镜鼻窦手术的脑脊液泄漏的部位是筛窦颅底(35.1%),筛状(27%)和蝶窦(18.9%)[12]。缺损部位因手术方案的不同而异,在功能性内镜鼻窦手术中可能受损的通常是筛窦顶,筛板,蝶窦,而在神经外科手术中蝶窦的受伤则更为频繁[5]。

高流量泄漏与低流量泄漏

随着先进的颅底肿瘤切除术的问世,对缺口修复的规模和复杂性也就有了更高的要求。帕特尔等提出了把脑脊液泄漏划分为高流量和低流量的概念[13]。低压泄漏常见于小范围脊髓脊膜膨出,或在因脑脊液渗漏而变薄的蝶鞍隔膜处进行的垂体腺瘤切除术中[13]。这些案例均与高压泄漏迥异,脑室或蛛网膜箱发生高压泄漏的案例通常见于以鼻内镜方法(EEA)进行颅底肿瘤切除的手术中。

颅底鼻内镜手术又可以细分为不同区域,每个区域都可以用相应的血管皮瓣进行修复(表33.1)。Ⅰ区,前颅窝,也就是从额窦向前延伸到蝶骨平台的前缘或蝶骨窦的部分。区域Ⅱ,中颅窝,被前床突分割为中央和横向部分。中心位置的缺口可能连通蝶鞍或鞍上区。位于侧面的损伤则通过前床突到矢状面也包括了翼腭及颞下窝。Ⅲ区,后颅窝,斜坡病变是主要的病理临床症状。最后,Ⅳ区主要考虑齿状突和颈椎病变。

可用再造材料

对合适移植材料的选择取决于术前及修复手术阶段中面临的诸多因素。所遇到的缺陷大小和位置在选取相应的移植材料中起着重要作用。解剖因素和缺损部位状态也会影响对移植材料的选择。由于各种影响必要修补材料选择的不同因素综合在一起,使得我们遇到的每个缺陷是独一无二的。虽然有大量的材料可供选择,但目前尚缺乏明确的规则和共识来为选择过程提供指导。最终,具体的封闭材料和手法只能根据医生个人的判断和经验来选择。

自体组织在骨,筋膜,脂肪,软骨形态,肌肉和黏膜组织上已经被广泛应用,因为它们成本低,可用性强,且易于转移。当自身组织稀缺时,可以成功地利用移植或组织基质,但这也肯定会增加制造和加工的成本[14-16]。下面就针对各种可用的再造材料进行讨论。

血管化自体移植

原本用于颅底再生的早期尝试,血管化自体移植为再生提供了极好的来源。骨、筋膜和脂肪都主要用于可以充当支架的组织中。因为没有血管分布,组织会产生缓慢的再吸收过程,使得大量自身蜂窝组织被纳入。试

验研究已经表明,骨质的自由移植可以坚持1周,成纤维细胞浸润可以坚持3周,且存在大量术后挛缩现象[17]。

在自体化移植中,脂肪是最常用的,主要是因为其丰富,易于收获及延展性好,适用于遇到的各种缺陷。通常,脂肪是从下腹部或横向大腿切口处获得的,因为这里的脂肪可用性较高。对于较大缺口而言,从两个切口都可以获得腹直肌筋膜或阔筋膜筋膜作为筋膜。自体化移植再生往往利用不同的层间交替的一致性,也就是,脂塞连着筋膜,筋膜连着后续层,以达到形成防水密封的最终目标。

血管再生技术针对小型和特发性缺陷的成功率可高达90%~97%[18]。不幸的是,在针对大型手术引起的缺陷时,成功封闭率就下降到了50%~70%。缺陷面积过大和高脑脊液漏率可能不利于无血管技术的使用。

血管黏膜瓣

各种血管蒂皮瓣的延展性皆非常大,这使得它们可以封闭非常大的高流动缺陷,其脑脊液泄漏率低至3%~5%[19-23]。获取血管化皮瓣过程的难度和技术要求上都被认为要远高于非血管化自体移植。与之相对,这些皮瓣的主要优点就是保留了血管蒂,有能力覆盖大面积区域和体积损失。许多皮瓣都基于单一椎弓根,因此提供的血管必须是仍然完整的。

关于带蒂皮瓣有许多选择,包括蝶腭动脉后路室间隔分支上的主鼻中隔皮瓣,下鼻甲动脉上的下鼻甲瓣,颞浅动脉上的隧道骨膜瓣,后蝶颚支上的中鼻甲瓣,和最后的"救星"或者说腭降动脉上的腭皮瓣[22-25]。鼻中隔皮瓣,正如哈达等所描述的那样,通常是由于它的多功能性而被使用(图33.1)。鼻中隔后部神经血管蒂上的皮瓣,可以被修剪为不同的长度与宽度,来贴合遇到的各种创口。通常,建议最好在截取皮瓣时多估算一些,以备根据需要修整多余的组织。黏膜软骨膜被提高到前方并小心地沿着节蒂揭开。一旦被提起,皮瓣就在鼻咽或上颌窦中游走,直到准备使用[26]。根据在获取过程中分离出来的血管蒂,皮瓣旋转的程度可以解决从横向,扩展到腹侧和前颅底的缺陷[20]。

帕特尔等在对目前发现的各种皮瓣的评述中,列出了每种皮瓣的相关的优势和局限[13]。其中发现鼻中隔皮瓣是一种适合许多缺陷的多用途的皮瓣。对于小斜坡及蝶鞍/鞍旁的缺陷来讲,下鼻甲瓣被认为是一个很好的选择[23],但作用囿于鼻窦范围内。中鼻甲皮瓣是前颅骨小范围缺损的良好选择,但它的黏膜组织太薄,这点难以提升。下鼻甲皮瓣更适合于多个后部蝶鞍和斜坡区域

表 33.1 颅底重建的鼻内和血管皮瓣区域选择

瓣	血管蒂	修补地点
鼻中隔瓣	后间隔支蝶腭动脉	所有缺陷的理想选择
下鼻甲瓣	鼻动脉后外侧的下鼻甲动脉	斜坡及蝶鞍/鞍旁
中鼻甲瓣	鼻动脉后外侧的中鼻甲动脉	小前颅窝及蝶鞍缺陷
颞顶筋膜皮瓣	浅颞动脉	斜坡和鞍旁
骨膜瓣	眶上和滑车动脉	适合所有缺陷
鼻腔外侧壁瓣	支面和前筛窦动脉	平面前颅窝缺损

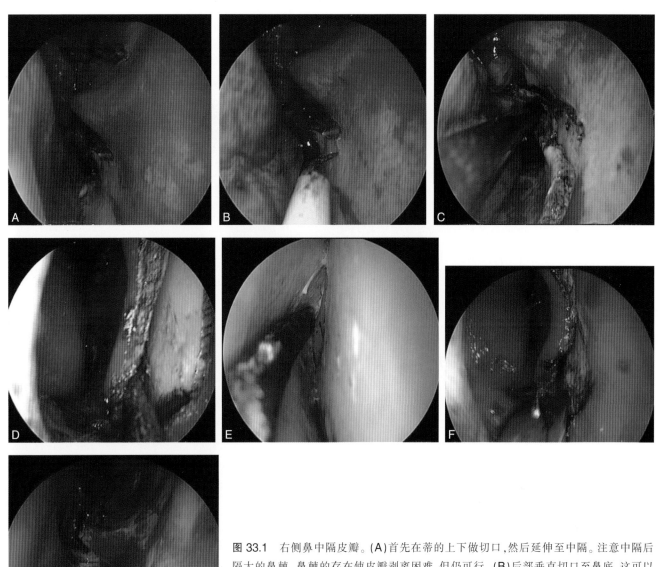

图 33.1　右侧鼻中隔皮瓣。(A)首先在蒂的上下做切口,然后延伸至中隔。注意中隔后隔大的鼻棘。鼻棘的存在使皮瓣剥离困难,但仍可行。(B)后部垂直切口至鼻底,这可以用长针头剥离,下一步进行类似的垂直切口。(C)下切口从蝶窦前面向前至中隔。(D)然后做一个前切口,皮瓣向后提拉。(E)在正确平面提拉皮瓣是没有血管的。(F)这些上下切口到最后再用内镜剪刀做出。沿着上切口使用电灼术,可能会导致嗅觉障碍。(G)把皮瓣推回鼻咽部。尽管有大的中隔棘存在,皮瓣也可以提拉。

的再生。它的宽度达不到前颅窝再生的要求[13]。近来,前、后路椎弓根外侧鼻壁翼片都已被介绍为用于鼻血管皮瓣重建内附加选项[27,28]。这些皮瓣是下鼻甲瓣扩展掺入鼻底黏骨膜,从而提供更大的宽度和蒂,使重建颅前的窝[27,28]。皮瓣的血液供应主要来自面部和筛前动脉分支,皮瓣可用于颅前窝至蝶骨平台的缺陷重建[28]。这些带蒂皮瓣应被广泛应用于重建[13]。

在考虑具体的血管皮瓣选择时,考虑手术的规划和暴露程度是非常重要的。在很多情况下工作,取得皮瓣往往是在过程的初始阶段。因此,规划随后用于鼻内程序是很重要的,因为有许多潜在的可能性会破坏皮瓣或

导致大出血。建议把皮瓣放在一个"安全"区域,即鼻窦腔,方便又不会是手术过程的焦点。

重建技术

手术准备

对于内镜方法来说,术前准备的情况对成功来讲至关重要。患者应该获得充足的鼻腔减充血与羟甲唑啉,随后从中鼻甲把利多卡因 1% 和 1:100 000 肾上腺素注射到外侧鼻墙。经口蝶腭块也将提高血管收缩。我们现

在使用外用肾上腺素纱布(1:1000)代替,因为羟甲唑啉能血管收缩改善。外用 vasconstrictive 代理缺陷的方法,并在开放手术期间被使用,然而,它们不直接向硬膜外或硬膜颅底施用。

患者应为获取准备相应的组织移植做准备。以免,可能需要颅骨骨膜或颞筋膜瓣或颞筋膜移植,头皮和适当区域必须进行消毒铺巾做好准备。此外,腹部和大腿应坦露在外,以免分别需要进行脂肪或筋膜移植。

颅底内镜方法

在患者进行窦或颅底手术以前,可视化需要保持通畅。然而,在这些鼻窦腔手术中,这种方法和颅底缺陷暴露可能需要清除下鼻窦面,获取鼻内血管皮瓣和可能切除鼻中隔的一部分。该组织解剖的量取决于病变和更重要的是它的位置。此外,考虑高流量泄漏与低流量泄漏是做出关于是否需要血管组织重建决定时非常重要的因素。对低流量缺陷,也没有必要提取血管组织来保证脑脊液漏修复获得成功补[18,29]。

前颅窝

在单边 CSF 泄漏或 encephaloceles(低流量),涉及前颅窝,清除鼻窦同侧到脑脊液漏与保存鼻中隔是足够了。缺陷侧所有鼻窦被打开,包括所有的上颌窦和蝶窦,通关分区在筛窦腔和一个额窦。在此外,中鼻甲被切除,在其附连到颅底。这样,移植物被放置在便利颅底和黏液囊肿形成的长期风险或额隐窝狭窄缓解。

颅中窝

对于病变累及中央颅中窝蝶鞍(鞍上区),夹层的程度取决于上的病变。对于蝶骨平台病变(即脑膜瘤),筛窦双边间隙鼻窦开放既蝶窦和后路 septectomy 被执行。需要血管移植物是在手术前确定和任一单侧或双侧鼻中隔皮瓣,应抬高,反映进入上颌窦或鼻咽部。内镜钻需要减少蝶骨平台的骨 sphenoidale 因为它的厚度[30]。一旦骨变薄刮匙用于曝光硬脑膜和 Kerrison 咬骨钳然后,使用以除去剩余的骨。病变切除后,进行重建。

颅中窝颅底病变侧会需要上颌窦除了一个宽阔开口间隙筛窦和蝶窦的。一旦完成,上颌窦的后壁被移除以暴露翼腭窝。骨膜切开以暴露窝的内容。脂肪是第一次遇到并且可以减少与轻柔双极烧灼。鉴定颌内动脉及其终末支的蝶腭动脉被执行。如果需要的是同侧鼻中隔皮瓣,脉管可在颅骨切除骨前下方反折在颅底。如果蒂违反或病变涉及椎弓根,并且必须牺牲了鼻咽纤维血管瘤,对侧鼻中隔皮瓣可升高。

后颅窝

累及后中央颅底的病变,尤其是在斜坡处,其手术方法类似于蝶鞍。切开蝶窦,如果需要应升高鼻中隔皮瓣。该部位的缺陷,前切口的鼻中隔翼不必带到小柱。在一般情况下,前部垂直切口仅一个前切口便可提供足够的长度。把护翼反折到鼻咽和蝶窦上,否则将会降低效果并要冲洗黏骨膜。为暴露该斜坡的骨,则需要钻孔来暴露底层硬脑膜。一旦骨骼变薄,可用 Kerrison 咬骨钳去除下面的骨骼。

修复技术

修复技术很多样。总的来说,如果可能衬托与结合技术相结合。如果移植物中包含骨壁架,选材应包括筋膜,脱细胞真皮,硬膜修补材料或脂肪堵塞技术。在这层的下面不是肌肉移植物以防止小流量的漏,要不然就是血管皮瓣叠加的方式,用组织胶保护,用浸透庆大霉素的脱细胞真皮作为支撑。

需要受者从颅骨缺损的边缘去除肌肉作为移植物的放置处。这对于移植处的稳定性及充足性很重要。显露的骨头数大小不同,但是典型的 5mm 足够了。

前颅窝

在涉及颅前窝缺陷,底图和叠加技术通常利用(图33.2)。在一些涉及筛板低流量泄漏,底图技术是因为不足并不总是可行内侧骨窗台,维修可能需要覆盖移植免费黏膜。在颅前的高流量泄漏窝,一种衬底技术通常使用时,有周围的周边足够的骨壁架缺陷。移植物材料,通常是无血管筋膜可无论是放置深硬脑膜或硬脑膜之间覆骨。如果有足够的硬膜缺损边,一个筋膜合成(DURAGEN)或脱细胞异体真皮可以就地缝合在修理的第一步[27,28]。

涉及前颅窝缺损,通常利用衬底及叠加技术。筛板处的低流速漏,衬底技术不适用,因为内侧骨突出不足,修复需要游离肌肉的叠加修复。前颅窝的高流速漏,如果缺损周边有足够的骨缘可以采用衬底技术。移植材料通常是无血管的筋膜可以放在硬脑膜深处,或在骨质与硬脑膜之间。如果有足够边缘的硬脑膜缺损,筋膜合成材料可以放在此处,作为修复的原始路径。

利用合成 U 型皮瓣因为他们适合在狭小的空间,而且具有可塑性。最初心血管的吻合设计, 由 Gardner

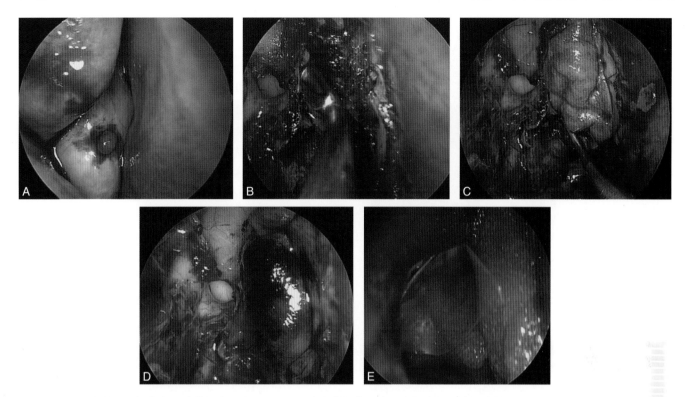

图33.2 通过底衬和叠加技术重建前颅窝。该图显示了一个右前颅窝脑膨出在切除后重建的关键环节。(A)内侧脑膨出到右中鼻甲的右内镜视角。(B)在以电灼脑膨出并形成瓦形骨缺损后,伤口周围的硬脑膜会翘起。这里也可以用刮匙使伤口周围的外侧硬脑膜翘起。(C)异体移植下垫移植到位。注意伤口周围上隔骨上的瓦状外露区域(D)从同侧中鼻甲获取的覆盖用移植物放置妥当后,然后辅以纤维蛋白封闭剂。 (E)额窦支架放置在庆大霉素浸泡的吸收性明胶海绵上,以稳定移植部分并维持额窦通畅。

等通过在硬脑膜原处缝合组织皮瓣重新修改。这种设计使用一种特别的设计,钻通过移植物何硬脑膜进入,用圈套器加强并剪辑。这种技术既省时又必需。如果硬脑膜边缘不充足,则很难关闭术腔。准备镶嵌地点,包括从骨质准备充足的附着的脑组织和硬脑膜以允许移植材料的放置。值得注意的是,任何剩余的黏膜组织应该从修补地点移出,防止延迟黏液囊肿形成。提到的移植物的选择常常是自体筋膜或合成材料,这些物质已经报道成功的作为前颅底修补的单层修补。移植物在颅内的位置,移植物的边缘覆盖在骨缺损的边缘。作者用吸收性明胶海绵稳定移植物的衬托组件。脑脊液漏发生率少于4%,且很小一部分患者为移植活需要辅助放疗。

在高流速的脑脊液漏中,放置好衬底的移植物后,血管皮瓣再覆盖其上边。鼻中隔皮瓣可作为血管皮瓣的选择,因为易于得到,具有耐久性,且可以覆盖任何尺寸的颅骨缺损。但蝶窦除外,因为皮瓣进入前颅底前已经使皮瓣长度缩短。蝶嘴可以减少到斜坡的长度,从而可以减少一些损失。推荐对于涉及额窦前壁大的缺损,缺损的前边可做鼻中隔和鼻中隔小柱的结合,扩展到鼻底

保证移植物的长度和宽度。Batra 等推荐,前颅底窝的尺寸长度约 33.7mm,左右宽 19.1~23.5mm。在做术前准备时,可以根据影像学资料估计皮瓣的长度和宽度是否能覆盖缺损的前颅底。

颅中窝

在蝶窦缺陷一种常用的修复技术是闭塞,常与收获自体脂肪。腔体或鼻窦是通过细致去除鼻窦黏膜的准备,为了防止后续的黏液囊肿的发展。该窦然后用自体脂肪填充完全擦掉任何死角。虽然这是一个重建选项,技术进步有脂肪闭塞蝶窦作为最后的手段。避免的最佳方式囊肿形成是保持功能窦。复合材料和层状 dosure 是重建选择在中间的中央颅底技术颅窝。一种这样的方法,如由 Hadded 等,常常配合使用前述鼻中隔皮瓣,是建设多层支架。该多个层被放置在序列中,允许一个水密要形成密封。最初,胶原基质被定位为嵌体,接着是筋膜接枝或腹部脂肪放置作为一个覆盖抹杀 assodated 死角。该鼻中隔瓣,然后放置作为下一层,固定在把使用纤维蛋白胶,包装的位置,以支持在愈合过程中的维修 pe-

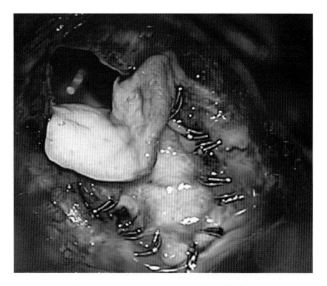

图 33.3　U 形夹的颅前窝缺损封堵。

额窦

与功能性内镜鼻窦手术,这种方法到额窦缺陷带来了显著的问题。访问常困难的,阻碍了自然解剖障碍。再次,泄漏的位置确定适当的方法和用于维修的限制。"通常情况下与上级和横向基于泄漏,有一个对于鼻内接入难度增加,可能需要对环钻或骨性做法。劣质为主泄漏,附近额隐窝和额叶流出道发现,可以是适合于组合的内镜和外部方法或单一内镜的方法。

作者描述了额窦缺陷修复,上级和横向,通过完整的内镜方法。最初由 Gross 等描述的用于治疗慢性鼻窦炎,内镜修改洛思罗普过程中,允许额窦足够的可视化泄漏[34]。贝克尔等报道两种治疗"难访问"上外侧脑脊液漏利用这种技术随着症状完全消失[35]。

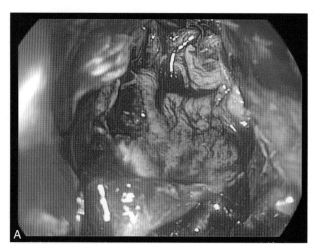

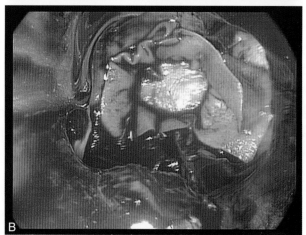

图 33.4　异体移植的单层封闭以图底叠加技术放置来修复的颅前窝缺损。

Image Courtesy of Dr. Jean Anderson Elay, Vlce-Chalnnan and Associate Professor, Dep;n1ment of Otolaryngology, University of Medicine and Dentistry of New Jersey, Newark, New Jersey.

riod.[20] 腹部脂肪应不能放在颅内抹杀了死角开放 ventride 的设置,避免医源性风险脑积水[32]。

后颅窝

后颅窝病灶,更具体的斜坡,都服用任一使用的鼻中隔或下鼻甲瓣。短瓣需要在这些情况下,和后 septectomy 之前往往需要在接近该区域时,鼻中隔皮瓣可升高并反射到鼻咽。所述移植物被固定在把与纤维蛋白胶和胶原基质。经鼻方法提供最佳的解决病变累及上 1/3 的斜坡的。

图 33.5　中颅窝重建。(A)在蝶窦黏膜被除去后,鼻中隔瓣覆盖其上。然后,用庆大霉素浸泡的吸收性明胶海绵和不可吸收填充物填平,在平面边缘注射纤维蛋白封闭剂。(B)颅底缺损的垫片密封关闭使用中隔骨和异体移植作为维修的初始层。这只是出于水密封的考虑。

术后护理

在颅底缺损的修复中，术后的早期护理尤为重要。自身重要的因素之一，就是促进充分的本质和移植物质形成密封。颅内压精确控制在此期间是最重要的。Hegazy 等主张在术后不久通过腰水渠的运用可进行准确的测量和控制压力[18]。腰水渠的放置于被视为不常规基础，什么情况下使用，放在说明位置，会使手术受益，也没有明确的标准。唯一的例证是自发性脑脊液漏患者，在术后即刻使用这种方法对监测颅内压的底层高程压力和控制这种压力是有益的，因为这是游离组织移植物生长愈合的关键时期。这个滋养移植成分直到新血管形成的过程开始发生于 36 小时之后。正如施罗瑟等所指出的，另一种方法是配合使用腰排水管包括使用利尿剂，如乙酰唑胺和呋塞米以减少 CSF 的产生[9]。

可改善患者颅内压的其他行为和过度强调的修复也应得到解决。指导患者避免以鼻呼吸，剧烈活动，束紧应该是术前讨论和术后护理的一部分。对于那些接受麻醉止痛控制的患者，适当的大便软化剂应被添加到排便方案中。一旦从医院出院，以下建议必须得到严格遵守。手术后 4~6 周要避免大量活动和牵动创口。如果需要的话，患者也应在术后 1，4 和 8 周内进行窥镜清创。在这些情况下，内镜下清理术要小心避免触及移植。第 4 周中可以使用无菌生理盐水喷雾剂，冲洗患处。为避免由于黏膜瘵和结痂引起的鼻窦炎可能需要使用抗生素进行治疗。如果切除面积过大，那么结痂和清创可能需要长达 3~4 个月。通常在清除术后 8 周即可恢复正常活动，但也要情况而定。

结论

由于鼻内血管和区域皮瓣出现，术后脑脊液泄漏率已和开放手术下降到同一水准，内镜修复颅底缺损近十年来已取得巨大发展。传统上以开放方式治疗的病灶，现在已可以通过 EEA 进行治疗。在处理这些病变时风险不仅来自切除手术带来的挑战，提供一个相似的支撑和耐用性结构来修复这些创口的能力也十分重要。许多自由组织可用于低流量泄漏，其成功率在 90% 以上。而由于血管蒂是将术后脑脊液漏率控制在一个合理范围内的重要因素，因而高流量的大面积缺口可用的选择范围就要局限多了。此外，对于避免在患者群体中形成慢性鼻窦炎和黏液囊肿的长期后遗症来说，鼻腔鼻窦解剖方面的知识是至关重要的。中央颅底的复杂性，以及通过大量鼻内走廊可达到的特点要求医生可以综合神经外科和耳鼻喉科这两个专业的专业知识。

（刘钢 译）

参考文献

1. Wigand ME. Transnasal ethmoidectomy under endoscopical control. Rhinology 1981;19(1):7–15
2. Stankiewicz JA. Cerebrospinal fluid fistula and endoscopic sinus surgery. Laryngoscope 1991;101(3):250–256
3. Burns JA, Dodson EE, Gross CW. Transnasal endoscopic repair of cranionasal fistulae: a refined technique with long-term follow-up. Laryngoscope 1996;106(9, pt 1):1080–1083
4. Mattox DE, Kennedy DW. Endoscopic management of cerebrospinal fluid leaks and cephaloceles. Laryngoscope 1990;100(8):857–862
5. McMains KC, Gross CW, Kountakis SE. Endoscopic management of cerebrospinal fluid rhinorrhea. Laryngoscope 2004;114(10):1833–1837
6. Lindstrom DR, Toohill RJ, Loehrl TA, Smith TL. Management of cerebrospinal fluid rhinorrhea: the Medical College of Wisconsin experience. Laryngoscope 2004;114(6):969–974
7. Lee TJ, Huang CC, Chuang CC, Huang SF. Transnasal endoscopic repair of cerebrospinal fluid rhinorrhea and skull base defect: ten-year experience. Laryngoscope 2004;114(8):1475–1481
8. Kirtane MV, Gautham K, Upadhyaya SR. Endoscopic CSF rhinorrhea closure: our experience in 267 cases. Otolaryngol Head Neck Surg 2005;132(2):208–212
9. Schlosser RJ, Bolger WE. Nasal cerebrospinal fluid leaks: critical review and surgical considerations. Laryngoscope 2004;114(2):255–265
10. Schlosser RJ, Wilensky EM, Grady MS, Bolger WE. Elevated intracranial pressures in spontaneous cerebrospinal fluid leaks. Am J Rhinol 2003;17(4):191–195
11. Woodworth BA, Schlosser RJ, Faust RA, Bolger WE. Evolutions in the management of congenital intranasal skull base defects. Arch Otolaryngol Head Neck Surg 2004;130(11):1283–1288
12. Locatelli D, Rampa F, Acchiardi I, Bignami M, De Bernardi F, Castelnuovo P. Endoscopic endonasal approaches for repair of cerebrospinal fluid leaks: nine-year experience. Neurosurgery 2006; 58(4, Suppl 2):ONS-246–ONS-256, ONS-256–ONS-257
13. Patel MR, Stadler ME, Snyderman CH, et al. How to choose? Endoscopic skull base reconstructive options and limitations. Skull Base 2010;20(6):397–404
14. Germani RM, Vivero R, Herzallah IR, Casiano RR. Endoscopic reconstruction of large anterior skull base defects using acellular dermal allograft. Am J Rhinol 2007;21(5):615–618
15. Lorenz RR, Dean RL, Hurley DB, Chuang J, Citardi MJ. Endoscopic reconstruction of anterior and middle cranial fossa defects using acellular dermal allograft. Laryngoscope 2003;113(3):496–501
16. Esposito F, Cappabianca P, Fusco M, et al. Collagen-only biomatrix as a novel dural substitute. Examination of the efficacy, safety and outcome: clinical experience on a series of 208 patients. Clin Neurol Neurosurg 2008;110(4):343–351
17. Gjuric M, Goede U, Keimer H, Wigand ME. Endonasal endoscopic closure of cerebrospinal fluid fistulas at the anterior cranial base. Ann Otol Rhinol Laryngol 1996;105(8):620–623
18. Hegazy HM, Carrau RL, Snyderman CH, Kassam A, Zweig J. Transnasal endoscopic repair of cerebrospinal fluid rhinorrhea: a meta-analysis. Laryngoscope 2000;110(7):1166–1172
19. Gardner P, Kassam A, Snyderman C, Mintz A, Carrau RL, Moossy

JJ. Endoscopic endonasal suturing of dural reconstruction grafts: a novel application of the U-Clip technology. Technical note. J Neurosurg 2008;108(2):395–400

20. Hadad G, Bassagasteguy L, Carrau RL, et al. A novel reconstructive technique after endoscopic expanded endonasal approaches: vascular pedicle nasoseptal flap. Laryngoscope 2006;116(10): 1882–1886

21. Harvey RJ, Sheahan PO, Schlosser RJ. Inferior turbinate pedicle flap for endoscopic skull base defect repair. Am J Rhinol Allergy 2009;23(5):522–526

22. Fortes FS, Carrau RL, Snyderman CH, et al. Transpterygoid transposition of a temporoparietal fascia flap: a new method for skull base reconstruction after endoscopic expanded endonasal approaches. Laryngoscope 2007;117(6):970–976

23. Fortes FS, Carrau RL, Snyderman CH, et al. The posterior pedicle inferior turbinate flap: a new vascularized flap for skull base reconstruction. Laryngoscope 2007;117(8):1329–1332

24. Prevedello DM, Barges-Coll J, Fernandez-Miranda JC, et al. Middle turbinate flap for skull base reconstruction: cadaveric feasibility study. Laryngoscope 2009;119(11):2094–2098

25. Oliver CL, Hackman TG, Carrau RL, et al. Palatal flap modifications allow pedicled reconstruction of the skull base. Laryngoscope 2008;118(12):2102–2106

26. Pinheiro-Neto CD, Ramos HF, Peris-Celda M, et al. Study of the nasoseptal flap for endoscopic anterior cranial base reconstruction. Laryngoscope 2011;121(12):2514–2520

27. Rivera-Serrano CM, Bassagaisteguy LH, Hadad G, et al. Posterior pedicle lateral nasal wall flap: new reconstructive technique for large defects of the skull base. Am J Rhinol Allergy 2011;25(6): e212–e216

28. Hadad G, Rivera-Serrano CM, Bassagaisteguy LH, et al. Anterior pedicle lateral nasal wall flap: a novel technique for the reconstruction of anterior skull base defects. Laryngoscope 2011;121(8):1606–1610

29. Senior BA, Jafri K, Benninger M. Safety and efficacy of endoscopic repair of CSF leaks and encephaloceles: a survey of the members of the American Rhinologic Society. Am J Rhinol 2001;15(1):21–25

30. Batra PS, Kanowitz SJ, Luong A. Anatomical and technical correlates in endoscopic anterior skull base surgery: a cadaveric analysis. Otolaryngol Head Neck Surg 2010;142(6):827–831

31. Zanation AM, Snyderman CH, Carrau RL, Kassam AB, Gardner PA, Prevedello DM. Minimally invasive endoscopic pericranial flap: a new method for endonasal skull base reconstruction. Laryngoscope 2009;119(1):13–18

32. Tabaee A, Anand VK, Brown SM, Lin JW, Schwartz TH. Algorithm for reconstruction after endoscopic pituitary and skull base surgery. Laryngoscope 2007;117(7):1133–1137

33. Briggs RJA, Wormald PJ. Endoscopic transnasal intradural repair of anterior skull base cerebrospinal fluid fistulae. J Clin Neurosci 2004;11(6):597–599

34. Gross WE, Gross CW, Becker D, Moore D, Phillips D. Modified transnasal endoscopic Lothrop procedure as an alternative to frontal sinus obliteration. Otolaryngol Head Neck Surg 1995;113(4): 427–434

35. Becker SS, Duncavage JA, Russell PT. Endoscopic endonasal repair of difficult-to-access cerebrospinal fluid leaks of the frontal sinus. Am J Rhinol Allergy 2009;23(2):181–184

第**34**章
鼻咽癌

William I. Wei, Daniel T. T. Chua

鼻咽癌在西方国家比较少见,而在中国南方、亚洲南部和撒哈拉以南的地区比较常见。鼻咽癌具有较高的侵袭性,侵犯周围组织,比如鼻窦、颅底甚至累及到颈部淋巴结。未分化型鼻咽癌在多发地是主要的组织学类型,易发生远处转移。治疗上以单纯放疗或者放疗联合化疗为主,对于有残留或者复发者可考虑手术治疗。如果技术上可行,局部复发者可行挽救性手术治疗。对于不适合手术的类型患者可再放疗。较快复发和有远处转移者,姑息性化疗也能较长时间的控制症状。少数情况下,积极的化疗和靶向治疗后,也有较长的生存时间。

症状和体征

鼻咽癌的症状与肿瘤的位置、周围结构的侵犯范围和转移区域有关。单侧鼻塞并伴血性鼻涕是最常见的鼻部症状。肿瘤压迫咽鼓管导致耳聋、耳鸣和严重的中耳炎。晚期肿瘤向上侵犯颅底可出现颅神经受累症状。其中Ⅲ、Ⅳ、Ⅵ对颅神经最易受累。最常见的情况是单侧的上颈部无痛性肿块,也就是颈淋巴结转移。疾病早期症状没有特异性,经常被患者和临床医生忽略,导致很多患者到晚期才发现肿瘤。

诊断

临床检查

局麻下可行硬性或软性的内镜检查鼻咽部。图 34.1 和图 34.2 是 0°或者 30°霍普金斯杆内镜所展示的鼻咽部图像。当发现可疑病灶时可用将操作镊子插入内镜进行活检。应用可弯曲的纤维内镜可以非常彻底地对整个鼻咽部进行检查,内镜的尖端从一侧鼻腔进入,在鼻中隔后部可观察全部的鼻咽部情况。

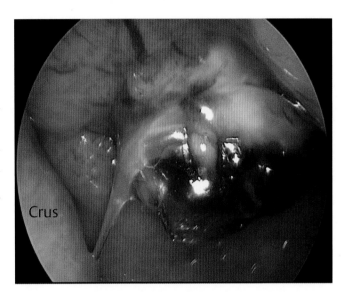

图 34.1 经右侧鼻腔的 0°内镜下可见位于鼻咽后壁鼻咽癌。图中标明了右侧咽鼓管内侧脚。

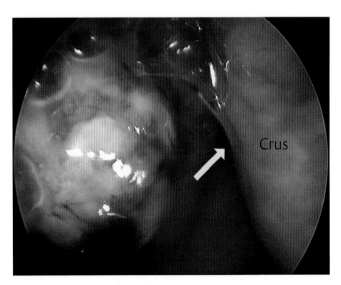

图 34.2 经左侧鼻腔的 0°内镜下所见同一位于鼻咽后壁的鼻咽癌,图中标明了左侧咽鼓管内侧脚。箭头示 Rosenmuller 左孔。

血清学

EB病毒与鼻咽癌有着强烈的相关性,EB病毒抗体的水平与肿瘤负荷呈正相关病毒壳抗原抗体和早期抗体已经广泛应用于早期鼻咽癌的筛查。近年来,应用PCR手段检测鼻咽癌患者血中EBV DNA,这比检测EBV抗体效价更精确[1]。

影像学检查

断层的影像学表现有助于肿瘤的评估。这包括鼻咽后壁的肌肉组织和颅底骨质受侵袭情况。CT用来评估颅底骨质和咽旁间隙受累情况,从而能做出更加精确的恶性肿瘤分期(图34.3和图34.4)。当需要行扩大的淋巴结活检而内镜直视又看不到时,可以用于CT导航系统辅助。在导航的引导下,外科医生能准确地穿过咽后壁进行淋巴结活检。

MRI对骨质侵犯显示不敏感,但是能很好地反映软组织情况,而且能与炎症做区分。还能多维显示颈部淋巴结转移的范围,包括咽后Rouviere淋巴结。断层影像学表现,比如MRI和CT能互补,更加精确地显示原发肿瘤的范围。

PET能显示鼻咽癌的原发部位和淋巴结转移情况,但是不能提高诊断率或者影响分期情况[2]。虽然它能检测到远处转移,但是比敏感性不如全身MRI。而它对肿瘤的复发和残留有这诊断价值[3]。

治疗

放疗

放疗是治疗局部鼻咽癌的最基本形式,放疗后患者的5年生存率由20世纪50年代的25%[4]增加到70~80年代的50%[5],90年代的75%[6]。这些可归结于多方面因素,包括疾病及早的发现,发达的影像学技术,适合的放射治疗,以及联合化疗。鼻咽癌的放疗设计应覆盖鼻咽部和可能侵犯的空间,包括咽旁间隙、口咽、颅底、蝶窦、后组筛窦和上颌窦后半部。对于进展期的鼻咽癌患者应进行扩大放疗,覆盖海绵窦和颅窝。由于其颈部淋巴结转移发生率较高,对于颈淋巴结不大的患者也应强制性进行颈部淋巴结的预防性放疗[7]。对于原发肿瘤和有颈部淋巴结受累的常规剂量是65~70Gy,对于颈淋巴结未受累的剂量是50~60Gy。近年来调强放疗(IMRT)技术成为了治疗鼻咽癌的最适合方案,它将高照射量分布在

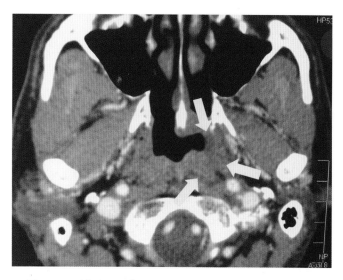

图34.3   平扫CT示位于咽后壁的复发型鼻咽癌(箭头示)。

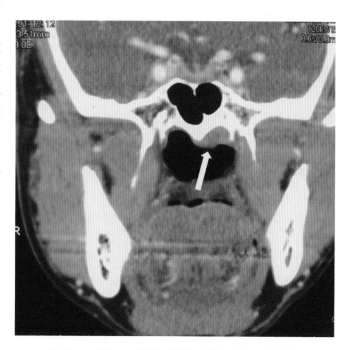

图34.4   冠扫CT示同一复发型鼻咽癌与颅底接触。

靶区。根据计算机算法来计算最合适的剂量,从而与设计的参数相配合,叫作逆向计划。IMRT的优势包括能对不规则靶区放疗,同步推量放疗来治疗一个区域的原发灶和区域性淋巴结。IMRT还能较好地控制局部新发的鼻咽癌,近3~4年来其控制率在92%~97%[8,9]。除了能提高肿瘤的控制率外,IMRT也减少了疾病早期的口腔干燥并发症的风险[10]。

联合化疗

放疗联合化疗在治疗鼻咽癌患者中已经大范围推

广应用,特别是对于那些进展期患者。尽管局部放疗能控制局部肿瘤,但较高的远处转移率还是需要化疗辅助。鼻咽癌对大多数化疗药都较敏感,化疗药物也能增加放疗的敏感性。有许多随机研究已经证实联合化疗确实对疾病有好处。对Ⅲ期患者进行的 4 个随机的研究比较了放疗后诱导化疗方案与单独放疗方的效果[11-14],虽然增加化疗或者放疗的试验结果都没有显示能提高患者的生存率,但是有两个研究已经更新了,而且合并数据后再进行分析,提高了无瘤生存期,但是整体的存活率无明显提高[15]。只报道了 2 个辅助化疗的Ⅲ期患者研究,均未提高生存率[16,17]。这些证明单独的诱导化疗对于鼻咽癌还是受限制的,因为辅助化疗的作用还没被认清。

近年来,对于局部进展期的鼻咽癌有同步放化疗的方案被提出。得益于 99 例试验的阳性发现,这是第一个随机试验表明同步放化疗能提高鼻咽癌患者的生存率[18]。采用同步放化疗和辅助化疗对比,同步化疗在 3 年内是生存率提高了 31%。随后进行的随机试验,虽然应用了不同的放化疗方案和安排,但是同步化疗确实提高了生存率 [19-22]。只有一个研究应用了相同的化疗方案,最后结果显示提高了无进展生存期而没有提高生存率[23]。然而,最新的证据显示同步放化疗对进展期的鼻咽癌作用明显,但是最佳的放化疗方案还没确定。基于以上证据,临床医生应该建议 T3、T4 或者有颈部淋巴结转移的所有患者行同步放化疗,而对于 T1、T2 且没有淋巴结转移者可单独放疗。

残留和复发

发生率

尽管同步放化疗能提高鼻咽癌患者的生存率,但是仍有一些患者发生残留或者局部复发。局部残留或复发的概率是 8.3%,颈淋巴结区域复发大约 4.7%[24]。内镜下观察并对可疑部位活检是判断肿瘤残留或复发的标准,血中 EBV DNA 的复制梯度和 CT、MRI 检查也能辅助性的提高局部残留或复发的发生率。体积越大,EBV 的复制浓度越大,PET 在诊断肿瘤残留的方面比传统的影像学手段更好[25]。

放疗后的颈部淋巴结复发比较难诊断,针刺细胞学检查也比较困难,因为在病理性的淋巴结中肿瘤细胞呈丛状,很难做出细胞学的诊断[26],临床检查颈部淋巴结增大时比较令人担忧的。确诊只依靠组织学检查,而这些标本只能来自于姑息性手术。

对于在鼻咽部或颈部的肿瘤,姑息性治疗是需要的。大面积的肿瘤经过姑息性治疗后的生存率是较低的,但是仍然高于对症治疗治疗的患者[27]。

颈淋巴结

二期外照射颈部淋巴结转移部位,局部淋巴结的 5 年控制率可达 51%,总体 5 年生存率 19.7%[28]。一些报道称而且放疗后的淋巴结切除不能提高生存率[29],二期放疗对生存率还是有帮助的。

对于局部淋巴结转移的最佳治疗方案应根据肿瘤的组织学特点而定,根治性颈淋巴结清扫可以作为颈淋巴结转移患者放疗后的姑息性治疗。事实上连续的切片发现带肿瘤的淋巴结比临床发现的要多,46% 的淋巴结是沿血管外扩散的[30]。颈淋巴结清扫的这种姑息性手术后,5 年的肿瘤控制率为 66%,5 年生存率保守来说大概 38%[31]。一项最新研究发现颈部Ⅰ区淋巴结最常受累,部分患者可行扩大性颈清扫[32]。

当残留或复发的颈部淋巴结广泛受累时,比如累计到了颈根部或者皮肤,除了颈阔清外,还应应用短距离放疗。连着淋巴结以及皮肤一起切除,然后放置空的尼龙管覆盖手术部位,为了随后的铱线的短距离放疗。皮肤缺损可以用胸大肌皮瓣或者胸三角肌皮瓣修复。这种方案能使肿瘤控制率达 60%[33]。

鼻咽部肿瘤

对于经过放疗或者同步放化疗后鼻咽部仍有残留或复发者,可施行姑息性治疗,切除的范围根据肿瘤的范围、患者的全身情况以及术者的临床经验。

残留或复发肿瘤再照射

鼻咽癌再照射是有挑战的,因为大部分临近的结构都破坏了,这些原发部位都已经被大量的射线治疗过,对于肿瘤体积小或者只局限于鼻咽部的,可行短距离放射治疗或者立体定向放疗,而对于肿瘤体积巨大或者病变范围超过鼻咽部者可行外束粒子再照射,对于复发的鼻咽癌接受再照射治疗者,有一些很重要的预后因素,比如 T 分期,复发的时间,局部控制的再照射剂量。最重要的预后因素是再发的 T 分期,进展性 T 分期患者经过再照射治疗后其局部控制率和生存率都不乐观,者与再照射的剂量和治疗结果有关,有研究称小于 60Gy 的量预后较差[34,35],然而最佳的放疗剂量还没有被定义。

外粒子束再照射

据报道,传统的外粒子束再照射后患者的 5 年生存率为 8%~36%[36,37]。周围组织毒性是二期放疗剂量的限制因素。晚期并发症发生率较高,神经的损伤、软组织的纤维化比较常见。潜在的神经内分泌损伤[38]、颞叶坏死[39],脑神经麻痹和其他的问题比如张口困难、耳聋经常发生。三维适形放疗和 IMRT 能提高患者的外形。一项研究应用三维适形放疗治疗鼻咽癌,5 年局部控制率是 71%,但大部分晚期并发症的发生率还是较高的。所以患者 5 年内发展为至少 3 级的毒性损伤,近半数患者发生 4 级损伤 [40]。一项报道称接受二次放疗的患者为 32%,晚期放疗后后遗的并发症累积发生率为 24%,死亡率是 1.8%[41]。所以不到万不得已不应用外粒子束再照射。

短距离放疗

当应用短距离放疗时,放射源处的放射剂量较高,减少了由于距离而损失的衰减。这能使高剂量的射线分布到残留或复发的肿瘤上,同时又减少了对周围组织的损伤。短距离放疗也能分布持续的低剂量的射线,这也比外照射的分流剂量更有放射生物优势。腔内短距离放疗已经应用到鼻咽癌的治疗上[42]。这种方法,将放射源放到管或者模具里面,这个装置插入到鼻咽部进行治疗。腔内短距离放疗已经应用成功了[43,44]。临床医生的经验加上患者的选择是疗效好的关键。鼻咽部轮廓和大小不规则,肿瘤持续存在或复发,对放射源精确的定位并且杀死肿瘤造成了困难。围绕这个问题,放射性间质植入 198Au 已经被应用来治疗小的鼻咽部局部残留和复发。当 Au 被应用来治疗放疗后的肿瘤残留和复发问题,5 年的肿瘤局部控制率是 87%~63%,相应的 5 年疾病缓解生存率是 68%~60%[45]。Au 植入是一个有效的姑息性方法对于鼻咽部小的肿瘤,并且是无骨质侵犯,无浸润到咽鼓管软骨部[46]。研究表明这种治疗方案死亡率较低,而且没有其他相关的明显后遗症。

立体定向外科治疗

立体定向外科治疗是能将多数集中的射线照射靶点,这应用了单剂量照射。单独的立体定向外科治疗粗略估计能使局部复发的肿瘤控制率在 53%~86%[47,48]。鼻咽部或周围软组织复发的 2 年局部控制率为 72%[49]。立体定向外科治疗作为再照射后的增加剂量,使 3 年控制率波动在 52%~58%[50,51]。相同的技术被用来多点照射,

形成了立体定向放射治疗。这些结果都表明对于局部复发的鼻咽癌患者来说立体定向外科治疗是一个效果不错的姑息性治疗手段,虽然长期的研究数据还未统计出来。

残留或复发的肿瘤的外科治疗

对于局限在鼻咽部的肿瘤残留或复发来说,其他的姑息性选择是外科切除。这适用于经过短距离放疗后局部肿瘤未被控制的情况。可能是因为肿瘤太大,侵犯到咽旁间隙或者因为其位置阻碍 Au 植入(比如靠近咽鼓管下脚)。外科切除将避免再放疗的长期的严重后果。

内镜切除

最近已经有报道称已经成功地实现了内镜下切除局部残留或复发的肿瘤[52,54]。对于这个入路的成功,鼻咽部肿瘤的位置是最重要的,这决定了应用硬性工具进行肿瘤学上的切除。鼻咽后壁的小肿瘤能用内镜和工具从鼻腔进行切除(图 34.5)。除此之外,可弯曲的工具可以经口腔从软腭后面进入鼻咽部。当切除了鼻咽部的受限制的区域时,不需要任何的重建,伤口会二期愈合。

微波凝固治疗已经应用于肿瘤的消除,有报道称该方法在经比引导下成功地完成了[55]。传统的方法是用硬性的内镜切除,而有些肿瘤的边缘位置就收到工具的限制而切不到,为了解决这个问题,达·芬奇机器人可以做到,通过机器人的多功能机械手腕经腭入路,鼻咽外侧壁以及咽鼓管咽口处的肿瘤都能全部切除(图 34.6)[56]。

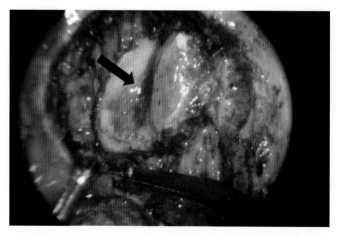

图 34.5　内镜下切除一位于鼻咽后壁的小复发型鼻咽癌（箭头示）。图示吸引器位于左侧,电烧针位于右侧。

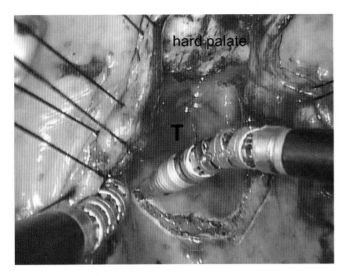

图 34.6 采用达·芬奇机器人切除复发型鼻咽癌。软腭被切开并用针悬吊以暴露肿瘤（T）。带有抓钳的内腕位于左侧，右侧是带有 endowrist 的电烧针。

鼻咽切除术

切缘阴性的精确的肿瘤切除术是鼻咽癌姑息性手术成功的非常重要的因素[57]。对于一个范围广的肿瘤，鼻咽部必须暴露充分进行肿瘤学的切除。这是非常有挑战性的，因为鼻咽部位于头的中心，非常不容易精确地暴露病灶及其周围组织来用于完整切除肿瘤。

过去常应用各种前部入路手术，经窦或者经鼻腔，但是都不能暴露足够的空间完整精确地切除肿瘤[58]。从前面，甚至联合硬腭骨折，如同 Le Fort I[59]或者面中部掀翻式入路联合上颌骨内侧壁来暴露鼻咽部外侧部分是不完全令人满意的[60]。这些入路都是用来解决肿瘤位于鼻咽后壁的中间部位的情况。

也有描述称从外侧或颞下窝入路的[61]，这些入路为了达到鼻咽部，必须行乳突切除术，破坏了很多重要的结构，包括颈内动脉，第五对颅神经，中颅窝底。一项研究通过研究 11 位患者上述入路，2 年无病生存率为72%[62]，虽然鼻咽外侧肿瘤应用这种入路能切除，但是切除超过中线的肿瘤是比较困难的，而且这种入路的副作用是不容忽视的。

经过下部入路到达鼻咽部也是可行的，比如经腭、经上颌窦、经颈入路[63]。上述入路很难直视下切开鼻咽外侧壁，尤其当肿瘤临近颈内动脉。但对于位于中间部分的肿瘤是可行的，只要沿着颈内动脉就比较安全，手术的副作用发生率比较低。

上颌旋转或者前外侧入路，给鼻咽部及其周围组织

的暴露提供了精确的空间[64]。

经过 Weber-Ferusson 切口和三块骨切除后（眶下壁下的上颌骨前壁，上颌骨中线的硬腭，从上颌骨结节分离翼板），上颌骨从面部骨骼中分离出来。然而它仍然连着前颊瓣，整个就形成了骨皮瓣。鼻咽部残留或复发的肿瘤和咽旁间隙全部暴露出来（图 34.7）。然后可行直视下肿瘤学上的全部切除（图 34.8）。颅底颈内动脉能被完全地从鼻咽癌复发或残留处分离出来。肿瘤切除后，上颌骨复位，用小型接骨板固定面部骨骼。这个操作的并发症一般来说比较小，一些患者会有张口困难，腭漏。经过外科塑性手术后[65]，腭漏的发生率明显减少[66,67]。报

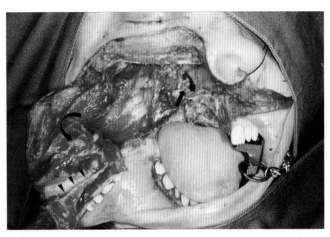

图 34.7 掀开右侧上颌暴露鼻咽部鼻咽癌（箭头示）。图中显示带有牙齿的硬腭（箭头示）和上颌窦（弯箭头示）。

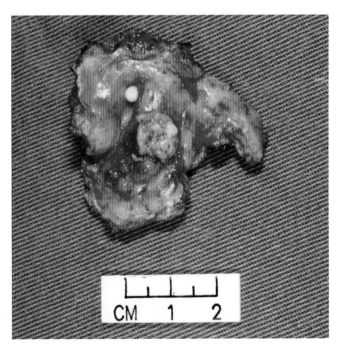

图 34.8 切下的鼻咽癌标本示肿瘤。黄色管标记为右侧咽鼓管开口。

道称 246 例患者经过这种上颌骨反转行鼻咽部切除术，5 年精确的局部肿瘤控制率为 74%，5 年生存率精确估计为 56%[68]。随访时间 6~18 年（中位时间为 38 个月）。对于更大的肿瘤并且紧靠颈内动脉的，术后血管暴露，可能会导致严重的并发症。微血管游离组织移植（比如股外侧皮瓣）已经被用于覆盖暴露的血管来提高愈合预防血管并发症[69]。

考虑到姑息性手术患者已经经过了之前的放疗，这些操作相关的死亡率较低，外科手术能精确地切除残留的或者复发的肿瘤组织，长期的研究发现结果还是比较满意的[70,71-73]。手术的选择取决于肿瘤的位置和大小。当肿瘤比较小，位置容易看到，内镜切除，达·芬奇机器人或者联合治疗最合适了[74]，对于大的肿瘤并且位于鼻咽部和咽旁间隙处，开放入路进行外科手术仍然是一个减少死亡率可选择的方案。

结论

鼻咽癌的治疗对于临床医生来说仍然是一个挑战。放疗、化疗、外科治疗多样化的治疗。新的规定应用化疗和放疗，和外科开放手术、内镜、机器人手术方法一样，都希望能得到较好的结果。

（刘钢 译）

参考文献

1. Shao JY, Li YH, Gao HY, et al. Comparison of plasma Epstein-Barr virus (EBV) DNA levels and serum EBV immunoglobulin A/virus capsid antigen antibody titers in patients with nasopharyngeal carcinoma. Cancer 2004;100(6):1162–1170

2. King AD, Ma BB, Yau YY, et al. The impact of 18F-FDG PET/CT on assessment of nasopharyngeal carcinoma at diagnosis. Br J Radiol 2008;81(964):291–298

3. Yen RF, Hung RL, Pan MH, et al. 18-Fluoro-2-deoxyglucose positron emission tomography in detecting residual/recurrent nasopharyngeal carcinomas and comparison with magnetic resonance imaging. Cancer 2003;98(2):283–287

4. Moss WT. Therapeutic Radiology. 2nd ed. St Louis: CV Mosby; 1965

5. Lee AWM, Poon YF, Foo W, et al. Retrospective analysis of 5037 patients with nasopharyngeal carcinoma treated during 1976-1985: overall survival and patterns of failure. Int J Radiat Oncol Biol Phys 1992;23(2):261–270

6. Lee AW, Sze WM, Au JS, et al. Treatment results for nasopharyngeal carcinoma in the modern era: the Hong Kong experience. Int J Radiat Oncol Biol Phys 2005;61(4):1107–1116

7. Lee AW, Sham JS, Poon YF, Ho JH. Treatment of stage I nasopharyngeal carcinoma: analysis of the patterns of relapse and the results of withholding elective neck irradiation. Int J Radiat Oncol Biol Phys 1989;17(6):1183–1190

8. Lee N, Xia P, Quivey JM, et al. Intensity-modulated radiotherapy in the treatment of nasopharyngeal carcinoma: an update of the UCSF experience. Int J Radiat Oncol Biol Phys 2002;53(1):12–22

9. Kam MK, Teo PM, Chau RM, et al. Treatment of nasopharyngeal carcinoma with intensity-modulated radiotherapy: the Hong Kong experience. Int J Radiat Oncol Biol Phys 2004;60(5):1440–1450

10. Kwong DL, Pow EH, Sham JS, et al. Intensity-modulated radiotherapy for early-stage nasopharyngeal carcinoma: a prospective study on disease control and preservation of salivary function. Cancer 2004;101(7):1584–1593

11. Preliminary results of a randomized trial comparing neoadjuvant chemotherapy (cisplatin, epirubicin, bleomycin) plus radiotherapy vs. radiotherapy alone in stage IV(> or = N2, M0) undifferentiated nasopharyngeal carcinoma: a positive effect on progression-free survival. International Nasopharynx Cancer Study Group. VUMCA I trial. Int J Radiat Oncol Biol Phys 1996;35(3):463–469

12. Chua DTT, Sham JST, Choy D, et al; Asian-Oceanian Clinical Oncology Association Nasopharynx Cancer Study Group. Preliminary report of the Asian-Oceanian Clinical Oncology Association randomized trial comparing cisplatin and epirubicin followed by radiotherapy versus radiotherapy alone in the treatment of patients with locoregionally advanced nasopharyngeal carcinoma. Cancer 1998;83(11):2270–2283

13. Ma J, Mai HQ, Hong MH, et al. Results of a prospective randomized trial comparing neoadjuvant chemotherapy plus radiotherapy with radiotherapy alone in patients with locoregionally advanced nasopharyngeal carcinoma. J Clin Oncol 2001;19(5):1350–1357

14. Hareyama M, Sakata K, Shirato H, et al. A prospective, randomized trial comparing neoadjuvant chemotherapy with radiotherapy alone in patients with advanced nasopharyngeal carcinoma. Cancer 2002;94(8):2217–2223

15. Chua DT, Ma J, Sham JS, et al. Long-term survival after cisplatin-based induction chemotherapy and radiotherapy for nasopharyngeal carcinoma: a pooled data analysis of two phase III trials. J Clin Oncol 2005;23(6):1118–1124

16. Rossi A, Molinari R, Boracchi P, et al. Adjuvant chemotherapy with vincristine, cyclophosphamide, and doxorubicin after radiotherapy in local-regional nasopharyngeal cancer: results of a 4-year multicenter randomized study. J Clin Oncol 1988;6(9):1401–1410

17. Chi KH, Chang YC, Guo WY, et al. A phase III study of adjuvant chemotherapy in advanced nasopharyngeal carcinoma patients. Int J Radiat Oncol Biol Phys 2002;52(5):1238–1244

18. Al-Sarraf M, LeBlanc M, Giri PG, et al. Chemoradiotherapy versus radiotherapy in patients with advanced nasopharyngeal cancer: phase III randomized Intergroup study 0099. J Clin Oncol 1998;16(4):1310–1317

19. Lin JC, Jan JS, Hsu CY, Liang WM, Jiang RS, Wang WY. Phase III study of concurrent chemoradiotherapy versus radiotherapy alone for advanced nasopharyngeal carcinoma: positive effect on overall and progression-free survival. J Clin Oncol 2003;21(4):631–637

20. Chan AT, Leung SF, Ngan RK, et al. Overall survival after concurrent cisplatin-radiotherapy compared with radiotherapy alone in locoregionally advanced nasopharyngeal carcinoma. J Natl Cancer Inst 2005;97(7):536–539

21. Wee J, Tan EH, Tai BC, et al. Randomized trial of radiotherapy versus concurrent chemoradiotherapy followed by adjuvant chemotherapy in patients with American Joint Committee on Cancer/International Union against cancer stage III and IV nasopharyngeal cancer of the endemic variety. J Clin Oncol 2005;23(27):6730–6738

22. Kwong DL, Sham JS, Au GK, et al. Concurrent and adjuvant chemotherapy for nasopharyngeal carcinoma: a factorial study. J Clin Oncol 2004;22(13):2643–2653

23. Lee AW, Tung SY, Chua DT, et al. Randomized trial of radiotherapy

plus concurrent-adjuvant chemotherapy vs radiotherapy alone for regionally advanced nasopharyngeal carcinoma. J Natl Cancer Inst 2010;102(15):1188–1198

24. Ng WT, Lee MC, Hung WM, et al. Clinical outcomes and patterns of failure after intensity-modulated radiotherapy for nasopharyngeal carcinoma. Int J Radiat Oncol Biol Phys 2011;79(2):420–428

25. Kao CH, Tsai SC, Wang JJ, Ho YJ, Yen RF, Ho ST. Comparing 18-fluoro-2-deoxyglucose positron emission tomography with a combination of technetium 99m tetrofosmin single photon emission computed tomography and computed tomography to detect recurrent or persistent nasopharyngeal carcinomas after radiotherapy. Cancer 2001;92(2):434–439

26. Wei WI, Ho CM, Wong MP, Ng WF, Lau SK, Lam KH. Pathological basis of surgery in the management of postradiotherapy cervical metastasis in nasopharyngeal carcinoma. Arch Otolaryngol Head Neck Surg 1992;118(9):923–929, discussion 930

27. Chua DT, Wei WI, Sham JS, Cheng AC, Au G. Treatment outcome for synchronous locoregional failures of nasopharyngeal carcinoma. Head Neck 2003;25(7):585–594

28. Sham JS, Choy D. Nasopharyngeal carcinoma: treatment of neck node recurrence by radiotherapy. Australas Radiol 1991;35(4):370–373

29. Tu GY, Hu YH, Xu GZ, Ye M. Salvage surgery for nasopharyngeal carcinoma. Arch Otolaryngol Head Neck Surg 1988;114(3):328–329

30. Wei WI, Ho CM, Wong MP, Ng WF, Lau SK, Lam KH. Pathological basis of surgery in the management of postradiotherapy cervical metastasis in nasopharyngeal carcinoma. Arch Otolaryngol Head Neck Surg 1992;118(9):923–929, discussion 930

31. Wei WI, Lam KH, Ho CM, Sham JS, Lau SK. Efficacy of radical neck dissection for the control of cervical metastasis after radiotherapy for nasopharyngeal carcinoma. Am J Surg 1990;160(4):439–442

32. Khafif A, Ferlito A, Takes RP, Thomas Robbins K. Is it necessary to perform radical neck dissection as a salvage procedure for persistent or recurrent neck disease after chemoradiotherapy in patients with nasopharyngeal cancer? Eur Arch Otorhinolaryngol 2010;267(7):997–999

33. Wei WI, Ho WK, Cheng AC, et al. Management of extensive cervical nodal metastasis in nasopharyngeal carcinoma after radiotherapy: a clinicopathological study. Arch Otolaryngol Head Neck Surg 2001;127(12):1457–1462

34. Wang CC. Re-irradiation of recurrent nasopharyngeal carcinoma—treatment techniques and results. Int J Radiat Oncol Biol Phys 1987;13(7):953–956

35. Lee AW, Foo W, Law SC, et al. Reirradiation for recurrent nasopharyngeal carcinoma: factors affecting the therapeutic ratio and ways for improvement. Int J Radiat Oncol Biol Phys 1997;38(1):43–52

36. Oksüz DÇ, Meral G, Uzel Ö, Cağatay P, Turkan S. Reirradiation for locally recurrent nasopharyngeal carcinoma: treatment results and prognostic factors. Int J Radiat Oncol Biol Phys 2004;60(2):388–394

37. Chang JT, See LC, Liao CT, et al. Locally recurrent nasopharyngeal carcinoma. Radiother Oncol 2000;54(2):135–142

38. Lam KSL, Ho JH, Lee AW, et al. Symptomatic hypothalamic-pituitary dysfunction in nasopharyngeal carcinoma patients following radiation therapy: a retrospective study. Int J Radiat Oncol Biol Phys 1987;13(9):1343–1350

39. Lee AW, Ng SH, Ho JH, et al. Clinical diagnosis of late temporal lobe necrosis following radiation therapy for nasopharyngeal carcinoma. Cancer 1988;61(8):1535–1542

40. Zheng XK, Ma J, Chen LH, Xia YF, Shi YS. Dosimetric and clinical results of three-dimensional conformal radiotherapy for locally recurrent nasopharyngeal carcinoma. Radiother Oncol 2005;75(2):197–203

41. Lee AW, Law SC, Foo W, et al. Retrospective analysis of patients with nasopharyngeal carcinoma treated during 1976-1985: survival after local recurrence. Int J Radiat Oncol Biol Phys 1993;26(5):773–782

42. Wang CC, Busse J, Gitterman M. A simple afterloading applicator for intracavitary irradiation of carcinoma of the nasopharynx. Radiology 1975;115(3):737–738

43. Leung TW, Tung SY, Wong VY, et al. High dose rate intracavitary brachytherapy in the treatment of nasopharyngeal carcinoma. Acta Oncol 1996;35(1):43–47

44. Law SC, Lam WK, Ng MF, Au SK, Mak WT, Lau WH. Reirradiation of nasopharyngeal carcinoma with intracavitary mold brachytherapy: an effective means of local salvage. Int J Radiat Oncol Biol Phys 2002;54(4):1095–1113

45. Kwong DL, Wei WI, Cheng AC, et al. Long term results of radioactive gold grain implantation for the treatment of persistent and recurrent nasopharyngeal carcinoma. Cancer 2001;91(6):1105–1113

46. Choy D, Sham JS, Wei WI, Ho CM, Wu PM. Transpalatal insertion of radioactive gold grain for the treatment of persistent and recurrent nasopharyngeal carcinoma. Int J Radiat Oncol Biol Phys 1993;25(3):505–512

47. Cmelak AJ, Cox RS, Adler JR, Fee WE Jr, Goffinet DR. Radiosurgery for skull base malignancies and nasopharyngeal carcinoma. Int J Radiat Oncol Biol Phys 1997;37(5):997–1003

48. Chua DT, Sham JS, Hung KN, Kwong DL, Kwong PW, Leung LH. Stereotactic radiosurgery as a salvage treatment for locally persistent and recurrent nasopharyngeal carcinoma. Head Neck 1999;21(7):620–626

49. Chua DT, Sham JS, Kwong PW, Hung KN, Leung LH. Linear accelerator-based stereotactic radiosurgery for limited, locally persistent, and recurrent nasopharyngeal carcinoma: efficacy and complications. Int J Radiat Oncol Biol Phys 2003;56(1):177–183

50. Chen HJ, Leung SW, Su CY. Linear accelerator based radiosurgery as a salvage treatment for skull base and intracranial invasion of recurrent nasopharyngeal carcinomas. Am J Clin Oncol 2001;24(3):255–258

51. Pai PC, Chuang CC, Wei KC, Tsang NM, Tseng CK, Chang CN. Stereotactic radiosurgery for locally recurrent nasopharyngeal carcinoma. Head Neck 2002;24(8):748–753

52. Wen YH, Wen WP, Chen HX, Li J, Zeng YH, Xu G. Endoscopic nasopharyngectomy for salvage in nasopharyngeal carcinoma: a novel anatomic orientation. Laryngoscope 2010;120(7):1298–1302

53. Chen MK, Lai JC, Chang CC, Liu MT. Minimally invasive endoscopic nasopharyngectomy in the treatment of recurrent T1-2a nasopharyngeal carcinoma. Laryngoscope 2007;117(5):894–896

54. Chen MY, Wen WP, Guo X, et al. Endoscopic nasopharyngectomy for locally recurrent nasopharyngeal carcinoma. Laryngoscope 2009;119(3):516–522

55. Mai HQ, Mo HY, Deng JF, et al. Endoscopic microwave coagulation therapy for early recurrent T1 nasopharyngeal carcinoma. Eur J Cancer 2009;45(7):1107–1110

56. Wei WI, Ho WK. Transoral robotic resection of recurrent nasopharyngeal carcinoma. Laryngoscope 2010;120(10):2011–2014

57. Vlantis AC, Tsang RK, Yu BK, et al. Nasopharyngectomy and surgical margin status: a survival analysis. Arch Otolaryngol Head Neck Surg 2007;133(12):1296–1301

58. Wilson CP. Observations on the surgery of the nasopharynx. Ann Otol Rhinol Laryngol 1957;66(1):5–40

59. Belmont JR. The Le Fort I osteotomy approach for nasopharyngeal and nasal fossa tumors. Arch Otolaryngol Head Neck Surg 1988;114(7):751–754

60. To EW, Teo PM, Ku PK, Pang PC. Nasopharyngectomy for recurrent nasopharyngeal carcinoma: an innovative transnasal approach through a mid-face deglove incision with stereotactic navigation guidance. Br J Oral Maxillofac Surg 2001;39(1):55–62

61. Fisch U. The infratemporal fossa approach for nasopharyngeal tumors. Laryngoscope 1983;93(1):36–44

62. Danesi G, Zanoletti E, Mazzoni A. Salvage surgery for recurrent nasopharyngeal carcinoma. Skull Base 2007;17(3):173–180

63. Morton RP, Liavaag PG, McLean M, Freeman JL. Transcervico-mandibulo-palatal approach for surgical salvage of recurrent nasopharyngeal cancer. Head Neck 1996;18(4):352–358

64. Wei WI, Lam KH, Sham JS. New approach to the nasopharynx: the maxillary swing approach. Head Neck 1991;13(3):200–207

65. Ng RW, Wei WI. Elimination of palatal fistula after the maxillary swing procedure. Head Neck 2005;27(7):608–612

66. Wei WI. Cancer of the nasopharynx: functional surgical salvage. World J Surg 2003;27(7):844–848

67. Ng RW, Wei WI. Quality of life of patients with recurrent nasopharyngeal carcinoma treated with nasopharyngectomy using the maxillary swing approach. Arch Otolaryngol Head Neck Surg 2006;132(3):309–316

68. Wei WI, Chan JY, Ng RW, Ho WK. Surgical salvage of persistent or recurrent nasopharyngeal carcinoma with maxillary swing approach-Critical appraisal after 2 decades. Head Neck 2011;33(7):969–975

69. Chan JY, Chow VL, Tsang R, Wei WI. Nasopharyngectomy for locally advanced recurrent nasopharyngeal carcinoma: exploring the limits. Head Neck 2012;34(7):923–928

70. Shu CH, Cheng H, Lirng JF, et al. Salvage surgery for recurrent nasopharyngeal carcinoma. Laryngoscope 2000;110(9):1483–1488

71. Wei WI. Nasopharyngeal cancer: current status of management: a New York Head and Neck Society lecture. Arch Otolaryngol Head Neck Surg 2001;127(7):766–769

72. Fee WE Jr, Moir MS, Choi EC, Goffinet D. Nasopharyngectomy for recurrent nasopharyngeal cancer: a 2- to 17-year follow-up. Arch Otolaryngol Head Neck Surg 2002;128(3):280–284

73. Hao SP, Tsang NM, Chang KP, Hsu YS, Chen CK, Fang KH. Nasopharyngectomy for recurrent nasopharyngeal carcinoma: a review of 53 patients and prognostic factors. Acta Otolaryngol 2008;128(4):473–481

74. Yin Tsang RK, Ho WK, Wei WI. Combined transnasal endoscopic and transoral robotic resection of recurrent nasopharyngeal carcinoma. Head Neck 2012;34(8):1190–1193

第35章

前颅底良恶性肿瘤的放射外科和放射治疗

Paul B. Romesser, Nataliya Kovalchuk, A Omer Nawaz, Minh Tam Truong

立体定向外科治疗(SRS)是利用立体这个影像学定位,应用一个单次高剂量的离子化的放射线对颅内靶目标进行放射治疗。立体定向不择（来源于希腊语"stereo",意思是三维,"tactos"是选择或者安排的意思）涉及的技术是目标正好位于三维空间内。立体定向的定位允许手术、活检或者传送聚集的放射这些步骤。SRS的理想靶目标是小、圆、分散的肿瘤,并且比较小的维波散,或则分散的功能靶区。以便能使局部肿瘤得到较大的照射剂量,而周围正常组织损伤小。

放射外科是1951年由神经外科医生 Lars Leksell创造的[1]。他被记入史册,因为他对 SRS 的发展,在治疗脑部肿瘤和功能区的紊乱上。应用 Leksell 伽玛刀和放射外科单位的直线加速器,例如电子管 X 刀,在局麻下用硬性头框固定患者的头部进行颅内的 SRS,当联合 CT/MRI 时,用固定在头框处的目标定位器来决定靶坐标。

近年来,无框的 SRS 系统已经出现。包括射波刀,由斯坦福的神经外科医生 John Adler 倡导的。无框的SRS 放宽了放射外科的原则,甚至能进行颅外的部位而且不减少定位的准确性。无框 SRS 系统在应用多种治疗放射时有更大的弹性。立体定向放射(SRT)应用了与SRS 相同的理念,即放射干预。不同的是,它存在多次照射,应用分级模式,每部分为传统的日剂量 1.8~2Gy,疗程超过 5 周,或者大分割立体定向放射模式,高剂量分为 2~5 份部分进行。应用 SRS(单次)还是大分割 SRT(2~5 次)代替传统的分级 SRT 是根据肿瘤大小、肿瘤的组织学分型、邻近组织对放疗的敏感度来决定的。前颅底部位的病变使一些器官组织处于危险之中,比如视交叉、视神经、脑干。分级放射治疗的原理就是减少长期放疗毒性对正常组织的损伤。肿瘤≤3cm,如果到临近的

正常组织有足够的剂量衰减,那么可以应用单剂量的SRS。肿瘤较大或者临近正常结构,那么常常应用大分割或者传统的分级 SRT。SRS 和 SRT 的目标是得到高精确的治疗干预,最大限度地控制肿瘤,同时对周围正常结构造成的治疗相关的毒性达到最小[2]。

SRS 使用单次治疗,剂量从 12~24Gy,这是根据疾病和位置来决定的。分级的放射外科应用大分割进行3~5 部分的治疗。分级的 SRT 应用传统的日剂量 1.8~2Gy 来干预肿瘤超过 5~6 周的时间。在颅底,高分辨率MRI 显示出肿瘤区的波状外形[3],高分辨率 MRI 是显示肿瘤区外形最好的方法。

放射线是直接或间接的损伤细胞的 DNA 结构。带电粒子有足够的能量对原子结构进行直接损伤,大约 2/3 的DNA 被水分解产生的羟自由基间接损伤,当细胞被照射,它的单链或者双链 DNA 就会断裂。单链断裂后会被修复(亚致死性修复),而双链断裂后常常导致不稳定染色体形成（双着丝粒染色体）,细胞会死于有丝分裂障碍。放射和分级放射是利用放射对肿瘤细胞和正常细胞的作用。癌细胞和正常非恶性肿瘤细胞都受放射的影响,但是治疗窗只是在高有丝分裂率时损伤细胞。肿瘤细胞是不正常的修复断裂的单链 DNA,这就能导致正常组织修复和杀死肿瘤细胞的不同效果。细胞对 DNA损伤的反应集中在细胞周期动力学,细胞周期检查点(G1/S,G2/S)和单链双链 DNA 断裂的修复上[4]。

最新的放射外科技术

伽玛刀立体定向放射外科

最近的模式是应用 192 60Co 放射源,聚集距离在

靶组织 40cm 处进行治疗。每束射线都是微量的,但是聚集在一起的剂量是正好合适的放疗剂量,这样对周围正常结构产生了最小的损伤。经过 3 个准直器系统(预准直器、固定准直器、最终准直器)辅助来均衡放射源(在头盔上)。一个合适的头盔是基于圆形准直器的尺寸(4,8 或 16mm),它的选择是根据靶点尺寸也就是固定患者头的 Leksell 立体定向框。Heck 等报道了全面的长期机械性的准确度,伽玛刀的准确放疗体积误差在 x,y,z 坐标轴上分别是 -0.014±0.09mm,0.013±0.009mm,-0.002±0.06mm, 所有的测量数据在是 0.2mm 范围内测量的[5]。伽玛刀 SRS 系统已经应用了 30 年,大约治疗了 400 000 例患者, 长期的记录伽玛刀单位结合 15 年的临床数据,确保伽玛刀装置对颅内放射外科治疗的准确性和标准性[6-9]。

依据圆锥准直的直线加速器的立体定向放射外科

常最常用于 LINAC 相关的放射外科系统是电子管 X 刀[10,11]。最现代的 LINAC 是应用 6MV 光子,这是最常用的 LINAC 的能量。这个系统用一系列的非共面弧的合并的圆形离子束来围绕 LINAC 构台、瞄准仪、机械中心和治疗磨盘。临床医师将硬性头框固定头部,并用 4 个栓固定住。这个框就成为了靠住影像装置(CT MRI)的床。一旦显影,这个框就被用作精确定位和照射的 3D 笛卡尔坐标系统。激光和影像学指导被用来保证患者位于治疗床,框架靠近床,这样计划的治疗波就聚集在 LINAC 等深点上。如果头框移动了,颅内的解剖位置不在之前的位置上了,那么进程就必须被重新启动。Lutz 等报道 CT 显像平均偏移 1.3±0.5mm,平面 X 线平均偏移 0.6±0.2mm[11]。MRI 定位错误比 CT 高[5]。然而,MRI 有更好的诊断能力,它仍然是 SRS 工作的必须部分。文献报道伽玛刀和 X 刀没有统计学意义上的不同[12]。

结合微多叶准直器的 LINAC 相关 SRS

另一种 LINAC 相关的 SRS 是对结合微多叶准直器(mMLC) 对 LINAC 头外进行改装。传统的多叶准直器(MLC)涵盖 LINAC 头内,并且根据 LINAC 模型和标记在 LINAC 铸造一个 5~10mm 的投影。这些 MLC 被用来塑造肿瘤放射区的形状。mMLC 像 MLC 一样设计,除了它们的钨叶较小,为 1.5~6mm 宽。这允许 mMLC 有更小的照射野、更大的精密度,可以用静态 3D 的 SRS 治疗[14-16],动态电弧和强度调整的放疗。对于联合 mMLC 的 LINAC 相关 SRS,只有一个等深点用于治疗计划[14,17-19]。

提倡 SRS 治疗,因为多种治疗方案和计划可选择,这些选择并不被肿瘤区的大小和几何学特征限制,但是这些仍然提供了做 SRS 和 SRT 的选择适用性[20]。红外光导无头框系统应运而生,他由自定义面具、一系列严格的框标牙垫组成。天花板安装好的红外照相机用来探测一系列的红外反射标记,这是连同直角千伏电压的图像,为患者提供了安装指导和 内部的运动监测[21,22]。王等报道,研究中 82% 的患者有小于 1mm 的安装误差[23]。

射波刀立体定向照射外科

射波刀是第一个无头框机器人放射外科的系统来治疗颅内外肿瘤[24,25]。机器人有 6°的自由活动手臂来控制的一个轻量的 6MV LINAC。机器人手臂能很快地复位 LINAC 并且允许来自不同角度的不含传统构台限制的治疗。射波刀系统应用一种跟踪算法,就是计算在现场 X 线图像和用于识别和匹配的数字再重建的放射图像之间的补偿量。标记是根据治疗计划所制定的跟踪模式。不同的跟踪模式包括头颅跟踪、X 线脊柱跟踪、基准跟踪和 S 线肺部跟踪。头颅和 X 线脊柱跟踪是其固定的关系,在骨骼解剖和肿瘤之间来识别肿瘤,贯穿肿瘤的整个治疗疗程。在治疗之前基准点植入在肿瘤内或周围来确定软组织靶点,在肿瘤治疗期间应用基准点来作为肿瘤跟踪参考点。肺跟踪应用呼吸门控方法,跟踪肺活量相对于软组织的解剖来说明患者的移动。射波刀系统应用反复的平面千伏电压图像贯穿整个治疗过程来检测骨骼标记或者基准点,据此调整机器臂的位置。一般的, 对于射波刀放射外科,100~200 静态离子束来自固定的准直器。在给定的治疗期间,"虹膜"是一个可变的光圈瞄准仪并发展成为允许多瞄准仪尺寸通过,并且在治疗期间瞄准仪不需要改变。报道的射波刀精确度是 1.1±0.3mm[26]。剂量递增试验已经报道了射波刀系统的最佳治疗剂量分布[27,28]。

质子立体定向放射外科

第一个刊登应用质子治疗的理论是 1946 年 Robert Wilson 发表的[29]。带电的粒子束放射外科是有回旋加速器或同步回旋加速器产生的一个由于布格拉峰效应产生的高聚集剂量,这个沉积放射是超过了放射剂量存在的最小范围。医院相关的回旋加速器有高的粒子能量,能治疗深在部位的肿瘤,这让质子成为了颅底肿瘤的一种选择。肿瘤临近大脑、脑干、脊髓和视交叉、耳蜗,质子治疗的尖锐剂量梯度能治疗肿瘤并且对临界的附属组织有最低程度的放射性相关的长期损伤[30]。质子治疗的另一个好处就是比光子治疗减少积分剂量[31]。这使得质子治疗对儿童患者有独到的好处，剂量减少能最小的延迟器官和骨骼结构的生长发育。质子设备应用一种被动的分散的光波传递方法，这些质子光波被分散的铂片降级。一种调节器使布格拉峰变成了临床可应用的范围。额外的塑形光波能从患者特异性的装置得到，包括铜孔，就是被用于塑造一个特异性的范围来达到外侧范围认定，一个聚甲醛的自耦变压器来达到远端的认定。新技术包括自动扫描方法，这样质子光波就被一个点或者窄带分配，剂量分层储存。有了这个技术，官博也能用迁都调整质子束理论调整，不规则形状的肿瘤能以非常高的相似度的形状来治疗[32]。

治疗计划和剂量学

治疗计划依据轴位 CT 重建治疗位置，作为放射模拟的参考。导入 CT 扫描图像应用治疗计划软件就可以模拟一个患者，应用辅助影像学融合。大多数情况下在颅底 MRI 有助于靶点外形的勾勒。这能让医生勾勒出肿瘤的形状和周围正常器官的结构[33]。放射医生或者指定剂量者应用软件来确定最佳的角度、光波量、瞄准仪来达到医生制订的客观的剂量。

放射剂量分布可在二维或三维重建 CT 视野看到，在模拟放射的同时。剂量容积直方图(DVH)常用来决定在总剂量中所包含的容积百分比。DVH 只能提供整个靶点的容积数据，不需要关于解剖位置变化导致剂量的变化的信息[34]。

在具代表性的伽玛刀放射外科中，处方的剂量被分50%等剂量线包含的靶体积，中心为 2 倍的最大剂量。在 LINAC 相关放射外科中，处方剂量经常描述为更高的等剂量线，经常是 80%，因此，最大剂量比伽玛刀分布的小。一致性指标(CI)用来比较矛盾的方案，评估治疗技术，评价潜在并发症的危险因素。CI 是处方量(PV)与目标体积(TV)比值，波动在 2.7(传统的 LINAC 放射外科)到 1.8(mMLC 准直器放射外科)之间[35,36]。新的一致性指标(nCI)包括了计算处方的等剂量面(TVpv)和总 TV 比值，分 PV 和 TVpv 比值的覆盖范围(计算对应 TV 的 PV 位置[37,38])。因此，理想的计划是 TVpv=TV=PV，产生一个 CI=1.0。一旦这个计划被这些多样的定量的和定量方法评估，那么这个计划就被数字化的传导到治疗机械中[39]。

考虑颅底正常组织的剂量是对减少放射相关的长期并发症非常重要的一步。一项研究,50 个患者因颅底

良性肿瘤行 SRS 颅底治疗，接受放射剂量<10Gy 的其视神经损伤的发生率是 0，接受 10~15Gy 剂量的发生率是26.7%,接受 15Gy 或更多的发生率是 77.8%($P<0.0001$)。视力下降加重的占 25.8%,未改变的占 51.5%。海绵窦接受 5~30Gy 剂量患者没有颅神经损伤的现象。肿瘤控制率达到 98%。这项研究证明对于单一部分放射来说视觉通路的结构(视神经、视交叉、视传导)比其他颅神经更敏感。事实上,动眼神经和三叉神经对高剂量的放射线有较好的耐受性。

治疗实施

对于伽玛刀系统，立体定向头框在治疗前要达到一个正确的位置床,并且固定角度。治疗期间床是移动的,以便每个点都能到达聚集的头盔中点。对于传统的 LINAC 相关放射外科，立体定向头框被锁定在治疗床上,这样每个治疗中心都与正常 LINAC 等深点一致。对于光学指导的无框 LINAC 相关的放射外科，患者被热塑膜和有红外线反射标记的牙垫固定。治疗期间,红外照相机和千伏电压图像都知道机器床移动,根据患者背离基线位置情况。在射波刀治疗期间,患者被颅底肿瘤热塑膜固定,并且依靠机器床(在治疗前),而立体定向系统实时跟踪患者并配合机器床以及机器臂的位置(治疗期间)。所有的放射机器都有一个记录和校验系统来保证准确性,排除潜在的错误[34]。

临床基地

对于控制颅底肿瘤,放射外科是一个非常重要的治疗模式,包括恶性肿瘤、垂体腺瘤、血管肿瘤和脊索瘤。是放射外科治疗其他颅底恶性肿瘤的新兴的适应证,包括鼻咽癌和传统外照射失败的患者。

脑膜瘤

脑膜瘤是起源于蛛网膜帽细胞,是良性的,发展缓慢,边界清楚的实体瘤[40]。占成人颅内肿瘤的30%,随着年龄增加其发病率也增加,高峰在 50~60 岁,男女比例为 2:1[40]。先前的放射暴露是增加其发生率的一个危险因素,表现的症状是根据其位置而多变的,常见的位置是在大脑凸面、小脑幕、桥小脑角、蝶骨嵴和脊柱。这些肿瘤会恶变,会局部破坏,导致周围骨质侵蚀或者肥大。根据世界健康组织分级系统进行分级,大多数脑膜瘤是

良性的或者 WHO Ⅰ级,但是接近 35% 是异型的(WHO Ⅱ级)或恶性的(WHO Ⅲ级)[41]。

治疗方法多样化,从影像学观察、手术、放射外科到分部颅外光波放疗[41]。决定性的控制因素包括影像学提示的脑膜瘤特征(良性的、非典型性的、恶性的),进展速度,肿瘤大小和周围水肿带的存在与否。非典型的,小的,良性病灶而没有占位效应的可以先观察治疗。肿瘤<3cm 可行有效的 SRS 治疗,有症状的或者进展的>3cm 的良性肿瘤可手术切除,然而肿瘤位于视神经鞘[42-44]和海绵窦的可先行放疗,联合 SRS[45-55]、大分割 SRT 或者传统的部分 SRT[56-59]来达到保留功能区和肿瘤的控制。这些部位的肿瘤不提倡手术,发病率不高。用单一分部 SRS 还是分部的放射治疗是依靠临近的和潜在的对周围组织的是否存在放射损伤的危险来定,比如视

神经和视交叉。图 35.1 展示了一例左海绵窦脑膜瘤治疗方案。

有很多研究报道了放疗的结果。匹兹堡大学的 Flickinger 等报道 219 例脑膜瘤,经过伽玛刀放射外科治疗,平均边缘肿瘤剂量是 14Gy,随访平均 29 个月的时间[60]。10 年肿瘤控制率为 93.2%,10 年放疗后损伤率为 8.8%。相似地,一项欧洲调查表明,331 例患者共 356 个脑膜瘤,经过伽玛刀放射治疗,平均边缘肿瘤剂量为 12.55Gy,5 年肿瘤控制率为 97.9%[61]。整体治疗发病率为 10.2%,其永久发病率为 5.7%,特异性治疗的发病率为 0.6%。肿瘤>10cm³,肿瘤周围水肿,前颅底脑膜瘤是治疗后出现并发症的高危因素。Maryland 大学根据治疗结果经过多元分析确认在伽玛刀 SRS 治疗后,GVT>10cm³ 很可能会复发(危险比率 4.58,P=0.05)[62]。除此之

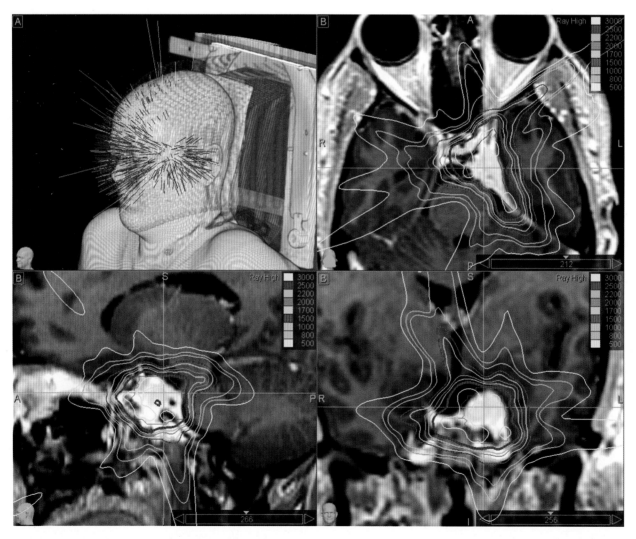

图 35.1 患者为 49 岁女性,左侧海绵窦脑膜瘤病史,主诉头疼、面部麻木。单剂立体定向放射外科可能使位于海绵窦中的颅神经有一过性或永久损伤的危险。分次治疗可通过改善的毒性方案实现肿瘤的局部控制。通过结合专有的 CT 和高分辨率 T1 加权核磁成像来完成治疗计划。

外,有高度覆盖硬脑膜尾的患者 CI 较低,单因素分析其有较好的肿瘤控制率。

也有相似的关于射波刀的数据。匹兹堡大学研究表明射波刀的疗效,基于 73 例患者(60 例 WHO Ⅰ,11 例 WHO Ⅱ,2 例 WHO Ⅲ)[63]。当经过 3 部分的治疗,每次平均剂量是 17.5Gy,WHO Ⅰ、Ⅱ、Ⅲ级的 1 年肿瘤控制率分别为 95%、71%、0%。60% 患者在肿瘤相关的症状上有主观的提高。199 例颅底脑膜瘤患者,经过射波刀放射外科治疗治疗后(平均剂量 18.5Gy)[47],5 年局部肿瘤控制率为 95.3%。重要的是,在 150 例患者中,对于 63 例患者不能行放射外科治疗,因其体积>13.5cm³,和(或)距视通路<3mm,其总剂量被分为 2~5 次的日剂量。2.2% 患者临床症状(眼球运动,视力,眼球突出、疼痛)恶化,82.9% 的未改善,14.9% 的提高。

肿瘤靠近视神经和(或)视交叉的治疗非常有挑战性。斯坦福大学报道应用射波刀治疗 49 例视神经旁肿瘤(27 例脑膜瘤,19 例垂体瘤,2 例颅咽管瘤,1 例混合型胚胎细胞瘤)[64]。患者接受 2~5 次的分割放疗,总的边缘剂量为 20.3Gy(范围 15~30Gy)。对于有视交叉侵犯(49 例患者中有 19 例)的患者每次分割治疗剂量为 5Gy,共 5 次。平均随访 45 个月,94% 的患者有了影像学上的控制,94% 患者视野无变化或者有提高。此外,斯坦福大学报道了射波刀对大的颅底脑膜瘤>15cm³ 有较好的安全性和疗效,每次分割治疗剂量为 5Gy,共 5 次,其减少了颅神经的损伤[65]。这些数据都支持射波刀治疗视交叉周围和海绵窦的病灶是安全有效的,每次分割治疗剂量为 5Gy,共 5 次。

根据手术病理的发现,放射可能是作为一种辅助的治疗手段。肿瘤全切,脑膜瘤 5 年的复发率为 7%~12%,10 年的复发率为 20%~25%[66,67]。众所周知,次全切除的复发率非常高,(5 年复发率为 39%~47%,10 年复发率为 60%~61%),术后放疗是一个非常好的补救方法[68,69]。将接受次全切患者分为联合术后放疗和无术后放疗组进行比较,结果表明未接受放疗的复发率为 60%,而接受放疗的复发率为 32%,平均复发时间比较有统计学差异(非放疗 66 个月,放疗的 125 个月,P<0.05)[69]。Taylor 等再次验证了上述结论,15% 的接受术后放疗的患者复发,69% 的患者未复发(P=0.01)[68]。对于接受全切后[71] 的异型性脑膜瘤和恶性脑膜瘤[70] 来说,术后放疗非常推荐。术后放疗对于异型性脑膜瘤来说常常进行 30 次适形外粒子治疗的分割放疗,剂量范围为 54~60Gy,对于恶性脑膜瘤徐进行 60Gy,30 次分割围期 6 周以上的放疗。

垂体瘤

在尸检中垂体瘤的发生率接近 20%,占成人原发性脑肿瘤的 10%~20%[72]。大多数垂体瘤来源于垂体前叶,垂体前叶能产生多种激素(生长激素 GH,催乳素 PRL,促肾上腺皮质激素 ACTH,促甲状腺激素 TSH,尿促卵泡素 FSH,黄体生成素 LH)[40],垂体瘤分为有功能性垂体瘤(多为微腺瘤,<1cm)和无功能性垂体瘤(大腺瘤,≥1cm),功能性腺瘤表现为内分泌功能紊乱,症状包括生长激素分泌过多导致的指端肥大、促肾上腺皮质激素分泌过多导致的库欣病。接近 75% 的腺瘤是功能性腺瘤,25% 的为非功能性腺瘤。泌乳素瘤是最常见的功能性腺瘤(占 30%),第二位的是生长激素瘤(占 25%),比较少见的是促肾上腺皮质的和促甲状腺的[40]。

大腺瘤是典型的非功能性腺瘤。经常表现为周围结构(视交叉、视神经、海绵窦)受累或者受压迫的症状。包括头痛、颅神经继发于海绵窦受累引起的损伤、激素功能紊乱。视野缺损也比较常见。颞侧上半部缺损,同向偏盲,中央盲点也可见到。治疗目标是控制肿瘤的体积和维持其正常的功能,纠正激素的紊乱。治疗包括药物、手术、基于放射的方法。

放射外科在控制垂体瘤方面扮演着重要的角色[73-77]。对于药物治疗失败的微腺瘤患者,放射外科可应用其消融方法进行治疗(图 35.2)[78,79]。对于大腺瘤,手术可解决其对视神经、视交叉的压迫症状,放射可作为手术或非手术治疗后复发或残留的治疗方式[40]。单次分割 SRS 治疗必须在距离视交叉至少 3~5mm 的地方治疗垂体腺瘤,这就允许肿瘤处剂量减少,并且保持视交叉处剂量低于 8Gy。如果达不到上述要求,对于非功能性垂体腺瘤就考虑分割治疗,大分割放射外科(5Gy×5 次)或者大于 5 周的传统分割 SRT 治疗[64]。

一项 267 例患者接受伽玛刀放射外科治疗的垂体瘤的调查,其中 131 例为非功能性腺瘤,136 例为功能性腺瘤,包括 71 例分泌过多的生长激素,33 例分泌过多的催乳素,32 例分泌过多的促肾上腺皮质激素[73]。8 例患者接受了伽玛刀再次治疗,因为其肿瘤体积较大或者激素分未控制。微腺瘤只用伽玛刀放射外科治疗单独治疗。对于大的肿瘤并且鞍外扩展的患者在放射外科治疗前行外科或化学减瘤。非功能性腺瘤的控制率比功能性腺瘤高,尽管接受的剂量低。库欣病对单次 SRS 的反应较好,因为其体积小和高放射剂量集。肢端肥大症和泌乳素瘤比较难控制。对于控制功能性腺瘤的生长和分

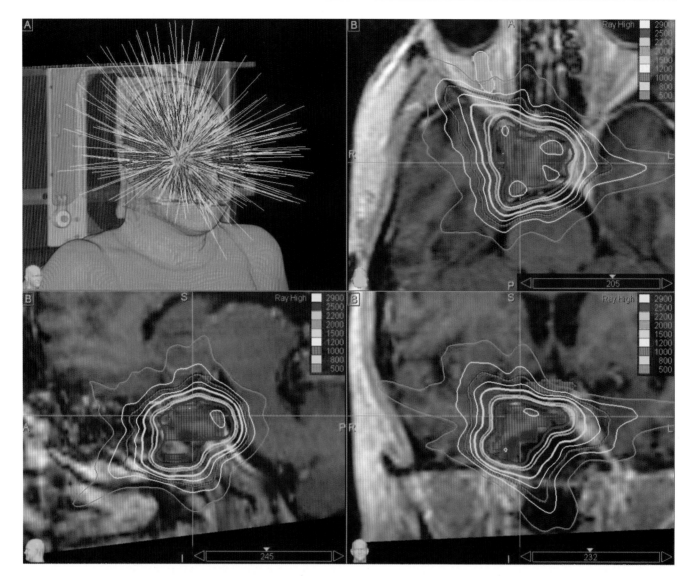

图 35.2　患者为 70 岁女性,右侧海绵窦垂体腺瘤病史,主诉头疼、眼肌麻痹。脑核磁共振成像(MRI)标注了一个 2cm×1.3cm×1.5cm 大小的强化不均一的位于蝶鞍内的垂体病灶,其右侧扩展至海绵窦并趋向右上和下眶间隙。患者接受了内镜次全切术,病理示垂体腺瘤,突触小泡强染,促肾上腺皮质激素明显着色,催乳素着色微弱。术后 MRI 显示右侧海绵窦 12cm×15cm×5mm 大小病灶,扩展至眶尖,无视交叉受累。患者眼肌麻痹术后缓解,患者术后针对右侧海绵窦参与肿瘤接受了射波刀立体放疗。病灶距视交叉 6mm。对患者采用了小分割方案,分 5 次完成了总量 25Gy 的治疗。治疗中受累的器官有视交叉(粉色)和右侧视神经(黄色)。在每次治疗中,患者会被一个无框架的热塑行头颈面罩暂时固定在机器人沙发上。每天通过实时(intrafrational)千伏成像和颅示踪来进行适当的校准。治疗后 15 个月,患者核磁征象保持稳定,视力稳定,无放射后遗症。

泌过多激素来说,高剂量放疗是必需的。这个研究表明,仔细考虑放射剂量和体积需要根据肿瘤的大小、分泌不同的激素来制定放射方案[73]。

可以用放射外科治疗分泌生长激素的垂体瘤。一项从 1994~2006 年的共 83 例肢端肥大症患者接受 SRS 的研究,52 女,31 男,平均年龄 42.6±1.2 岁,随访平均 69 个月(四分位差,44~107 个月)[78]。随访正常化的标准是与年龄和性别相吻合的 IGF I 水平和基础的生长激素水平<2.5μg/L 并且无 GH 拮抗药的情况下。55 位患者(60.2%)达到了正常化水平。5 年缓解率是 52.6%(95%CI,40.6~64.6)。经过 SRS 后,13 位患者(15.7%)在持续的生长激素拮抗药下达到了缓解状态。多元分析表明低基础 GH 和 IGF I 与预后成正相关。经过 SRS 后未出现严重的并发症。5 年累计的出现的危害包括性腺机能减退、甲状腺功能低下、或者肾上腺功能下降,其比例分别为 3.6%(95%CI,0~8.6)、3.3%(95%CI,0~7.7)、4.9%

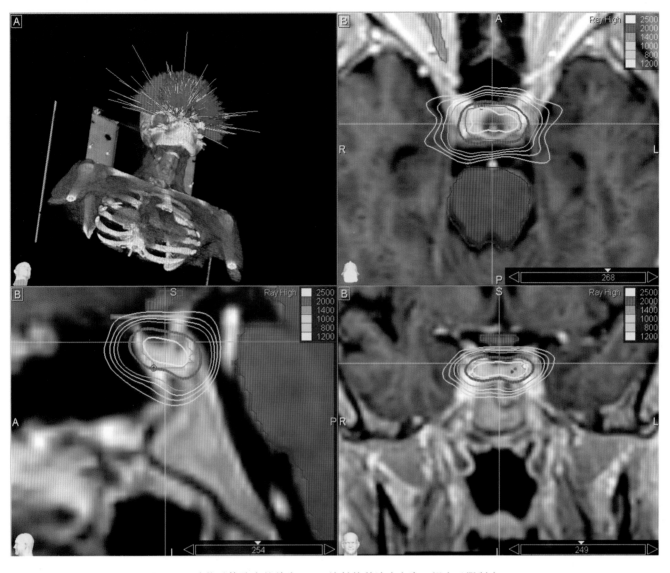

图 35.3　功能垂体腺瘤的单次 20Gy 放射外科治疗方案。视交叉限制在 8Gy。

（95%CI, 0~10.4）。相似地, 一项 149 人的生长激素分泌增多的垂体瘤患者, 包括 97 男, 52 女, 肿瘤平均体积 2.36cm³（范围从 0.11~12.7cm³）, 应用伽玛刀 SRS 治疗[80]。肿瘤边缘平均剂量 20.87Gy（范围是 10~30Gy）。74 人的血清 GH 达到正常值, 占 64.9%, 比治疗前减少的有 23 人, 占 18.5%。SRS 在治疗分泌生长激素的垂体瘤方面是安全可靠的方法。

　　佛罗里达大学已经对放射治疗的更长期随访数据和结果进行了报道; 141 位垂体瘤患者（非功能性腺瘤 56%, 功能性腺瘤 44%）接受了放疗, 其中 108 位患者接受了手术+放疗, 33 位患者进行了单独的放疗[81]。总剂量平均为 47.2Gy（范围是 45~55Gy）, 每次分割剂量为 1.8Gy。10 年内, 对于手术/放疗组和单独放疗组比较, 肿瘤控制率分别为 95% 和 90%, 结果无统计学差异

（P=0.58）。只有 2% 患者由于放疗导致视野缺损更严重了, 54.9% 的手术+放疗和 22.5% 的单独放疗的患者的垂体激素水平不足加重。其他研究证实总剂量 45Gy, 每次 1.8Gy 是安全有效的, 达到了 95% 的等剂量线[82-84]。

　　经过伽玛刀放射外科治疗垂体瘤的长期结果表明其对肿瘤有较好的控制率。Virginia 大学研究了 48 例非功能性垂体瘤患者接受伽玛刀放射外科治疗, 整体控制率为 83%[85]。39% 患者出现激素缺乏症状, 大多数是甲状腺激素（20.8%）和生长激素相关的激素（16.7%）缺乏。Mayo Clinic 发表了他伽玛刀放射外科治疗非功能性垂体瘤的经验, 回顾性分析 62 位患者, 平均肿瘤边缘剂量为 16Gy, 95% 的患者是术后的患者[86]。平均随访时间超过 64 个月, 60% 患者肿瘤大小减小了, 37% 未改变（包括 3% 局部治疗失败）, 32% 的患者处于发展为垂体

前叶功能低下的危险，在放射外科治疗后的平均24个月内。

相似地，射波刀放射外科也被用于治疗垂体瘤。Barrow Neurological 机构报道了1项20个患者复发或有残留，70%为非功能性腺瘤，距视交叉2mm的距离，30%的患者是功能性腺瘤，经过5次共25Gy的剂量治疗[87]。随访平均23.9个月期间，60%的病灶未改变，40%的病灶变小了。接近5%的患者出现了激素严重不足的情况，没有患者出现视力恶化，虽然1例患者出现了3个月的短暂的复视，经过短时间的甲泼尼龙治疗后恢复。一项斯坦福大学关于射波刀放射治疗9个指端肥大患者经过经蝶切除后伴有残留的报道，随访25.4个月后，44.4%的患者完全缓解，100%的患者得到了影像学上的控制[88]。患者的治疗的平均边缘剂量为21Gy。达到IGF I水平正常化的平均生物学有效剂量高于那些活动性疾病的患者。在经过射波刀治疗后观察33%的患者中至少有1例新发的垂体功能低下。

质子治疗垂体瘤的研究正在研究中。Loma Linda 大学报道了他们在质子治疗垂体瘤的经验，47例患者（51%为非功能性腺瘤，49%的为功能性的），42例有外科切除的病史[89]。在治疗肿瘤中心处的放射剂量是从50.4到55.9CGE，72.3%的患者接受总剂量为54CGE的治疗，85.1%的患者接受每日1.8CGE的治疗，14.9%的患者接受2CGE的剂量治疗。经过平均47个月的随访，所以肿瘤都回缩或者固定了，85.7%的正常化或者激素水平符合生化指标。

颅咽管瘤

颅咽管瘤是一种少见的良性肿瘤，但是其有局部破坏性，来源于Rathke囊，位于蝶鞍部位腺垂体和垂体漏斗柄之间的连接交角处[90]。超过90%的颅咽管瘤含有囊性部分，在CT上可表现为钙化点。大部分患者为10~20岁的青年儿童，颅咽管瘤的发生率成双峰型，第二个发病高峰期在50~70岁[91]。由于其居于蝶鞍位置，常见表现为双颞侧偏盲和事业缺损；神经内分泌功能低下如尿崩症、生长延迟、颅内压增高（头痛、呕吐、视盘水肿）、认知障碍和行为改变[90]。

首选的治疗方式是手术，手术全切和次全切的局部控制率分别为50%~59%和0~40%[92]。与周围血管组织粘连是不能全切除的一个常见的原因[93]。芝加哥的Children's Memorial Hospital 对25名儿童患者进行了手术治疗，全切除手术的复发率为32%，而次全切除的复发率为100%[92]。放射治疗是次全切除术后的可选择的治疗，接受术后放疗的患者局部控制率为75%，而未接受放疗的患者局部控制率为40%[94,95]。Children's Hospital Boston and Joint Center for Radiation Therapy 报道单独手术者其10年不进展率为31%，单独放疗为100%，手术结合辅助放疗为86%（P=0.001）[96]。而且，他们报道，单独手术后的患者发展为尿崩症的概率为79%高于放射组（22%）[96]。

SRS 已经被证明是治疗颅咽管瘤的安全有效的治疗方法。Virginia 大学报道了一个37例患者经过连续的伽马刀放射外科治疗（平均最大剂量为30Gy）的3年进展-缓解生存率为84.8%的研究[97]。相似地，匹兹堡大学研究46例颅咽管瘤患者接受51次立体定向放射外科疗程（平均剂量为13Gy），5年进展-缓解生存率为91.6%[93]。重要的是，垂体功能正常者经过SRS后无出现垂体功能低下的患者[93]。一项meta分析10项关于伽马刀的荟萃分析，患者接受平均边缘剂量为12.3Gy，表明肿瘤控制率为75%，整体SRS并发症发病率为4%，整体SRS死亡率为0.5%[98]。

鼻腔神经胶质瘤

鼻腔神经胶质瘤是一种罕见的神经外胚层恶性肿瘤，来源于鼻腔的嗅觉边缘，经常归为嗅神经胶质瘤[99]。鼻腔神经胶质瘤有转移的可能，有一个争论，是否有必要定颈部转移或微转移这个疾病，淋巴结复发率为17%~33%[100]。由于其罕见性，没有多少治疗方法进行比较，但是，外科切除联合放疗或化疗是最主要的治疗方式[101]。

一项meta分析对477例有文件记载的患者进行跟踪，米兰大学报道，患者经过联合治疗后总体生存率比单独手术和单独放疗的要高（分别为72.5%比62.5%、53.9%）[99]。Dulguerov 等的meta分析表明，归纳390例患者，手术+放疗的生存率（65%）高于放疗+化疗（51%）、手术（48%）、手术+放疗+化疗（47%）、单独放疗（37%）[101]。这个结果也被Gruber 等支持，手术切除+放射有最高的肿瘤局部控制率，而单独手术不可靠，不能避免复发。综合文献回顾后，发现手术+放疗（复发率20%）是肿瘤复发考虑降低了33%，比单独手术治疗（复发率53%）[102]。Dulguerov 和 Gruber 一致认为>60Gy的总体放射剂量能控制肿瘤。

Massachusetts General Hospital and Massachusetts Eye and Ear Infirmary 报道了他们在应用质子放射治疗

鼻腔神经胶质瘤的经验[103]，所有患者接受了颅面手术，并且辅助质子放射治疗，平均剂量 62.7CGE（范围 54~70CGE），40% 患者接受化疗。经过平均 52.8 个月的随访，5 年疾病缓解和总体生存率分别为 90% 和 85.7%。而且没有患者发现放射性损伤，但是 70% 患者有中度的视力并发症，但是都自行缓解了。经过治疗后数年鼻腔神经胶质瘤会复发，所以必须长期随访[101]。

化疗治疗鼻腔神经胶质瘤还是受广泛的争议。至少 1 项研究证明患者接受系统的化疗后颈部的淋巴结复发低（n=9），78% 的患者行联合依托泊苷和顺铂化疗，其复发率较不接受化疗的要低（复发率分别为 0 比 60%，P=0.027）[100]。另一个回顾性研究表明有好的结果，在高级别进展期的鼻腔神经胶质瘤患者接受辅助性化疗（依托泊苷和顺铂）。有否辅助性化疗的患者复发的中位时间分别为 35 个月和 10.5 个月。而 Gruber 的 meta 分析表明接受辅助性化疗结果较差，甚至是结合手术和放疗的方案，这必须考虑选择偏倚，例如选择辅助性化疗的患者处于分期较高的，进展期的疾病。前瞻性研究对明确合并化疗是否对患者有利是必要的。

脊索瘤

脊索瘤和脊索肉瘤是中轴骨比较罕见的恶性骨肿瘤，局部破坏、生长缓慢[40]。50% 的脊索瘤发生在骶尾部，35% 发生在颅底并且典型者侵犯斜坡[40]。好发于 50~60 岁男性（男女比 2.5:1）[40]。脊索肉瘤是恶性原发性骨肿瘤，起源于软骨部分，可在颅底软骨结合处出现，最常见于蝶骨。总体生存与肿瘤的位置、进展习惯直接相关，局部高复发率还不明确。外科手术是治疗脊索瘤和脊索肉瘤的首选方法。当肿瘤位置、患者伴随的疾病或者其他因素使得手术不能进行的时候，可选择放疗，尽管脊索瘤对放疗不敏感。尽管经常把脊索瘤和脊索肉瘤一起研究，但是脊索肉瘤对放疗还是敏感的。欧洲一名学者报道了 45 例脊索瘤或脊索肉瘤的患者接受术后立体定向分割放疗，平均剂量分别为 66.6 和 64.9Gy，证明二者对其不同的反应[104]。脊索瘤和脊索肉瘤的 2 年、5 年局部控制率分别为 82%、50% 和 97%、82%[104]。

在 Massachusetts General 医院，有报道 204 例颅底和颈椎脊索瘤患者经过联合光子和，质子的治疗，平均剂量为 70.1CGE（66.6~70.4）[105]。随访 54 个月，失败率为 31%，在这些失败者中，95% 失败于局部复发，3% 局部淋巴结复发，5% 手术部位复发。20% 患者发生远处转移，包括肺部和骨。质子允许使用安全的高剂量放射线传递，达到局部控制，局部复发最常见的失败类型。本病长期生存率较低，在治疗起始阶段联合多途径治疗非常重要。

伽玛刀放射外科作为手术后残留体积小于 20mL 的患者的一种辅助手段。Hasegawa 等报道，37 人（73% 为脊索瘤，19% 为脊索肉瘤，8% 无病理）共 48 个病灶都使用平均剂量 14Gy（平均最大剂量 28Gy）。低分期的脊索肉瘤患者都得到了长期的控制[106]。5 年生存率和进展–缓解率分别为 80% 和 47%。脊索瘤和脊索肉瘤在 5 年进展–缓解的生存率之间差异较大，分别为 42% 和 80%。

结论

放射外科对颅底肿瘤的治疗非常重要，包括脑膜瘤、垂体瘤、血管瘤和脊索瘤。SRS 适合体积小，外形圆，分散的小微波散或者分散的功能靶点的治疗。而目前存在多种治疗方案，选择经常根据疾病、解剖位置、原发病灶大小和周围的临近结构。而 SRS 长被用作首选的治疗，这种方法确实能提高术后结果。为了使患者得到最好疾病控制和功能恢复，需要经多学科的视角来选择最合适的方案。

（张金玲　译）

参考文献

1. Leksell L. The stereotaxic method and radiosurgery of the brain. Acta Chir Scand 1951;102(4):316–319

2. Jagannathan J, Sherman JH, Mehta GU, Chin LS. Radiobiology of brain metastasis: applications in stereotactic radiosurgery. Neurosurg Focus 2007;22(3):E4

3. International Commission on Radiation Units and Measurements. Prescribing, Recording and Reporting Photon Beam Therapy Issue 62. Michigan, MI: International Commission on Radiation Units and Measurements; 1999

4. Hall EJ, Giaccia AJ. Radiobiology for the Radiologist. 7th ed. New York, NY: Lippincott Williams & Wilkins; 2011

5. Heck B, Jess-Hempen A, Kreiner HJ, Schöpgens H, Mack A. Accuracy and stability of positioning in radiosurgery: long-term results of the Gamma Knife system. Med Phys 2007;34(4):1487–1495

6. Chopra R, Kondziolka D, Niranjan A, Lunsford LD, Flickinger JC. Long-term follow-up of acoustic schwannoma radiosurgery with marginal tumor doses of 12 to 13 Gy. Int J Radiat Oncol Biol Phys 2007;68(3):845–851

7. Hasegawa T, McInerney J, Kondziolka D, Lee JY, Flickinger JC, Lunsford LD. Long-term results after stereotactic radiosurgery for patients with cavernous malformations. Neurosurgery 2002;50(6):1190–1197, discussion 1197–1198

8. Jagannathan J, Petit JH, Balsara K, Hudes R, Chin LS. Long-term survival after gamma knife radiosurgery for primary and metastatic brain tumors. Am J Clin Oncol 2004;27(5):441–444

9. Kondziolka D, Martin JJ, Flickinger JC, et al. Long-term survivors after gamma knife radiosurgery for brain metastases. Cancer 2005;104(12):2784–2791

10. Patil AA. Radiosurgery with the linear accelerator. Neurosurgery 1989;25(1):143

11. Lutz W, Winston KR, Maleki N. A system for stereotactic radiosurgery with a linear accelerator. Int J Radiat Oncol Biol Phys 1988;14(2):373–381

12. Debus J, Pirzkall A, Schlegel W, Wannenmacher M. [Stereotactic one-time irradiation (radiosurgery). The methods, indications and results]. Strahlenther Onkol 1999;175(2):47–56

13. Solberg TD, Boedeker KL, Fogg R, Selch MT, DeSalles AA. Dynamic arc radiosurgery field shaping: a comparison with static field conformal and noncoplanar circular arcs. Int J Radiat Oncol Biol Phys 2001;49(5):1481–1491

14. Cardinale RM, Benedict SH, Wu Q, Zwicker RD, Gaballa HE, Mohan R. A comparison of three stereotactic radiotherapy techniques; ARCS vs. noncoplanar fixed fields vs. intensity modulation. Int J Radiat Oncol Biol Phys 1998;42(2):431–436

15. Lee CM, Watson GA, Leavitt DD. Dynamic collimator optimization compared with fixed collimator angle in arc-based stereotactic radiotherapy: a dosimetric analysis. Neurosurg Focus 2005;19(1):E12

16. Shiu A, Parker B, Ye JS, Lii J. An integrated treatment delivery system for CSRS and CSRT and clinical applications. J Appl Clin Med Phys 2003;4(4):261–273

17. Bourland JD, McCollough KP. Static field conformal stereotactic radiosurgery: physical techniques. Int J Radiat Oncol Biol Phys 1994;28(2):471–479

18. Hamilton RJ, Kuchnir FT, Sweeney P, et al. Comparison of static conformal field with multiple noncoplanar arc techniques for stereotactic radiosurgery or stereotactic radiotherapy. Int J Radiat Oncol Biol Phys 1995;33(5):1221–1228

19. Kubo HD, Pappas CT, Wilder RB. A comparison of arc-based and static mini-multileaf collimator-based radiosurgery treatment plans. Radiother Oncol 1997;45(1):89–93

20. Urie MM, Lo YC, Litofsky S, FitzGerald TJ. Miniature multileaf collimator as an alternative to traditional circular collimators for stereotactic radiosurgery and stereotactic radiotherapy. Stereotact Funct Neurosurg 2001;76(1):47–62

21. Lightstone AW, Benedict SH, Bova FJ, Solberg TD, Stern RL; American Association of Physicists in Medicine Radiation Therapy Committee. Intracranial stereotactic positioning systems: Report of the American Association of Physicists in Medicine Radiation Therapy Committee Task Group no. 68. Med Phys 2005;32(7):2380–2398

22. Bova FJ, Meeks SL, Friedman WA, Buatti JM. Optic-guided stereotactic radiotherapy. Med Dosim 1998;23(3):221–228

23. Wang JZ, Rice R, Pawlicki T, et al. Evaluation of patient setup uncertainty of optical guided frameless system for intracranial stereotactic radiosurgery. J Appl Clin Med Phys 2010;11(2):3181

24. Adler JR Jr, Chang SD, Murphy MJ, Doty J, Geis P, Hancock SL. The Cyberknife: a frameless robotic system for radiosurgery. Stereotact Funct Neurosurg 1997;69(1-4, pt 2):124–128

25. Chang SD, Adler JR. Robotics and radiosurgery—the CyberKnife. Stereotact Funct Neurosurg 2001;76(3-4):204–208

26. Chang SD, Main W, Martin DP, Gibbs IC, Heilbrun MP. An analysis of the accuracy of the CyberKnife: a robotic frameless stereotactic radiosurgical system. Neurosurgery 2003;52(1):140–146, discussion 146–147

27. Yu C, Shepard D. Treatment planning for stereotactic radiosurgery with photon beams. Technol Cancer Res Treat 2003;2(2):93–104.

28. Gibbs IC. Frameless image-guided intracranial and extracranial radiosurgery using the Cyberknife robotic system. Cancer Radiother 2006;10(5):283–287

29. Wilson RR. Radiological use of fast protons. Radiology 1946;47(5):487–491

30. Blomquist E, Bjelkengren G, Glimelius B. The potential of proton beam radiation therapy in intracranial and ocular tumours. Acta Oncol 2005;44(8):862–870

31. Lomax A. Intensity modulation methods for proton radiotherapy. Phys Med Biol 1999;44(1):185–205

32. Levin WP, Delaney TF. Charged particle therapy. In: Gunderson LL, Tepper JE, eds. Clinical Radiation Oncology. 3rd ed. Philadelphia, PA: Elsevier Saunders; 2012:361–376

33. Gehring MA, Mackie TR, Kubsad SS, Paliwal BR, Mehta MP, Kinsella TJ. A three-dimensional volume visualization package applied to stereotactic radiosurgery treatment planning. Int J Radiat Oncol Biol Phys 1991;21(2):491–500

34. Khan FM. The Physics of Radiation Therapy. 4th ed. New York, NY: Lippincott Williams & Wilkins; 2009

35. Nedzi LA, Kooy HM, Alexander E III, Svensson GK, Loeffler JS. Dynamic field shaping for stereotactic radiosurgery: a modeling study. Int J Radiat Oncol Biol Phys 1993;25(5):859–869

36. Kubo HD, Wilder RB, Pappas CT. Impact of collimator leaf width on stereotactic radiosurgery and 3D conformal radiotherapy treatment plans. Int J Radiat Oncol Biol Phys 1999;44(4):937–945

37. Nakamura JL, Verhey LJ, Smith V, et al. Dose conformity of gamma knife radiosurgery and risk factors for complications. Int J Radiat Oncol Biol Phys 2001;51(5):1313–1319

38. Paddick I. A simple scoring ratio to index the conformity of radiosurgical treatment plans. Technical note. J Neurosurg 2000;93(Suppl 3):219–222

39. Leber KA, Berglöff J, Pendl G. Dose-response tolerance of the visual pathways and cranial nerves of the cavernous sinus to stereotactic radiosurgery. J Neurosurg 1998;88(1):43–50

40. DeVita VT, Lawrence TS, Rosenberg SA, eds. DeVita, Hellman, and Rosenberg's Cancer: Principles and Practice of Oncology. 9th ed. New York, NY: Lippincott Williams & Wilkins; 2011

41. Sheehan JP, Williams BJ, Yen CP. Stereotactic radiosurgery for WHO grade I meningiomas. J Neurooncol 2010;99(3):407–416

42. Paulsen F, Doerr S, Wilhelm H, Becker G, Bamberg M, Classen J. Fractionated stereotactic radiotherapy in patients with optic nerve sheath meningioma. Int J Radiat Oncol Biol Phys 2012;82(2):773–778

43. Baumert BG, Villà S, Studer G, et al. Early improvements in vision after fractionated stereotactic radiotherapy for primary optic nerve sheath meningioma. Radiother Oncol 2004;72(2):169–174

44. Andrews DW, Faroozan R, Yang BP, et al. Fractionated stereotactic radiotherapy for the treatment of optic nerve sheath meningiomas: preliminary observations of 33 optic nerves in 30 patients with historical comparison to observation with or without prior surgery. Neurosurgery 2002;51(4):890–902, discussion 903–904

45. Zada G, Pagnini PG, Yu C, et al. Long-term outcomes and patterns of tumor progression after gamma knife radiosurgery for benign meningiomas. Neurosurgery 2010;67(2):322–328, discussion 328–329

46. Spiegelmann R, Cohen ZR, Nissim O, Alezra D, Pfeffer R. Cavernous sinus meningiomas: a large LINAC radiosurgery series. J Neurooncol 2010;98(2):195–202

47. Colombo F, Casentini L, Cavedon C, Scalchi P, Cora S, Francescon P. Cyberknife radiosurgery for benign meningiomas: short-term results in 199 patients. Neurosurgery 2009;64(2, Suppl):A7–A13

48. Han JH, Kim DG, Chung HT, et al. Gamma knife radiosurgery for skull base meningiomas: long-term radiologic and clinical outcome. Int J Radiat Oncol Biol Phys 2008;72(5):1324–1332

49. Pollock BE, Stafford SL. Results of stereotactic radiosurgery for patients with imaging defined cavernous sinus meningiomas. Int J Radiat Oncol Biol Phys 2005;62(5):1427–1431

50. Lee JY, Niranjan A, McInerney J, Kondziolka D, Flickinger JC, Lunsford LD. Stereotactic radiosurgery providing long-term tumor control of cavernous sinus meningiomas. J Neurosurg 2002;97(1):65–72

51. Nicolato A, Foroni R, Alessandrini F, Maluta S, Bricolo A, Gerosa M. The role of Gamma Knife radiosurgery in the management of cavernous sinus meningiomas. Int J Radiat Oncol Biol Phys 2002;53(4):992–1000

52. Shin M, Kurita H, Sasaki T, et al. Analysis of treatment outcome after stereotactic radiosurgery for cavernous sinus meningiomas. J Neurosurg 2001;95(3):435–439

53. Roche PH, Régis J, Dufour H, et al. Gamma knife radiosurgery in the management of cavernous sinus meningiomas. J Neurosurg 2000;93(Suppl 3):68–73

54. Morita A, Coffey RJ, Foote RL, Schiff D, Gorman D. Risk of injury to cranial nerves after gamma knife radiosurgery for skull base meningiomas: experience in 88 patients. J Neurosurg 1999;90(1):42–49

55. Chang SD, Adler JR Jr, Martin DP. LINAC radiosurgery for cavernous sinus meningiomas. Stereotact Funct Neurosurg 1998;71(1):43–50

56. Metellus P, Batra S, Karkar S, et al. Fractionated conformal radiotherapy in the management of cavernous sinus meningiomas: long-term functional outcome and tumor control at a single institution. Int J Radiat Oncol Biol Phys 2010;78(3):836–843

57. Litré CF, Colin P, Noudel R, et al. Fractionated stereotactic radiotherapy treatment of cavernous sinus meningiomas: a study of 100 cases. Int J Radiat Oncol Biol Phys 2009;74(4):1012–1017

58. Brell M, Villà S, Teixidor P, et al. Fractionated stereotactic radiotherapy in the treatment of exclusive cavernous sinus meningioma: functional outcome, local control, and tolerance. Surg Neurol 2006;65(1):28–33, discussion 33–34

59. Metellus P, Regis J, Muracciole X, et al. Evaluation of fractionated radiotherapy and gamma knife radiosurgery in cavernous sinus meningiomas: treatment strategy. Neurosurgery 2005;57(5):873–886, discussion 873–886

60. Flickinger JC, Kondziolka D, Maitz AH, Lunsford LD. Gamma knife radiosurgery of imaging-diagnosed intracranial meningioma. Int J Radiat Oncol Biol Phys 2003;56(3):801–806

61. Kollová A, Liscák R, Novotný J Jr, Vladyka V, Simonová G, Janousková L. Gamma Knife surgery for benign meningioma. J Neurosurg 2007;107(2):325–336

62. DiBiase SJ, Kwok Y, Yovino S, et al. Factors predicting local tumor control after gamma knife stereotactic radiosurgery for benign intracranial meningiomas. Int J Radiat Oncol Biol Phys 2004;60(5):1515–1519

63. Bria C, Wegner RE, Clump DA, et al. Fractionated stereotactic radiosurgery for the treatment of meningiomas. J Cancer Res Ther 2011;7(1):52–57

64. Adler JR Jr, Gibbs IC, Puataweepong P, Chang SD. Visual field preservation after multisession cyberknife radiosurgery for perioptic lesions. Neurosurgery 2006;59(2):244–254, discussion 244–254

65. Tuniz F, Soltys SG, Choi CY, et al. Multisession CyberKnife stereotactic radiosurgery of large, benign cranial base tumors:

preliminary study. Neurosurgery 2009;65(5):898–907, discussion 907 discussion

66. Condra KS, Buatti JM, Mendenhall WM, Friedman WA, Marcus RB Jr, Rhoton AL. Benign meningiomas: primary treatment selection affects survival. Int J Radiat Oncol Biol Phys 1997;39(2):427–436

67. Stafford SL, Perry A, Suman VJ, et al. Primarily resected meningiomas: outcome and prognostic factors in 581 Mayo Clinic patients, 1978 through 1988. Mayo Clin Proc 1998;73(10):936–942

68. Taylor BW Jr, Marcus RB Jr, Friedman WA, Ballinger WE Jr, Million RR. The meningioma controversy: postoperative radiation therapy. Int J Radiat Oncol Biol Phys 1988;15(2):299–304

69. Barbaro NM, Gutin PH, Wilson CB, Sheline GE, Boldrey EB, Wara WM. Radiation therapy in the treatment of partially resected meningiomas. Neurosurgery 1987;20(4):525–528

70. Aghi MK, Carter BS, Cosgrove GR, et al. Long-term recurrence rates of atypical meningiomas after gross total resection with or without postoperative adjuvant radiation. Neurosurgery 2009;64(1):56–60, discussion 60

71. Hug EB, Devries A, Thornton AF, et al. Management of atypical and malignant meningiomas: role of high-dose, 3D-conformal radiation therapy. J Neurooncol 2000;48(2):151–160

72. Laws ER, Sheehan JP, Sheehan JM, Jagnathan J, Jane JA Jr, Oskouian R. Stereotactic radiosurgery for pituitary adenomas: a review of the literature. J Neurooncol 2004;69(1-3):257–272

73. Kobayashi T. Long-term results of stereotactic gamma knife radiosurgery for pituitary adenomas. Specific strategies for different types of adenoma. Prog Neurol Surg 2009;22:77–95

74. Tinnel BA, Henderson MA, Witt TC, et al. Endocrine response after gamma knife-based stereotactic radiosurgery for secretory pituitary adenoma. Stereotact Funct Neurosurg 2008;86(5):292–296

75. Becker G, Kocher M, Kortmann RD, et al. Radiation therapy in the multimodal treatment approach of pituitary adenoma. Strahlenther Onkol 2002;178(4):173–186

76. Ikeda H, Jokura H, Yoshimoto T. Transsphenoidal surgery and adjuvant gamma knife treatment for growth hormone-secreting pituitary adenoma. J Neurosurg 2001;95(2):285–291

77. Shin M, Kurita H, Sasaki T, et al. Stereotactic radiosurgery for pituitary adenoma invading the cavernous sinus. J Neurosurg 2000;93(Suppl 3):2–5

78. Losa M, Gioia L, Picozzi P, et al. The role of stereotactic radiotherapy in patients with growth hormone-secreting pituitary adenoma. J Clin Endocrinol Metab 2008;93(7):2546–2552

79. Milker-Zabel S, Zabel A, Huber P, Schlegel W, Wannenmacher M, Debus J. Stereotactic conformal radiotherapy in patients with growth hormone-secreting pituitary adenoma. Int J Radiat Oncol Biol Phys 2004;59(4):1088–1096

80. Wang MH, Liu P, Liu AL, Luo B, Sun SB. [Efficacy of gamma knife radiosurgery in treatment of growth hormone-secreting pituitary adenoma]. Zhonghua Yi Xue Za Zhi 2003;83(23):2045–2048.

81. McCord MW, Buatti JM, Fennell EM, et al. Radiotherapy for pituitary adenoma: long-term outcome and sequelae. Int J Radiat Oncol Biol Phys 1997;39(2):437–444

82. Rush S, Cooper PR. Symptom resolution, tumor control, and side effects following postoperative radiotherapy for pituitary macroadenomas. Int J Radiat Oncol Biol Phys 1997;37(5):1031–1034

83. Rush SC, Newall J. Pituitary adenoma: the efficacy of radiotherapy as the sole treatment. Int J Radiat Oncol Biol Phys 1989;17(1):165–169

84. Rush S, Donahue B, Cooper P, Lee C, Persky M, Newall J. Prolactin reduction after combined therapy for prolactin macroadenomas. Neurosurgery 1991;28(4):502–505

85. Gopalan R, Schlesinger D, Vance ML, Er EL, Sheehan J. Long-term outcomes following Gamma Knife radiosurgery for patients with a nonfunctioning pituitary adenoma. Neurosurgery 2011;69(2):284–293

86. Pollock BE, Cochran J, Natt N, et al. Gamma knife radiosurgery for patients with nonfunctioning pituitary adenomas: results from a 15-year experience. Int J Radiat Oncol Biol Phys 2008;70(5):1325–1329

87. Killory BD, Kresl JJ, Wait SD, Ponce FA, Porter R, White WL. Hypofractionated CyberKnife radiosurgery for perichiasmatic pituitary adenomas: early results. Neurosurgery 2009;64(2, Suppl):A19–A25

88. Roberts BK, Ouyang DL, Lad SP, et al. Efficacy and safety of CyberKnife radiosurgery for acromegaly. Pituitary 2007;10(1):19–25

89. Ronson BB, Schulte RW, Han KP, Loredo LN, Slater JM, Slater JD. Fractionated proton beam irradiation of pituitary adenomas. Int J Radiat Oncol Biol Phys 2006;64(2):425–434

90. Matson DD, Crigler JF Jr. Management of craniopharyngioma in childhood. J Neurosurg 1969;30(4):377–390

91. Bunin GR, Surawicz TS, Witman PA, Preston-Martin S, Davis F, Bruner JM. The descriptive epidemiology of craniopharyngioma. J Neurosurg 1998;89(4):547–551

92. Kalapurakal JA, Goldman S, Hsieh YC, Tomita T, Marymont MH. Clinical outcome in children with craniopharyngioma treated with primary surgery and radiotherapy deferred until relapse. Med Pediatr Oncol 2003;40(4):214–218

93. Niranjan A, Kano H, Mathieu D, Kondziolka D, Flickinger JC, Lunsford LD. Radiosurgery for craniopharyngioma. Int J Radiat Oncol Biol Phys 2010;78(1):64–71

94. Rajan B, Ashley S, Gorman C, et al. Craniopharyngioma—a long-term results following limited surgery and radiotherapy. Radiother Oncol 1993;26(1):1–10

95. Stripp DC, Maity A, Janss AJ, et al. Surgery with or without radiation therapy in the management of craniopharyngiomas in children and young adults. Int J Radiat Oncol Biol Phys 2004;58(3):714–720

96. Hetelekidis S, Barnes PD, Tao ML, et al. 20-year experience in childhood craniopharyngioma. Int J Radiat Oncol Biol Phys 1993;27(2):189–195

97. Xu Z, Yen CP, Schlesinger D, Sheehan J. Outcomes of Gamma Knife surgery for craniopharyngiomas. J Neurooncol 2011;104(1):305–313

98. Gopalan R, Dassoulas K, Rainey J, Sherman JH, Sheehan JP. Evaluation of the role of Gamma Knife surgery in the treatment of craniopharyngiomas. Neurosurg Focus 2008;24(5):E5

99. Broich G, Pagliari A, Ottaviani F. Esthesioneuroblastoma: a general review of the cases published since the discovery of the tumour in 1924. Anticancer Res 1997;17(4A):2683–2706

100. Noh OK, Lee SW, Yoon SM, et al. Radiotherapy for esthesioneuroblastoma: is elective nodal irradiation warranted in the multimodality treatment approach? Int J Radiat Oncol Biol Phys 2011;79(2):443–449

101. Dulguerov P, Allal AS, Calcaterra TC. Esthesioneuroblastoma: a meta-analysis and review. Lancet Oncol 2001;2(11):683–690

102. Gruber G, Laedrach K, Baumert B, Caversaccio M, Raveh J, Greiner R. Esthesioneuroblastoma: irradiation alone and surgery alone are not enough. Int J Radiat Oncol Biol Phys 2002;54(2):486–491

103. Nichols AC, Chan AW, Curry WT, Barker FG, Deschler DG, Lin DT. Esthesioneuroblastoma: the Massachusetts eye and ear infirmary and Massachusetts general hospital experience with craniofacial resection, proton beam radiation, and chemotherapy. Skull Base 2008;18(5):327–337

104. Debus J, Schulz-Ertner D, Schad L, et al. Stereotactic fractionated radiotherapy for chordomas and chondrosarcomas of the skull base. Int J Radiat Oncol Biol Phys 2000;47(3):591–596

105. Fagundes MA, Hug EB, Liebsch NJ, Daly W, Efird J, Munzenrider JE. Radiation therapy for chordomas of the base of skull and cervical spine: patterns of failure and outcome after relapse. Int J Radiat Oncol Biol Phys 1995;33(3):579–584

106. Hasegawa T, Ishii D, Kida Y, Yoshimoto M, Koike J, Iizuka H. Gamma Knife surgery for skull base chordomas and chondrosarcomas. J Neurosurg 2007;107(4):752–757

第36章

机器人内镜颅底手术

Nicholas C Sorret, M. Kupferma, Ehab Y. Hanna, F. Christopher Holsinger

手术机器人

机器人一词起源于 1920 年 Czechoslovakian Joseph Capek,他借给他的哥哥 Karel Capek 用于表演。这个项目描述了自动的非人类的工人，并且用捷克语命名,意思是强迫劳动。从此,让机械自动的执行任务这个想法从虚构变为了现实。近期对机器人的描述是这样的:有一个计算机人员操控的情况下一台机器,能自动的执行一系列复杂的活动。机器人外科手术会更进一步分为全自动的,半自动的和被动的。全自动的机器人意味着机器人执行设定好的任务不依靠人类操控,但是半自动机器人需要操控着输入特定的指令来执行机械化的活动,被动的机器人是只有在特殊的认为操作指导下才能执行功能。在医学上,机器人在过去的 20 年里已经引起人们的重视,从机械设计到成品生产,从装备到医生远程遥控[1,2]。

达·芬奇外科系统 (Intuitive Surgical Inc., Sunnyvale, California, United States)在美国是目前唯一一家商业性生产的外科机器人。这个系统由病患侧部分有 3 或 4 个手臂组成(图 36.1)。一个手臂承接内镜,其他手臂承接外科操作器械,包括切、缝、烧、剪和抓。激光外科经常在抓的部分发出激光。内镜由左右两个观察镜,双眼都能在外科操控台上能观察术野。这产生了原始的清晰的三维图像,能在微观环境下进行精度解剖。外科手臂配备内腕,提供 7° 的自由活动度,模仿人类手腕进行移动(传统的内镜手术只能达到 4°)。病患侧的设备是在一个单独的操控台由外科医生操作 (图 36.2)。通过三维设计系统观察术野, 操纵者可通过控制手柄进对机器人进行手臂连接、调整内镜角度。电脑追踪外科术者的移动轨迹,并且过滤掉颤动。除此之外,在手术台上还需要一名助手来调整设备,清理内镜,偶尔的

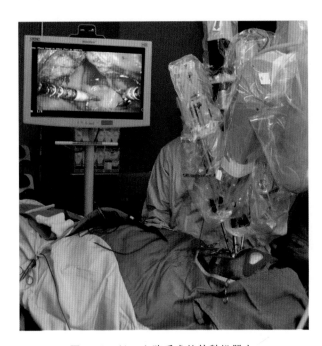

图 36.1 经口入路手术的外科机器人。

提供额外的缝合和烧灼。目前应用较广泛的学科是泌尿科、妇产科和心胸外科,在耳鼻喉可的应用目前正在增长,也是相似的理论,机器人系统能在至关重要的位置进行手术[3,4]。

机器人在耳鼻喉科学

应用机器人系统在耳鼻喉最开始是自动在镫骨足板精确的钻孔应用上[5]。机器人手术在其微创和技术上都有着优势,非常适合头颈外科手术。研究在猪、人体模型、尸体模型获得成功,使得其对活体患者的上呼吸道和颈部手术有着多种多样的适应证[2,3,6-9]。虽然没有完全摒除原来关于机器人手术所取得的良好结果,比如减少了手术时间、并发症和花费的观点,但是与无数的耳

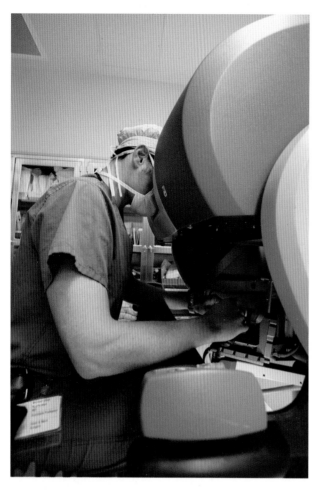

图36.2 机器人系统的外科医生操控台。

鼻喉的适应证来比,还是微不足道的。

由于内镜手术的微创性,头颈部手术能从自然的腔隙进入并暴露术野,所以对于上呼吸道的癌症来说,机器人经口入路(TORS)是最合适的。TORS有野清晰的特有的优势,精密器械能进入难以接触到的区域,而不需要外部大切口。目前其应用于癌肿切除,如口腔的、口咽的、会厌上的、下咽的[3,10-14]。TORS还没有与其他治疗方案进行随机试验比较,也未见长期的报道。然而,其可行性方面的文献不断增加,肿瘤医师、功能预后的结果是非常鼓励这种方法的[3,11-16]。外科机器人在头颈部微创手术已经不仅仅是经口入路了,包括颈部甲状腺切除、颈清扫[2],目前研究较少但是前景较大的研究是应用机器人外科手术在微创颅底外科。

下面部分将提供近期的一些讨论,关于机器人在颅底操作与更多的传统微创手术的优势和不足,还有作者的经验。

微创颅底外科

内镜颅底手术最直接入路是经鼻入路,可经此入路评估和治疗前、中颅底肿瘤和非肿瘤手术[17]。非肿瘤性的例子包括脑脊液漏、黏液囊肿、脑膨出、胆脂瘤肉芽肿、便硬性和侵袭性真菌鼻窦炎[18-26]。内镜手术也常用于鼻窦区的肿瘤切除,例如内翻性乳头状瘤、血管纤维瘤、骨瘤和其他良性的纤维-骨性病灶,甚至选择一些鼻窦恶性肿瘤[27-39]。内镜入路已经成为一种基本的外科技术,对于经蝶进入蝶鞍的操作来说。很多诊疗中心提出这种入路治疗垂体瘤[40-48]。最近,扩大经鼻内镜的应用范围,如鞍上手术、岩尖区、颞骨下、其他颅内颅底肿瘤[49-52]。

颅底手术经鼻内镜入路最大的优势是直接到达前、中颅底而避免开放颅面部、扩大切除颅骨[17]。内镜清晰度和分辨率的提高,为术者提供更大的颅底视野,而不需要外科显微镜协助。广角、角度镜也使其范围比"视线"视野、小型放大镜或显微镜视野更广[42]。其他技术的提高包括动力系统、术前高质量的影像图、术中图像引导技术都促进了这项技术的发展。

神经外科和耳鼻喉科目前都在使用内镜,在内镜辅助下打开前筛板,到达后颅颈交界区,外侧颞下窝的病灶[53]。本文在别处有关于进入颅底的入路问题讨论。而本文的目的是重申内镜切除颅底肿瘤和非肿瘤性疾病与其他方法的在控制病灶方面无明显差异,但其能减少并发症的出现比较明显[27,28,54-56]。接下来的问题是外科机器人的固有技术优势如何克服传统内镜手术的局限性,从而使微创颅底外科成为一种多样化、实用的方法。

机器人颅底外科技术的优点与缺点

传统内镜手术的主要局限之一是光学能见度问题,目前内镜单频道视觉系统提供的是二维形象,缺乏三维视觉。因此深度感觉的体会更多依赖于触觉提示。视觉深度体会在手术中的颅内神经血管结构方面特别重要,尤其是在深部、有限的区域操作时。目前内镜技术仍有许多人类工程学的限制。有助手或者机械辅助时才能实现双手操作。外科助手非常必要,因为要调整内镜参数(深度、角度)。这限制了术者直接操纵内镜,助手也需要有相应的经验,并且与术前的每一步衔接的非常好。术者必须在一个特定的区域内工作,在一些病例中,这限制了术者自由活动。除此之外,术野越深,越需要长的器械,而事实是缺乏合适的手臂支撑,频繁的抖动也会限制其精确度,尤其是使用细小精密的器械切除微小神经血管结构的时候。最后,也许最明显的瓶颈之处是目前的经鼻内镜技术不能缝合和保证硬脑膜紧密不漏或者是在重建硬脑膜缺损上。内镜修复硬脑膜缺损依赖无血管的脂肪组织、黏膜或者同种异体的移植物或者带血管的中隔或鼻转移黏膜瓣[23,57,58]。重建需要再覆盖纤维组织密封,再用可吸收或不可吸收的填塞物支撑。虽然这些方法能重建小硬膜撕裂或缺损,但对大的硬膜缺损的安全可靠性不可预测[18,19]。开始的结果显示内镜修复大缺损(>2cm),发生脑脊液漏和其他并发症的发生率要高于传统的带蒂瓣如颅骨膜瓣或微血管游离瓣修复缺损方法[53,59]。科学、可靠的重建硬脑膜必须严格的减少颅底切除,尤其在接受或即将接受高剂量放疗的患者。

经鼻显微镜的线性位置或限制性的切口减轻了视觉和功能学上对重建的限制,高清的三维视野,仍然受限制。后来,这种入路提供了双人操作,这使缝合缺损成为可能。然而,在获得大范围的视野和手术精度方面仍受限制,因为在接近颅底是用长的器械时,人手不可避免的产生抖动。

机器人系统可克服视觉的缺点,其双频道视线系统有合并显微镜三维视线的优势,和有内镜入路而产生的更宽阔的显微视野。下面叙述机器人系统在内镜和显微镜入路上克服人类工程学上的缺点。达·芬奇机器人系统,术者同步控制双眼三维内镜和两个附加的手术臂,而且,内腕技术可以移动,器械在7°,关节在90°范围内的动作可缩放,这就允许术者舒服地坐在可调节手臂的操作台上,在深部的受限制的部位执行精确的颤动-游离动作,这是非机器人器械不能到达的工作角度。结合这些优点,可非常可靠的引导精确地切除和邻近的脑膜缺损处的操作。也可彻底地影响其在颅底、颅内硬膜内病灶内镜手术的使用和安全性(表36.1)。

虽然这是理论上的,也很有争论,但已经证实了机

器人手术进入颅底的方法的优势。这种方式也不是毫无缺陷的,有人提出观点关于机器人系统启动的时间,这可增加手术时间,然而这需要与机器人手术和术者经验想权衡。还需要更多的评估研究工作。机器人手术的一个主要缺点是缺乏内镜和显微镜手术的触觉反馈作用,虽然在反馈术者触觉工作上做了很多研究,但是目前达·芬奇机器人系统还不能达到令人满意的状态,术者必须依赖视觉的提示。另一个缺点是机器人内镜直径是8.5mm或12mm,而传统内镜是2.7mm或4mm,这使得鼻腔难以适应,而且单纯的经鼻入路缺乏防止机器人手臂的位置。机器人手臂不仅移动手腕,而且也有肘部的平移动作,这个姿势受到空间限制,如此狭小的区域如何放置所有的手臂呢?设计这个系统需要2个外科手臂,90°对齐,避免照相机机身干扰。简言之,附加的外科器械应该接近颅底,因此,尸体模型已经用来评估伴随或不伴随辅助外切口的经口、鼻入路作为全部位点进入颅底。

技术

进入前颅窝

已经有报道应用外科机器人进入前和中颅窝修补硬脑膜。下面进行一些讨论。以下技术是在尸体模型上进行的[60]。外科手臂的所有观察点的都是从上颌窦进行的。唇下切口,双侧上颌窦前壁开窗,从中鼻道切开,不损伤眶下神经就能充分进行观察。进而切除中隔后部暴露双侧术野。机器人内镜从鼻孔进入,左右臂进入相应的上颌窦,接着进行前后筛开放,根据暴露需要切除/不切中或上鼻甲。开放蝶窦以暴露蝶鞍和鞍旁区域。最后,进入前颅窝修补硬脑膜[60]。这个入路非常完美地进入了前中颅窝,通过了筛板、筛骨凹、眶内壁、蝶骨面、鼻咽、翼腭窝、斜坡(图36.3)。最大的优势是双手操作,无颤抖地接近硬膜缺损。这些技术在尸体模型上进行了描述,在活体人身上也进行了试验,效果令人满意。

斜坡入路

垂体肿瘤在人群中的发生率超过15%,在美国,每年有超过5000台垂体手术。已经描述了多种途径进入蝶鞍,但最普遍的还是唇下切口联合纤维外科切除。因垂体窝较小,经鼻内镜入路有了应用放大镜和角度镜的演变进化[61,62]。外科机器人有内镜的优势同时保持了三维视觉的优点,而且可双人操作。所以内镜切除累及垂

表36.1 不同微创至颅底手术方法的优势比较

优势	机器人法	内镜法	显微镜法
进入	++	+++	++
器械自由度和精度	+++	+	++
能见度	+++	+++	++
3-D/深度觉	有	无	有
触觉反馈	无	有	有

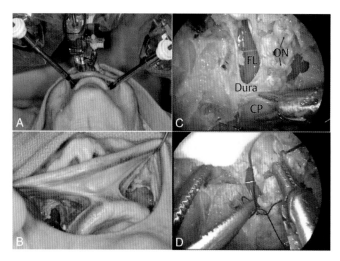

图 36.3 (A)双侧上颌窦开窗术。(B)机器人臂和内镜的放置位置。(C)手术暴露展示了硬脑膜和筛板(CP)、额叶(FL)和视神经(ON)。(D)初步修复硬脑膜。

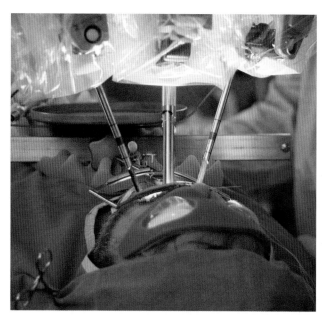

图 36.4 经口机器人鼻咽切除术患者体位。

体窝肿瘤的技术应运而生,并得到了发展[63]。

与进入前颅窝相似,双侧上颌窦开窗,3 个工作臂固定机器人,经鼻孔采集图像。左右臂通过开放的窦进入,切开蝶窦进入,移除蝶鞍,暴露垂体窝硬脑膜,机器人剪刀尖锐切开,暴露垂体。切开鞍膈,横断垂体柄,钝性暴露视交叉、下丘脑后,锐性切除垂体。用高速钻开蝶窦外侧壁进入海绵窦。应用这种技术,术者可进入颅底中央,包括蝶骨面、垂体、颈动脉、乳头体、视交叉。最重要的优势是术者能在内镜下双手精密的切除垂体前叶。

O'Malley 和 Weinstein 已经报道了在犬和尸体模型上进行了经颈椎置入机器人器械的方法。他们报道经过蝶窦斜坡、蝶鞍、鞍上前颅底窝进行手术时,成功的经口置入30°机器人内镜,经颈后下颌下腺和咽部置入左右臂。

经鼻咽入路

放疗仍是鼻咽癌的主要治疗方法。然而开放手术或再照射治疗复发的鼻咽癌非常困难[65]。内镜下行鼻咽部肿瘤切除治疗复发的鼻咽癌效果不错[66]。机器人通过劈开腭骨进入鼻咽部的方法是 2008 年 Ozer 等在尸体上描述的,然后 Wei 和 Ho2010 年在活体患者身上成功施行[67,68]。作者通过以下方法开展可这个技术。

用 Dingman 牵开器撑开口腔,观察,直视下 Bovie 烧灼劈开腭骨,丝线悬吊。达·芬奇机器人位于床头,机器臂和0°内镜置于口腔。患者头部屈曲以抵消相机和牵开器之间的冲突(图 36.4)。鼻咽软组织渐渐从颈内动脉、咽鼓管外侧、颅底、椎前肌肉组织剥离,用抓钳和电刀烧灼(36.5)。腭部三层组织全层可吸收线缝合。这项

技术的优点是完整切除鼻咽部病灶,对于复发鼻咽癌来说,与再照射治疗比较,其减少了远期肿瘤再发,虽然还需要进一步的研究。

颞下窝入路

2007 年,O'Malley 和 Weinstein 报道了对于经颞下窝和咽旁间隙入路手术在尸体和犬模型上进行的临床前期探索[69]。他们描述 Crowe-Davis 开口器暴露口腔,切除后从咽外侧进入咽旁间隙。30°内镜直接观察。术者可自行暴露咽旁间隙来分辨神经血管成分-颈静脉、颈内动脉、Ⅸ、Ⅹ、Ⅺ、Ⅻ颅神经。为了暴露上面和外侧到颞下窝的术野,要切开茎突肌和部分翼状肌。在活体犬进行了本方法,证实了其安全性。因其不损伤大的脉管,O'

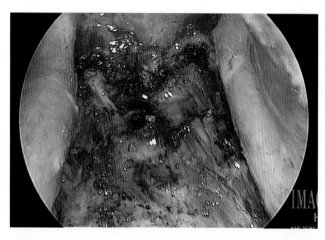

图 36.5 机器人鼻咽切除术的外科暴露——病灶切除后视角。

Malley 和他的同事们报道了这个经路的可靠可行性，但也承认了其局限性，就是缺乏有效的机器人骨切除器械，可能不能过宽的切除组织。他们认为这个径路是最适合边界清楚的良性肿瘤。

2010 年，McCool 等报道了这个技术的一个模式，进入颞下窝，利用舌骨上间隙放置机器人外科手臂。其他外科手臂和 30°内镜可经口放置。这在尸体模型上成功的施行了[70]。

结论

虽然还没有在患者身上进行的报道，但是理论上机器人进入颅底进行手术的优势非常明显。对于前颅底、斜坡、鼻咽、颞下窝入路已经在人、犬、尸体模型上开展，并且证明其是安全有效的径路。作者认为机器人手术在颅底肿瘤治疗上术可选择的，相信未来更加精密的机器人器械和技术将会有颅底外科进路改革性的飞跃。

（张金玲 译）

参考文献

1. Hockstein NG, Gourin CG, et al. A history of robots: from science fiction to surgical robotics. J Robot Surg 2007;1:113–118
2. Parmar A, Grant DG, Loizou P. Robotic surgery in ear nose and throat. Eur Arch Otorhinolaryngol 2010;267(4):625–633
3. Weinstein GS, O'Malley BW Jr, Desai SC, Quon H. Transoral robotic surgery: does the ends justify the means? Curr Opin Otolaryngol Head Neck Surg 2009;17(2):126–131
4. Maan ZN, Gibbins N, Al-Jabri T, D'Souza AR. The use of robotics in otolaryngology-head and neck surgery: a systematic review. Am J Otolaryngol 2012;33(1):137–146
5. Brett PN, Baker DA, Reyes L, Blanshard J. An automatic technique for micro-drilling a stapedotomy in the flexible stapes footplate. Proc Inst Mech Eng H 1995;209(4):255–262
6. Terris DJ, Haus BM, Gourin CG, Lilagan PE. Endo-robotic resection of the submandibular gland in a cadaver model. Head Neck 2005;27(11):946–951
7. Haus BM, Kambham N, Le D, Moll FM, Gourin C, Terris DJ. Surgical robotic applications in otolaryngology. Laryngoscope 2003;113(7):1139–1144
8. Hockstein NG, Nolan JP, O'malley BW Jr, Woo YJ. Robotic microlaryngeal surgery: a technical feasibility study using the daVinci surgical robot and an airway mannequin. Laryngoscope 2005;115(5):780–785
9. Hockstein NG, Nolan JP, O'Malley BW Jr, Woo YJ. Robot-assisted pharyngeal and laryngeal microsurgery: results of robotic cadaver dissections. Laryngoscope 2005;115(6):1003–1008
10. Holsinger FC, Sweeney AD, Jantharapattana K, et al. The emergence of endoscopic head and neck surgery. Curr Oncol Rep 2010;12(3):216–222
11. Weinstein GS, O'Malley BW Jr, Snyder W, Sherman E, Quon H. Transoral robotic surgery: radical tonsillectomy. Arch Otolaryngol Head Neck Surg 2007;133(12):1220–1226
12. Weinstein GS, O'Malley BW Jr, Snyder W, Hockstein NG. Transoral robotic surgery: supraglottic partial laryngectomy. Ann Otol Rhinol Laryngol 2007;116(1):19–23
13. Park YM, Lee WJ, Lee JG, et al. Transoral robotic surgery (TORS) in laryngeal and hypopharyngeal cancer. J Laparoendosc Adv Surg Tech A 2009;19(3):361–368
14. Boudreaux BA, Rosenthal EL, Magnuson JS, et al. Robot-assisted surgery for upper aerodigestive tract neoplasms. Arch Otolaryngol Head Neck Surg 2009;135(4):397–401
15. Moore EJ, Olsen KD, Kasperbauer JL. Transoral robotic surgery for oropharyngeal squamous cell carcinoma: a prospective study of feasibility and functional outcomes. Laryngoscope 2009;119(11):2156–2164
16. Iseli TA, Kulbersh BD, Iseli CE, Carroll WR, Rosenthal EL, Magnuson JS. Functional outcomes after transoral robotic surgery for head and neck cancer. Otolaryngol Head Neck Surg 2009;141(2):166–171
17. Batra PS, Citardi MJ, Worley S, Lee J, Lanza DC. Resection of anterior skull base tumors: comparison of combined traditional and endoscopic techniques. Am J Rhinol 2005;19(5):521–528
18. Basu D, Haughey BH, Hartman JM. Determinants of success in endoscopic cerebrospinal fluid leak repair. Otolaryngol Head Neck Surg 2006;135(5):769–773
19. Locatelli D, Rampa F, Acchiardi I, Bignami M, De Bernardi F, Castelnuovo P. Endoscopic endonasal approaches for repair of cerebrospinal fluid leaks: nine-year experience. Neurosurgery 2006;58(4, Suppl 2):ONS-246–NS-257
20. Castelnuovo P, Dallan I, Pistochini A, Battaglia P, Locatelli D, Bignami M. Endonasal endoscopic repair of Sternberg's canal cerebrospinal fluid leaks. Laryngoscope 2007;117(2):345–349
21. Bolger WE. Management of cerebral vascular structures during endoscopic treatment of encephaloceles: a clinical report. Ann Otol Rhinol Laryngol 2006;115(3):167–170
22. Kanowitz SJ, Bernstein JM. Pediatric meningoencephaloceles and nasal obstruction: a case for endoscopic repair. Int J Pediatr Otorhinolaryngol 2006;70(12):2087–2092
23. Mehta RP, Cueva RA, Brown JD, et al. What's new in skull base medicine and surgery? Skull Base Committee Report. Otolaryngol Head Neck Surg 2006;135(4):620–630
24. Casler JD, Doolittle AM, Mair EA. Endoscopic surgery of the anterior skull base. Laryngoscope 2005;115(1):16–24
25. Chandra RK, Palmer JN. Epidermoids of the paranasal sinuses and beyond: endoscopic management. Am J Rhinol 2006;20(4):441–444
26. Kinsella JB, Rassekh CH, Bradfield JL, et al. Allergic fungal sinusitis with cranial base erosion. Head Neck 1996;18(3):211–217
27. Hanna E, DeMonte F, Ibrahim S, Roberts D, Levine N, Kupferman M. Endoscopic resection of sinonasal cancers with and without craniotomy: oncologic results. Arch Otolaryngol Head Neck Surg 2009;135(12):1219–1224
28. Nicolai P, Battaglia P, Bignami M, et al. Endoscopic surgery for malignant tumors of the sinonasal tract and adjacent skull base: a 10-year experience. Am J Rhinol 2008;22(3):308–316
29. Lund V, Howard DJ, Wei WI. Endoscopic resection of malignant tumors of the nose and sinuses. Am J Rhinol 2007;21(1):89–94
30. Suriano M, De Vincentiis M, Colli A, Benfari G, Mascelli A, Gallo A. Endoscopic treatment of esthesioneuroblastoma: a minimally invasive approach combined with radiation therapy. Otolaryngol Head Neck Surg 2007;136(1):104–107
31. Baradaranfar MH, Dabirmoghaddam P. Endoscopic endonasal surgery for resection of benign sinonasal tumors: experience with 105 patients. Arch Iran Med 2006;9(3):244–249
32. Batra PS, Citardi MJ. Endoscopic management of sinonasal malignancy. Otolaryngol Clin North Am 2006;39(3):619–637,

x–xi

33. Buchmann L, Larsen C, Pollack A, Tawfik O, Sykes K, Hoover LA. Endoscopic techniques in resection of anterior skull base/paranasal sinus malignancies. Laryngoscope 2006;116(10):1749–1754

34. Busquets JM, Hwang PH. Endoscopic resection of sinonasal inverted papilloma: a meta-analysis. Otolaryngol Head Neck Surg 2006;134(3):476–482

35. Chen MK. Minimally invasive endoscopic resection of sinonasal malignancies and skull base surgery. Acta Otolaryngol 2006;126(9):981–986

36. Karkos PD, Fyrmpas G, Carrie SC, Swift AC. Endoscopic versus open surgical interventions for inverted nasal papilloma: a systematic review. Clin Otolaryngol 2006;31(6):499–503

37. Lane AP, Bolger WE. Endoscopic management of inverted papilloma. Curr Opin Otolaryngol Head Neck Surg 2006;14(1):14–18

38. Banhiran W, Casiano RR. Endoscopic sinus surgery for benign and malignant nasal and sinus neoplasm. Curr Opin Otolaryngol Head Neck Surg 2005;13(1):50–54

39. Shipchandler TZ, Batra PS, Citardi MJ, Bolger WE, Lanza DC. Outcomes for endoscopic resection of sinonasal squamous cell carcinoma. Laryngoscope 2005;115(11):1983–1987

40. Haruna S, Otori N, Moriyama H, Kamio M. Endoscopic transnasaltransethmosphenoidal approach for pituitary tumors: assessment of technique and postoperative findings of nasal and paranasal cavities. Auris Nasus Larynx 2007;34(1):57–63

41. Anand VK, Schwartz TH, Hiltzik DH, Kacker A. Endoscopic transphenoidal pituitary surgery with real-time intraoperative magnetic resonance imaging. Am J Rhinol 2006;20(4):401–405

42. Frank G, Pasquini E, Farneti G, et al. The endoscopic versus the traditional approach in pituitary surgery. Neuroendocrinology 2006;83(3-4):240–248

43. Kelley RT, Smith JL II, Rodzewicz GM. Transnasal endoscopic surgery of the pituitary: modifications and results over 10 years. Laryngoscope 2006;116(9):1573–1576

44. Frank G, Pasquini E, Doglietto F, et al. The endoscopic extended transsphenoidal approach for craniopharyngiomas. Neurosurgery 2006; 59(1, Suppl 1):ONS75–ONS83, discussion ONS75–ONS83

45. Sethi DS, Leong JL. Endoscopic pituitary surgery. Otolaryngol Clin North Am 2006;39(3):563–583, x x

46. Schwartz TH, Stieg PE, Anand VK. Endoscopic transsphenoidal pituitary surgery with intraoperative magnetic resonance imaging. Neurosurgery 2006;58(1, Suppl):ONS44–ONS51, discussion ONS44–ONS51

47. Kabil MS, Eby JB, Shahinian HK. Fully endoscopic endonasal vs. transseptal transsphenoidal pituitary surgery. Minim Invasive Neurosurg 2005;48(6):348–354

48. Teo C. Application of endoscopy to the surgical management of craniopharyngiomas. Childs Nerv Syst 2005;21(8-9):696–700

49. Kassam A, Snyderman CH, Mintz A, Gardner P, Carrau RL. Expanded endonasal approach: the rostrocaudal axis. Part I. Crista galli to the sella turcica. Neurosurg Focus 2005;19(1):E3

50. Kassam A, Snyderman CH, Mintz A, Gardner P, Carrau RL. Expanded endonasal approach: the rostrocaudal axis. Part II. Posterior clinoids to the foramen magnum. Neurosurg Focus 2005;19(1):E4

51. Kassam AB, Gardner P, Snyderman C, Mintz A, Carrau R. Expanded endonasal approach: fully endoscopic, completely transnasal approach to the middle third of the clivus, petrous bone, middle cranial fossa, and infratemporal fossa. Neurosurg Focus 2005;19(1):E6

52. Solari D, Magro F, Cappabianca P, et al. Anatomical study of the pterygopalatine fossa using an endoscopic endonasal approach: spatial relations and distances between surgical landmarks. J Neurosurg 2007;106(1):157–163

53. Nogueira JF, Stamm A, Vellutini E. Evolution of endoscopic skull base surgery, current concepts, and future perspectives. Otolaryngol Clin North Am 2010;43(3):639–652, x–xi

54. Snyderman CH, Carrau RL, Prevedello DM, Gardner P, Kassam AB. Technologic innovations in neuroendoscopic surgery. Otolaryngol Clin North Am 2009;42(5):883–890, x

55. Cohen MA, Liang J, Cohen IJ, Grady MS, O'Malley BW Jr, Newman JG. Endoscopic resection of advanced anterior skull base lesions: oncologically safe? ORL J Otorhinolaryngol Relat Spec 2009; 71(3):123–128

56. Ong YK, Solares CA, Carrau RL, Snyderman CH. New developments in transnasal endoscopic surgery for malignancies of the sinonasal tract and adjacent skull base. Curr Opin Otolaryngol Head Neck Surg 2010;18(2):107–113

57. Hadad G, Bassagasteguy L, Carrau RL, et al. A novel reconstructive technique after endoscopic expanded endonasal approaches: vascular pedicle nasoseptal flap. Laryngoscope 2006;116(10): 1882–1886

58. Leong JL, Citardi MJ, Batra PS. Reconstruction of skull base defects after minimally invasive endoscopic resection of anterior skull base neoplasms. Am J Rhinol 2006;20(5):476–482

59. Kassam A, Carrau RL, Snyderman CH, Gardner P, Mintz A. Evolution of reconstructive techniques following endoscopic expanded endonasal approaches. Neurosurg Focus 2005;19(1):E8

60. Hanna EY, Holsinger C, DeMonte F, Kupferman M. Robotic endoscopic surgery of the skull base: a novel surgical approach. Arch Otolaryngol Head Neck Surg 2007;133(12):1209–1214

61. Liu JK, Weiss MH, Couldwell WT. Surgical approaches to pituitary tumors. Neurosurg Clin N Am 2003;14(1):93–107

62. Cappabianca P, Cavallo LM, de Divitiis O, Solari D, Esposito F, Colao A. Endoscopic pituitary surgery. Pituitary 2008;11(4):385–390

63. Kupferman M, Demonte F, Holsinger FC, Hanna E. Transantral robotic access to the pituitary gland. Otolaryngol Head Neck Surg 2009;141(3):413–415

64. O'Malley BW Jr, Weinstein GS. Robotic anterior and midline skull base surgery: preclinical investigations. Int J Radiat Oncol Biol Phys 2007;69(2, Suppl)S125–S128

65. Wei WI, Sham JS. Nasopharyngeal carcinoma. Lancet 2005;365(9476):2041–2054

66. Chen MY, Wen WP, Guo X, et al. Endoscopic nasopharyngectomy for locally recurrent nasopharyngeal carcinoma. Laryngoscope 2009;119(3):516–522

67. Ozer E, Waltonen J. Transoral robotic nasopharyngectomy: a novel approach for nasopharyngeal lesions. Laryngoscope 2008;118(9): 1613–1616

68. Wei WI, Ho WK. Transoral robotic resection of recurrent nasopharyngeal carcinoma. Laryngoscope 2010;120(10):2011–2014

69. O'Malley BW Jr, Weinstein GS. Robotic skull base surgery: preclinical investigations to human clinical application. Arch Otolaryngol Head Neck Surg 2007;133(12):1215–1219

70. McCool RR, Warren FM, Wiggins RH III, Hunt JP. Robotic surgery of the infratemporal fossa utilizing novel suprahyoid port. Laryngoscope 2010;120(9):1738–1743

索 引